COURS DU COLLÈGE DE FRANCE
1884-1885

LEÇONS
SUR LES
FONCTIONS MOTRICES
DU CERVEAU
(RÉACTIONS VOLONTAIRES ET ORGANIQUES)

ET SUR

L'ÉPILEPSIE CÉRÉBRALE

PAR

Le Dr FRANÇOIS-FRANCK
Directeur Adjoint du Laboratoire de Physiologie de l'École des Hautes-Études,
Professeur remplaçant au Collège de France

PRÉCÉDÉES

D'UNE PRÉFACE DU PROFESSEUR CHARCOT

Avec 83 figures dans le texte.

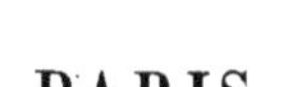

PARIS
OCTAVE DOIN, ÉDITEUR
8, PLACE DE L'ODÉON, 8

1887

LEÇONS

SUR LES

FONCTIONS MOTRICES DU CERVEAU

(RÉACTIONS VOLONTAIRES ET ORGANIQUES)

ET SUR L'ÉPILEPSIE CÉRÉBRALE

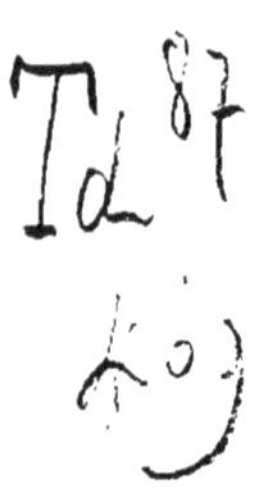

ÉVREUX, IMPRIMERIE DE CHARLES HÉRISSEY.

COURS DU COLLÈGE DE FRANCE

1884-1885

LEÇONS

SUR LES

FONCTIONS MOTRICES DU CERVEAU

(RÉACTIONS VOLONTAIRES ET ORGANIQUES)

ET SUR

L'ÉPILEPSIE CÉRÉBRALE

PAR

Le Dr FRANÇOIS-FRANCK

Directeur Adjoint du Laboratoire de Physiologie de l'École des Hautes-Études,
Professeur remplaçant au Collège de France

PRÉCÉDÉES

D'UNE PRÉFACE DU PROFESSEUR CHARCOT

Avec 83 figures dans le texte.

PARIS

OCTAVE DOIN, ÉDITEUR

8, PLACE DE L'ODÉON, 8

1887

A MON CHER AMI

LE PROFESSEUR PITRES

Nous avons recueilli ensemble la plupart des documents utilisés dans ce volume : je te prie d'en accepter la dédicace, comme un juste hommage, et en souvenir de notre vieille amitié.

FRANÇOIS-FRANCK

PRÉFACE

« Si l'existence des centres de cérébration dans la couche grise corticale n'est pas démontrée, il n'en est pas moins vrai qu'un grand progrès a été accompli dans l'anatomie et la physiologie du cerveau. On connaît maintenant des régions cérébrales qui sont évidemment en rapport avec telles ou telles parties du corps, soit pour le mouvement, soit pour la sensibilité. La notion de l'excitabilité de certaines régions du cerveau est incontestable. Ces grands faits trouvés par MM. Fritsch et Hitzig sont de belles découvertes et ils sont indépendants de la doctrine des centres psychomoteurs. »

Ainsi s'exprime Vulpian dans la leçon qui a inauguré, en 1885, son cours de Pathologie expérimentale, à la Faculté de médecine de Paris [1], et il ajoute : « Quant à la pathologie, tous les progrès qu'elle a accomplis, grâce à ces découvertes, lui demeurent acquis, quelle que soit l'opinion qu'on se fasse sur les centres corticaux de cérébration. Que ces centres existent ou n'existent pas, il est désormais incontestable qu'une lésion de la partie postérieure de la troisième circonvolution frontale gauche produit des troubles du langage ; qu'une lésion destructive de la partie supérieure des circonvolutions ascendantes détermine la paralysie du membre inférieur du côté opposé, que la lésion des parties moyennes des mêmes circonvolutions a pour conséquence la paralysie du membre supérieur du côté

[1] Revue scientifique, 5e année. — 1er semestre, janvier à juillet 1885, p. 455.

opposé, etc. Il est non moins incontestable que certaines lésions irritatives de ces mêmes parties donnent lieu à des symptômes convulsifs. Ce sont là des faits nouveaux aussi, d'une importance très grande pour le clinicien, et leur valeur est tout à fait indépendante, je le répète, des questions relatives à l'existence de centres de cérébration motrice ou autres dans l'écorce grise du cerveau. »

J'ai tenu à citer textuellement ces paroles émanant du médecin-physiologiste illustre, dont la science déplore la perte récente et, hélas ! bien prématurée, parce qu'elles établissent parfaitement, ce me semble, l'état réel des choses, dans cette grande question tant controversée des localisations cérébrales. Oui, rien n'est plus certain, plus évident, bien qu'on ne l'ait pas toujours suffisamment remarqué : il convient, en bonne philosophie, aussi bien dans le domaine de l'expérimentation par vivisection que dans celui de l'observation anatomo-clinique, de séparer radicalement les données empiriques, purement descriptives, concernant les localisations cérébrales, des doctrines y attenant, relatives au mécanisme physiologique. Les premières constituent réellement les fondements sur lesquels devront s'asseoir toutes les constructions ultérieures; elles peuvent subsister par elles-mêmes, indépendamment des secondes qui leur sont comme surajoutées, et l'on sait que, par leur application immédiate, elles ont conduit déjà aux résultats pratiques les plus importants; car c'est sur elles, en somme, que s'appuie le *diagnostic régional* des affections encéphaliques, cet idéal, aujourd'hui souvent réalisé, vers lequel tendent invinciblement les efforts du clinicien.

L'auteur des *Leçons sur les fonctions motrices du Cerveau* s'est depuis longtemps pénétré de ces vérités; aussi, dans ce livre, que nous nous faisons un plaisir de recommander à l'attention de tous ceux qui s'intéressent sérieusement au progrès de la pathologie cérébrale, le voyons-nous, pour ainsi dire à chaque pas relever, lui aussi, que la doctrine localisatrice a été le plus souvent combattue avec des arguments qui lui sont absolument étrangers. « Toutes les indécisions, dit-il, par exemple, quelque part, qui subsistent au sujet de l'excitabilité propre de l'écorce cérébrale ont été invoquées, contre elle. De même, on a fait valoir, pour l'ébranler, l'incertitude qui règne encore au sujet de la nature fonctionnelle des régions dites psycho-motrices, comme si la notion d'une localisation centrale était inséparable de l'idée qu'on se fait du mécanisme intime de l'action nerveuse. » Cette remarque est, croyons-nous, d'une grande justesse et elle caractérise bien l'esprit qui règne dans cet ouvrage, recommandable, d'ailleurs, autant par la mise en œuvre d'une critique judicieuse que par l'originalité des recherches.

Parmi les autres qualités qui distinguent ce livre, il en est une encore qui mérite assurément d'être mise en relief; elle sera, du reste, j'en suis sûr, fort appréciée par les médecins : c'est que, partout, les recherches de laboratoire les plus délicates, les plus rigoureuses au point de vue technique, telles, en un mot, qu'on devait les attendre de la part du suppléant du professeur Marey au collège de France, s'inspirent, en quelque sorte, constamment des données et des méthodes de la clinique. Dans aucun autre ouvrage de neuropathologie peut-être — ceux de Vulpian mis à part — on ne voit au même degré l'expérimentation sur les animaux et la clinique de l'homme marcher du même pas, se contrôlant l'une l'autre et se prêtant un mutuel appui. La raison de cette combinaison rare, et incontestablement fort précieuse, est sans doute que le Directeur adjoint du laboratoire de physiologie de l'Ecole des hautes études, au Collège de France, n'a jamais cessé de fréquenter les salles d'hôpital, et que, d'un autre côté, il a eu l'avantage, dans plusieurs de ses travaux, de pouvoir s'associer, à titre de collaborateur, un de nos cliniciens et anatomo-pathologistes les plus distingués : j'ai nommé le professeur Pitres, doyen de la Faculté de médecine de Bordeaux, universellement connu par la publication de travaux de premier ordre concernant la pathologie des centres nerveux.

A l'appui de ce que j'avançais tout à l'heure, je citerai, entre autres, les leçons consacrées à l'étude de l'épilepsie corticale jacksonienne, leçons où, — soit dit en passant, — grâce à l'application de la méthode graphique, jusque-là négligée, on ne sait trop pourquoi, dans les recherches de ce genre, les expériences sont conduites avec une rigueur nouvelle. Il est remarquable de voir jusqu'à quel point, dans ces expériences, les phénomènes convulsifs obtenus chez les animaux par l'excitation de certaines régions de l'écorce reproduisent, en quelque sorte servilement, jusque dans les moindres détails, ceux qui s'observent chez l'homme, comme conséquence des lésions irritatives localisées dans les régions analogues; les deux ordres de faits, les uns cliniques, les autres expérimentalement provoqués, se superposent en quelque sorte; on pourrait dire qu'ils se confondent. Mais ici l'avantage est incontestablement du côté de l'expérimentation qui seule peut, à volonté, faire varier les conditions de production des symptômes nerveux et permettre d'en poursuivre l'analyse délicate aux diverses périodes de leur évolution. C'est ainsi que nous avons été définitivement renseignés sur le mode de généralisation et de disparition des convulsions épileptiformes d'origine corticale, en même temps que nous avons appris à reconnaître la physionomie si variée qu'elles présentent aux différentes phases des accès.

De même, quand il s'agit de l'étude bien plus complexe des modifications subies par les appareils organiques sous l'influence des excitations cérébrales, c'est encore la méthode graphique qui permettra, dans l'expérimentation sur l'animal, de dissocier les troubles cardiaques des troubles vaso-moteurs et d'affirmer, en conséquence, leur indépendance réciproque; c'est elle, enfin, qui fera connaître sous leurs aspects variés et autrement insaisissables, les troubles respiratoires, sécrétoires, et autres symptômes de l'épilepsie corticale, qui peuvent se produire avec ou sans l'accompagnement de convulsions extérieures.

Je n'en finirais pas si je voulais entrer dans le détail et je dois me borner. Je veux cependant relever, en terminant, que si les *Leçons sur les fonctions motrices du cerveau* sont remarquables surtout par le nombre et la qualité des données expérimentales qui s'y trouvent consignées, les questions de théorie n'y sont pas, cependant, tant s'en faut, négligées. Et, à ce propos, je conseillerai la lecture attentive de la leçon trente-troisième, où l'on met bien en valeur le rôle prépondérant que devront prendre quelque jour les faits de dynamogénie et d'inhibition découverts par mon éminent ami Brown-Séquard, dans l'interprétation physiologique du mécanisme cérébral.

Il semble que depuis, quelque temps, l'apaisement commence à se faire à propos de cette question des fonctions motrices du cerveau, naguère encore si mouvementée par le choc des opinions adverses et la lutte passionnée des contradictions. Le temps « ce juge suprême, équitable entre tous, » paraît avoir accompli en grande partie son œuvre de sélection, rejetant ce qui devait périr, et consacrant ce qui doit vivre. Le calme qui s'est enfin produit est propice aux jugements libres, et chacun peut aujourd'hui examiner la situation d'un œil reposé. L'ouvrage de M. François-Franck, qui contient, sous une forme excellente, tous les éléments d'appréciation, s'offre donc au public médical au moment opportun. Nous lui souhaitons, pour notre part, de grand cœur, tout le succès qu'à notre avis, il mérite d'obtenir.

J.-M. CHARCOT
DE L'INSTITUT

6 juin 1887.

INTRODUCTION

Les leçons réunies dans ce volume ont été faites au Collège de France, pendant le semestre d'hiver de 1884-1885, et au début du cours de 1885-1886, consacré presque tout entier à l'étude de la Circulation cérébrale : le professeur Marey, que j'avais l'honneur de remplacer, m'a engagé à publier cette étude, poursuivie, dans son laboratoire, depuis 1877, avec mon cher collaborateur et ami Pîtres.

J'ai utilisé, dans cette rédaction, les matériaux recueillis avec Pîtres sur les mouvements simples et convulsifs et sur les troubles moteurs de provenance cérébrale ; j'y ai ajouté les résultats de mes expériences sur les réactions organiques simples et épileptiques des excitations du cerveau. Les questions théoriques ont été beaucoup plus sommairement étudiées que les faits expérimentaux et cliniques ; j'ai dû cependant m'y arrêter plus longtemps que je n'y comptais tout d'abord, me trouvant amené à discuter les opinions émises par des physiologistes dont les travaux ont une valeur incontestée, par MM. Brown-Séquard et Vulpian.

Bien que la forme de leçons se prête mal à l'étude bibliographique, j'ai cru devoir cependant résumer les principaux documents publiés sur la question ; mais, pour ne pas rendre trop pénible une lecture déjà fort aride, j'ai reporté en note toutes les notions bibliographiques, ainsi que la technique et l'indication sommaire de nos expériences. Celles-ci sont, du reste, relatées avec détail dans un Appendice placé à la fin du volume, et qui constitue, en même temps qu'une sorte de dossier justificatif, une source d'informations que je ne crois point avoir épuisée : elle pourra être utile à ceux qui s'intéressent encore à ces questions, si vivement débattues il y a quelques années, aujourd'hui un peu délaissées, sans doute à cause du désaccord persistant des physiologistes. C'est surtout l'espoir de fournir aux esprits non prévenus des éléments rigoureux d'appréciation, qui m'a fait réserver une aussi large place à la partie expérimentale du sujet.

A l'origine de nos recherches, comme au point de départ de tant d'autres, se trouve l'impulsion de M. Charcot : c'est lui qui, désireux de savoir dans quel sens se prononcerait un contrôle physiologique de la doctrine localisatrice, poursuivi avec de nouveaux moyens d'investigation, nous suggéra, à M. Pîtres et à moi-même, d'entreprendre cette étude, en utilisant l'inscription des mouvements qui avait si merveilleusement servi la science entre les mains de M. Marey.

M. Charcot a suivi notre tentative avec grand intérêt ; il sait quel soin nous y avons apporté ; aussi a-t-il bien voulu présenter lui-même au public médical et physiologique ce volume qui résume toutes nos recherches : une préface signée du savant dont la compétence en pareille matière est universellement appréciée, était la plus désirable et la plus flatteuse des sanctions que nous puissions attendre.

FRANÇOIS-FRANCK.

Paris, 30 novembre 1886[1].

[1] Depuis que les dernières feuilles de ce volume ont été tirées, l'un des maitres dont nous avions discuté les opinions avec la liberté qu'autorisait son caractère, le professeur Vulpian, a été enlevé à la science et à ses amis : la large part que nous avons faite à ses travaux sera considérée comme un hommage à sa mémoire.

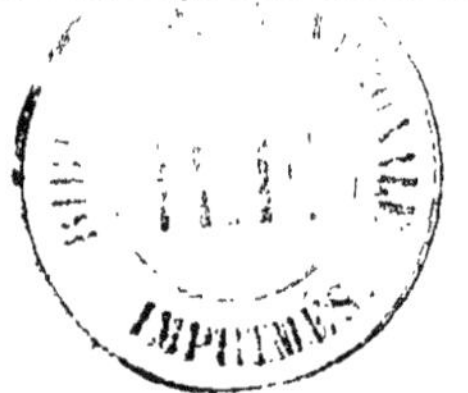

COURS DU COLLÈGE DE FRANCE

1884-1885

FONCTIONS MOTRICES DU CERVEAU

RÉACTIONS VOLONTAIRES ET ORGANIQUES

ÉPILEPSIE CÉRÉBRALE

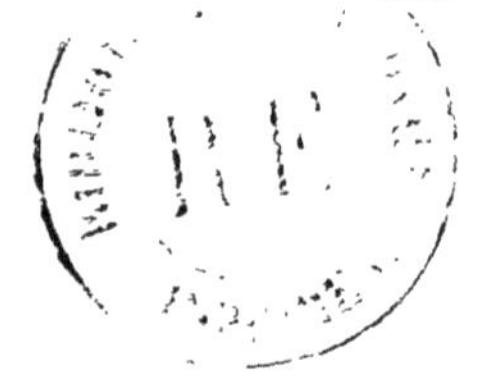

PREMIÈRE LEÇON

(8 décembre 1884)[1]

NOTIONS GÉNÉRALES SUR L'ACTION MOTRICE DU CERVEAU

Base expérimentale de la théorie des fonctions motrices du cerveau. — Tentatives anciennes de localisation; opposition des physiologistes jusqu'à la découverte de Fritsch et Hitzig. — Evolution des expériences de contrôle. — Acquisition de nouveaux faits; recherches de Ferrier. — Intervention de la clinique; accord des faits expérimentaux et anatomo-cliniques. — Questions théoriques; leur multiplicité et leur indépendance réciproque : nature fonctionnelle des régions corticales dites psycho-motrices; excitabilité propre de l'écorce cérébrale; théorie de la localisation. Nécessité de distinguer dans la discussion les arguments relatifs à chaque point théorique.

Programme général du cours. — *Première partie* : Exposé des faits expérimentaux et cliniques; résultats des excitations corticales simples et épileptogènes; résultats des lésions destructives. — *Deuxième partie* : Discussions théoriques.

Application de la méthode graphique à l'analyse des réactions motrices simples et convulsives produites dans les muscles volontaires et organiques par les excitations du cerveau.

Messieurs,

Nous devons étudier cette année l'influence du cerveau sur les mouvements volontaires et organiques ainsi que sur l'épilepsie partielle ou cérébrale.

Vous avez entendu ici même mon cher maître, le professeur Marey, exposer, avec toute l'autorité qui s'attache à ses travaux, l'analyse

[1] Cette première leçon ayant été accompagnée d'un certain nombre de démonstrations (projections, pièces anatomiques, etc.) se trouve par le fait réduite, ainsi qu'un certain nombre d'autres, à un court exposé oral pouvant être reproduit dans une rédaction.

des mouvements de locomotion ; j'ai à mon tour étudié avec vous, dans le cours de l'hiver dernier, les principales fonctions organiques au point de vue de l'innervation motrice : ces études serviront, en quelque sorte, d'introduction à celle que nous abordons aujourd'hui. La recherche de l'influence qu'exerce le cerveau sur les mouvements volontaires et sur les réactions organiques, suppose, en effet, connus et ces mouvements eux-mêmes et l'innervation périphérique des muscles qui les produisent.

Un fait domine toute l'histoire des fonctions motrices du cerveau : fixons-en sans retard la formule, sauf à revenir dans la suite sur les discussions théoriques qu'il soulève, et admettons comme démontrées les trois propositions suivantes :

1° L'excitation électrique ou mécanique de la plus grande partie de la surface ou de la profondeur du cerveau ne provoque aucune réaction motrice ;

2° L'excitation d'une région circonscrite, située à l'union du lobe frontal et du lobe pariétal, produit des mouvements dans les muscles du côté opposé du corps ;

3° La destruction de cette même région est suivie de la paralysie plus ou moins complète et durable des muscles que l'excitation localisée mettait en jeu.

La découverte de ces trois points, qui constituent la base de nos connaissances sur les fonctions motrices du cerveau, ne remonte qu'à un petit nombre d'années, bien que de tout temps on ait agi sur le cerveau dans un but expérimental et étudié chez l'homme les rapports des paralysies et des lésions cérébrales : c'est en 1870 que deux médecins allemands, MM. Fritsch et Hitzig, ont énoncé les faits précédents : on peut dire que de cette époque seulement datent les notions un peu précises qu'on possède aujourd'hui sur l'influence motrice localisée du cerveau.

Il n'est que juste, cependant, de reconnaître que l'idée de localiser les fonctions motrices ou autres dans des portions circonscrites du cerveau avait été déjà émise à plusieurs reprises et s'appuyait sur des faits cliniques d'une valeur incontestable : nous aurons à en tenir le plus grand compte dans le résumé historique de la question. Toujours est-il que jusqu'à la découverte de Fritsch et de Hitzig, les tentatives de localisation cérébrale manquaient de tout fondement expérimental ; bien plus, la physiologie s'était rigoureusement prononcée contre elles : Flourens, Magendie, Van Deen, Longet, Matteucci, avaient formellement conclu que le cerveau est un organe fonctionnellement homogène, et que l'excitation de sa surface ou de ses parties profondes n'est jamais suivie d'aucune réaction motrice.

Aussi, la découverte de Fritsch et de Hitzig fut-elle accueillie avec une défiance évidente ; on n'y prêta même qu'une attention distraite, à ce point que l'expérience si facile à répéter de l'excitation d'une région déterminée du cerveau fut tout d'abord à peine contrôlée : à quoi bon renouveler une tentative si souvent faite depuis nombre d'années et toujours sans succès ?

En Allemagne et en France, du reste, les préoccupations scientifiques étaient, à cette époque, reléguées au second plan. Ceci explique sans doute que l'examen approfondi des faits révélés par Hitzig et Fritsch ait été en premier lieu poursuivi en Angleterre.

M. Ferrier, de King's College, reprit les expériences des médecins allemands, et, frappé de l'importance du fait révélé par ceux-ci, se livra à une série de recherches dont nous aurons bientôt à montrer la valeur. Il fut suivi dans cette voie par un grand nombre d'expérimentateurs. La question s'élargit rapidement : la discussion s'établit, portant sur les points de théorie que soulevait la découverte de l'excitabilité motrice localisée du cerveau, et, en peu d'années, la littérature physiologique fut en quelque sorte accaparée par l'étude des localisations cérébrales. De leur côté, les cliniciens ne restaient pas inactifs : Charcot fit en France ce que Ferrier venait de faire en Angleterre ; dans son domaine, il approfondit la question des fonctions motrices du cerveau et suscita des recherches anatomo-cliniques dont les résultats purent bientôt être mis en parallèle avec ceux des expériences physiologiques. L'expérimentation et la clinique se rencontrèrent alors sur un terrain commun, celui de la discussion théorique. De part et d'autre s'étaient produits des faits dont l'évidence ne devait point paraître contestable : les excitations, circonscrites à certaines circonvolutions du cerveau, provoquaient des mouvements localisés ; les lésions destructives, limitées aux points correspondants du cerveau chez l'homme, étaient suivies de paralysies localisées si la lésion était circonscrite, de paralysies complètes du côté opposé du corps, si la lésion intéressait la totalité des circonvolutions dites motrices. Mais il ne suffisait plus de savoir qu'il existe une zone cérébrale en rapport direct avec les fonctions motrices ; la nature de ce rapport devait être précisée : avait-on affaire à des organes cérébraux constituant des centres d'élaboration du mouvement volontaire, à des centres *psycho-moteurs* comme on les avait dénommés tout d'abord ? ou bien les circonvolutions excitables ne jouaient-elles qu'un rôle analogue à celui des surfaces nerveuses sensibles, et les réactions devaient-elles être assimilées à de simples mouvements réflexes ?

A côté de ces questions relatives à la signification des effets moteurs produits par les excitations cérébrales et fort diversement tranchées comme on le verra plus tard, se présenta celle des accidents paralytiques consécutifs aux lésions cérébrales. On était tout naturellement conduit à supposer que la suppression des fonctions motrices volontaires qui s'observe à la suite de la destruction des régions excitables du cerveau résultait de cette destruction même. Une pareille conception parut insuffisante et même contraire à certains faits expérimentaux et cliniques : Brown-Sequard s'attacha à lui substituer celle de l'*inhibition*, c'est-à-dire à faire admettre que la perte des fonctions résulte, en pareil cas, non point de la disparition d'organes cérébraux moteurs, mais de l'effet suspensif exercé à distance sur des appareils de mouvement situés loin des points lésés, à la base de l'encéphale, dans le bulbe ou dans la moelle : dans cette théorie les lésions étaient considérées non comme destructives, mais comme irritatives.

Dès le début des recherches expérimentales sur la localisation des fonctions motrices dans certaines circonvolutions cérébrales, on avait attribué à l'appareil cortical lui-même la part véritablement active dans les effets des excitations appliquées à la surface du cerveau ; on considérait la substance grise comme directement excitable par les procédés d'irritation employés en physiologie, et on étudiait, sans mettre en doute la réalité de cette excitabilité propre, les conditions et les agents susceptibles de la faire varier. Une réaction très vive se produisit bientôt contre la doctrine de l'excitabilité corticale : plusieurs physiologistes, à la suite de Vulpian, cherchèrent à établir que l'écorce cérébrale n'est point mise en cause, qu'elle se laisse simplement traverser par les courants excitateurs, tandis que les éléments nerveux réellement excitables sont, ici comme ailleurs, ceux qui constituent la substance blanche. Une variante de cette opposition consista à soutenir que les excitations se transmettent le long des vaisseaux encéphaliques, sans mettre en jeu les éléments de l'écorce ou du centre ovale, jusqu'aux noyaux moteurs situés profondément à la base de l'encéphale.

Voilà donc déjà deux grands sujets de discussion : la *nature fonctionnelle* des régions cérébrales dites motrices et l'*excitabilité propre* de l'écorce du cerveau.

Un troisième point fut enfin contesté, le dernier qui parut devoir être mis en question : malgré les résultats des excitations cérébrales qui ne se montraient efficaces qu'au niveau de régions circonscrites, malgré les résultats des lésions qui n'étaient suivies d'accidents paralytiques durables qu'à la condition d'intéresser ces mêmes régions, on mit aussi en doute *la localisation* des fonctions motrices dans le cerveau : sur ce point la querelle fut, comme on pouvait s'y attendre, plus vive que sur aucun des autres. S'il était en quelque sorte indifférent aux cliniciens et d'intérêt secondaire aux yeux des physiologistes qu'on interprétât de telle ou telle façon le rôle des circonvolutions dites motrices ; s'il importait peu aux uns et aux autres que l'écorce fût ou non excitable par elle-même, tous ceux qui avaient constaté l'action motrice localisée des excitations cérébrales, ou observé l'apparition de troubles paralytiques alors seulement que ces mêmes régions étaient lésées, défendirent avec énergie la doctrine localisatrice : de là des discussions sans nombre, et, il faut le reconnaître, une confusion d'arguments des plus regrettables. On attaqua, en effet, la doctrine localisatrice en formulant des objections qui ne la touchaient en aucune façon : c'est ainsi que toute objection faite à la théorie de l'excitabilité corticale, toute dissidence au sujet de la nature fonctionnelle des circonvolutions dites motrices, fut portée à l'acquit des antilocalisateurs. Il faut, de toute nécessité, ramener un certain ordre dans cette discussion, classer les critiques chacune dans sa série et reporter aux théories de l'excitabilité ou de la nature fonctionnelle des circonvolutions tous les arguments qui les intéressent, débarrassant ainsi le champ de la discussion pour l'examen des localisations motrices : la suite de ces leçons montrera combien était nécessaire ce classement des opinions contradictoires.

L'exposé général qui vient d'être présenté correspond au plan que nous nous proposons de suivre. Notre étude comprendra deux parties : l'une consacrée à l'exposé pur et simple des principaux faits expérimentaux et cliniques accumulés depuis la découverte de Fritsch et Hitzig et relatifs aux effets des excitations et des destructions localisées du cerveau ; la seconde partie contiendra la critique des théories et se trouvera naturellement subdivisée en trois chapitres : 1° discussion de l'excitabilité propre de l'écorce cérébrale ; 2° discussion de la nature fonctionnelle des régions corticales qui sont en rapport avec le mouvement volontaire ; 3° discussion de la doctrine des localisations motrices. Bien que l'ordre adopté ici expose à quelques redites, il nous a paru préférable surtout pour une série de leçons : son principal avantage est de subordonner la question théorique à la question de fait, au lieu de présenter en premier lieu des hypothèses qu'on se réserverait de justifier ensuite.

Nous avons pris part, depuis plusieurs années, aux recherches qu'a suscitées la découverte de l'action motrice du cerveau ; avec notre ami M. Pitres, nous nous sommes efforcés d'introduire quelque précision dans l'analyse des effets moteurs provoqués par l'excitation expérimentale du cerveau, en appliquant à ces recherches la méthode graphique, dont notre maître, M. Marey, a mis depuis longtemps toutes les ressources à notre disposition. Grâce à ces procédés d'investigation rigoureuse, il a été possible de saisir et de fixer une foule de détails dont nous aurons à faire ressortir toute l'importance : on a pu déterminer les rapports que présentent entre eux les phénomènes multiples produits dans le domaine des muscles volontaires et organiques par les excitations appliquées au cerveau. En recueillant l'inscription simultanée des mouvements exécutés en divers points du corps, celle des changements de la fréquence du cœur, des variations de la pression artérielle, des modifications de la respiration, des contractions vésicales, des changements de diamètre de la pupille, de l'écoulement des liquides secrétés, on a conservé la trace d'une foule de réactions fugitives, mobiles, variant de sens au cours d'une même expérience, s'associant entre elles de façons diverses et que l'observation habituelle eût laissé passer inaperçues ou n'eût point permis de saisir avec une rigueur suffisante.

Nous n'avons pas négligé l'examen des accidents paralytiques produits par les lésions destructives du cerveau : ici la méthode graphique cédait le pas à l'observation simple, à l'étude des symptômes présentés par les animaux opérés. La comparaison de ces troubles et de ceux qui s'observent dans la clinique humaine a fourni, comme on le verra, d'intéressants résultats.

Dans plusieurs cas, nous avons complété, par l'examen histologique des lésions nerveuses centrales, l'étude des symptômes observés pendant la vie : c'est ainsi qu'ont été déterminés, chez les animaux, les caractères des dégénérations descendantes de la moelle consécutives à certaines lésions destructives du cerveau et que nous avons obtenu des indications précises sur le trajet du faisceau pyramidal.

Les leçons de ce semestre auront donc pour objet l'analyse des travaux publiés sur les fonctions motrices du cerveau, et l'exposé de nos recherches personnelles[1]. Nous ne pourrons pas, sans doute, remplir tout entier, cet hiver, le programme que nous avons tracé tout à l'heure ; mais, sans nous préoccuper d'épuiser le sujet, nous insisterons autant qu'il nous paraîtra nécessaire sur l'examen des faits révélés par l'expérimentation et la clinique, renvoyant, s'il y a lieu, la discussion théorique à une autre série de leçons.

[1] Toutes ces recherches ont été poursuivies avec la collaboration de mon ami le professeur A. Pitres ; leurs principaux résultats ont été exposés dans une série de notes ou de mémoires parus depuis 1877 et dont chacun ne contient que l'indication de quelques points spéciaux : nous réunissons ici cet ensemble de documents, qui se trouvent groupés d'ailleurs dans l'article *Encéphale* (Physiologie) du *Dictionnaire Encyclopédique*, publié depuis que ces leçons ont été terminées.

François-Franck et Pitres :

Analyse expérimentale des mouvements provoqués par l'excitation de l'écorce du cerveau (*Soc. Biologie*, 23 décembre 1877.)

Des conditions productrices et de la généralisation des phénomènes convulsifs d'origine corticale. (*Soc. Biologie*, 23 décembre 1877.)

Sur les effets de l'excitation localisée des faisceaux du centre ovale et de la capsule interne (*Soc. Biologie*, 30 décembre 1877.)

Sur l'inexcitabilité de la substance grise du corps strié. (*Soc. Biologie*, 6 janvier 1878.)

De l'épuisement temporaire des centres moteurs corticaux pendant une excitation prolongée. (*Soc. Biologie*. 18 octobre 1878.)

Procédés d'excitation du cerveau. (*Soc. Biologie*, 27 décembre 1878.)

Recherches graphiques sur les mouvements simples et sur les convulsions provoquées par les excitations du cerveau. (C.-R. du laboratoire du professeur Marey. IV, 1878-1879.)

Analyse des mouvements provoqués par les excitations du cerveau. (C.-R., *Acad. des sciences*, 10 mai 1880.)

Effets de la réfrigération localisée du cerveau sur la production de l'épilepsie corticale. (*Soc. Biologie*, 3 mars 1883.)

Recherches expérimentales et critiques sur les convulsions épileptiformes d'origine corticale. (*Mémoire détaillé : Arch. de Physiologie*, 1883.)

Recherches expérimentales et critiques sur l'excitabilité des hémisphères cérébraux. (*Mémoire détaillé. Arch. de Physiologie*, 1885.)

Article *Encéphale* (Physiologie) du *Dictionnaire encyclopédique des sciences médicales*. (1886.

DEUXIÈME ET TROISIÈME LEÇONS

(12-15 décembre 1884)[1]

TOPOGRAPHIE MOTRICE CÉRÉBRALE, D'APRÈS LA MÉTHODE DES EXCITATIONS

Délimitation de la zone motrice corticale chez divers animaux et détermination des différents points moteurs d'après Fritsch et Hitzig. — Dissociation plus détaillée des centres moteurs corticaux et analyse plus complète des mouvements simples, localisés, d'après Ferrier. — Tentatives de quelques chirurgiens pour reproduire sur le cerveau de l'homme les expériences faites sur le cerveau des animaux; dangers de ces essais. — Contrôle des résultats de Fritsch, Hitzig et Ferrier par la plupart des expérimentateurs; accord établi sur les faits; divergence des interprétations.

La localisation motrice corticale se poursuit dans l'épaisseur de la substance blanche du cerveau faisceau moteur du centre ovale; sa subdivision en fascicules : fonctionnellement distincts. Condensation graduelle du faisceau moteur entre l'écorce et la capsule interne, malgré la persistance de la dissociation fonctionnelle des fascicules moteurs; démonstration de cette indépendance au moyen d'excitations très localisées sur la coupe de la capsule interne.

MESSIEURS,

La méthode adoptée depuis Fritsch, Hitzig et Ferrier pour provoquer des mouvements par l'excitation du cerveau consiste dans l'application à la surface des circonvolutions des pointes émoussées d'électrodes isolées jusqu'à leur extrémité et en rapport soit avec les deux pôles d'une pile (Hitzig et Fritsch), soit avec les deux bornes d'une bobine d'induction (Ferrier). Sans aborder ici la moindre discussion au sujet de la valeur comparative des courants galvaniques et des courants induits, nous remarquerons seulement

[1] Les deux leçons réunies ici en une seule ont été employées à des expériences de démonstration et à l'étude détaillée du cerveau des différents animaux sur lesquels ont été pratiquées les expériences. Les développements dans lesquels nous avons dû entrer dans l'exposé oral ne pouvant être, sous peine de longueurs et sans intérêt à la lecture, reproduits dans un exposé écrit, nous avons préféré condenser en une seule les IIe et IIIe leçons.

que la préférence est acquise aujourd'hui, et à juste titre, à notre avis, aux courants induits qui ont le grand avantage de pouvoir être appliqués pendant un temps suffisant et à courts intervalles sans provoquer de désorganisation des tissus par électrolyse[1]. On a soin de n'employer que des courants *minima*, c'est-à-dire ceux qui sont juste suffisants pour provoquer un mouvement, et de ne maintenir les excitations qu'un temps très court à chaque essai.

Nous verrons plus tard quelles objections a soulevé l'emploi des courants électriques comme agents d'excitation du cerveau; nous n'avons ici à présenter que les résultats généraux des expériences.

I. — *Résultats topographiques des excitations de la surface des circonvolutions cérébrales.*

Les expériences furent pratiquées d'abord sur des chiens par Fritsch et Hitzig, plus tard sur des singes et autres animaux par Ferrier: elles montrèrent qu'à la surface de chaque hémisphère existe une région excitable, qu'on désigna sous le nom de *zone motrice*, et une autre région, concentrique à la première inexcitable ou du moins ne fournissant pas de réaction dans les muscles du côté opposé du corps (*zone latente*).

Les limites et les subdivisions de la zone motrice ont été fixées par les premiers expérimentateurs, mais surtout par Ferrier, d'une façon rigoureuse; sa topographie, souvent contrôlée depuis, n'a pas fait l'objet d'études spéciales de notre part; nous nous sommes contentés, M. Pitres et moi, de vérifier à nouveau les faits énoncés auparavant; aussi prendrons-nous comme type de description les résultats obtenus par Fritsch et Hitzig d'abord, par Ferrier ensuite.

Dans leur premier travail[2] les auteurs allemands avaient déterminé cinq *points* principaux dont l'excitation galvanique donnait lieu, dans le côté opposé du corps, à des mouvements des muscles du cou, des adducteurs et extenseurs du membre antérieur, des fléchisseurs et rotateurs du même membre, des muscles du membre postérieur,

[1] Voy. la discussion résumée à ce sujet par Carville et Duret dans leur mémoire sur les Fonctions des hémisphères cérébraux. (*Arch. Phys.*, 1875, p. 371.)

[2] Fritsch et Hitzig. — *Reichert u. du Bois Reymond's. Arch.*, H. III, 1870, 1er mémoire.

des muscles faciaux. Les quatre premiers points se groupaient autour du sillon crucial sur les deux circonvolutions marginales (fig. 1), le dernier siégeait à la partie antérieure de la seconde circonvolution externe.

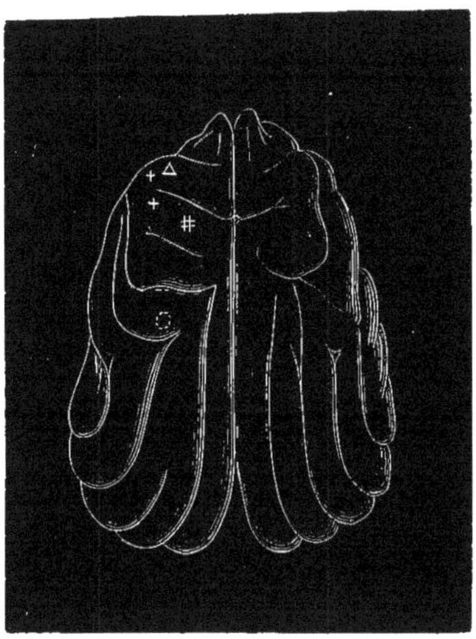

Fig. 1. — Schéma du cerveau du chien, d'après Fritsch et Hitzig, avec l'indication des points excitables.

Dans les publications ultérieures de Hitzig[1] la topographie corticale précédente a été reproduite avec plus de détails ; mais Ferrier avait déjà fait connaître les premiers résultats de ses expériences[2].

Plus tard il a groupé dans son ouvrage sur les fonctions du cerveau l'ensemble de ses recherches[3]: c'est à cette dernière publication que nous empruntons les indications qui suivent.

On peut voir, dans la figure ci-jointe (fig. 2) la disposition, non plus seulement des *points* (comme l'avaient indiqué Fritsch et Hitzig), mais des *zones* dont l'excitation provoque des mouvements localisés du côté opposé du corps ; en rapprochant cette figure de

[1] Hitzig. — *Reich. u. du Bois Reym. Archiv.* II, III et IV, 1 873, publié en janvier 1874, 2e mémoire. — Unters. üb. d. Gehirns. Berlin, 1874.

[2] Ferrier. — *West Riding Asyl. Rep.*, vol. III, 1873.

[3] Ferrier. — Localisation of Function in the Brain. (*Croonian Lecture*, 1874.) — Exp. on the Brain of Monkeys. 1st S (*Proceed. Roy. Soc.*, 1875.) — Exp. on the Brain of Monkeys. 2d S. (*Croonian Lecture. Phil. Trans.*, vol. II, 1875) — Functions of the Brain. Lond., 1876. Trad. franç., H. de Varigny. Paris, 1878. — Congrès intern. Londres, 1881.

Ferrier and Yeo. — A record of Exp. on the effects of diff. reg. of the cerebr. Hemisph. (*Philos. Transact. Roy. Soc.*, p. II, 1884.)

celle du cerveau du chien donnée tout d'abord par les auteurs allemands, il sera facile de saisir la différence qui consiste surtout dans la délimitation plus précise des zones motrices et dans l'étendue beaucoup plus grande de la surface excitable chez le chien, d'après Ferrier.

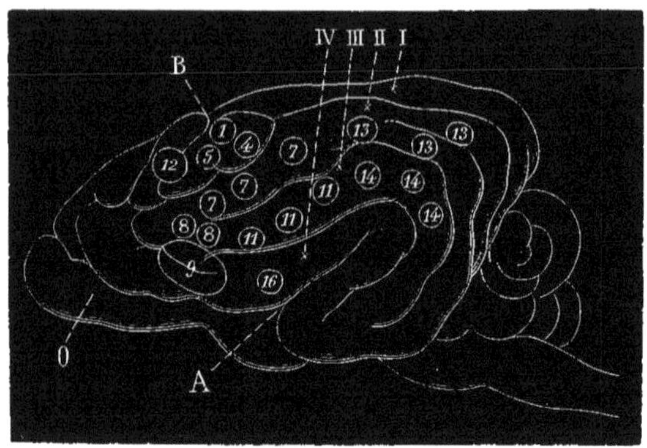

Fig. 2. — Schéma du cerveau du chien (d'après Ferrier).

A, Scissure de Sylvius ; — *B*, Sillon crucial ; — *O*, Bulbe olfact f. — I. II, III, circonvolutions longitudinales ; — IV, Gyrus supra-sylvien.

RÉSULTATS DES EXCITATIONS :

N° 1. — La patte de derrière opposée s'avance comme pour marcher.

N° 3. — Mouvement ondulatoire ou latéral de la queue.

N° 4. — Rétraction et adduction du membre antérieur du côté opposé.

N° 5. — Elévation de l'épaule et extension du membre antérieur opposé, comme pour faire un pas en avant.

N° 7. — En divers points de la deuxième circonvolution externe, action simultanée de l'orbiculaire et des zygomatiques, provoquant la fermeture de l'œil opposé.

N° 8. — Rétraction et élévation de l'angle opposé de la bouche.

N° 9. — Ouverture de la bouche et mouvements de la langue qui rentre et sort alternativement; action bilatérale; quelquefois émission de sons et essais d'aboiement ou de grognement.

N° 11. — Rétraction de l'angle de la bouche; quelquefois inclinaison de l'oreille en avant.

N° 12. — Ouverture des yeux avec dilatation des pupilles; rotation consécutive de la tête et des yeux du côté opposé.

N° 13. — Déviation des yeux du côté opposé, parfois avec contraction pupillaire.

N° 14. — Redressement ou retrait subit de l'oreille.

N° 15. — Torsion de la narine du même côté.

Chez le singe, on retrouve, avec plus de détails encore, la distinction d'une série de zones excitables, groupées tout autour de la scissure de Rolando que l'on a considérée comme correspondant au sillon crucial des autres animaux. La figure 3 montre la topographie motrice telle que Ferrier l'a déduite de ses expériences.

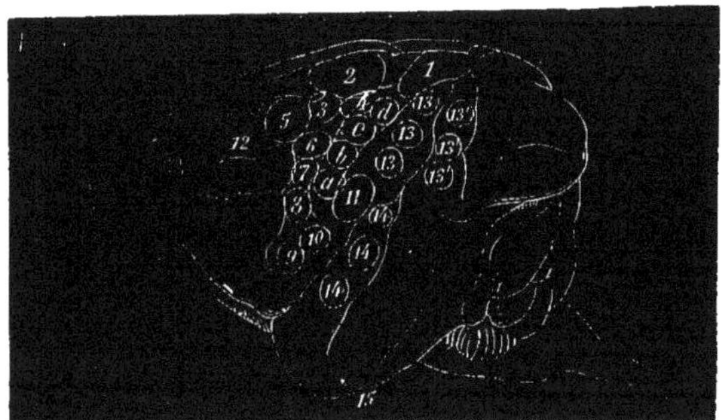

Fig. 3 — Schéma de la face externe du cerveau du singe (d'après Ferrier)

N° 1. — Le membre postérieur opposé s'avance comme pour marcher.

N° 2. — Mouvements complexes de la cuisse, de la jambe et du pied. (Flexion de ces différents segments, comme pour gratter la région abdominale.)

N° 3. — Mouvements de la queue (ordinairement associés à quelques-uns des précédents).

N° 4. — Rétraction et adduction du membre antérieur, la paume de la main étant dirigée en arrière comme pour nager.

N° 5. — Extension du membre antérieur qui se porte en avant (comme pour saisir un objet).

Cercles (*a*) (*b*) (*c*) (*d*). — Mouvements individuels combinés des doigts et du poignet, aboutissant à la fermeture du poing. (Préhension.)

N° 6. — Supination et flexion de l'avant-bras (la main se portant vers la bouche).

N° 7. — Action des zygomatiques qui porte en arrière et en haut la commissure labiale. (Mouvement pouvant s'associer au précédent.)

N° 8. — Elévation de l'aile du nez et de la lèvre supérieure avec abaissement de la lèvre inférieure (les dents canines sont ainsi découvertes.)

N° 9. — Ouverture de la bouche avec projection de la langue.

N° 10. — Ouverture de la bouche avec rétraction de la langue (l'excitation simultanée des points 9 et 10 produit des mouvements alternatifs de la langue).

N° 11. — Rétraction de la commissure labiale opposée (quelquefois avec légère inclinaison de la tête).

N° 12. — Ouverture des deux yeux, dilatation des pupilles, rotation des yeux et de la tête du côté opposé.

Nos 13 et 13'. — Rotation des yeux du côté opposé avec déviation en haut (13) ou en bas (13').

No 14. — Redressement de l'oreille opposée, rotation des yeux et de la tête vers le côté opposé, dilatation des pupilles.

No 15. — (Sur la face interne et inférieure du lobe temporo-sphénoïdal.) Torsion de la lèvre et de la narine du même côté.

Bien que la détermination de la zone motrice et de ses subdivisions *chez l'homme* repose à peu près exclusivement sur la détermination du siège des lésions corticales ayant déterminé pendant la vie des paralysies localisées ou des convulsions partielles[1], il nous paraît intéressant de faire remarquer sans plus tarder, que la plus grande analogie existe entre le schéma des localisations à la surface du cerveau humain et le schéma des localisations à la

[1] Deux tentatives d'électrisation du cerveau humain ont cependant été faites : l'une par un chirurgien américain, Bartholow (*Journal of the med. Sciences*, avril 1874); l'autre par un médecin italien, Sciammana (*Reale Accad. dei Lincei*, XIII, 15 juin 1882). Le grand danger de pareils essais et le peu d'intérêt qu'ils présentent aujourd'hui (les déterminations anatomo-pathologiques ayant déjà fourni des documents beaucoup plus précis et moins discutables) doivent interdire toute expérience de ce genre. Les résultats obtenus par les deux expérimentateurs sont, du reste, comme le montre le résumé suivant, de médiocre valeur.

Bartholow enfonça des électrodes en forme d'aiguilles dans la substance cérébrale d'une malade, dont un épithélioma du crâne avait mis la dure-mère à nu dans une grande étendue; à droite, le lobule pariétal supérieur fut excité à une profondeur de 37 millimètres; à gauche, à une profondeur de 25 millimètres; on obtint des mouvements du bras et de la jambe du côté opposé, ainsi que du cou. Puis survinrent des convulsions quand on augmenta l'intensité des excitations, ce qui n'empêcha pas l'expérimentateur de renouveler ses tentatives; il dut cette fois les interrompre dès le début : la malade tomba en état de mal et mourut le lendemain. Il est juste de reconnaître que la mort peut être attribuée à des accidents d'encéphalo-méningite antérieurs à l'expérience, l'autopsie ayant montré une épaisse couche de pus sur tout l'hémisphère gauche.

Sciammana eut l'occasion d'exciter la région rolandique chez un homme trépané et obtint des mouvements dans les yeux, la bouche, la tête, le membre supérieur suivant les points excités. On reconnut, à l'autopsie, que les territoires corticaux correspondant à ces différents mouvements siégaient sur la frontale et la pariétale accendantes ou sur la temporo-sphénoïdale supérieure, dans des points presque identiques à ceux qu'a indiqués Ferrier sur le singe.

Une autre tentative de localisation chez l'homme vivant a été faite par M. Amidon, de New-York (A new Study of cerebral localization (*Arch. of. Médicine*. April 1880). Celle-ci a le mérite d'être inoffensive, mais nous ne croyons pas devoir lui accorder la moindre valeur, pour des raisons que nous avons développées ailleurs (Soc. Biologie, 1881). L'auteur fonde sa détermination sur la transmission au travers du crâne, de la chaleur développée au niveau de chaque territoire moteur de l'écorce; il suppose qu'un point du cerveau, mis en état d'activité volontaire, manifeste son action, non seulement par l'incitation motrice envoyée à tel ou tel muscle du corps, mais aussi par l'émission d'une quantité de chaleur suffisante pour faire monter d'une fraction importante de degré un thermomètre appliqué dans le point correspondant du crâne. Il dresse ainsi une topographie motrice qui présente, avec celle de Ferrier et autres auteurs, des analogies et des différences que nous ne nous attacherons pas à indiquer ici.

surface du cerveau chez le singe. On comprend tout l'intérêt diagnostique et même thérapeutique (*trépanations*) de cette détermination, si elle se confirme.

La comparaison des effets produits par l'excitation corticale chez un grand nombre d'animaux a permis de constater ce fait général que certaines régions seules peuvent être le point de départ de réactions motrices ; elle a en outre montré que plus on descend dans la série des vertébrés, plus la subdivision de ces régions excitables se simplifie : fait qui paraît en rapport avec l'amoindrissement graduel des fonctions cérébrales et la part de moins en moins grande que prend le cerveau dans les déterminations motrices. Pour fixer ces résultats, nous nous contenterons de présenter ici, sans entrer dans le détail, une série de figures empruntées à Ferrier et qui montrent bien la réduction progressive du nombre des points excitables indépendants à la surface du cerveau (fig. 4) ; la signification motrice des territoires désignés par des chiffres étant les mêmes partout, il sera facile de retrouver à quelle région correspondent les points indiqués, en se reportant aux légendes des schémas du cerveau du chien (fig. 2) et du singe (fig. 3).

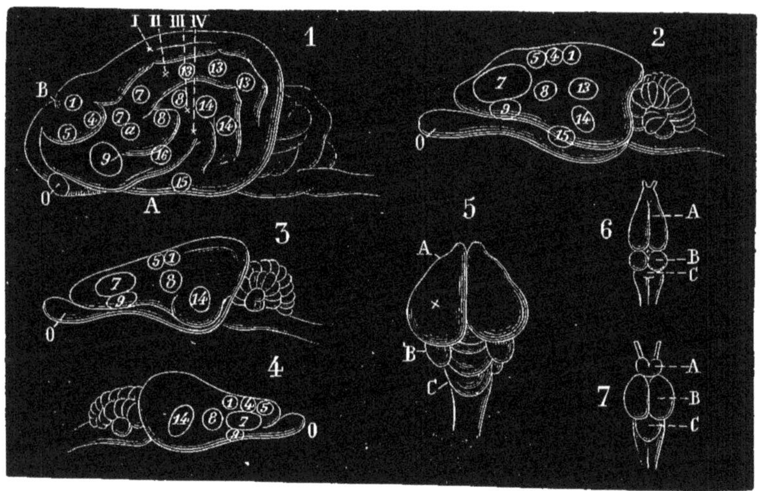

Fig. 4.

Dans la figure 4, on voit que le cerveau du *chat* (n° 1) est à peu près aussi complet au point de vue des localisations que celui du *chien ;* la réduction est déjà évidente chez le *lapin* (n° 2), plus grande encore chez le *cochon d'Inde* (n° 3) et le *rat* (n° 4); quand on passe des mammifères aux oiseaux (cerveau du *pigeon*, n° 5), on est frappé de ne plus trouver qu'un seul point qui réagisse aux excitations, et encore ce point ne correspond-il qu'aux mouvements de la pupille et de la tête (contraction intense de la pupille opposée associée de temps à autre à la rotation de la tête vers l'autre côté); chez la *grenouille* (n° 6), l'irritation du cerveau ne donne d'autre résultat que la production de mouvements dans les membres d'un côté quand on irrite la surface de l'hémisphère opposé (Ferrier); d'après Langendorff[1], on pourrait cependant délimiter chez cet animal une zone motrice circonscrite siégeant dans la région pariétale. Chez les poissons (n° 7), Ferrier a obtenu, comme chez la grenouille, des réactions motrices en excitant la surface des hémisphères, mais sans pouvoir préciser davantage une zone indépendante: « L'irritation de l'hémisphère, dit-il, faire battre la queue vers le côté opposé, en mettant en action les nageoires pectorales, dorsales et anales;... en même temps que se produisaient ces mouvements, les yeux se dirigeaient en avant et en dedans[2] ».

Les résultats des excitations du cerveau obtenus tout d'abord par Hitzig et Fritsch et par Ferrier ont été contrôlés dans le cours des années suivantes par divers expérimentateurs, notamment par la commission de la Société de neurologie et d'électrologie de New-York[3],

[1] Langendorff (O.). — De l'excitabilité électrique des hémisphères cérébraux chez la grenouille (*Centbtt. f. med. Wiss.*, 1876, p. 945).

[2] On trouvera le détail de la Topographie corticale de quelques autres animaux dans les travaux suivants : Arloing : Topographie de la zone motrice chez les solipèdes (C. R., *Assoc. Franç.*, 1878, et *Revue mensuelle de méd.*, 1879). — Marcacci : Zone motrice des ruminants (C. R., Lab. de Sienne, *Anal. in Arch. Physiolog.*, p. 831, 1876). — Hitzig : Zone motrice du babouin (*Soc. méd.*, Zurich, 21 avril 1877, *in Corrpdbtt. f. Schw. Ærzte*, n° 16, 1877).

[3] Rapport au nom d'une commission composée de MM. Dalton, Arnold, Beard, Flint, Mason, *New-York med. Journal*, mars 1875.

Les principales conclusions de ce rapport sont les suivantes :

« 1° Il n'est pas douteux qu'il existe, à la surface des circonvolutions cérébrales certains points déterminés dont l'excitation par des courants galvaniques faibles, chez des animaux éthérisés, provoque instantanément des contractions isolées de certains muscles ou de certains groupes musculaires du côté opposé du corps;

« 2° Le même courant galvanique appliqué sur des points voisins, à 5 millimètres de distance seulement, ne produit plus aucun effet, tandis qu'appliqué de nouveau sur les premiers points, il détermine des contractions semblables à celles qu'il provoquait au début;

« 3° Tous les centres moteurs des membres antérieurs et postérieurs sont situés dans les circonvolutions qui bordent la scissure frontale;

« 4° Les centres pour la flexion et l'extension des membres antérieurs et postérieurs se trouvent constamment dans la partie externe de la circonvolution

par Carville et Duret[1], Albertoni et Michieli[2], Luciani et Tamburini[3], François-Franck et Pitres[4], H. Munk[5], etc.

Tous ces expérimentateurs s'accordèrent à reconnaître le fait capital de la localisation dans l'écorce du cerveau ; ils purent différer au sujet de l'interprétation des mouvements provoqués par l'excitation corticale, mais tombèrent tous d'accord sur ce point essentiel, confirmé par les recherches anatomo-cliniques[6], à savoir qu'il existe à la surface du cerveau des mammifères une zone excitable intermédiaire à deux zones inexcitables : la zone active correspond à la région rolandique (homme, singe) ou à son homologue chez les autres animaux, la région du sillon crucial ou sigmoïdienne ; les zones inactives (ou du moins ne manifestant pas leur

pré-frontale située immédiatement en avant de la scissure frontale et dans la circonvolution post-frontale située immédiatement en arrière de cette même scissure ;

« 5° Dans la majorité des cas, les centres pour les membres thoraciques étaient placés un peu en avant et en dehors, ceux des membres pelviens en arrière et en dedans de la scissure frontale ;

« 6° Le centre pour la flexion directe de la tête et du cou est situé dans la partie latérale et antérieure de la circonvolution pré-frontale, dans le point où elle se recourbe en bas et en dehors ;

« 7° Le centre pour la flexion du cou avec rotation vers le côté de l'excitation se trouve dans un point limité de la même circonvolution, plus en avant et en bas que le précédent, de telle sorte qu'il n'est pas visible sur le cerveau examiné par sa face supérieure ;

« 8° Le centre pour les muscles de la face est placé dans un point de la partie latérale de l'hémisphère qui borde immédiatement la scissure supra-sylvienne. »

[1] Carville et Duret. — Critique exp. des travaux de Fritsch, Hitzig, Ferrier. (C.-R. *Soc. Biologie*, 20 décembre 1873.) — Rech. critiq. et exp. (C.-R. *Soc. Biologie*, 10 octobre 1874.) — Sur les fonctions des hémiphères cérébraux (mémoire détaillé, *Arch. de Physiol.*, 1875).

[2] Albertoni e Michieli. — Sui Centri. cerebr. d. movim. (*Lo Sperim.*, Febbr. 1876.) Albertoni. — Le Loccalizz., cerebr. (*Ital. médica.*, 1881.)

[3] Luciani e Tamburini. — Sui centri psico-mot. (*Riv. sp. di Freniatr.*, 1878.) Luciani.— Sull'eccitam. meccanico d. Centri. (*Congr. d. Soc. fren. Ital.*, 16 al 22 sett. 1883.)

[4] François-Franck et Pitres. — (*Passim*. Voy. p. 7.)

[5] Hermann Munk.—*Berlin. Klin. Wochensch.*, 1877. (*Zur Phys. d. Grosshinrinde.*)

[6] On peut, dans une certaine mesure, assimiler aux effets des excitations expérimentales ceux des excitations pathologiques qui se traduisent par des convulsions localisées (*épilepsie partielle, épilepsie jacksonienne*). Or, l'anatomie pathologique montre que les lésions irritatives capables de provoquer des réactions épileptiformes siègent précisément dans la zone rolandique. C'est ce que tendaient déjà à faire admettre les recherches de Huglings Jackson, bien avant que les expériences de Fritsch et Hitzig n'eussent établi l'existence d'une zone motrice corticale; c'est aussi la conclusion à laquelle sont arrivés les auteurs qui depuis ont étudié le siège des lésions corticales dans l'épilepsie partielle. (Voy. XII° Leçon.)

C'est encore ce que confirment les brillantes opérations pratiquées sur l'homme par le Dr Horsley, professeur à Brown-Institution (Londres), opérations que ce chirurgien s'est senti autorisé à tenter à la suite des expériences qu'il avait faites sur le

activité par des mouvements du côté opposé du corps) occupent le lobe frontal et le lobe occipital.

La doctrine localisatrice, quoique appuyée sur un tel ensemble de faits expérimentaux et cliniques, ne manqua point cependant d'être vivement attaquée : on a invoqué contre elle certains résultats d'expériences pratiquées par la méthode des excitations et par la méthode des destructions ; de même on s'est appuyé pour la combattre sur l'analyse des faits cliniques. Nous croyons préférable de renvoyer la discussion de toutes ces objections à la partie théorique de cette étude : nous aurons, à ce moment, passé en revue les effets des lésions expérimentales et cliniques, et nous pourrons grouper, dans un chapitre de critique générale, les arguments relatifs à la doctrine localisatrice, qu'ils lui soient favorables ou non et à quelque source expérimentale ou clinique qu'ils soient empruntés.

Il est plus logique de poursuivre l'exposé des résultats fournis par les excitations localisées et d'examiner la topographie du centre ovale et de la capsule interne, pour aborder ensuite l'analyse des réactions motrices obtenues par l'excitation corticale et centre-ovalaire.

singe avec le Dr Beevor. Au mois de novembre 1886, au moment de livrer ce manuscrit à l'impression, je recevais, grâce à l'aimable entremise du Dr Smits, une note rédigée par le Dr Horsley et que je me fais un plaisir de reproduire ici, en lui faisant subir que quelques réductions sans importance ; je le fais d'autant plus volontiers que les expériences de Beevor et Horsley n'ont pas encore paru dans les *Philosophical transactions* et que la communication de Horsley à l'Association britannique ne relate que trois des cas ci-dessous. (Cette communication a été traduite dans les *Archives de Neurologie* n° 36, novembre 1886. On trouvera aussi un article de Horsley sur le même sujet dans le *British médical Journal*. Octob. 1886.)

L'auteur a opéré six cas de lésions cérébrales ayant provoqué chez l'homme des accidents d'épilepsie partielle ; les accès ont été supprimés par l'ablation de la région malade, sauf dans le cas n° 5 où l'opération dut être arrêtée à cause de la disparition presque complète du pouls ; dans le cas n° 6, l'opération était encore trop récente pour qu'on pût se prononcer, mais le résultat s'annonçait aussi favorable que dans les autres observations. En outre du grand intérêt pratique qu'elle présente, la relation des trépanations faites par le Dr Horsley montre qu'il y a similitude complète entre la topographie motrice du cerveau de l'homme et des singes supérieurs : on en pourra juger par le relevé suivant auquel j'ai joint deux schémas du cerveau humain en pointant chacun des cas de Horsley.

Communication écrite du professeur Horsley. 25 novembre 1886.

« Cas I. — *Cicatrice traumatique* de la circonvolution frontale ascendante, en arrière de l'extrémité postérieure du sillon frontal supérieur, produisant des accès convulsifs qui commençaient toujours par la flexion de la hanche droite et l'extension du bras droit, c'est-à-dire flexion et abduction de l'épaule avec extension du coude. *Cette action combinée des membres se produit toujours chez les singes lorsqu'on stimule le point du cerveau indiqué plus haut.*

« Cas II. — *Tumeur cérébrale* à la jonction du tiers moyen et du tiers inférieur de la circonvolution frontale ascendante droite, produisant des convulsions toujours accompagnées de flexion et d'opposition du pouce et suivies de flexion consécutive

II. *Résultats topographiques des excitations de la substance blanche des hémisphères. (Centre ovale, capsule interne.)*

Nous ne nous sommes occupés jusqu'ici que des effets obtenus par l'excitation de la surface libre des circonvolutions : cette étude nous a conduits à la conclusion, qu'il existe une zone corticale excitable intermédiaire à deux zones corticales inexcitables et occupant la région rolandique ou son homologue, la région sigmoïdienne. Il s'agit de rechercher maintenant si cette localisation superficielle se poursuit dans la profondeur du cerveau : la méthode des excitations nous fournira sur ce point d'importantes indications, qui seront complétées plus tard par l'analyse des résultats des lésions centre-ovalaires obtenues expérimentalement ou observées en clinique.

L'excitation de la coupe des faisceaux blancs qu'on met à décou-

de toutes les articulations du membre supérieur gauche. *Le centre cortical des mouvements du pouce a été déterminé chez le singe par l'excitation de la région indiquée ci-dessus.*

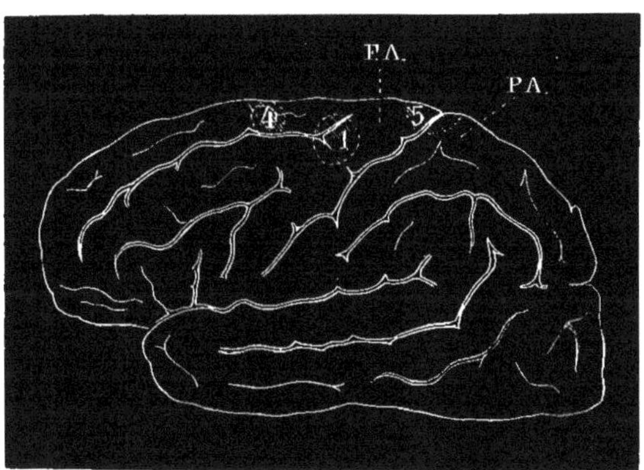

Face externe de l'hémisphère droit avec pointage des opérations 2. 3. 6. de Horsley.

« Cas III. — *Tumeur cérébrale* de la circonvolution frontale ascendante droite ayant envahi les parties environnantes, mais centralisée à la jonction du tiers supérieur et du tiers moyen de la circonvolution frontale ascendante, produisant des convulsions qui commençaient toujours par de fortes flexions cloniques et le spasme de l'épaule gauche ; le malade finit par devenir hémiplégique. La tumeur fut excisée largement, j'enlevai les 2/3 de la circonvolution centrale ainsi qu'une partie des ganglions de la base; le patient a depuis lors recouvré en partie la motilité du bras et de la jambe.

« Les cas I et III confirment le fait que le centre moteur de l'épaule est situé

vert en enlevant avec le scalpel toute l'épaisseur de l'écorce cérébrale, montre d'abord ce fait essentiel que la portion du centre ovale sous-jacente aux régions frontale et occipitale ne provoque aucune réaction motrice, tandis que celle de la région intermédiaire détermine des mouvements du côté opposé du corps, ce qui revient à dire que seuls les faisceaux blancs sous-jacents à la zone motrice corticale sont, comme celle-ci, en rapport avec la motricité.

A côté de cette notion fondamentale, viennent se grouper des faits complémentaires dont l'importance est facile à saisir. Sur cette surface du centre ovale, on peut aisément déterminer des territoires correspondant chacun à des mouvements localisés dans des muscles différents : tout comme à la surface libre des circonvolutions, on retrouve, dans le centre ovale, une zone pour les mouvements de chaque membre, pour ceux de la tête, du cou, des yeux, de l'oreille, etc. ; dans l'intérieur de chacun de ces territoires, en circonscrivant les excitations par le rapprochement des électrodes, on peut encore reconnaître des points qui, au lieu de commander aux mouvements de tout un membre, par exemple, déterminent soit la flexion, soit l'extension des doigts, la rotation en dedans ou en dehors, l'adduction, l'abduction du membre, etc. De telle sorte qu'il devient évident que chaque zonule motrice de l'écorce couronne un faisceau de tubes

surtout dans la partie supérieure de la région motrice centrale du membre supérieur, c'est-à-dire exactement en face et en dessous du sillon frontal supérieur, vers

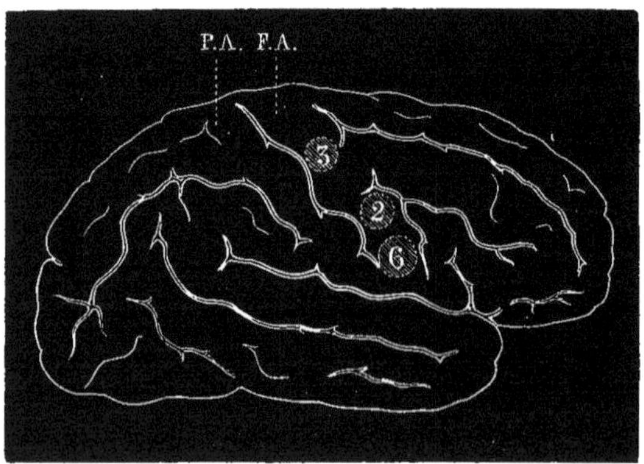

Face externe de l'hémisphère gauche avec pointage des opérations 1. 4. 5 de Horsley.

son extrémité postérieure, tandis que le pouce a son centre moteur à la partie la plus inférieure de la région centrale motrice du bras, à l'endroit où cette région se confond avec le centre moteur de la face.

« CAS IV. — *Kyste traumatique* dans la circonvolution frontale supérieure gauche

nerveux indépendants : la localisation corticale se poursuit, en un mot, dans l'épaisseur des hémisphères où se retrouvent toutes les subdivisions motrices déterminées à la surface des circonvolutions[1]. Si la topographie des territoires indépendants dissociés par l'excitation sur la coupe du centre ovale ne peut être décrite avec la même exactitude qu'au niveau de l'écorce, cela tient seulement à l'impossibilité de fournir des points de repère précis ; l'analyse des observations recueillies sur l'homme et dans lesquelles une lésion circonscrite du centre ovale a été suivie d'une paralysie localisée, permettra de compléter cette étude: on a, en effet, grâce au procédé des coupes systématiques (Pitres, Brissaud), le moyen de s'orienter sur le cerveau humain bien plus aisément que sur le cerveau des animaux.

A mesure qu'on interroge des plans plus profonds de la substance blanche, en enlevant des couches successives du centre ovale, on s'aperçoit que les territoires moteurs se rétrécissent ; la dissociation fonctionnelle devient de plus en plus difficile à établir avec la méthode des excitations ; si bien que dans les régions profondes, au niveau du pied de la couronne rayonnante et sur la coupe de la capsule interne, il faut réduire au minimum l'écartement des pointes excitatrices pour obtenir des mouvements localisés de l'autre côté du corps ; cependant l'indépendance des faisceaux nerveux existe encore

en face de la jonction du tiers moyen et postérieur du sillon frontal supérieur, produisant des convulsions précédées constamment d'une aura donnant la sensation d'une contriction abdominale, c'est-à-dire mouvements de défécation suivis de flexion de la tête à droite et élévation du bras droit, comme dans le cas I.

Le kyste se trouvait situé à la jonction des centres moteurs des muscles de l'abdomen (voir la notice publiée par Schaefer et par moi dans le *Bulletin de la Société Royale*, mars 1884) et des muscles produisant la flexion de la tête et l'élévation de l'épaule.

« Cas V. — *Kyste traumatique* du bord supérieur de l'hémisphère gauche en face de l'extrémité supérieure de la fissure de Rolando ; attaques commençant dans le gros orteil. Ce point est, selon M. Beevor et moi, le centre d'action du gros orteil.

« Cas VI. — *Epilepsie grave* chez un garçon de douze ans. Les accès sont maintenant généralisés, tandis qu'ils n'étaient d'abord que partiels et commençaient par des contractions de la moitié gauche de la face. Je mis à découvert le tiers inférieur de la circonvolution frontale ascendante droite et trouvai la région dans un état normal apparent. Afin de constater sûrement que ce point était le centre moteur de la face, je l'excitai au moyen d'un courant produit par une machine de Faraday qui produisit les mêmes contractions des muscles faciaux de gauche. »

[1] Après avoir concentré toute leur attention sur les effets moteurs des excitations corticales et sur les paralysies consécutives à la destruction de ces mêmes régions, les expérimentateurs furent logiquement conduits à interroger par les mêmes procédés, la substance blanche sous-jacente à la zone motrice. Ils retrouvèrent sur la coupe des faisceaux du centre ovale la même dissociation fonctionnelle qui avait été constatée à la surface libre des circonvolutions.

Parmi les physiologistes qui ont ouvert la voie dans ces recherches, il convient de citer spécialement Putnam (*The Boston med. a. surg. Journal*, july 1874) ; Braun

comme on le verra bientôt. L'observation d'une diminution graduelle dans l'étendue de chaque territoire moteur du centre ovale à mesure qu'on interroge des couches plus profondes, établit sans conteste que le faisceau moteur a la forme d'une gerbe épanouie à la surface du cerveau, au niveau de la zone motrice, ou mieux, d'un éventail dont la poignée correspondrait à la capsule interne et la portion étalée à la région excitable de l'écorce. Les faits de paralysies de plus en plus dissociées à mesure que les lésions circonscrites occupent des plans plus élevés du centre ovale et de plus en plus étendues à mesure que les lésions intéressent des parties plus voisines de la région capsulaire, établissent le même fait sur d'autres arguments. L'expérience, quand elle est conduite avec soin, montre facilement que, même au niveau de la capsule, le faisceau moteur est décomposable en fascicules distincts et fait prévoir que s'il était possible de localiser davantage les excitations, on obtiendrait une dissociation beaucoup plus grande des mouvements. Nous avons exécuté sur ce point plusieurs expériences dont le résultat peut être sommairement représenté par quelques figures schématiques : dans les deux schémas de la figure 5, qui correspond à deux expériences, on voit, sur la coupe du pied de la couronne rayonnante et de la capsule interne, cinq territoires distincts provoquant des mouvements différents[1].

(Beitr. z. Frage b. d. Erregbark... *Eckhard's Beiträge*, B. VII, 1874); Burdon-Sanderson (*Proceed. Roy. Soc.*, XXII, 1874); Carville et Duret (*Loc. cit.*, voy. p. 16); Hermann, Albertoni et Michieli, etc.

B. Sanderson, s'est surtout nettement expliqué à ce sujet : il a déterminé sur la coupe des faisceaux blancs sous-jacents à la partie excitable de l'écorce « des points actifs qui, en ce qui concerne les résultats de l'excitation, possèdent les mêmes propriétés que les points actifs constatés sur la surface normale (corticale); les relations de voisinage entre ces derniers sont les mêmes que celles qui existent entre les premiers ». En d'autres termes, on pourrait dire qu'on retrouve dans le centre ovale la projection des points excitables qui existent à la surface du cerveau.

Nous avons plus tard repris la même étude, avec beaucoup de détails en interrogeant successivement la surface de coupes de plus en plus profondes, qui intéressaient en dernier lieu la capsule interne; nous avons pu établir la division de cette dernière en fascicules moteurs indépendants (François-Franck et Pitres (C. R. *Soc. Biolog.*, 30 déc. 1877, C.-R. Laborat de Marey, IV, 1878, p. 439), et *Arch. Phys.*, 1885.

Dans un travail récent (C. R., *Soc. Biol.*, décembre 1885), M. E. Dupuy, revenant sur la topographie motrice de la capsule interne, nous apprend qu'il a déterminé, dès 1873, plusieurs régions indépendantes ur la coupe capsulaire et montré que des mouvements se produisent dans des parties du corps différentes, suivant le point d'application des excitations. Ces recherches dont il est, à notre connaissance, question pour la première fois en 1885, nous étaient inconnues quand nous avons exécuté et publié les nôtres en 1877.

[1] Exp. n° 13. — 3 janvier 1878 (avec M. Pitres). — Chien jeune, de taille moyenne, bien portant. Mise à nu de toute la région pariétale du côté droit; détermination

La dissociation fonctionnelle se poursuit dès lors aussi bien dans la profondeur qu'à la surface du cerveau. Nous trouverons à utiliser plus tard ces résultats dans l'étude spéciale du faisceau pyramidal ou faisceau moteur, étude qui ne peut être présentée dans son ensemble qu'après celle des lésions corticales et centre-ovalaires.

préalable des points moteurs corticaux pour les membres; ablations successives de substance cérébrale jusqu'au pied de la couronne rayonnante. Sur chaque coupe du centre ovale, délimitation de zones à effets moteurs indépendants. Au niveau du pied de la couronne rayonnante, on peut dissocier cinq régions qui donnent des réactions différentes : en allant d'avant en arrière, l'on produit (A n° 1, fig. 5) des mouvements bilatéraux d'ouverture des paupières et de dilatation de la pupille; 2° des mouvements de la patte antérieure gauche seule (A n° 2); 3° des mouvements des deux pattes gauches (soulèvement en masse avec extension et écartement des doigts de la patte antérieure, flexion de tout le membre postérieur (A n° 3); 4° des mouvements de la patte postérieure seule (A n° 4); 5° des mouvements de redressement de l'oreille gauche et, un peu en avant de ce point, en même temps, l'écartement des paupières (A n° 5).

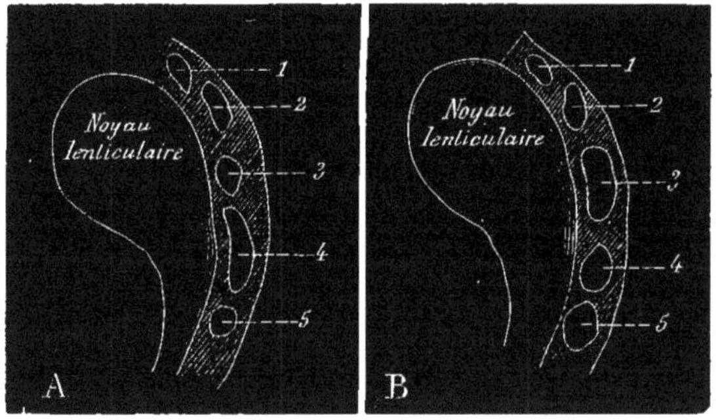

Fig. 5.

Inexcitabilité absolue *de la surface* du corps strié.

Nouvelle coupe qui enlève la calotte du corps strié et met à nu la capsule interne; sur cette coupe capsulaire (B, fig. 5), les électrodes n'ayant pas plus d'un millimètre d'écartement, on retrouve la même topographie qu'au niveau du pied de a couronne rayonnante; avec un écartement de plusieurs millimètres, on provoque une contraction brusque des quatre membres. La *coupe* du corps strié est aussi inexcitable que sa surface ventriculaire; ce fait ne résulte pas de l'ébranlement dû au traumatisme (inhibition), car en soulevant le corps calleux et en appliquant l'excitation à la surface ventriculaire du noyau caudé du côté opposé, on observe le même résultat négatif, avec des courants assez forts (30 bobine Gaiffe). En enfonçant alors les pointes isolées jusqu'à leur extrémité au travers du noyau caudé gauche, on rencontre les fibres capsulaires de ce côté et on voit survenir brusquement une tétanisation généralisée, mais plus violente dans les muscles du côté droit.

On enlève ensuite l'hémisphère droit tout entier en coupant le pédoncule : dès ce moment se produit une contracture des deux membres antérieurs, et surtout du gauche, qui persiste, avec quelques alternatives, jusqu'à la mort.

QUATRIÈME ET CINQUIÈME LEÇONS

(19 et 22 décembre 1884)[1]

ANALYSE PAR LA MÉTHODE GRAPHIQUE, DES MOUVEMENTS D'ORIGINE CÉRÉBRALE

Multiplicité des types de réaction des muscles volontaires; rapport des formes du mouvement avec les formes d'excitation : secousses simples, isolées; secousses successives; secousses fusionnées (tétanisation); accès convulsifs localisés et généralisés.
Technique des expériences; procédés pour l'excitation électrique du cerveau et pour l'inscription des mouvements.
Analyse des secousses musculaires simples; leur forme, leur amplitude, leur durée; moindre excitabilité du centre ovale que de l'écorce du cerveau; grande excitabilité de la capsule interne. Raisons des divergences sur la question de l'excitabilité comparée des différents plans du faisceau moteur.

MESSIEURS,

Les mouvements provoqués dans les muscles du côté opposé du corps par les excitations électriques, soit de la surface des circonvolutions, soit de la coupe des faisceaux blancs, présentent deux types principaux suivant la forme de l'excitation employée. Quand celle-ci est brève, en quelque sorte instantanée, comme la rupture ou la clôture d'un courant de pile, une décharge de condensateur, une décharge d'induction, la réaction consiste en une *secousse simple,* analogue à la secousse musculaire produite par l'irritation brusque du muscle ou du nerf moteur, assez différente de la réaction plus complexe obtenue par voie réflexe au moyen de l'excitation du bout central d'un nerf sensible. Quand l'excitation cérébrale est constituée par une série de décharges induites, par

[1] La IVe leçon a été presque tout entière consacrée à la démonstration des procédés graphiques employés pour l'étude des mouvements provoqués par les excitations corticales (voy. note 2, p. 25); pour abréger cette rédaction, nous avons réuni les IVe et V[e] leçons en une seule.

exemple, ou par la succession de ruptures et de clôtures d'un courant de pile, le mouvement se rapproche plus ou moins du tétanos parfait à secousses fusionnées, suivant la rapidité avec laquelle se succèdent les excitations corticales ; on arrive, en rendant celles-ci suffisamment fréquentes, à obtenir une réaction soutenue, sans vibrations musculaires appréciables, et très semblable à la contraction volontaire. Assez souvent enfin, si le cerveau est très excitable ou les excitations assez énergiques, pour peu qu'on prolonge pendant quelques secondes l'application des courants à la surface du cerveau, on voit survenir des accès épileptiformes partiels ou généralisés.

Voilà donc deux types de réactions, la secousse et le tétanos, et un troisième type dérivant du second, la convulsion épileptiforme, que nous aurons à étudier en détail.

En outre des effets moteurs qui se produisent dans l'appareil de la locomotion, les excitations du cerveau, s'accompagnent de réactions variées dans les appareils de la vie organique : on peut dire qu'aucun d'eux n'échappe à l'influence des excitations cérébrales, quand celles-ci sont appliquées avec une intensité et une durée suffisantes, surtout si elles sont suivies de réactions épileptiformes dans les muscles volontaires. Ces réactions, fort complexes comme il est à prévoir, n'ont guère été étudiées méthodiquement jusqu'ici : nous consacrerons à leur analyse un chapitre spécial qui fera suite à celui dans lequel auront été examinées les convulsions épileptiformes : la connaissance de l'épilepsie corticale permettra de mieux comprendre les réactions organiques.

L'étude de ces différents effets des excitations cérébrales doit, dans le plan que nous avons adopté, précéder celle des effets produits par les lésions observées, soit chez les animaux, soit chez l'homme ; mais, malgré la longueur inévitable d'un pareil exposé, nous ne perdrons pas de vue le but que nous poursuivons, c'est-à-dire la discussion théorique des trois points principaux de la question (l'excitabilité corticale, les localisations cérébrales et la nature fonctionnelle des régions dites motrices de l'écorce du cerveau). C'est en vue de cet examen critique que nous accumulons les documents fournis par les expériences pratiquées sur les animaux et les observations cliniques.

La plupart des expérimentateurs ne se sont préoccupés que du mouvement à caractère tétanique, ressemblant plus ou moins aux contractions volontaires et qu'ils provoquaient en appliquant au cerveau des excitations soit galvaniques, soit induites, d'une certaine durée; en se plaçant à d'autres points de vue que celui de la signification des mouvements qui les a surtout préoccupés, il n'est pas moins important d'être bien fixé sur les caractères des *réactions simples, des secousses musculaires*, produites par les excitations brèves, soit de l'écorce, soit de la substance blanche du cerveau. Nous avons exécuté, avec M. Pitres, de nombreuses expériences sur ce point, en nous attachant surtout à la détermination *des formes, de la durée* et *du retard* de ces actes élémentaires de la contraction; nos recherches sur cette question, publiées à partir de 1877, ont provoqué des études de contrôle et soulevé quelques discussions, soit en France, soit à l'étranger: c'est l'ensemble de ces travaux que nous résumerons tout d'abord, renvoyant pour les détails aux différents mémoires publiés depuis une dizaine d'années[1].

Secousses musculaires provoquées par les excitations corticales [2].

L'excitation très brève, fournie par un courant induit de rupture, par exemple, provoque, si elle est suffisante, une simple secousse musculaire, aussi bien quand on l'applique à la surface de la zone corticale que si elle porte sur la coupe des faisceaux blancs sous-jacents.

[1] François-Franck et Pitres. — (Voy. l'énumération des mémoires donnée p. 7.)
Bubnoff et Heidenhain. — Ueber Erregungs-und-Hemmungsvorgange innerhalb der motorischen Hirncentren (*Pfluger's Arch.* Bd. XXVI, 1881).
H.-C. de Varigny. — Rech. exp. sur l'excitab. électrique des circonvolutions cérébrales et sur la période d'excitation latente du cerveau. (Thèse Doctorat, Paris, 1884.)

[2] Rappelons sommairement les conditions de ces expériences et les procédés d'excitation et d'inscription que nous avons employés :

Le crâne de l'animal, du chien le plus souvent, étant dénudé d'un côté, on enlève avec le trépan une rondelle osseuse dans la région fronto-temporale; l'écoulement de sang des canaux veineux est arrêté avec de la cire à modeler; la dure-mère est enlevée avec précaution et le gyrus sigmoïde se trouve en partie à découvert. On agrandit avec la pince coupante l'orifice de la trépanation; la dure-mère est réséquée dans toute l'étendue de la plaie; on interroge alors, avec de faibles excitations, la surface des circonvolutions découvertes, et on s'assure que les muscles dont on veut analyser la réaction sont bien influencés par une région déterminée du gyrus. La plaie cérébrale étant alors recouverte avec le lambeau de peau rabattu, on s'occupe de la préparation des appareils explorateurs du mouvement.

Les tendons des muscles à explorer sont mis à découvert, sectionnés au voisinage de leur insertion, traversés d'un fil solide qu'on noue autour d'eux et dont les deux bouts sont fixés au levier d'un myographe à transmission; on exerce sur le tendon une traction élastique permanente destinée à maintenir le muscle dans

Mais, dans les deux cas, des différences notables se présentent : comme il y a grand intérêt, ainsi qu'on le verra plus tard à propos de la discussion de l'excitabilité corticale, à établir la comparaison entre les réactions des excitations de l'écorce et celles de la substance blanche, nous allons étudier comparativement la réaction motrice simple de part et d'autre.

un certain état de tension, et à être assuré qu'au moindre raccourcissement, il agira sur l'appareil explorateur. La figure ci-jointe (fig. 6) rend compte de la disposition adoptée pour l'exploration des mouvements des muscles extenseurs du poignet. Le dispositif varie suivant les muscles; il est facile d'imaginer les modifications que doit subir l'exploration dans les différents cas.

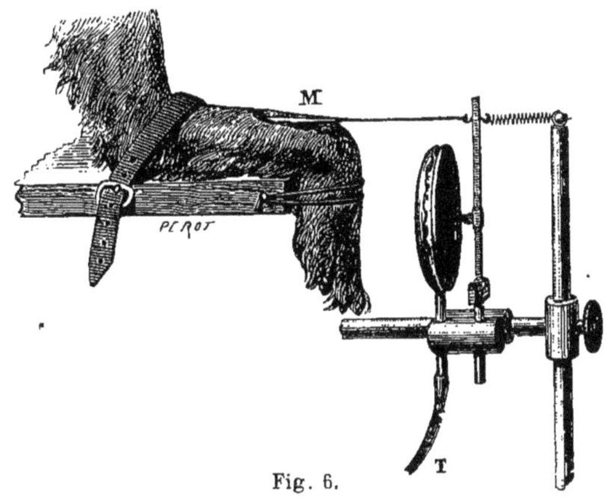

Fig. 6.

L'air comprimé dans le tambour au moment de la contraction du muscle M actionne à petite distance un tambour inscripteur de Marey au moyen d'un tube de communication T; on s'assure que la clôture de tout le système à air est parfaite, et on recueille l'inscription sur la feuille enfumée d'un cylindre à régulateur animé de vitesses différentes suivant le but qu'on se propose.

La régularité de la rotation du cylindre est contrôlée par un signal électro-magnétique de M. Deprez mis en rapport avec un diapason de 100 vibrations doubles par seconde.

L'excitation du cerveau est fournie, dans presque toutes nos expériences, par la bobine d'induction d'un appareil à chariot (modèle Gaiffe), dont on règle l'écartement suivant les besoins : pour commencer, on choisit toujours l'intensité d'excitation minima nécessaire à provoquer une secousse au moment de la rupture du circuit inducteur. Cette rupture est provoquée, d'une façon identique, aux différents instants d'une expérience, au moyen d'un contact à pointe de platine que vient soulever une goupille fixée à l'un des côtés du cylindre enregistreur; quand on veut employer des courants induits successifs au lieu d'une seule décharge de rupture, on supprime la goupille interruptrice et on emploie un trembleur intercalé dans le courant de la pile, en réglant à volonté le nombre de vibrations par seconde; dans ce cas, on ferme le courant à la main au moyen d'une clef de du Bois-Raymond. Qu'il s'agisse d'excitations isolées ou en série, on enregistre toujours les ruptures et clôtures du courant avec un second signal de Deprez qui est disposé à côté du signal marquant le temps et sur la même ligne que la plume du tambour à levier inscrivant les réactions du muscle. On a ainsi, sur une même feuille, l'indication

1° *La forme, la durée, l'amplitude de la secousse* ne présentent pas de différences appréciables quand l'excitation porte sur l'écorce ou sur la coupe des faisceaux blancs ; la réaction ressemble à celle que provoquerait l'irritation brusque du muscle ou du nerf moteur ;

de la vitesse de rotation du cylindre, celle des excitations et celle du mouvement provoqué. Le contrôle des appareils étant renouvelé à chaque expérience, il nous a toujours paru suffisant d'employer la méthode de transmission par l'air, sans avoir recours à la complication souvent illusoire des contacts électriques pour marquer le début des secousses musculaires. Du reste, Bubnoff et Heidenhain qui ont, plus tard, adapté un contact au levier du tambour explorateur, sont arrivés à des estimations semblables à celles que nous avaient fournies l'exploration par la méthode de Marey; enfin, comme il s'agit surtout d'indications relatives, et non de déterminations absolues, il suffit que les appareils restent comparables, ce dont nous nous sommes toujours assurés. Quand nous avions à enregistrer simultanément plusieurs réactions musculaires, ce qui nécessitait plusieurs appareils inscripteurs à air, nous prenions soin que les tubes de transmission fussent d'égale longueur et de même calibre, les tambours à levier de même sensibilité : une épreuve préliminaire, consistant à soumettre les tambours à une influence motrice commune (la compression simultanée des tubes), montrait que le départ et le retour des plumes s'effectuait partout en même temps : ceci suffit à la sécurité des expériences. En raison de la petite longueur des tubes, nous n'avons pas cru devoir tenir compte de la durée de la transmission par l'air et introduire de corrections dans les valeurs des retards : cinquante centimètres de tube sont en effet parcourus par l'onde aérienne en moins de 1/800 de seconde. C'est, du reste, une constante pour les différentes réactions inscrites.

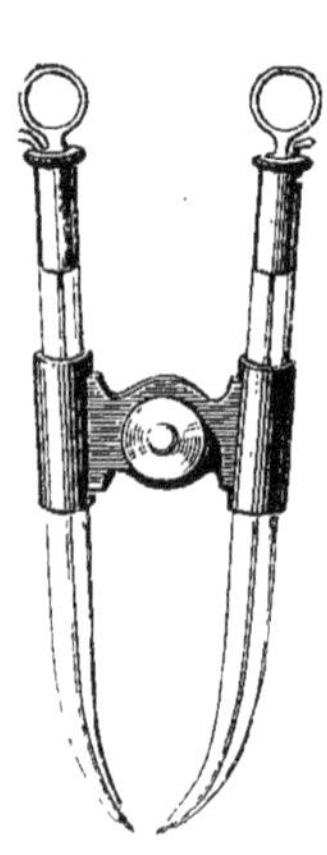
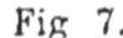
Fig 7.

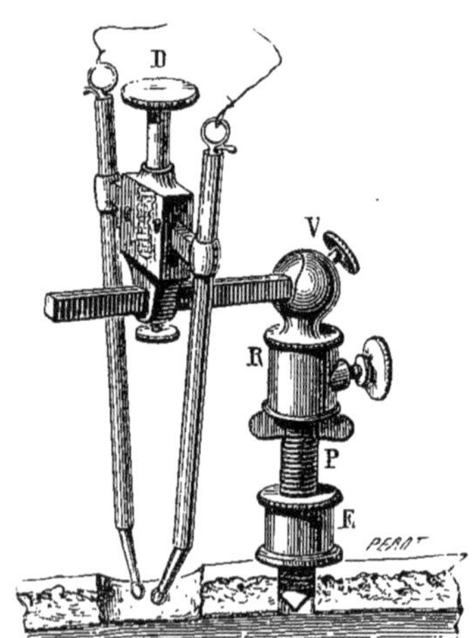

Fig. 8.

L'application des excitations induites au cerveau a été faite avec l'un des deux excitateurs ci-dessus, le plus souvent avec le premier (fig. 7), qu'on tient à la main en prenant un point d'appui fixe sur la tête de l'animal; le second (fig. 8) se visse au crâne et prend les positions convenables à l'aide d'une genouillère V et de la vis de rappel D.

c'est ce qu'on peut observer dans les courbes suivantes (fig. 9), fournies l'une par l'excitation corticale, l'autre par l'excitation du bout périphérique du nerf médian.

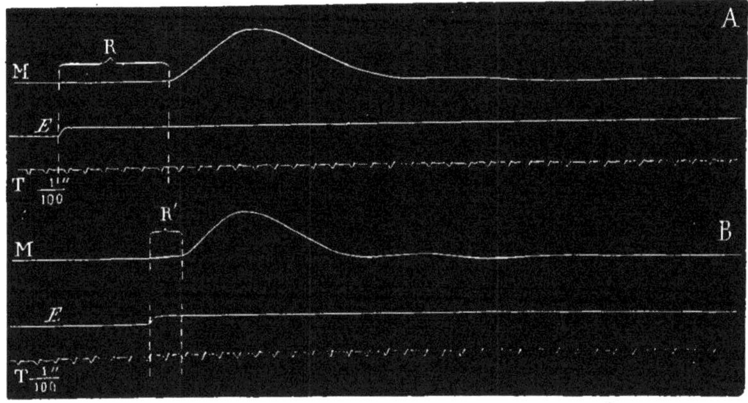

Fig 9.

A. Secousse musculaire provoquée par une excitation induite unique, appliquée à la zone motrice. (Muscles extenseurs du poignet du chien. Myographe à transmission. — *B*. Secousse musculaire provoquée par la même excitation appliquée au nerf moteur. — *M*. Courbe musculaire. — *E*. Instant de l'excitation. — *T*. Temps inscrit par le chronographe. (Diapason interrupteur 1/100. — Rotation rapide du cylindre enregistreur.)

Il faut seulement remarquer que, dans les excitations corticales, si l'intensité du courant est notablement renforcée, la période d'ascension de la secousse devient plus brusque et sa période de descente s'allonge en présentant souvent une ou deux ondulations secondaires (fig. 10).

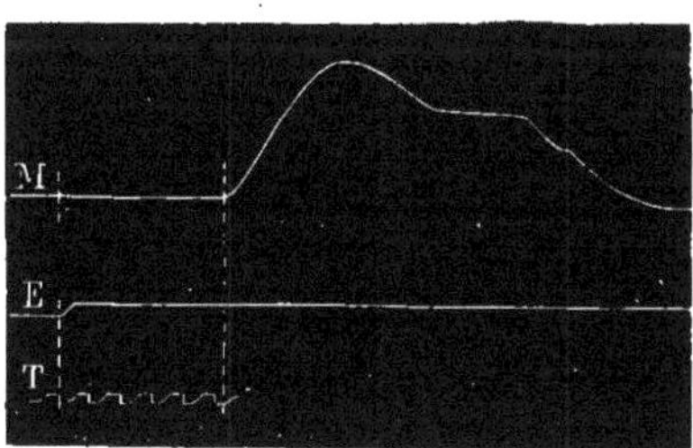

Fig. 10. — Secousse musculaire (M) produite par une décharge induite de rupture (E) et présentant une oscillation secondaire *T*, signaux de 1/10 de seconde.

La durée totale de la secousse étant la même avec une excitation moyenne, suffisante, qu'avec une excitation plus énergique, les rapports entre les deux phases d'ascension et de descente se modifient : c'est ainsi que la secousse durant 12 centièmes de seconde de part et d'autre, a terminé sa phase ascendante en 3 centièmes de seconde, si l'excitation a été énergique, au lieu de 4 à 5 centièmes comme cela se produit avec les excitations plus faibles ; la durée de la période de descente se trouve allongée dans le premier cas et raccourcie dans le second.

L'intensité minima d'excitation nécessaire à provoquer la réaction musculaire n'est pas la même selon qu'on interroge l'écorce ou la coupe des faisceaux blancs sous-jacents. Comme ce point a été mis en doute et que sa solution importe beaucoup à la théorie de l'excitabilité corticale, nous nous y arrêterons un peu plus longuement; en nous bornant toutefois à enregistrer les faits que nous avons observés : la critique théorique sera présentée plus tard. Quand, après avoir déterminé l'intensité minima d'excitation qui suffit à produire une réaction motrice d'origine corticale, on applique la même excitation à la coupe des faisceaux blancs récemment mis à nu par l'ablation de l'écorce, on constate l'absence de tout mouvement; il faut augmenter très notablement la force du courant induit pour obtenir une secousse équivalente à celle qui s'était produite en premier lieu. Cette différence s'est retrouvée dans toutes les expériences où la comparaison a été faite[1] ; elle ne résulte pas des effets locaux de l'hémorrhagie qui, dans les premiers instants, ne pourrait qu'augmenter l'excitabilité nerveuse ; elle n'est pas davantage la conséquence d'influences inhibitoires dues au traumatisme, car au même moment où l'on constate que le centre ovale est moins excitable que l'écorce, la substance grise voisine de la portion enlevée réagit avec la même énergie qu'auparavant ; de plus, et surtout, on est frappé de voir que, malgré le grave traumatisme nécessaire pour la mettre à nu, la région capsulaire se montre au moins aussi excitable que l'écorce. De telle sorte qu'on peut dire que s'il y a une différence d'excitabilité entre la surface des circonvolutions et la substance blanche, cette différence n'est tranchée que sur le trajet des faisceaux du centre ovale ; à mesure qu'on se rapproche de la capsule interne l'équivalence reparaît ; à ce niveau, du reste, les éléments subissent une condensation évidente et les rapports de la capsule interne avec le corps strié (qui lui fournit peut-

[1] Exp. n°s 11, 13, 15, 16, 18, 33. (Voir le compte rendu des expériences dans l'Appendice de ces leçons.)

être des fibres supplémentaires) constituent des conditions toutes différentes de celles que présente le centre ovale. Ces remarques permettent, sans doute, de comprendre pourquoi les expérimentateurs se sont partagés sur la question de savoir si l'écorce était plus ou moins excitable que la substance blanche : *tout dépend de la profondeur à laquelle ont été appliquées les excitations.* La moindre excitabilité des faisceaux du centre ovale, qui nous paraît résulter de nos expériences, introduit déjà une différence entre l'action des excitations et appliquées à l'écorce au centre ovale : cette différence n'est pas la seule, comme nous le verrons bientôt.

SIXIÈME LEÇON

(5 janvier 1885)

ANALYSE GRAPHIQUE DES MOUVEMENTS PROVOQUÉS PAR L'EXCITATION DU CERVEAU

(SUITE)

Retard des réactions motrices sur les excitations du cerveau. Comparaison du retard des muscles de la tête, du membre antérieur et du membre postérieur du côté opposé au côté excité du cerveau. Durée de ce retard proportionnelle à la distance du point excité. Décomposition du retard total en ses différents éléments; déduction relative à la vitesse de transport de l'agent nerveux dans les nerfs moteurs et dans la moelle.

Différence notable du retard des réactions suivant que l'excitation provocatrice est appliquée à la surface des circonvolutions ou sur la coupe du centre ovale : la couche corticale, malgré sa faible épaisseur, augmente le retard total de $^1/_4$ ou de $^1/_3$. — Contrôle de ce fait par divers expérimentateurs. — Discussion de sa signification; conclusion relative au rôle actif de l'écorce du cerveau.

Conditions qui modifient le retard des réactions : influence de l'intensité, de la répétition et de la nature des excitations; part qui revient à l'amplitude variable des réactions.

MESSIEURS,

On sait qu'un muscle directement excité par une décharge unique d'induction ne réagit qu'avec un certain *retard*, connu depuis les travaux de Helmholtz, de Marey, etc., sous le nom de *Temps perdu du muscle ou Période d'excitation latente :* ce retard, étudié de nouveau, avec beaucoup de détail, par M. Mendelssohn, dans un travail plus récent[1], peut être évalué en moyenne à 1 centième de seconde.

Si, au lieu d'appliquer l'excitation au muscle lui-même, on l'applique au nerf moteur, deux cas peuvent se présenter: ou bien le nerf est excité au voisinage immédiat du muscle; le retard est alors le

[1] Mendelssohn (M). (C. R. *du lab. du professeur Marey*, t. IV, 1878.) — (Ce mémoire contient l'historique des recherches exécutées antérieurement sur le Temps perdu des muscles.)

même que si le muscle était directement excité ; ou bien le nerf reçoit l'excitation à une distance plus ou moins grande du muscle : ici le retard augmente proportionnellement à la longueur de trajet nerveux, ce qui a permis de calculer la vitesse de transmission des excitations dans le nerf centrifuge : elle a été évaluée, d'après des expériences faites surtout sur les animaux à sang froid (grenouille), à 30 mètres par seconde ; nous l'avons trouvée d'un quart environ plus grande chez les mammifères (chien) : d'après nos courbes, elle serait de 40 à 42 mètres en moyenne.

Or, quand on applique à la surface de la zone motrice corticale une excitation unique, suffisante à provoquer dans les muscles du côté opposé du corps, une secousse d'amplitude moyenne, on est frappé de la durée relativement très grande du retard de la réaction motrice ; cette durée dépasse de beaucoup la durée de transmission d'une excitation le long des conducteurs nerveux périphériques : pour citer un exemple, on trouve chez un chien la vitesse de transport de l'excitation motrice dans un nerf égale à 2 centièmes de seconde pour 25 centimètres de nerf ; — d'autre part, en excitant l'écorce cérébrale en un point situé à 50 centimètres du muscle dont on explore la réaction, on trouve un retard de 7 à 8 centièmes de seconde ; c'est-à-dire que le retard est 4 fois plus grand que dans le cas de l'excitation d'un conducteur périphérique qui serait de la même longueur que le trajet compris entre le point cortical et le muscle.

La différence tient évidemment à l'interposition des organes nerveux centraux entre le point excité et le muscle qui réagit ; la substance grise des centres nerveux paraît intervenir ici comme agent de retard, absolument comme elle le fait dans la moelle. On sait, en effet, que les mouvements réflexes sont beaucoup plus tardifs que les mouvements directement provoqués, pour une même longueur de trajet nerveux (Rosenthal, Pflüger) : la longue durée du retard des réactions sous l'influence des excitations corticales et des excitations des nerfs sensibles, a même été invoquée par le premier expérimentateur qui se soit occupé de cette mesure, par Schiff[1], en faveur de

[1] Schiff (M). — Lezioni d. Fis. sperim (2e édit. Firenze, 1873).
« En mesurant le temps qui s'écoule entre l'irritation du point cortical du cerveau et le début de la contraction musculaire, on peut arriver à décider avec une certaine probabilité si l'on a affaire à un centre de mouvement ou à un centre d'action réflexe... Ce temps, mesuré par des procédés variés (méthode de Pouillet, méthode graphique ordinaire, méthode chronoscopique de Hipp, etc.), s'est montré « de sept à onze fois plus long qu'il n'aurait dû l'être si tout le trajet parcouru eût été de la même nature et eût eu la même rapidité de transmission que le nerf sciatique ».

l'assimilation des réactions corticales aux réactions réflexes, ainsi que nous le verrons à propos des discussions théoriques.

Frappés nous-mêmes, dès le début de nos expériences, de la durée de ce retard et de ses variations suivant certaines conditions, nous en avons poursuivi l'étude méthodique que rendaient faciles les procédés d'exploration dont nous avons indiqué plus haut la disposition : les signaux d'excitations et les centièmes de seconde étant enregistrés en même temps que les courbes musculaires, on n'avait qu'à compter les fractions de seconde inscrites entre l'instant de l'excitation et le début de la secousse musculaire pour évaluer rigoureusement le retard du mouvement. Ce comptage a été pratiqué sur chacune des courbes fournies par de nombreuses expériences[1] pratiquées dans des conditions variées ; il nous a révélé plusieurs faits sur lesquels nous avons insisté dans des publications antérieures[2], dont nous avons cherché la signification théorique et qui ont été contrôlés depuis par plusieurs expérimentateurs, notamment par MM. Bubnoff et Heidenhain[3] et par M. de Varigny[4], par MM. Krawzoff et Langendorff[5]. Nous allons résumer cette étude en la divisant en plusieurs points.

[1] Nous rappellerons ici seulement quelques chiffres fournis par cette série d'expériences :

Exp. n° 3. Excitation induite simultanée des deux centres corticaux correspondant l'un au membre antérieur, l'autre au membre postérieur du côté opposé :

$$\text{Retard des muscles extenseurs du poignet.} = \frac{13''}{200}$$

$$\text{Retard des muscles extenseurs du pied.} = \frac{22''}{200}$$

$$\text{Différence} = \frac{9}{200''}$$

Exp. n° 6. La différence entre les deux retards du membre antérieur et du membre postérieur est de $\frac{8}{200}$ ou $\frac{4}{100}$ de seconde, ce qui représente, comme dans le cas précédent, une vitesse moyenne de 10 mètres par seconde dans la moelle, au lieu de la vitesse de 40 à 42 mètres qu'on trouve dans le nerf moteur.

[2] François-Franck et Pitres. — C. R. *Soc. Biologie*, 23 déc. 1877, et *passim*, 1878, 1883, 1885. (Voy. p. 7.)

[3] Bubnoff et Heidenhain. — (*Loc. cit.*, 1881.)

[4] H.-C. de Varigny. — (*Loc. cit.*, 1884.)

[5] Krawzoff et Langendorff (*Arch. f. An. u. Phys.-Phys. Abth.*, 90-94, 1879), ont étudié sur la grenouille la période latente des réactions d'origine cérébrale, et sont arrivés à l'évaluer aux chiffres suivants : Excitation latente totale, 0'',036; excitation nevro-musculaire (de la moelle au muscle), 0'',017; d'où excitation latente cérébro-spinale, 0'',02. — A une autre saison de l'année et par des procédés différents : Excitation latente totale, 0'',0525; excitation neuro-musculaire, 0'',015; d'où excitation latente cérébro-spinale, 0'',37. La moyenne des deux séries serait donc de 0'',028 pour le retard dans les centres, valeur importante qui correspond à des résistances centrales notables.

Retard que présente le mouvement dans les muscles du côté opposé du corps à la suite d'une excitation corticale.

En enregistrant les secousses des muscles de la moitié droite de la tête (oreille), des extenseurs du poignet droit, des extenseurs de la patte postérieure droite (tendon commun des jumeaux et du soléaire), en même temps que les excitations appliquées à la portion de la zone motrice gauche qui correspond à ces différents muscles, on observe tout d'abord ce fait principal, que *le retard va croissant*

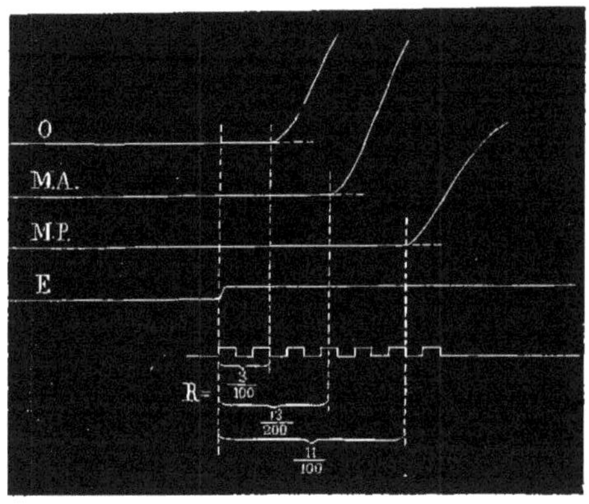

Fig. 11. — Comparaison du retard des secousses de l'oreille (O), du membre antérieur (M. A.), du membre postérieur (M.P.) du côté droit sur l'excitation de la zone motrice gauche E.

Retard O = $\frac{3}{100}$''. Retard M A = $\frac{6\frac{1}{2}}{100}$''. Retard M P = $\frac{11}{100}$''

avec la distance qui sépare les muscles des points excités : dans une expérience de ce genre (fig. 11), nous relevons les valeurs suivantes.

Muscles élévateurs de l'oreille.	Retard,	0'',030
Muscles extenseurs du poignet.	—	0'',055
Muscles extenseurs du pied . .	—	0'',110

Dans d'autres expériences, les valeurs absolues se sont montrées différentes, mais les relations entre les retards ont toujours présenté le même rapport direct avec la distance, qu'on excitât simultanément les divers points de la zone motrice ou que, comme dans l'exemple de la figure précédente, on interrogeât successivement les centres moteurs de l'oreille, du membre antérieur et du membre postérieur.

Nos résultats ont été vérifiés par plusieurs physiologistes, entre autres par M. de Varigny auquel nous empruntons le tableau synthétique suivant (Exp. XXVI et XXVII).

EXP. XXVI Chien de taille moyenne	MEMBRE Antérieur	MEMBRE Postérieur	EXP. XXVII Chien de petite taille	MEMBRE Antérieur	MEMBRE Postérieur
1re Excitation. . .	5,2	11,0	1re Excitation. . .	4,7	9,0
2e » . . .	6,2	12,0	2e » . . .	6,0	8,0
3e » . . .	6,0	11,5	3e » . . .	8,0	10,0
4e » . . .	6,2	11,0	4e » . . .	6,0	10,0
5e » . . .	6,0	11,2	5e » . . .	9,0	10,0

Dans ces expériences, comme dans les nôtres, la moyenne des différences entre les retards du membre antérieur et du membre postérieur est de 5 à 6 centièmes de seconde. C'est évidemment au temps perdu dans la portion de moelle qui sépare l'origine des nerfs des deux membres, qu'il faut attribuer la durée plus grande du retard du membre postérieur, tous les autres éléments étant égaux, sauf une petite différence de longueur entre les nerfs de l'avant-bras et ceux de la jambe (facteur négligeable). Dans un trajet médullaire qui varie entre 30 et 40 centimètres, suivant la taille de l'animal, on a donc une vitesse de transmission beaucoup moindre que dans une même longueur de nerf moteur, environ 10 mètres par seconde au lieu de 40 mètres. Ces résultats montrent déjà l'influence retardatrice des éléments nerveux centraux : d'autres expériences établiront clairement l'importance de cette interposition d'organes centraux et nous conduiront à une déduction théorique dont nous aurons bientôt à tirer parti ; c'est cette seconde série de recherches qui doit maintenant nous occuper.

Différence des retards suivant que les excitations sont appliquées à la surface de l'écorce ou sur la coupe du centre ovale.

D'après ce qui précède, on ne pouvait s'attendre à observer une modification appréciable dans le retard des réactions, suivant que l'excitation serait appliquée à la surface libre de l'écorce, ou immédiatement au-dessous de cette mince couche de substance grise, sur la coupe du centre ovale. C'est cependant ce qui s'est présenté : *le retard de la secousse musculaire a subi une réduction très notable à la suite de l'ablation de l'écorce;* l'expérience, maintes fois répétée, nous a imposé cette conclusion que nous avions d'abord hésité à accepter, supposant que quelque cause d'erreur s'était glissée dans nos explorations; le fait n'est pas contestable, ainsi qu'on va le voir.

On peut interroger tout d'abord la surface d'un territoire limité de la zone motrice correspondant au membre antérieur, par exemple ; puis, cette portion d'écorce étant soigneusement enlevée avec une curette tranchante, l'hémorrhagie étant arrêtée, répéter l'expérience sur la coupe des faisceaux blancs : la mesure des retards dans les deux cas indique une réduction de 1/4 ou 1/3 pour la réaction de la substance blanche. Cette différence ressort de l'examen des courbes suivantes (fig. 12).

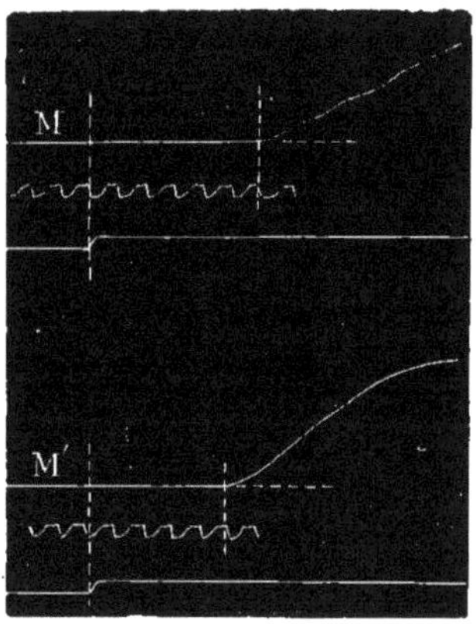

Fig. 12. — Différence du retard des mouvements M et M' suivant qu'on excite la zone motrice (M) ou la substance blanche sous-jacente M' — Le retard qui est de 6 1/2 centièmes de seconde dans le premier cas, se réduit à 1 1/2 centièmes dans le second.

On peut aussi, après s'être assuré que le retard du mouvement est identique dans les muscles symétriques à droite et à gauche, pour des excitations semblables appliquées aux points correspondants de la zone motrice des deux côtés, comparer le temps perdu de ces mêmes muscles, en excitant d'une part la surface des circonvolutions laissées intactes, et, d'autre part, la coupe des faisceaux blancs qu'on a mis à découvert d'un seul côté : on retrouve la même différence : le retard diminue dans les muscles mis en mouvement par l'excitation du centre ovale, et toujours d'une quantité semblable (1/3 environ) (fig. 13).

Nous nous sommes demandé si la différence indiquée ne résultait pas de ce qu'on est obligé, pour obtenir de la substance blanche une réaction semblable à celle de l'écorce, d'employer une excitation plus énergique : nous savons en effet (voyez p. 29) que pour une même intensité d'excitant, le centre ovale ne réagit pas avec la même énergie ; dès lors on pouvait supposer que l'augmentation de l'excitation entraînait la diminution du retard. Pour répondre à cette objection, il suffisait d'appliquer à l'écorce une forte décharge induite de telle façon que la même excitation suffît à provoquer une réaction motrice presque aussi ample quand on la transportait à la coupe des faisceaux blancs. Dans ces conditions, malgré le défaut de renforcement de l'excitation, la même différence a été observée. Il pouvait se faire encore que le moindre retard de la réaction centre-ovalaire fût en rapport avec l'amplitude plus grande des secousses, le temps perdu diminuant, ainsi que l'a montré M. Marey, quand l'amplitude de la secousse augmente ; c'est une remarque qui a été faite à propos de nos expériences par MM. Bubnoff et Heidenhain. Mais nous nous sommes assurés, en revoyant à ce point de vue nos tracés, que la secousse d'origine corticale était presque toujours plus ample et plus brève que la secousse produite par l'excitation du centre ovale. Du reste, ces auteurs, qui ont pris le soin de comparer les retards de secousse d'égale amplitude, ont observé comme nous un moindre retard pour les réactions de provenance centre-ovalaire ; la différence moyenne est même beaucoup plus importante que celle que nous avions notée : on voit, par exemple, dans une de leurs expériences le retard tomber de 0",08 à 0",035 après l'ablation de l'écorce : c'est une différence de plus de moitié.

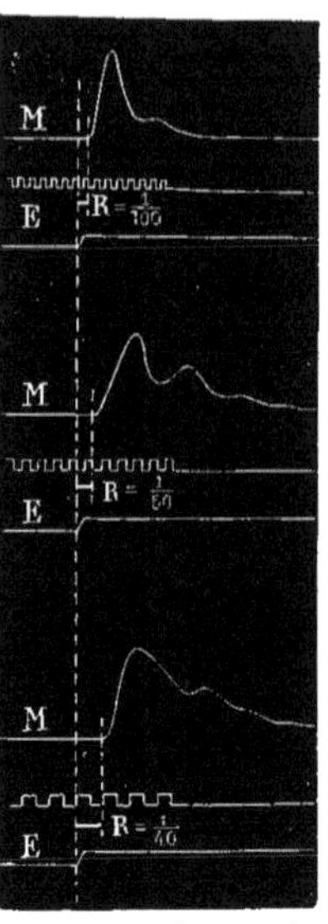

Fig. 13. — Comparaison des retards du mouvement provoqué par l'excitation directe du muscle (courbes supérieures = 1/100e de seconde; de la substance blanche (courbes moyennes = 1/60e de seconde) ; de la substance grise (courbes inférieures, = 1/10e de seconde). [Vitesse de rotation moyenne du cylindre]

D'autres objections, de moindre importance, ont été formulées, celles de Couty, par exemple[1] : l'auteur suppose que si nous observons une diminution du retard en excitant la substance blanche,

[1] Couty. — (*Arch. de Physiologie.* Juillet 1881, p. 87.)

c'est que le traumatisme nécessité par l'abrasion de l'écorce et l'hémorrhagie qui l'accompagne, exagèrent l'excitabilité des faisceaux blancs, du moins pendant les premiers instants, cette excitabilité diminuant ensuite. Il s'ensuivrait que la diminution du retard ne devrait s'observer que dans les premières minutes de l'opération et faire place plus tard à une exagération. Outre de ce qu'il s'agit ici d'une hypothèse qui ne repose sur aucun fait, il faut rappeler que nous n'avons presque jamais pratiqué l'excitation des faisceaux blancs aussitôt après l'ablation de l'écorce ; nos expériences ont été faites une demi-heure et jusqu'à deux et trois heures après l'opération, c'est-à-dire à un moment où l'hyperexcitabilité supposée aurait dû faire place à une diminution d'excitabilité. Du reste nous avons déjà fait remarquer que la substance blanche, à quelque moment de sa dénudation qu'on l'interroge, se montre toujours moins excitable que l'écorce[1].

Si le fait de la diminution notable du retard des réactions après l'ablation de la couche de substance grise qui recouvre les faisceaux excitables du centre ovale, reste acquis, comme il semble, il implique que la portion supprimée retenait, emmagasinait en quelque sorte, les excitations appliquées à sa surface : l'écorce du cerveau, en d'autres termes, ne se comporterait pas comme une couche inerte, se laissant simplement traverser par les excitations; elle interviendrait activement en leur faisant subir certaines transformations. D'autres raisons, du reste, tirées de la comparaison des effets produits par les excitations tétanisantes appliquées à l'écorce et au centre ovale, de l'action des réfrigérants, de certains anesthésiques, comme le chloral, etc., viendront, en leur temps, s'ajouter aux précédentes, pour faire admettre l'excitabilité propre de l'écorce cérébrale.

Conditions variées qui modifient le retard des réactions d'origine cérébrale (réactions corticales et centre-ovalaires).

On peut dire, d'une manière générale, que toutes les influences qui modifient l'activité des centres nerveux en l'exagérant ou la

[1] Nous ne ferons que signaler une autre critique récemment formulée par M. E. Dupuy (C. R. *Soc. Biologie.* 1886, p. 54) : d'après l'auteur, la différence dont il s'agit tiendrait non point à la suppression de l'écorce, comme nous l'avions pensé, mais à celle de la pie-mère et de l'arachnoïde; M. Dupuy aurait trouvé en excitant

diminuant, influencent, dans un sens ou dans l'autre, le retard des réactions motrices qui n'est que l'une des expressions de cette activité. De même qu'un muscle dans lequel les combustions sont ralenties par le froid, par la suppression d'apport sanguin, par la fatigue, réagit avec une plus grande lenteur aux excitations qui lui sont appliquées et donne des secousses plus faibles, plus allongées (Marey), de même les centres nerveux, soumis à des influences dépressives, deviennent moins excitables et traduisent leur moindre excitabilité par des réactions plus tardives et moins énergiques. La réciproque est également vraie : le muscle réchauffé, recevant du sang oxygéné, se nourrissant activement et se réparant par le repos, manifeste sa vitalité plus grande par des réactions plus vives et moins tardives ; les centres nerveux se comportent de la même façon. De telle sorte que l'étude des conditions qui font varier le retard des réactions cérébrales se confond avec celle des influences qui modifient l'excitabilité : nous n'empièterons pas ici sur le chapitre théorique où seront analysées ces influences et dans lequel nous rechercherons leur lieu d'action, cortical ou autre ; nous nous bornerons à examiner quelques points spéciaux, tels que l'influence de l'intensité, de la répétition et de la nature des excitations, celle de l'amplitude des réactions, réservant les questions plus générales de l'action des anesthésiques, des narcotiques, de divers poisons, etc.

Influences de l'intensité, de la répétition, de la nature des excitations et de l'amplitude des réactions, sur le retard des secousses.

Nous avions cru pouvoir tirer de nos expériences comparatives sur le retard des réactions corticales provoquées par des excitations d'intensité différente, cette conclusion que toute excitation efficace, qu'elle soit forte ou faible, détermine une réaction dont le retard reste sensiblement le même. Depuis lors, MM. Bubnoff et Heidenhain ont contesté l'exactitude de cette proposition : « L'ensemble de nos résultats, disent-ils, ne laisse aucun doute à ce sujet, à savoir que la durée du temps de réaction (retard) varie dans de certaines limites

l'écorce avec des électrodes introduites *au-dessous de la pie-mère* (?), la même diminution du temps perdu qu'en enlevant la couche corticale tout entière. Aucun tracé n'a été présenté à l'appui de cette affirmation ; les procédés de mensuration n'ont pas été indiqués.

en sens inverse de l'intensité de l'excitation, c'est-à-dire que celle-ci diminue si celle-là augmente, et réciproquement[1]. »

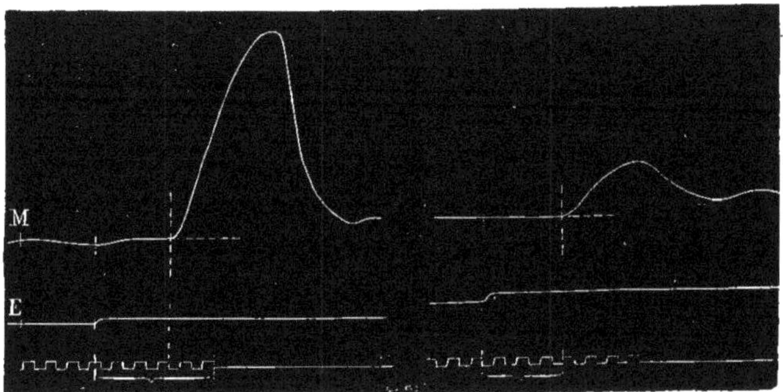

Fig. 14. — Egalité des retards pour deux excitations d'intensité différente suivies de réactions d'amplitude très différente. La première excitation est la plus forte.

Les expériences de ces auteurs ont été pratiquées sur des chiens profondément morphinés ; celles de M. de Varigny ont été faites

[1] Le tableau suivant que nous empruntons à leur mémoire montre à la fois le rapport entre les valeurs des excitations, le retard des réactions et l'amplitude des secousses; l'expérience a été faite sur un chien fortement morphiné (12 ctgr. de chlorhydrate de morphine, en injection sous-cutanée); la pile employée était une pile de 12 petits éléments Grove; un rhéocorde intercalé dans le circuit faisait varier à volonté l'intensité du courant inducteur; les excitations étaient uniques à chaque essai et séparées les unes des autres par des intervalles de plusieurs secondes.

SÉRIE D'EXPÉRIENCES	RHÉOCORDE	VALEUR de réaction exprimée en centimètres.	HAUTEUR de la contraction exprimée en millimètres.
I	2000	5,00	4,5
	2200	4,05	11,0
	2400	4,00	16,5
	2600	4,00	18,0
	3000	3,05	25,0
II.	1400	4,75	1,0
	1600	4,05	4,5
	1800	3,00	2,8 (?)
III	1220	5,50	0,5
	1240	4,25	2,5
	1260	3,75	15,5

M. H.-C. de Varigny est arrivé à des résultats dont l'ensemble concorde avec ceux qu'ont énoncés les auteurs allemands.

sur des chiens chloralisés ; les nôtres, dont les conclusions sont différentes, ont porté sur des sujets indemnes de toute intoxication anesthésique ou morphinique : il est possible que nous trouvions dans ces conditions différentes la raison de nos divergences. Toujours est-il que nous pourrons rappeler ici quelques résultats d'expériences pour fixer tout au moins la réalité des faits obtenus par nous. La figure précédente (fig. 14)[1] montre que, malgré la différence d'intensité de l'excitation et d'amplitude de la réaction, le retard est sensiblement le même.

Mais il y a une remarque à faire au sujet de l'interprétation de ces résultats variés : quand on compare les effets d'excitations d'intensité croissante, on répète nécessairement ces excitations à courts intervalles, et le fait seul de leur répétition augmente notablement l'excitabilité corticale ; il se pourrait donc que si le retard paraît diminuer

[1] La figure 14 est empruntée à une expérience du 13 décembre 1877, sur un chien complètement réveillé de l'anesthésie chloroformique à laquelle il avait été soumis pour l'opération de la mise à nu du cerveau.

La figure suivante (fig. 15) montre en même temps l'égalité des retards pour des excitations de *nature* différente (rupture de courant de pile et décharge d'induction), pour des excitations d'intensité différente (courants d'induction faibles et très

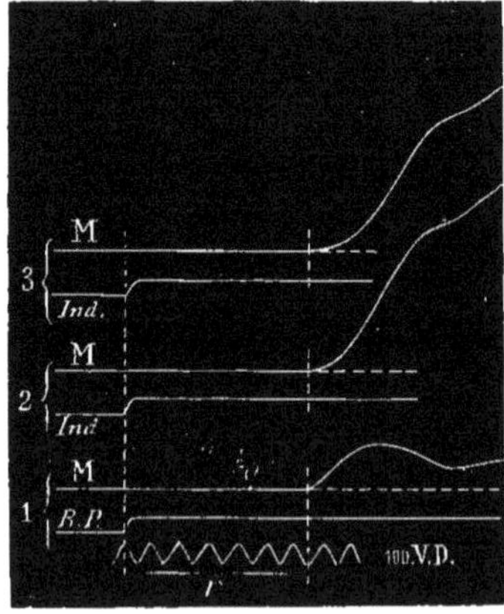

Fig. 15. — **Comparaison du retard des secousses provoquées** (n° 1) par la rupture d'un courant de pile (2 Daniell, résistance de la bobine inductrice et du signal électro-magnétique); — n° 2, par une faible décharge induite de rupture (bobine Gaiffe à fil fin au chiffre 5) ; — n° 3, par une forte décharge induite de rupture (bobine au chiffre 35). Dans ces différents essais, le retard *r* reste constant : 13/200 de seconde.

forts), et pour des secousses d'amplitude très inégale. Ces types sont fournis par l'expérience n° 20 (du 1er février 1878) sur un chien non anesthésié, très excitable et soumis successivement à des excitations de nature et d'intensité variées; c'est, sous une autre forme, la répétition du cas de la figure précédente.

proportionnellement à l'intensité des excitations, c'est que les dernières venues s'appliquent à un cerveau rendu plus excitable par l'application de la série qui précède. C'est ce que nous avons observé bien souvent: dans les expériences où nous comparions les retards des réactions, sans nous préoccuper des légères différences d'intensité des excitations, nous notions fréquemment une réduction notable du temps perdu à la suite d'une série d'excitations ; par exemple dans l'expérience n° 3 nous voyons le retard des secousses du membre antérieur tomber de 13/200 à 8/200 de seconde à la suite d'une série d'excitations; dans l'expérience n° 5, nous constatons une réduction analogue de 16/200 à 13/200, et ainsi dans plusieurs autres cas[1].

Nous nous sommes demandé, dès lors, si l'augmentation d'excitabilité cérébrale ne jouait pas un rôle plus important que l'augmentation d'intensité des excitations : une expérience bien simple nous a permis de contrôler cette hypothèse. Après avoir soumis l'écorce du cerveau à une série d'excitations croissantes, suffisamment espacées,

[1] Ex. n° 9. Excitabilité faible, mais semblable à droite et à gauche; l'excitation des centres corticaux correspondant aux membres antérieurs provoque le mouve-

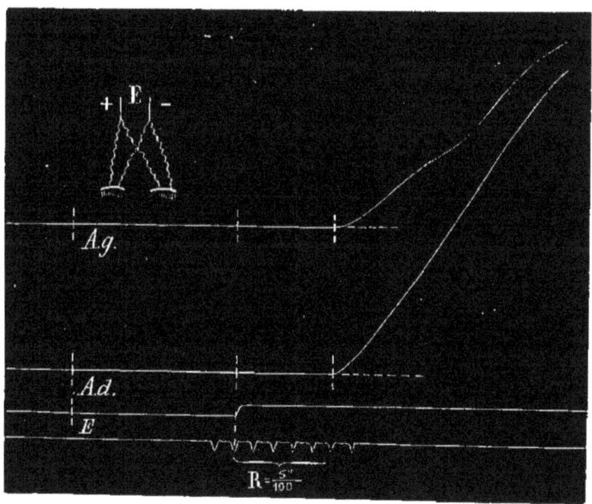

Fig. 16. — Retard identique des mouvements des deux membres antérieurs dont les centres corticaux sont excités simultanément avec des électrodes bifurquées, (schéma E). *Ag*, mouvement du membre antérieur gauche ; — *Ad*, mouvement du membre antérieur droit ; — *E*, excitation commune (courant induit de rupture) ; — *R*, retard identique, 5/100"

ment des deux côtés à partir de la même valeur des décharges induites; le retard est identique à droite et à gauche (5/100"); c'est ce que montre la figure ci-dessus (fig. 16.)

et constaté en effet que le retard des réactions s'était notablement réduit, nous avons employé des excitations moins énergiques, de même intensité que les premières qui avaient provoqué des réactions à retards notables : dans ces conditions nous avons noté une diminution manifeste de ces retards. Il paraîtrait donc que, dans les conditions indiquées, le facteur le plus important serait l'exagération d'excitabilité sous l'influence de la répétition des excitations.

SEPTIÈME LEÇON

(9 janvier 1885)[1]

COMPARAISON DES RÉACTIONS RÉFLEXES TYPES (DIRECTES ET CROISÉES) ET DES RÉACTIONS MOTRICES D'ORIGINE CÉRÉBRALE.

Rapports évidents entre les variations du retard des réflexes médullaires et les variations d'intensité des excitations périphériques; analyse expérimentale détaillée. Difficulté de préciser le même rapport à propos des réactions d'origine corticale; les changements rapides de l'excitabilité corticale rendent compte de cette différence.

MESSIEURS,

A bien des points de vue, il est intéressant de comparer les réactions réflexes types, celles qui résultent de l'excitation des nerfs sensibles, aux mouvements de provenance corticale; un parallèle rigoureux permettrait d'apporter de sérieux éléments à la détermination du mode d'action des régions excitables du cerveau. Nous ne voulons ici nous arrêter que sur les rapports qui existent entre les variations du retard et de l'amplitude des réactions réflexes, et les différences d'intensité des excitations centripètes: on verra qu'autant il est difficile de préciser ces rapports quand on étudie les réactions d'origine corticale, autant leur détermination est facile quand il s'agit des réflexes médullaires.

Le résumé d'une expérience complète suffira pour préciser la question.

Exp. n° 93, du 20 février 1878, avec MM. Arnozan et Boursier). — Chien. Section sous-bulbaire de la moelle. Inscription des réflexes directs et croisés du muscle triceps brachial. Les réactions réflexes présentent une amplitude

[1] Cette leçon a été accompagnée de nombreuses démonstrations et notamment de la projection des courbes musculaires obtenues par voie réflexe (fig. 18, 19, 20, 21).

et des retards très différents suivant *la brusquerie* et *l'intensité* de l'excitation induite et suivant qu'on applique au nerf centripète des courants induits de clôture ou de rupture.

1. ***Réactions réflexes du même côté que l'excitation*** (secousses du triceps brachial droit par l'excitation du nerf brachial cutané interne droit).

Dans le tableau ci-joint on peut constater, en effet, en examinant les deux séries des excitations de clôture (A) et de rupture (B) que le retard du mouvement est identique quand les excitations sont faibles, malgré l'amplitude dif-

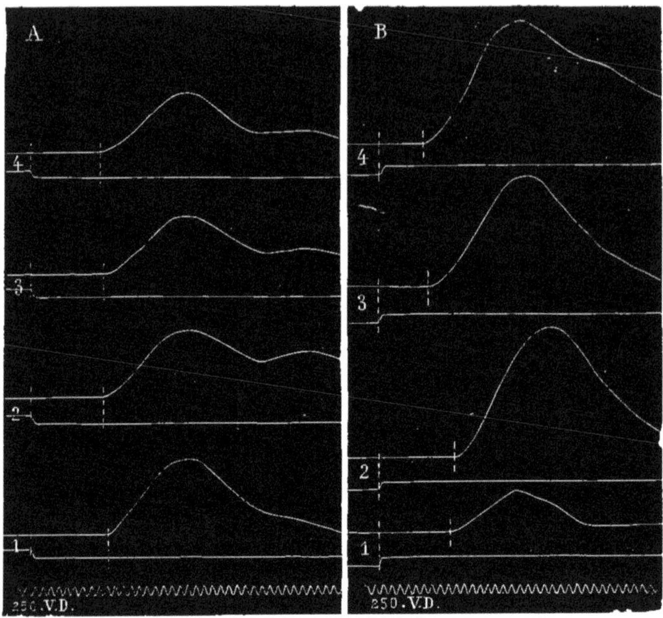

Fig 17. — Réflexes directs, du même côté que l'excitation. Secousses du muscle triceps brachial provoquées par des décharges induites de clôture (A) et de rupture (B), d'intensité croissante. Mesure des retards.

SÉRIE A. (Induits de clôture.)				SÉRIE B. (Induits de rupture.)		
N° 1.	Intensité 10 Gaiffe	Retard.	$\frac{20}{500}$ "	Intensité 10 Gaiffe	Retard.	$\frac{20}{500}$ "
N° 2	— 20 G.	—	$\frac{19}{500}$	— 20 G.	—	$\frac{19}{500}$
N° 3	— 30 G.	—	$\frac{17}{500}$	— 30 G.	—	$\frac{13}{560}$
N° 4	— 40 G.	—	$\frac{16}{500}$	— 40 G.	—	$\frac{11}{500}$

férente du mouvement réflexe ; avec l'intensité 10, le retard est de 20/500 de seconde (soit 1/25 de seconde) que la réaction soit provoquée par une décharge de clôture (A) ou par une décharge de rupture (B) ; avec l'intensité 20, encore faible, le retard diminue très légèrement de part et d'autre, il ne se réduit que de 1/500 de seconde.

Mais la différence s'accentue dès qu'on aborde les excitations relativement fortes : avec le même écartement des bobines correspondant au chiffre 30 de l'appareil Gaiffe (2 Daniell, résistance du signal dans le circuit inducteur), on voit le retard de la réaction tomber à 17/500 pour l'excitation de clôture, relativement lente, par suite moins énergique et se réduire jusqu'à 13/500 pour l'excitation de rupture très brusque, par conséquent beaucoup plus active. De même, avec l'intensité 40, si le retard tombe à 16/500 pour l'excitation de clôture, il se réduit à 11/500 pour l'excitation de rupture. Dans ces deux derniers cas on pourrait croire que la diminution du retard est en raison même de l'augmentation d'amplitude de la secousse réflexe.

2. *Réactions réflexes croisées* (secousses du muscle triceps brachial *gauche* produites par l'excitation du bout central du nerf brachial cutané interne *droit*).

L'analyse des courbes, fig. 18, conduit aux remarques suivantes :

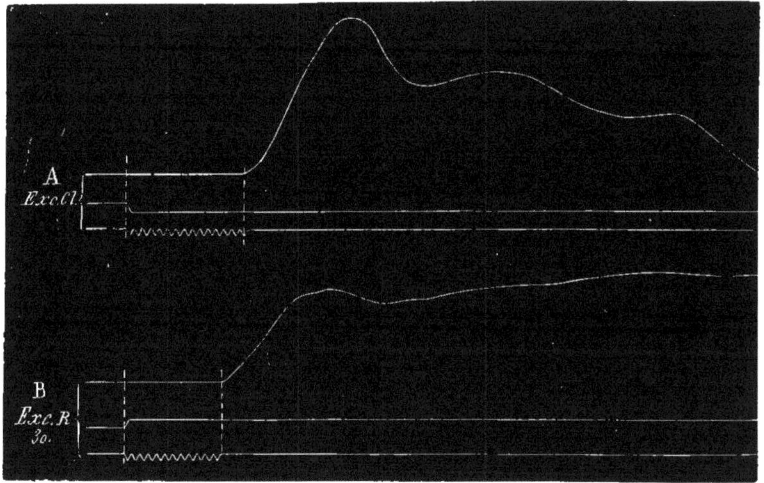

Fig 18. — Réflexes croisés (muscle triceps brachial gauche. Excitations du nerf brachial cutané interne droit).

Série A. Excitation induite de *clôture*, intensité 30 G Retard de la secousse : 29/500 de seconde. — Série B. Excitation induite de *rupture*. Même intensité. Retard de la secousse : 24/500 de seconde. Réduction du retard 5/500.

1° Le retard de la réaction motrice *croisée* est beaucoup plus grand que celui de la réaction motrice directe ; pour se faire une juste idée de la différence, il faut comparer les réactions produites par des excitations de même valeur ; c'est ainsi que l'excitation induite de clôture qui, dans la série des réflexes unilatéraux (directs) provoquait le mouvement avec 17/500 de retard, le produit du côté opposé avec un retard de 29/500 ; de même l'excitation induite de rupture produit le réflexe *croisé* avec un retard de 24/500 au lieu du retard 13/500 noté pour le réflexe unilatéral.

2° On comprend combien il est difficile de donner une évaluation du temps perdu de l'excitation au travers de la moelle, puisqu'on voit varier le retard du mouvement en sens inverse de l'intensité de l'excitation. Si l'on comparait les résultats fournis par la provocation des réflexes et directs, des réflexes croisés dans le cas d'excitation de clôture, on pourrait dire que la résistance transversale de la moelle correspond à un retard supplémentaire de 11/500 de seconde ; on arriverait au même résultat en comparant le retard des réactions obtenues par des excitations induites de rupture de même valeur; la différence entre le réflexe direct et le réflexe croisé serait encore de 11/500 de seconde. Mais cette différence se modifie suivant qu'on emploie des excitations plus ou moins fortes. Tout ce qu'on peut dire, dès lors, c'est que *les excitations surmontent avec une facilité variable la résistance qu'elles rencontrent dans la substance grise de la moelle et qu'elles s'y attardent d'autant moins qu'elles sont plus énergiques.*

3° Un fait qui doit être signalé d'une façon toute spéciale, c'est la production de secousses à renforcement dans le cas de réflexes (fig. 18), beaucoup plus croisés encore que dans le cas de réflexes directs; comme on ne voit jamais rien de semblable à la suite des excitations corticales uniques, rien qu'à cet égard, ce fait, important à bien d'autres points de vue, devait être mentionné.

L'analyse de l'expérience qui vient d'être rapportée montre, entre autres faits, combien est grande et évidente, dans les actes réflexes types, l'influence des variations dans l'intensité des excitations : autant cette influence est ici facile à saisir, autant, nous le répétons, elle est douteuse dans les réactions d'origine corticale. Ce qui paraît surtout varier, dans ce dernier cas, c'est le degré d'excitabilité nerveuse centrale : à ce point que, comme nous l'avons vu, de faibles excitations, presque inactives au début, et provoquant des secousses de faible amplitude et à long retard, se montrent très actives plus tard, quand le cerveau a été soumis à une série d'excitations : elles provoquent alors des réactions à grande amplitude et à retard réduit. Dans l'étude spéciale consacrée à l'excitabilité corticale, nous aurons l'occasion de revenir sur ces faits et de les rapprocher de plusieurs autres que va maintenant nous révéler l'examen des phénomènes de sommation ou addition latente [1].

[1] Nous ne voulons pas cependant abandonner cette courte analyse des réactions réflexes proprement dites, sans relater une autre expérience bien propre à fixer le phénomène connu de la résistance transversale de la moelle et à montrer l'influence sur le retard, du traumatisme produit par la section de la moelle. On trouvera de plus, dans cette expérience, pratiquée sur le cochon d'Inde, l'analyse du retard du muscle, de la vitesse de transmission dans le nerf moteur et la preuve de ce fait, que la rapidité des réactions musculaires et celle du trajet des excitations dans le nerf moteur étant les mêmes que chez le chien, la durée des actions nerveuses centrales (réflexes médullaires) est infiniment moindre.

Exp. n° 96. (3 mars 1878). Cochon d'Inde non anesthésié. Racines postérieures lombaires du côté *droit* mises à nu; la première lombaire étant coupée au niveau du ganglion est soulevée sur deux fils de platine recourbés en crochet et servant d'excitateurs induits; le gastro-cnémien du côté *gauche* est détaché à son insertion calcanéenne et son tendon fixé au levier du myographe.

1° *Temps perdu du muscle excité directement* (une électrode à la partie supérieure, l'autre au niveau du tendon); dans une série d'essais, on retombe toujours sur la valeur 4/500 ou 1/125 de seconde (fig. 19), chiffre sensiblement égal à celui qu'on trouve sur les autres animaux.

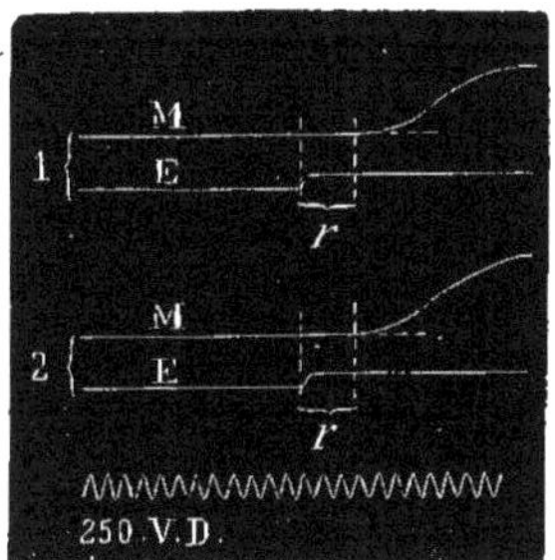

Fig. 19. — Retard du muscle gastro-cnénien (cochon d'Inde). Séries 1 et 2, même retard 4/500".

2° *Durée de la transmission dans le nerf moteur.* — Plusieurs mensurations faites en excitant le bout périphérique du nerf sciatique, à 7 centim. de son extrémité musculaire (le nerf ayant été coupé à la fin de l'expérience) ont donné une moyenne de 1/600 de seconde, ce qui donne une vitesse de $\frac{1''}{42}$ pour 1 mètre, soit 42 mètres par seconde. Cette valeur est la même que celle qui a été relevée par nous sur le chien, le chat, le lapin.

3° *Retard de la secousse réflexe croisée avant la section de la moelle.* — En excitant le bout central d'une racine postérieure lombaire à droite, avant la section de la moelle dorsale, on a trouvé une moyenne constante de retard pour la secousse du gastro-cnénien gauche; c'est toujours la valeur 8/500 ou 2/125 qui a été obtenue, c'est-à-dire un retard exactement double de celui du muscle directement excité (fig. 20).

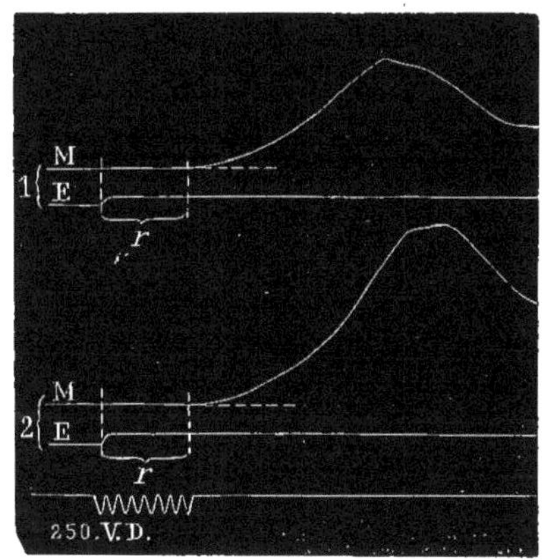

Fig. 20. — Retard du mouvement réflexe croisé (cochon d'Inde).

Nos 1 et 2, *E*, excitations induites (15 G) du bout central de la 1re racine postérieure lombaire; *M*, secousses du gastro-cnénien du côté opposé; *R*, retard dans les deux cas = 8/500 ou 1/125 de seconde.

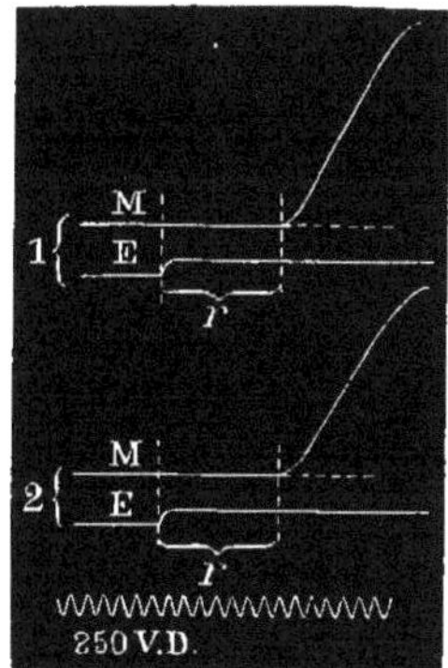

Fig. 21. — Retard du réflexe médullaire croisé, n° 1, 20 minutes après la section dorsale de la moelle, n° 2, 1 heure après.

Pour obtenir la mesure du retard dans la moelle, il faut donc déduire la durée de la transmission dans les 7 centim. de nerf moteur séparant la moelle du muscle et le retard propre du muscle (soit 1/600" + 1/125 de seconde); ce qui donne sensiblement la valeur 1/150 de seconde comme mesure de ce qu'on est convenu d'appeler résistance transversale de la moelle. Or cette valeur est extrêmement faible, si on la compare à celle que les mêmes mesures nous ont donnée chez le chien : nous avons trouvé une moyenne de 1/30 de seconde, c'est-à-dire une durée de transmission à travers la moelle *cinq fois plus grande;* fait important à noter, car le temps perdu du muscle et la durée de transmission dans les nerfs moteurs sont très sensiblement les mêmes chez le chien et chez le cochon d'Inde : ce dernier animal présente donc une rapidité considérable des actes nerveux centraux (médullaires).

3° *Influence de la section de la moelle dorsale.* — La section de la moelle à la partie supérieure de la région dorsale, pratiquée rapidement et sans hémorrhagie, à la suite des expériences précédentes, a modifié les retards de la façon suivante :

a. Dans les premiers instants, le retard du réflexe croisé augmente de 1/5 (soit 10/500 au lieu de 8/500 de seconde).

b. Au bout de 10 *minutes,* il est revenu à la moyenne.

c. Au bout de 1/4 *d'heure,* il commence à diminuer et se réduit de 1/4 (soit 6/500 au lieu de 8/500 de seconde), diminution qui persiste jusqu'à la fin de l'expérieure, comme le montrent les deux courbes de la figure 21, recueillies, l'une 20 minutes, l'autre 1 heure, après la section de la moelle.

De telle sorte qu'en mettant à part la perturbation produite dans les premiers instants de la section médullaire, on peut dire que l'activité des réactions réflexes est *augmentée* par la section, qu'il s'agisse comme on l'a dit longtemps, de la suppression des influences modératrices cérébrales ou bien de l'influence dynamogénique propre de la lésion elle-même, ainsi que l'admet Brown-Séquard : nous nous rangerions de préférence à cette hypothèse, ayant eu, à plusieurs reprises l'occasion de constater l'augmentation d'action des parties situées au voisinage de la section, aussi bien au-dessus qu'au-dessous.

HUITIÈME LEÇON

(12 janvier 1885)

ANALYSE GRAPHIQUE DES RÉACTIONS MOTRICES COMPLEXES PRODUITES PAR LES EXCITATIONS MULTIPLES DU CERVEAU.

Addition latente des excitations successives inférieures chacune à l'excitation efficace minima; réactions à retard variable; importance de cette notion dans l'évaluation du retard : règles qui s'en déduisent.
Modifications de l'excitabilité corticale sous l'influence d'excitations antérieures; conservation temporaire de l'action stimulante reçue par le cerveau; conséquences de cette persistance d'effet sur l'énergie et le retard des réactions.
Effets immédiats des excitations successives dont chacune est efficace; différence des réactions suivant la fréquence de ces excitations suffisantes; recherche du chiffre correspondant à la fusion des secousses; comparaison du tétanos fusionné dans le cas d'excitations centrales et d'excitations périphériques.
Caractères différentiels de la tétanisation d'origine corticale et d'origine centre-ovalaire; fait principal : absence de tétanos secondaire et de convulsions consécutives quand l'excitation n'a pas intéressé l'écorce.

MESSIEURS,

Quand, au lieu d'appliquer à la région motrice du cerveau une excitation simple, telle que la rupture ou la clôture d'un courant de pile, ou une décharge d'induction, on emploie une série de clôtures et de ruptures successives ou bien une série de courants induits alternatifs, deux cas peuvent se présenter, suivant que chacune des excitations constituant la série est efficace ou qu'elle est inférieure à l'excitation minima.

Si toutes les excitations sont actives, suffisantes pour produire chacune une secousse musculaire, on voit les muscles se raccourcir dès la première excitation et rester raccourcis tant que dure l'application des courants.

Si, au contraire, les excitations successives n'ont pas chacune l'intensité minima nécessaire à produire une secousse, on voit les muscles rester inertes au début de la série, puis commencer à se raccourcir à un moment plus ou moins éloigné de ce début, tout comme s'ils subissaient à ce moment, pour la première fois, l'influence des excitations provocatrices : c'est ce dernier phénomène, dont l'étude se relie directement à celle du retard ou temps perdu, que nous allons examiner en premier lieu.

On le désigne sous le nom de *sommation ou addition latente* des excitations.

I. — *Phénomènes de sommation dans le cerveau.*

Le caractère essentiel du phénomène de l'addition latente consiste en ce que, une excitation unique se montrant inefficace, une série d'excitations semblables, si elles se succèdent à intervalles assez rapprochés, provoque une réaction motrice.

Il semble que la substance nerveuse, insuffisamment impressionnée par les premières excitations pour les transformer en réactions motrices, en a cependant subi l'influence et emmagasiné l'effet, si bien qu'à un moment donné, quand la charge nerveuse est suffisante, le cerveau manifeste par une décharge motrice l'impression qu'il a reçue. L'exemple suivant (fig. 22)[1] fera bien comprendre le phénomène dont il s'agit.

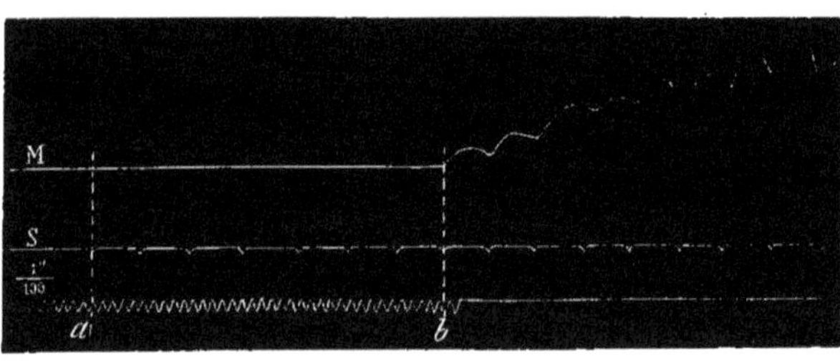

Fig 22. — Sommation des excitations induites dans l'écorce du cerveau pendant le temps *ab* ; 6 excitations doubles de rupture et clôture sont restées inefficaces ; l'effet commence à se produire en *b*.

On appliquait ici à l'écorce du cerveau des excitations induites, se succédant à 1/20 de seconde d'intervalle environ, et après s'être

[1] Exp. n° 28, 25 août 1878. — Sur un chien destiné à l'étude des phénomènes circulatoires produits par les excitations corticales.

assuré que chacune d'elles, employée isolément, restait sans effet : on a vu leur succession à courts intervalles augmenter par degrés l'exitabilité corticale, si bien que la *sixième* a provoqué une première secousse, et qu'à partir de ce moment, les secousses se sont ajoutées en produisant un raccourcissement progressif du muscle.

La connaissance de ce fait importe beaucoup à l'étude des retards, comme il est facile de le comprendre : si, dans l'expérience précédente, on comptait le retard à partir de l'instant A auquel a commencé l'application des excitations, on arriverait au chiffre invraisemblable de 3/10 de seconde, alors que nous savons que la valeur moyenne, pour les muscles de l'avant-bras, est de 4 à 6 centièmes de seconde. De là cette règle absolue, que, dans la mensuration des retards des réactions sur l'excitation corticale, il faut n'employer *qu'une seule* excitation et la prendre *suffisante*. Dans un grand nombre de nos expériences, le retard paraissait aussi irrégulier que possible et non réductible à une formule : nous avons compris, après avoir étudié les phénomènes d'addition latente, la raison de ces écarts : en pareil cas, nous appliquions, au lieu d'une excitation active unique, une série d'excitations successives dont chacune était inférieure à l'excitation minima.

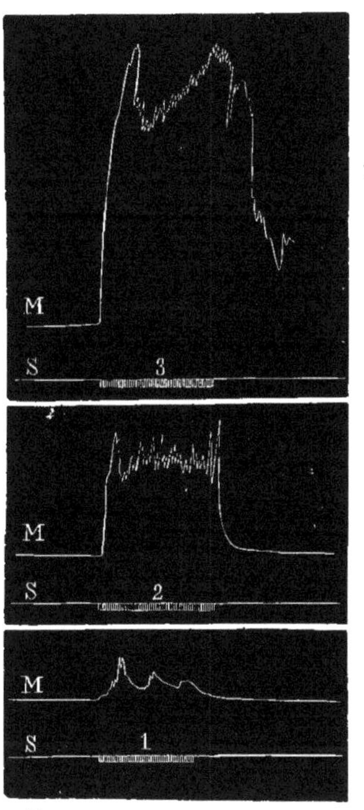

Fig. 23. — Séries 1, 2, 3 de contractions M, provoquées par des excitations corticales S d'intensité invariable, mais de fréquence croissante.

Ce qui est vrai des excitations simples qui se succèdent en série, est également vrai des groupes d'excitations qu'on applique au cerveau sans laisser aux effets stimulants des premières le temps de se dissiper : la substance nerveuse conserve une hyperexcitabilité suffisante pour devenir impressionnable à des excitations antérieurement inefficaces, ou bien (ce qui constitue une autre manifestation de cette stimulation emmagasinée à l'état latent) pour donner des réactions beaucoup plus énergiques et rapides sous l'influence d'excitations qui ne dépassent pas les premières en intensité. Nous avons déjà eu l'occasion d'attirer l'attention sur cet ordre de faits à propos de la variabilité supposée des retards sous l'influence d'excitations croissantes (p. 41).

Une autre conséquence de l'augmentation latente d'excitabilité produite par l'application de courants inefficaces ou faibles est la suivante : des excitations d'une intensité donnée, peu énergiques, étant appliquées en série, ne provoqueront qu'une réaction musculaire presque nulle, si elles se succèdent à intervalles notables ; entre deux excitations successives, l'excitabilité aura eu le temps de décroître ; les mêmes excitations, devenant plus fréquentes, s'ajouteront sans perte notable et la réaction musculaire apparaîtra plus énergique et soutenue : ces deux cas se présentent dans la figure précédente (fig. 23) empruntée à une expérience du 2 janvier 1878. (Exp. n° 12.) On est ainsi conduit à cette formule qui est classique, mais reste inexpliquée sans la notion des phénomènes d'addition latente, que l'augmentation de fréquence des courants successifs équivaut à une augmentation d'énergie[1].

II. — *Effets des excitations suffisantes appliquées en série.*

L'application aux différentes parties de la région motrice du cerveau d'excitations successives, chacune d'une intensité suffisante pour

[1] MM. Bubnoff et Heidenhain, qui ont contrôlé nos recherches sur la sommation dans le cerveau, ont formulé les deux lois suivantes, qui nous paraissent absolument exactes : 1° des excitations isolées, inefficaces par elles-mêmes, peuvent devenir efficaces si elles se succèdent assez rapidement ; 2° la sommation se produit d'autant plus facilement que l'intervalle qui sépare les excitations est plus court. Des intensités d'excitation qui, à des intervalles de trois secondes, ne donnaient aucune réaction, ont été rendues efficaces en raccourcissant les intervalles jusqu'à une seconde (*loc. cit.*, 1881).

Le phénomène de l'addition latente n'a rien de spécial à l'écorce cérébrale, ni même aux centres nerveux. Nous l'avons retrouvé en soumettant la substance blanche aux mêmes épreuves que l'écorce et, sur ce point, nous nous séparons de M. Ch. Richet, qui dit, dans sa thèse de 1878 : « L'addition latente des excitations du cerveau n'est possible que si la substance grise est intacte ; la substance blanche ne présente pas ce phénomène. »

Elle existe aussi dans les organes moteurs périphériques, ainsi que l'avait noté déjà Ch. Richet lui-même dans un travail spécial : il l'a observée sur les muscles et les nerfs de l'écrevisse (C. R. *Lab. Marey*, III, 1877, p. 97). L'intérêt de l'étude de ces faits consiste donc, non point à déterminer quelque caractère particulier aux réactions nerveuses centrales, mais à montrer à quoi leur connaissance importe à l'examen d'une foule d'autres points (le retard des réactions, l'influence de la fréquence des excitations, les variations de l'excitabilité cérébrale, etc.).

provoquer une secousse musculaire, produit le raccourcissement du muscle sous la forme d'un tétanos plus ou moins fusionné : les secousses restent dissociées avec des excitations d'une fréquence inférieure à 45 par seconde, et la dissociation est d'autant plus évidente que les décharges sont plus espacées. Dans la figure 24, on voit des

Fig. 24.

excitations, se succédant à 1/10 de seconde environ, provoquer un raccourcissement assez rapide du muscle qui, en trois secousses, arrive à son maximum ; à partir de ce moment, le muscle prend ce que Marey a appelé le *régime régulier*, dans lequel il oscille autour d'une moyenne à peu près fixe, perdant entre deux secousses consécutives autant qu'il a reçu. Avec des excitations plus fréquentes, 30 par seconde, la fusion des secousses n'est pas encore complète : on a un tétanos à grains dissociés (fig. 25, série A) ; il faut arriver au

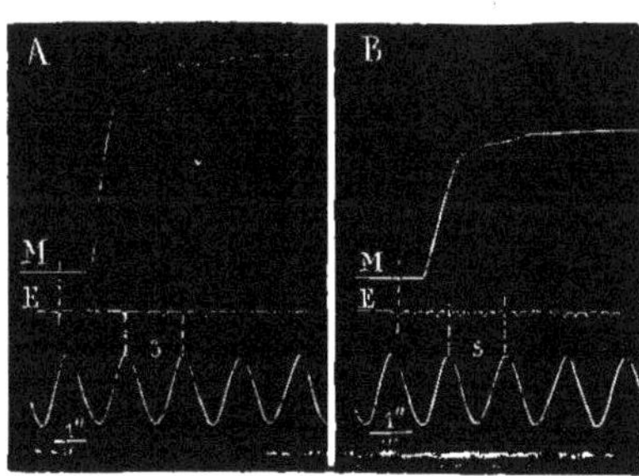

Fig 25. — Recherche du chiffre de fusion des secousses musculaires produites par les excitations corticales. Les secousses sont encore dissociées à 30 excitations par seconde (courbe A); elles sont complètement fusionnées (courbe B) avec 50 excitations.

nombre de 45 à 50 excitations par seconde pour obtenir un tétanos à secousses complètement fusionnées (fig. 25, série B).

Sur le même animal, on obtient, avec la même fréquence d'excitations, la fusion complète des secousses, soit qu'on agisse sur l'écorce ou sur la substance blanche du cerveau, sur le nerf moteur ou sur le muscle : cette remarque a son intérêt, car elle ne permet pas de chercher, dans cet ordre de faits, une réaction qui soit spéciale au cerveau.

Le tétanos d'origine cérébrale présente cependant des particularités que nous devons mettre en relief, car elles diffèrent suivant que les excitations portent sur l'écorce ou sur la substance blanche. Nous trouverons dans l'examen comparatif des réactions, de part et d'autre, des éléments qui seront utilisés pour la discussion de l'excitabilité propre de l'écorce cérébrale.

En comparant deux courbes de tétanos fournies l'une par l'excitation corticale (fig. 26), l'autre par l'excitation du centre ovale (fig. 27), on constate facilement plusieurs différences qu'il suffit d'énumérer ici.

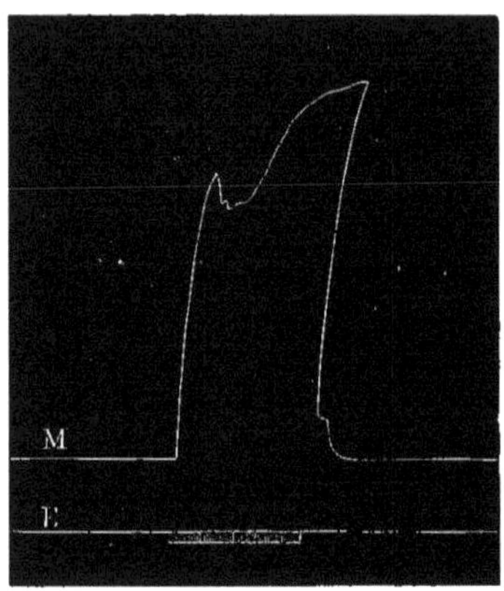

Fig. 26 — Caractères du tétan s par excitation de la substance blanche. (Tétanos centro-musculaire).

Le tétanos d'origine centre-ovalaire présente presque toujours un crochet initial très accentué comme dans les deux exemples ci-joints (fig. 26 et 28) et qui est à peine marqué dans le type de la figure 27. A la suite de cette première période la courbe subit une marche régulièrement ascendante dans le premier cas, caractère qui souvent est très tranché, mais qu'on retrouve atténué dans un certain nombre de tétanos d'origine corticale. La descente, toujours brusque dans la contraction centre-ovalaire, ne se présente sous cette forme qu'avec les excitations de courte durée appliquées à l'écorce cérébrale : pour peu qu'elles dépassent quelques secondes, on voit (n° 2, fig. 27) les muscles subir une sorte de *tétanos secondaire* qui fait complètement défaut dans la courbe de la contraction centre-ovalaire : c'est là un caractère différentiel d'une certaine importance. Nous verrons dans les leçons consacrées à l'épilepsie corticale que ce renforcement du tétanos dans le cas d'excitations corticales,

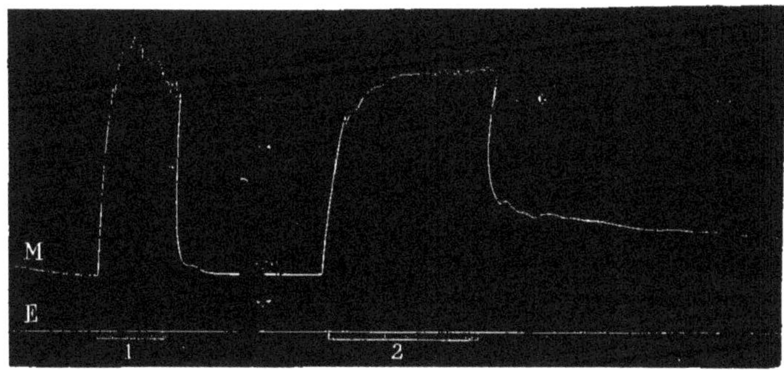

Fig. 27. — Inscription simultanée du tétanos provoqué (ligne M) et des excitations corticales 1, 2, (ligne E).

n'est souvent que le début d'un accès épileptique et queces accès sont spéciaux aux excitations corticales. Quelquefois cependant, même quand on a pris soin d'enlever soigneusement la substance grise de la coupe des faisceaux blancs, on observeun léger retrait du muscle avec quelques petites secousses qui disparaissent

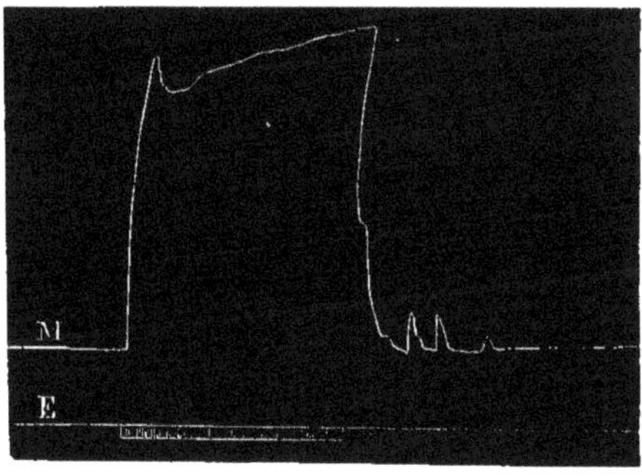

Fig. 8 — Exemple de petites secousses consécutives à l'excitation forte et prolongée de la substance blanche.

presque aussitôt et ne ressemblent en rien aux grandes attaques convulsives d'origine corticale : la figure 28 fournit un exemple de ces réactions secondaires consécutives aux excitations du centre ovale.

Les contractions produites par l'excitation tétanisante de la région capsulaire diffèrent en beaucoup de points de celles de provenance corticale et centre-ovalaire. C'est ainsi que, même avec les excitations les plus fréquentes, on ne peut arriver à provoquer un tétanos parfait ; le tracé présente des oscillations multiples, irrégulières, chacune finement dentelée, ce qui correspond à un raccourcissement musculaire sans fixité avec grandes et petites vibrations interférant entre elles. Leur violence même constitue un caractère important des réactions capsulaires : des excitations à peine suffisantes pour provoquer de faibles mouvements quand on les applique au centre ovale déterminent d'énergiques contractions si elles sont transportées à la capsule interne ; ce n'est que quand on prolonge longtemps l'excitation capsulaire qu'on voit se manifester des traces de fatigue : ainsi qu'on peut le voir sur la figure 29, les secousses, dissociées dans les deux premiers tiers de la courbe, commencent à

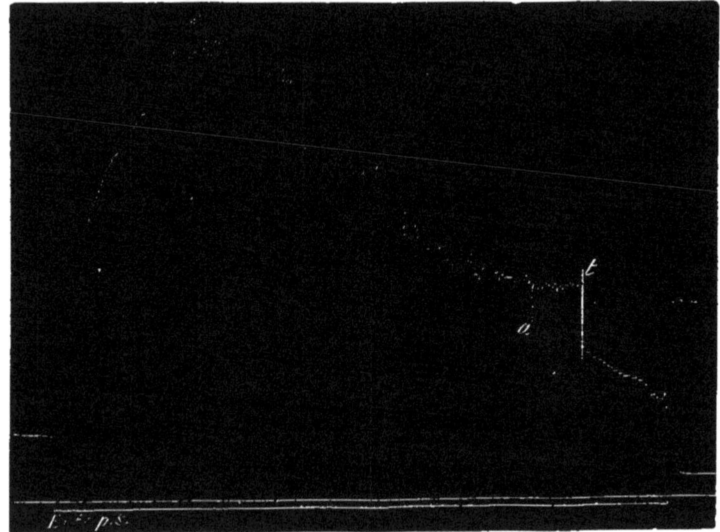

Fig. 29. — Tétanos par excitations induites fortes et prolongées de la capsule interne : grand raccourcissement musculaire avec vibrations de plus en plus fusionnées par fatigue : absence de tétanos secondaire et cessation brusque du tétanos en même temps qu'on supprime l'excitation. (La courbe a été interrompue en T, pendant 8 à 10 secondes).

se fusionner en même temps que la chute du tracé s'accentue, vers la fin de l'excitation ; enfin, quelles que soient la durée et l'intensité des excitations capsulaires, l'on ne voit jamais se produire le tétanos secondaire et l'accès épileptique consécutif qui ne manqueraient pas de survenir avec les excitations corticales : au moment même où se suspend l'excitation, toute vibration musculaire disparait, et après une secousse terminale, souvent très accentuée, la courbe regagne l'abscisce ou s'abaisse au-dessous d'elle (sans qu'on puisse invoquer la moindre fuite d'air dans les appareils).

Un autre phénomène qui, s'il n'appartient pas spécialement à l'écorce, est, en tout cas, assez caractéristique des réactions tétaniques *prolongées* un certain temps, c'est la suppression *temporaire* et *locale* de l'excitabilité des régions qui viennent d'être excitées. Le fait est noté dans plusieurs expériences où l'on voit que, malgré la persistance des excitations, les muscles se relâchent et reviennent à l'état de repos complet après avoir été le siège de secousses dissociées sans aucun rapport de fréquence avec les excitations. Sans chercher pour le moment à préciser la nature de ces réactions à type convulsif, retenons simplement que la région corticale qui a subi des excitations prolongées s'épuise, au point que la persistance de l'excitation ou l'application d'une nouvelle série dans les instants suivants reste absolument inefficace, fait déjà constaté par Hitzig. Cet épuisement ne tient ni à la fatigue du nerf moteur ni à celle du muscle : au moment même où on le constate, on peut s'assurer que le nerf et le muscle réagissent avec tout autant d'activité qu'auparavant. Le phémonène est tout local : les excitations appliquées au voisinage de la région épuisée se montrent tout aussi efficaces qu'au début ; de plus il est temporaire, car, après un temps de repos variable (quelques minutes suffisent), la portion inexcitable reprend toute son activité.

NEUVIÈME LEÇON

(16 janvier 1885)

ANALYSE DES RÉACTIONS NON CONVULSIVES BILATÉRALES ET GÉNÉRALISÉES PRODUITES PAR CERTAINES EXCITATIONS UNILATÉRALES ET LOCALISÉES DU CERVEAU. INTRODUCTION A L'ÉTUDE DES RÉACTIONS ÉPILEPTIFORMES.

Conditions dans lesquelles des mouvements bilatéraux font suite aux excitations unilatérales du cerveau : énergie des excitations ou hyperexcitabilité cortico-médullaire. — Procédé d'étude ; résultats graphiques.

Comparaison des mouvements directs et croisés ; la réaction directe est moins énergique que la réaction croisée ; les débuts des mouvements symétriques ne sont pas synchrones : la réaction directe est en retard sur la réaction croisée. Déductions théoriques des faits observés : détermination du trajet cortico-médullaire de l'excitation à retentissement bi-latéral ; hypothèses ; conclusion : l'association ne se fait, ni dans le cerveau, ni à la base de l'ancéphale, mais dans la moelle elle-même, au niveau des commissures transversales reliant les cellules des nerfs moteurs symétriques. Application à la théorie de la généralisation des mouvements dans le cas d'excitation corticale unilatérale et localisée.

Messieurs,

Les excitations simples ou multiples, localisées à une région circonscrite de la zone motrice d'un côté, peuvent produire, si elles sont assez énergiques ou si l'excitabilité est suffisante, non seulement des réactions dans le côté opposé du corps, mais aussi dans le côté correspondant.

C'est là un fait qui a été observé tout d'abord par Hitzig, puis par Albertoni, et sur lequel nous avons insisté dans plusieurs publications[1]. Depuis cette époque, son étude a été reprise par Exner en 1881[2] et plus récemment par Lewaschew[3], qui s'est arrêté à l'inter-

[1] François-Franck et Pitres.— C. R. *Lab. Marey*, IV ; 1878-79, p. 432 et suivantes.

[2] Exner. — (Voy. p. 62, note.)

[3] Lewaschew. — (Voy. p. 64, note.)

prétation que nous en avions donnée dès 1878. L'analyse que nous nous proposons de reprendre aujourd'hui présente cet intérêt qu'elle nous conduit logiquement à l'étude des accidents convulsifs généralisés provoqués par les excitations corticales localisées; elle nous permettra aussi de discuter plus tard l'une des principales objections faites à la doctrine localisatrice et qui repose précisément sur la notion de l'action bilatérale de chaque hémisphère.

Rappelons d'abord les faits; nous en rechercherons ensuite l'interprétation.

Hitzig, dans son premier mémoire, avait fait remarquer que, si les courants faibles localisent leurs effets sur les muscles du côté opposé du corps, des courants plus forts agissent à la fois sur les muscles du côté opposé et sur ceux du côté correspondant.

Il est facile d'enregistrer ces réactions croisées et directes en inscrivant simultanément les mouvements de muscles symétriques des deux côtés, ceux des deux membres antérieurs, pur exemple, en même temps que les signaux des excitations appliqués à un seul centre cortical. C'est ce qui a été fait dans plusieurs de nos expériences. On peut voir ainsi (fig. 30) que des excitations *faibles*, par

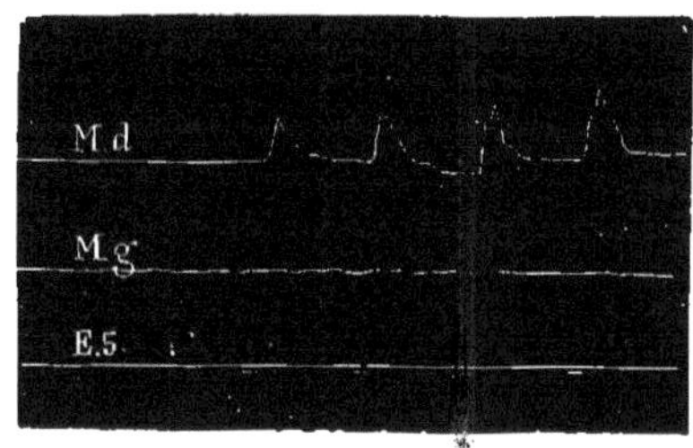

Fig. 30. — Excitations corticales du centre du membre antérieur droit. Les excitations en séries successives (E 5) sont faibles, le membre antérieur gauche (Mg) ne réagit pas ou donne des réactions douteuses; tandis que le membre antérieur droit (Md) donne des réactions très nettes.

petits groupes successifs de cinq ou six, ne provoquent de réactions que dans les muscles du membre antérieur opposé à la région corticale excitée, tandis que les mêmes excitations, quand elles sont *renforcées*, provoquent (fig. 31) des mouvements des deux côtés. Une première différence apparaît à l'inspection de ces dernières courbes : les réactions qui se produisent du même côté que l'excitation sont beaucoup moins énergiques que celles du côté opposé. Mais, en analysant plus complètement le phénomène, on découvre une autre différence qui prendra un véritable intérêt lors de la recherche du mécanisme de ces mouvements bilatéraux : si le début de chaque mouvement du côté droit et du côté gauche est enregistré nettement grâce à une rotation plus rapide de l'appareil inscripteur, le défaut de synchronisme des deux réactions se manifeste avec une complète évidence : dans la figure 32, il est facile de voir que la secousse des muscles du côté opposé à l'excitation survient *plus*

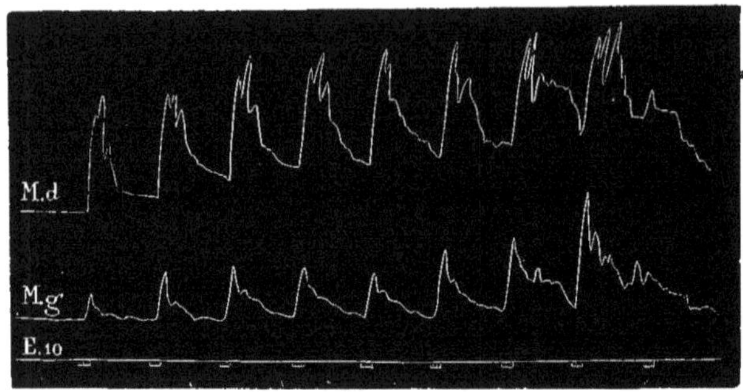

Fig 31. — Excitations corticales du centre du membre antérieur droit (E 10) Les muscles du membre antérieur droit (Md) réagissent énergiquement, ceux du membre antérieur gauche (Md) réagissent aussi, les excitations étant plus fortes que dans le cas de la figure 30.

tôt que celle des muscles du côté correspondant : le retard de la première est de 0″,05 ; celui de la seconde de 0″,065, différence

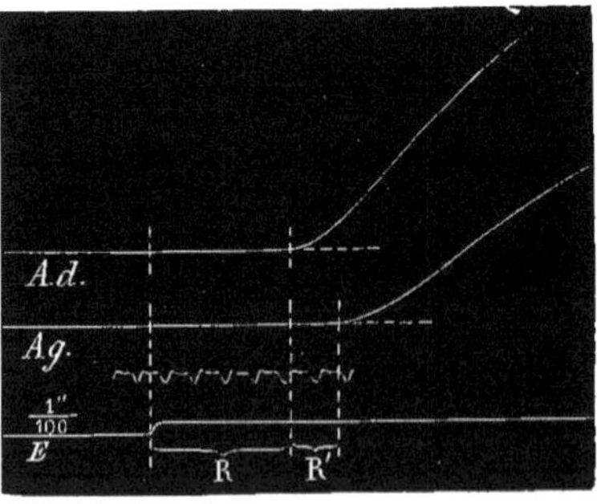

Fig 32. — Mouvements *successifs* des membres antérieur droit (Ad) et antérieur gauche (Ag), quand on excite seul le centre cortical du membre antérieur droit. Le retard R des muscles commandés par le centre excité est de 10/200″ ; celui des muscles situés du même côté que le centre excité est de 13/200″.

relativement très importante et dont nous aurons tout à l'heure à chercher la raison.

Le mécanisme de ces mouvements bilatéraux produits par une excitation unilatérale soulève quelques difficultés : nous savons, d'une façon certaine, que les excitations qui provoquent les réactions croisées cheminent dans le centre ovale, la capsule interne, le pédoncule et la protubérance du même côté, puis, suivant le faisceau pyramidal croisé, gagnent l'autre moitié de la moelle pour aboutir aux cellules motrices placées à l'origine des nerfs qui commandent aux muscles physiologiquement correspondant aux centres corticaux excités[1]. Quel peut donc être le trajet de ces excitations qui mettent en jeu les muscles du même côté du corps ? Passeraient-elles d'un hémisphère à l'autre pour gagner telle ou telle portion du faisceau moteur opposé et se comporter ensuite comme si elles avaient été primitivement appliquées à la zone motrice ou au centre ovale de l'autre hémisphère ? Le retard plus notable pour les mouvements directs que pour les mouvements croisés paraît favorable à cette interprétation, mais le résultat des expériences de contrôle est absolument contraire à l'hypothèse pour les raisons suivantes : 1° les mouvements bilatéraux persistent, malgré l'ablation de la zone motrice opposée à celle qu'on excite, et malgré la section des faisceaux blancs du centre ovale; 2° on la retrouve chez les animaux qui ont subi depuis longtemps la destruction corticale et dont le centre ovale dégénéré est devenu inexcitable d'un côté ; 3° enfin, malgré la section des commissures cérébrales (corps calleux, commissure blanche, commissure grise), les réactions bilatérales continuent à se manifester. Il est donc bien certain que l'association ne se fait pas d'un hémisphère à l'autre.

Dans une seconde hypothèse, on pourrait admettre que, tout en se transmettant jusqu'à la base de l'encéphale par le faisceau des-

[1] Exp. n° 3 (13 décembre 1877). — L'excitation corticale d'un côté provoque des mouvements dans le membre antérieur du même côté, membre dont le centre cortical a été enlevé six jours auparavant, les faisceaux blancs sous-jacents étant complètement inexcitables depuis la 97e heure après l'ablation corticale.

Exp. n° 32 (5 septembre 1878). — L'association ne se fait pas dans les centres corticaux opposés au centre excité, car on retrouve les mouvements bilatéraux après l'ablation de cette zone.

Ces expériences ont été contrôlées, entre autres par Exner (*Sitzungsb. d. Wiener Akad.* 3 Abth., p. 185-190, 1881). Il a vu chez le lapin, que l'excitation du champ cortical correspondant au membre antérieur opposé, provoque des mouvements dans les deux membres symétriques, alors même que, pour éviter la propagation des courants, on a introduit une lame de verre entre les deux hémisphères ; la section du corps calleux et l'ablation de toute la convexité de l'hémisphère opposé, ne changent rien aux résultats. Exner tire de ces expériences la conclusion que la zone motrice de chaque côté est en rapport avec les mouvements des deux côtés du corps; déjà il était arrivé à la même conclusion d'après ses études sur la localisation des fonctions dans l'écorce cérébrale chez l'homme (Wien, 1881).

cendant, les excitations corticales d'un côté traversent la protubérance au moyen de fibres commissurales et gagnent ainsi le faisceau moteur du côté opposé : la section médiane antéro-postérieure de la protubérance[1], n'empêchant pas les mouvements bilatéraux de se produire, contredit cette seconde supposition.

On pourrait admettre aussi, en se reportant à des faits anatomiques établis, que le faisceau pyramidal du côté excité transmet à la fois vers la droite et vers la gauche les excitations corticales, grâce à l'entre-croisement incomplet qu'il subit au niveau du bulbe : dès lors les réactions qui surviennent du même côté que l'excitation s'expliqueraient par l'existence du faisceau pyramidal direct, tout comme s'expliquent, par l'existence du faisceau pyramidal croisé, les réations du côté opposé. Mais des raisons variées doivent être opposées à cette nouvelle interprétation : tout d'abord l'entre-croisement partiel qui existe chez l'homme ne se retrouve qu'exceptionnellement chez le chien, animal sur lequel sont observés, d'une façon constante, les mouvements bilatéraux, pourvu que les excitations soient suffisantes; tout au moins les faits de dégénération descendante consécutive aux lésions de la zone motrice, ne démontrent-ils pas la décussation partielle, sauf dans un très petit nombre de cas[2]. De plus, comment comprendrait-on le fait si net et constant d'un plus grand retard des mouvements dans le côté correspondant à l'excitation, si ces mouvements résultaient d'une transmission directe? La transmission croisée s'opérerait donc plus rapidement? C'est le synchronisme qu'on pourrait tout au plus s'attendre à observer et non point la succession des mouvements.

[1] Exp. 18 (25 janvier 1878). — Six mois après l'ablation des centres corticaux pour les membres d'un côté, le centre ovale étant absolument inexcitable, les excitations du gyrus sigmoïde opposé qu'on vient de mettre à découvert provoquent facilement des mouvements bilatéraux associés : l'association ne se fait donc ni dans la zone motrice opposée, ni dans le centre ovale.

L'ablation du noyau caudé droit ne supprime pas les mouvements bilatéraux provoqués par l'excitation de la région motrice gauche, pas plus que la section des commissures médianes. La section médiane antéro-postérieure de la protubérance pas davantage. L'association n'est donc pas plus cérébrale que striée ou protubérancielle.

[2] La dégénération secondaire bilatérale des faisceaux médullaires chez le chien est exceptionnelle, à la suite des lésions limitées à un seul hémisphère. M. Pitres en a observé un fait en 1880 (*Progrès médical* p. 145. Exp. 2, 1880); depuis, MM. Binswanger et Moëli ont rencontré quelques cas analogues (*Neurologic. Centrabl.*, janvier 1883, p. 9); mais ces faits constituent toujours des exceptions, tandis que les réactions bilatérales sont la règle à la suite d'excitations corticales unilatérales suffisantes.

Par exclusion, on arrive à conclure que l'association ne peut s'opérer que dans la moelle, la transmission des deux incitations motrices s'étant faite par le faisceau pyramidal croisé jusqu'à un certain niveau médullaire, à partir duquel le retentissement s'est opéré, d'une part sur les cellules motrices des muscles du côté opposé à l'excitation, d'autre part sur celles des muscles du côté correspondant[1]. Ainsi se comprendrait aisément le retard notable de la réaction directe sur la réaction croisée.

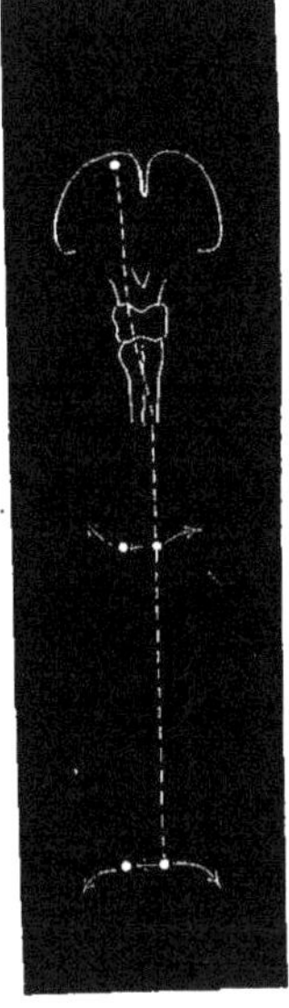

Fig. 33.

D'autre part, chez les animaux dont le faisceau pyramidal est dégénéré dans toute sa longueur, quelques mois après l'ablation de la zone motrice d'un côté, l'excitation corticale du côté opposé produit encore des mouvements bilatéraux : de telle sorte que la transmission n'a pu s'opérer que par les fibres saines, entre-croisées au niveau du bulbe et a retenti par les commissures transversales de la moelle sur les cellules motrices commandant aux muscles du côté excitaté.

Telle était la déduction à laquelle nous avaient conduits nos expériences; nous en avons obtenu la démonstration directe. La section de la moitié de la moelle correspondant au côté du cerveau excité n'empêche pas les mouvements bilatéraux de se produire, à la condition qu'on ne recherche la persistance des mouvements associés qu'après avoir laissé aux phénomènes inhibitoires du début le temps de se dissiper. Le schéma ci-joint (fig. 33), aussi simplifié que possible, rend compte du trajet des excitations cortico-médulaires dans l'hypothèse adoptée ; il permet aussi de comprendre le mécanisme de la dissémination des mêmes excitations quand, au lieu de se borner à provoquer des mouvements bilatéraux *symétriques,* elles déterminent des réactions qui peuvent s'étendre aux quatre membres, un seul centre cortical ayant été excité : ce fait s'ob-

[1] C'est à la même conclusion qu'est arrivé M. Lewaschew dans un travail récent (Ueber d. Leitung d. Erreg. v. d. Grosshirn. zu. d. Extrem. *Arch. f. d. ges. Phys.*, Bd. XXXVI). L'auteur admet que la transmission des excitations de l'hémisphère *gauche* au membre du même côté s'opère par la moitié *droite* et non par la moitié gauche de la moelle. L'excitation traverse donc deux fois la ligne médiane, une fois au niveau du collet du bulbe, la seconde fois dans la moelle elle-même. L'hémisection transversale *gauche* de la moelle n'empêche pas, en effet, les mouvements de la patte *gauche* de se produire sous l'influence d'excitations de l'hémisphère gauche.

serve soit avec des excitations corticales très énergiques, soit avec une moelle très excitable.

Cette étude préalable était nécessaire avant d'aborder l'examen des réactions convulsives, souvent généralisées, qui sont la conséquence fréquente des excitations corticales énergiques ou trop répétées et prolongées : l'étude de cette *épilepsie d'origine cérébrale* à laquelle nous nous trouvons ainsi préparés, nous arrêtera quelque temps en raison de son importance ; mais nous n'oublierons pas qu'elle n'intervient ici que comme l'une des conséquences des excitations cérébrales qu'il est nécessaire d'examiner avec détail avant d'aborder les questions théoriques, but principal de notre étude.

DIXIÈME LEÇON

(19 janvier 1885)

DE L'ÉPILEPSIE CORTICALE

Accès convulsifs provoqués expérimentalement par l'excitation des circonvolutions. Etudes de Fritsch, Hitzig, Ferrier, Albertoni, Luciani, François-Franck et Pitres, etc.
Multiplicité des influences irritatives pouvant provoquer l'épilepsie corticale : excitations électriques, mécaniques, pathologiques. — Formes variées des accès (monospasme, hémispasme, convulsions généralisées); accès isolés et subintrants, état de mal, accidents terminaux.
Analyse graphique des accès types, complets, tonico-cloniques; analyse des accès incomplets exclusivement cloniques ou toniques; accès anormaux avec intercalation d'une période tonique entre deux phases cloniques.

MESSIEURS,

L'étude des convulsions déterminées expérimentalement par les excitations électriques ou par les lésions irritatives de l'écorce du cerveau, fait nécessairement partie de l'analyse des effets moteurs des excitations corticales : celles-ci en effet ne provoquent pas seulement des réactions simples, localisées aux groupes musculaires correspondant aux centres excités; nous savons déjà qu'elles peuvent déterminer des mouvements bilatéraux et même généralisés. Nous allons voir qu'en outre de ces réactions plus ou moins étendues, dont le principal caractère est de se suspendre en même temps que cesse l'excitation cérébrale, on peut voir survenir, à la suite des excitations, des accès épileptiques localisés ou s'étendant à la totalité des muscles ; ces accès, contrairement aux réactions simples précédemment étudiées, survivent un temps plus ou moins long aux excitations provocatrices et peuvent même se répéter ensuite de façon à constituer un véritable état de mal.

L'épilepsie corticale a été étudiée expérimentalement, tout d'abord par Hitzig[1] qui, dans ses premières expériences avec Fritsch[2], avait vu survenir deux fois des accès convulsifs chez le chien en excitant la surface cérébrale dans le but de déterminer les points moteurs corticaux. Hitzig obtint non seulement des attaques immédiatement provoquéss par l'excitation électrique du cerveau, mais aussi des attaques plus tardives, se rapprochant des accès corticaux déjà observés chez l'homme : il lui suffit de laisser vivre des chiens auxquels il avait pratiqué des lésions limitées, superficielles, de la zone motrice : les animaux présentèrent, au bout d'un temps variable, des accidents convulsifs semblables à ceux que provoquaient les excitations électiques.

Ferrier, en 1873[3], a publié une série de recherches entreprises dans le but de « démontrer par l'expérimentation la justesse des théories de Huglings Jackson sur la pathogénie de l'épilepsie, de la chorée et de l'hémiplégie ».

Ces études ont apporté de nombreux et importants documents à l'histoire de l'épilepsie corticale, en démontrant, par exemple, que les convulsions localisées se manifestent d'abord dans les muscles correspondant au centre moteur excité, et en établissant la marche des convulsions généralisées. La confirmation expérimentale des vues émises par Hulglings Jackson sur la nature cérébrale et sur le poiut de départ localisée de certaines formes d'épilepsie chez l'homme, ressort nettement des expériences de Ferrier, ainsi que nous aurons plus loin l'occasion de le rappeler dans le courant de ces leçons, en indiquant le parallèle de l'épilepsie corticale chez l'homme et chez les animaux, à propos de chaque point particulier.

Citons encore, parmi les plus importantes recherches expérimentales, celles de P. Albertoni[4] qui s'est surtout attaché à la détermination de la zone épileptogène corticale et celles de Luciani[5], qui,

[1] Hitzig. — Unters. üb. d. Gehirn. Berlin, 1874.

[2] Fristch et Hitzig. — Urb. d. elektr. Erregbark. d. Grosshirns. (*Du Bois-Reymond's Arch.*, 1870.)

[3] D. Ferrier. — Exp. Researches in cerebr. Phys. and Pathol. (*West Riding Asyl. Rep.*, 1873. Trad. franç. de Duret.)

[4] Albertoni. — Influenza del cervello nella produzione dell' epilessia. (*Rendiconto delle ricerche sperimentale eseguite nel gabinetto di fisiologia della università di Siena.* Milan, 1876.) — Contributo alla patogenesi dell' epilessia. (*Annali universali di medicina*, vol. 249, 1879.) — Azione di alcune sostanze medicamentose sulla eccitabilità del cervello e contributo alla terapia dell' epilessia. (*Lo Sperimentale*, 1881.)

[5] Luigi Luciani. — Sulla patogenesi dell' epilessia. Studio critico sperimentale. (*Rivista sperimentale di freniatria e di medicina legale*, 1876, p. 617.) — Sulla

entre autres faits, a établi la transmission héréditaire de l'épilepsie provoquée chez les animaux par les lésions irritatives du cerveau. Nous aurons souvent, dans le cours de cette étude, à revenir sur les travaux des deux physiologistes italiens.

Nos propres expériences, commencés en 1877, avaient surtout pour objet l'analyse des convulsions d'origine corticale au moyen de la méthode graphique ; mais nous avons été amenés à étudier d'autres points du sujet : les réactions organiques qui accompagnent les accès, le siège des excitations épileptogènes et les questions théoriques que soulève l'action convulsivante de certaines excitations cérébrales. Aussi essaierons-nous de présenter une étude d'ensemble de l'épilepsie corticale : cette étude qui n'intervient ici qu'à titre d'incidente, sera dès lors aussi condensée que possible ; nous renverrons pour les détails au mémoire que nous avons publié en collaboration avec M. Pitres en 1883[1].

Nature et moment d'action des excitations corticales épileptogènes.

L'épilepsie corticale est provoquée, presque à coup sûr, chez le chien et la plupart des mammifères[2], par l'excitation électrique, suffi-

epilessia provocata da traumatismi del capo e sulla trasmissione ereditaria della medesima. (*Archivio italiano per le malattie nervose*, fasc. I, 1881.)

[1] François-Franck et Pitres. — Rech. exp. et crit. sur les convuls. épileptif. d'orig. corticale. (*Arch. Phys. norm. et path.*, août 1883.)

[2] Le chien et le chat sont les animaux d'élection pour l'étude de l'épilepsie corticale : tous les expérimentateurs sont d'accord sur ce point. Le singe ne serait point apte à fournir de véritables convulsions épileptiques, d'après Couty (Soc. Biologie, 12 févr. 1881) ; mais M. Ferrier, auprès duquel nous nous sommes renseignés sur ce point, et qui a plus que personne pratiqué l'excitation du cerveau chez le singe, nous a répondu de façon à lever tous les doutes : « Le singe est susceptible d'avoir des attaques épileptiformes à la suite des excitations du cerveau ; ... il m'a paru tout aussi apte que le chien à présenter des accès convulsifs ; les caractères de ces accès sont absolument les mêmes que ceux de l'épilepsie qu'on observe chez l'homme à la suite des lésions irritatives de l'écorce » (épilepsie jaksonienne). (Comm. écrite, 1883.) Cette affirmation a son importance, car l'exception énoncée par Couty au sujet d'un animal aussi voisin de l'homme que l'on sait être fréquemment affligé d'épilepsie corticale, ne pouvait manquer de paraître fort étrange.

D'autres mammifères, comme le lapin, ne présentent point, pour ainsi dire, de convulsions d'origine corticale : Ferrier a cependant parlé de ces sortes de convulsions chez le lapin, mais les expériences de Albertoni (C. R., Lab. de Sienne, 1876. — Confer. Sperim, p. 10), et les nôtres, semblent bien montrer que le lapin, si accessible aux effets convulsivants de l'anémie, est réfractaire à l'épilepsie corticale. Nous pourrions montrer des tracés d'excitations cérébrales énergiques, soutenues plusieurs minutes sans autres réactions que des vibrations tétaniques se supprimant en même temps que l'excitation. Exp. n° 40 (24 septembre 1878).

Il en est de même du cobaye, qui est si aisément rendu épileptique par les

sante comme intensité et comme durée d'application, de la zone motrice du cerveau. Mais il est très important de savoir que des excitations mécaniques appliquées à un cerveau très excitable peuvent provoquer des convultions, ainsi que nous en avons observé plusieurs exemples [1]; de même il ne faut pas oublier (ce que Hitzig a montré le premier), que certaines lésions irritatives de la zone motrice rendent les animaux épileptiques tout comme elles le font chez l'homme [2]. Nous avons vu, de notre côté, que si la lésion cérébrale ne devient pas destructive et ne supprime pas la zone motrice, les accès peuvent se reproduire pendant des mois; si, au contraire, la zone motrice est détruite par les progrès du processus inflammatoire, l'épilepsie disparaît et fait place aux accidents paralytiques ordinaires : la marche de ces accidents est identique à celle qui s'observe dans la clinique humaine.

Ayant surtout étudié les accès convulsifs provoqués par l'excitation électrique du cerveau, nous nous arrêterons seulement à l'ana-

lésions nerveuses périphériques ou médullaires (Brown-Séquard). — Albertoni n'a pas non plus observé d'épilepsie corticale chez la brebis, la chèvre, le cheval et l'âne; Arloing n'en a point obtenu davantage chez l'âne, mais il a toujours opéré sur des animaux chloralisés, et, préoccupé exclusivement de la topographie corticale, il n'a employé que des courants peu intenses.

[1] Exp. n° 3 (13 décembre 1877). — Le lendemain de la mise à nu des circonvolutions motrices gauches et de l'ablation d'une portion circonscrite de la zone motrice chez un chien opéré depuis plusieurs jours du côté droit, on provoque un grand accès épileptique en essuyant la surface *cérébrale* avec un tampon d'amadou : les convulsions débutent dans les muscles du côté opposé du corps, ce qui exclut l'idée d'un accès convulsif réflexe qu'aurait produit l'excitation de la dure-mère; dans ce dernier cas, qui est celui d'autres expériences (par exemple de l'expérience n° 45, du 7 janvier 1879), les secousses réflexes débutent du même côté.

Exp. n° 7 (19 décembre 1877). — Le lendemain (20 heures) après la mise à nu de la zone motrice, les circonvolutions congestionnées présentent une excitabilité beaucoup plus grande que la veille. Le passage d'une éponge fine sur ces circonvolutions provoque une grande attaque qui débute par le membre antérieur du *côté opposé*, et qui est suivie de deux reprises spontanées.

Dans ces deux cas, l'excitation mécanique (friction) a porté sur un tissu rendu plus irritable par la congestion inflammatoire (le lendemain de la mise à nu des circonvolutions). Mais d'autres conditions peuvent exagérer l'excitabilité corticale au point de rendre actives des excitations traumatiques, appliquées au cerveau aussitôt après sa mise à nu : c'est le cas des deux expériences suivantes :

Exp. n° 58. Accès épileptique provoqué par le traumatisme nécessaire pour enlever une portion de la zone motrice; les convulsions débutent du côté opposé; l'animal était en état de vive excitation morphinique.

Exp. non classée (citée dans notre mémoire de 1883, p. 10). Accès provoqué par l'application, sur les circonvolutions motrices, d'une plaque d'amadou qu'on laisse en place; état de mal; 42 attaques successives; mort avec une température profonde de 45 degrés; rigidité cadavérique presque immédiate.

[2] Exp. n° 3 (13 décembre 1877). — Le même animal qui venait de présenter un grand accès épileptique à la suite de l'irritation mécanique des circonvolutions

lyse de cette forme d'épilepsie c'est : à elle que se rapportent les développements qui suivent.

Les convulsions épileptiformes provoquées par l'excitation électrique de l'écorce cérébrale, se présentent sous différentes formes : quelquefois elles sont exactement limitées à un seul groupe musculaire (monospasme); ou bien elles s'étendent graduellement à tous les muscles volontaires d'un côté du corps (hémispasme) ; souvent enfin elles se généralisent aux muscles des quatre membres, du tronc et des deux côtés de la face (épilepsie généralisée). Dans les attaques partielles limitées, l'animal paraît conserver sa connaissance ; dans les attaques généralisées, au contraire, il ne manifeste aucune douleur sous l'influence des excitations périphériques les plus violentes, il paraît tout à fait inconscient ; ses pupilles largement dilatées restent immobiles et ne se rétrécissent plus sous l'influence de la lumière ; une salivation abondante s'écoule de la gueule ; de petits cris étouffés et entrecoupés se font entendre : la respiration est courte, anxieuse, manifestement gênée par les convulsions des muscles respirateurs ; il y a souvent, mais non toujours, émission de fèces et d'urines.

La fin de l'attaque est annoncée ordinairement par une large inspiration. L'animal reste ensuite inerte, épuisé, dans une sorte d'état

congestionnées le lendemain d'une opération d'ablation partielle (voy. le renvoi précédent), fut pris spontanément d'une attaque qui débuta par le membre postérieur gauche (l'ablation corticale ayant porté sur le centre du membre antérieur gauche), s'étendit à l'autre membre postérieur, au cou, à la tête : les deux membres antérieurs restant flasques. — Attaque semblable le surlendemain matin.

Exp. n° 25 (25 mars 1878). — Le 24 janvier 1879, on examine un chien, neuf mois après l'ablation partielle de la zone motrice droite ; les troubles paralytiques subsistent encore ; on s'aperçoit que, pour la première fois, l'animal présente des accidents épileptiformes caractérisés par de petites secousses, de l'écume sanglante aux lèvres. — Le 25 janvier, les accidents sont plus accentués : attaques limitées au côté gauche du corps. — Mort après deux jours d'état de mal interrompu par l'absorption de fortes doses de chloral. — A l'autopsie, foyer de ramollissement rouge, circonscrit, n'occupant qu'une portion du gyrus sigmoïde droit et s'étendant à 1 cent. 1/2 dans l'épaisseur du centre ovale.

Ferrier a observé, chez des singes dont il avait détruit en partie la zone motrice, l'apparition d'accidents épileptiques tardifs (Comm. écrite).

Tous ces faits, auxquels on peut joindre le résumé des expériences de Hitzig (publié par MM. Charcot et Pitres dans la *Revue mensuelle* en 1878), ont un grand intérêt au point de vue du rapprochement de l'épilepsie corticale des animaux et de celle de l'homme. Celle-ci, entrevue par Bravais, étudiée de la façon la plus remarquable par Huglings Jackson à une époque où la physiologie expérimentale se prononçait encore formellement contre la doctrine localisatrice, par Charcot, Ferrier, Charcot et Pitres, Bourneville et Regnard, Greffier, a pris aujourd'hui sa place dans le cadre neurologique.

comateux, ou, au contraire, il s'agite, aboie, court avec fureur de tous côtés, donne des coups de dents dans le vide, comme s'il luttait contre un être imaginaire, ainsi que M. Magnan l'a vu pour le délire absinthique.

La durée de chaque accès varie de quelques secondes à deux minutes. Le plus souvent, l'accès est unique, et, pour en reproduire de nouveaux, il faut renouveler les excitations. Mais quelquefois les accès se succèdent à de courtes intervalles, sans provocations nouvelles, et l'animal meurt en état de mal épileptoïde, après une série de 40 à 50 accès successifs.

Tels sont les principaux phénomènes qui s'observent chez le chien, et que nous allons chercher à analyser avec plus de détails.

Analyse graphique des convulsions d'origine corticale provoquées par l'excitation électrique de la zone motrice[1].

1° *Accès types, complets, tonico-cloniques.* — L'accès type, produit chez le chien par l'application, en un point circonscrit de la zone motrice, de décharges induites pendant quelques secondes, se compose de deux périodes successives : la première se caractérise par la contracture provoquée *(phase tonique)* ; dans la seconde les muscles sont animés de vibrations plus ou moins rapides et étendues, de secousses dissociées, qui s'espacent de plus en plus à mesure que l'attaque approche de sa fin *(phase clonique)*.

Quand l'accès est terminé, les muscles se relâchent ou rapidement ou par degrés et reviennent à l'état de repos, jusqu'à ce qu'une nouvelle série de convulsions spontanées ou provoquées se reproduise avec les mêmes caractères : quelques figures donneront tout de suite l'idée d'un accès type et en faciliteront la description détaillée.

Les deux spécimens 34 et 35 montrent une période tonique initiale dans laquelle les secousses sont fusionnées en un tétanos parfait; malgré la légère différence des formes de la phase tonique, on reconnaît facilement l'identité du type dans les deux cas: c'est la

[1] Cette étude a été faite avec grand détail dans 16 de nos expériences. Nous ne pouvons ici rappeler les observations elles-mêmes qui, du reste, ne font souvent que se répéter, en se contrôlant les unes les autres et dont on trouve le compte rendu dans l'appendice de ces leçons; il nous suffira de citer quelques-unes de ces expériences au fur et à mesure que se présenteront les points spéciaux qu'elles ont eu pour but de déterminer.

physionomie la plus habituelle de cette première phase, caractérisée

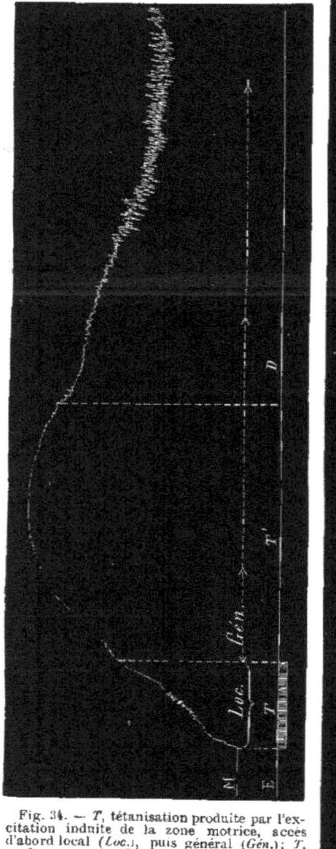

Fig. 34. — *T*, tétanisation produite par l'excitation induite de la zone motrice, accès d'abord local (*Loc.*), puis général (*Gén.*); *T*, renforcement du tétanos d'excitation; *D*, phase clonique avec secousses dissociées très fréquentes.

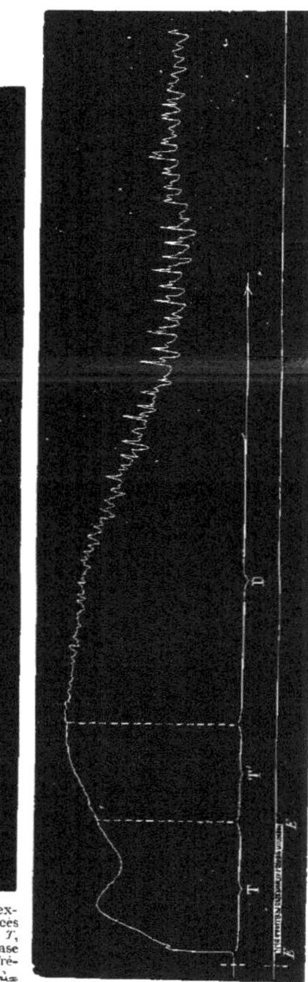

Fig. 35. — *TT'* phase tonique de l'attaque se composant de la période tonique provoquée (*T*) par l'excitation corticale *EE* et de la période tonique consécutive *T'*. — *D'* phase *clonique* à secousses fréquentes d'abord et de faible amplitude, puis de plus en plus étendues et distantes à mesure que l'accès se calme et que les muscles reviennent à leur longueur normale.

dès lors par un *tétanos à renforcement*[1]. Après avoir duré un temps qui ne varie guère que de quelques secondes dans la plupart des expériences (ainsi qu'on le voit sur ces deux figures), la période

[1] Le renforcement de la période tonique est quelquefois beaucoup plus accusé, et cette exagération du raccourcissement musculaire se produit d'habitude au moment même où on suspend l'excitation du cerveau : on en voit un exemple dans la figure 36 : il semblerait que la prolongation même de l'excitation constitue une

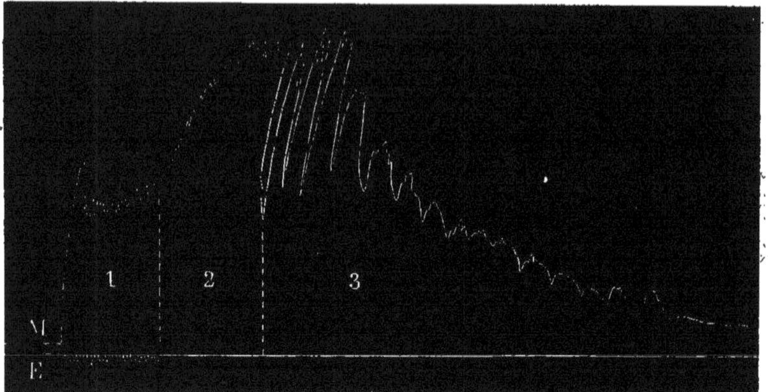

Fig. 36. — *M*, Muscles extenseurs du poignet tétanisés pendant la période 1 qui correspond à la durée de l'excitation corticale *E*, présentant un renforcement de tétanisation (période 2) après l'excitation corticale, et subissant une décontractation graduelle pendant la période clonique 3.

cause d'atténuation du tétanos épileptique; cette idée repose, du reste, sur d'autres observations dans lesquelles nous avons vu l'épuisement arriver, beaucoup plus vite si l'excitation est prolongée pendant toute la durée d'un accès.

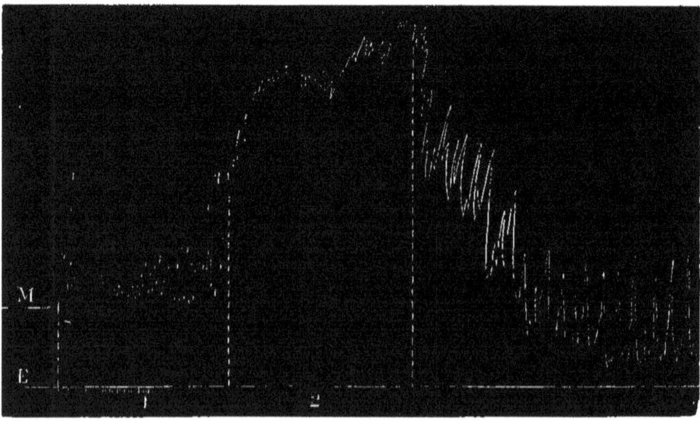

Fig. 37. — Accès épileptique complet sans période tonique initiale parfaite (1), les excitations *E* étant trop espacées (15 par seconde environ) pour provoquer un tétanos fusionné; 2, renforcement épileptique du raccourcissement avec vibrations peu fréquentes. L'accès se termine par des secousses de plus en plus dissociées.

Le phénomène du renforcement du tétanos provoqué est, en réalité, tout à fait

tonique fait place à la période clonique : celle-ci varie beaucoup plus, à certains égards, que la précédente.

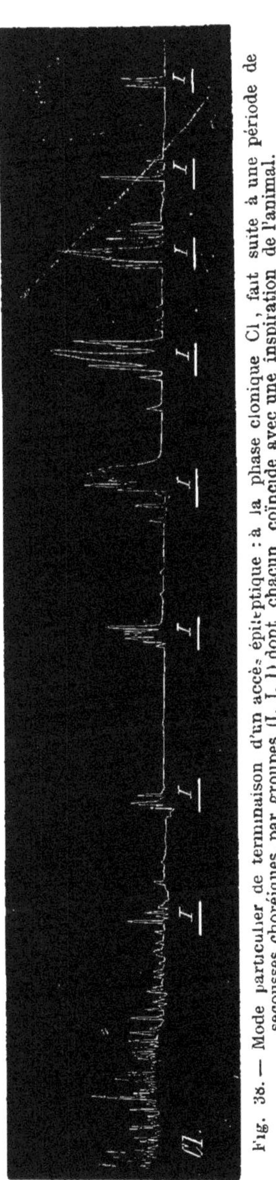

Fig. 38. — Mode particulier de terminaison d'un accès épileptique : à la phase clonique Cl, fait suite à une période de secousses choréiques, par groupes (I, I, I) dont chacun coïncide avec une inspiration de l'animal.

Si elle accompagne toujours la décroissance de l'accès, et manifeste, par la dissociation des secousses qui la caractérise, une intensité de décharge nerveuse moins énergique, elle n'en présente pas moins de nombreuses variétés dont un coup d'œil sur les différents types reproduits ici donnera une idée suffisante. Tantôt la dissociation des secousses est graduelle et leur amplitude augmente en même temps que leur fréquence diminue (fig. 34 et 37), tantôt, au contraire, on voit d'emblée succéder à la période tonique de grandes secousses espacées (fig. 36) et les mouvements par lesquels se termine l'accès sont moins amples et moins brusques. Ailleurs le type est encore différent : les secousses convulsives prennent le caractère choréique et se présentent sous la forme de groupes rythmés qui coïncident, comme dans la figure 38, avec chaque inspiration de l'animal ; mais ici c'est plutôt d'un mode de terminaison spécial de l'accès qu'il s'agit et ces secousses choréiques doivent être rapprochées de la contracture post-épileptique assez fréquente aussi.

2° *Accès incomplets et anormaux.* — L'accès est incomplet si l'une de ses deux périodes vient à manquer : c'est alors la phase tonique qui fait défaut ; nous n'avons jamais observé d'accès épi-

caractéristique de la réaction épileptiforme, à ce point que, dans bien des cas, les excitations corticales ayant été trop peu fréquentes et trop peu énergiques pour provoquer une véritable tétanisation, le renforcement de la contraction et le tétanos presque parfait, se produisent un instant après que l'excitation a été suspendue. On en peut voir un exemple dans la figure 37.

leptique cortical exclusivement constitué par la contracture, sans secousses terminales, tandis que nous avons enregistré fréquemment des accès partiels ou généralisés sans période initiale tonique : l'accès était tout entier clonique ; d'ordinaire les secousses en pareil cas sont fréquentes, petites, pressées au début, puis se dissocient en augmentant graduellement d'amplitude, ou, tout d'un coup, comme dans la figure 39, se transforment en grands mouvements très espacés. Chez l'homme atteint d'épilepsie partielle cette forme n'est pas rare, et, pas plus chez lui que chez les animaux dont on provoque les convulsions en excitant le cerveau, il n'y a le moindre doute sur la nature épileptique des convulsions ; si, comme M. Brown-Sequard a cherché à l'établir, la période tonique initiale est caractérique de l'épilepsie idiopathique, du grand mal vulgaire, elle peut assurément faire défaut dans l'épilepsie corticale : la meilleure preuve à en donner c'est que, chez le même sujet, homme ou animal, on peut voir alterner les accès complets, tonico-cloniques et les accès tronqués, représentés seulement par la phase clonique qui constitue dès lors toute l'attaque : le chien présente souvent cette forme.

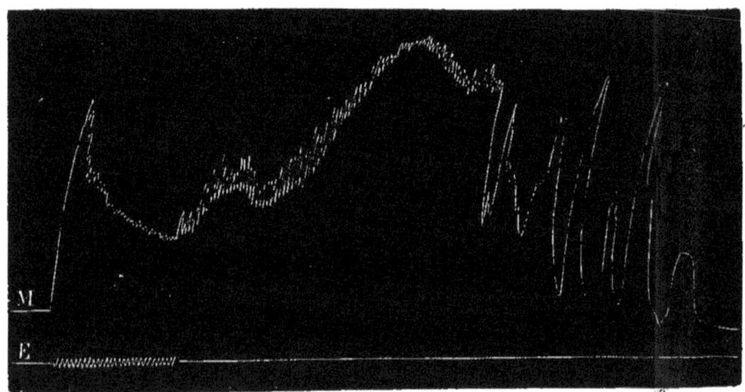

Fig. 39. — *M*, Accès épileptique provoqué par l'excitation corticale *E*, sans période tonique initiale : secousses brèves, très rapprochées, faisant suite au tétanos d'excitation.

Une forme assez rare d'accès anormal est celle dans laquelle une période tonique vient s'intercaler entre deux périodes cloniques, l'une initiale, l'autre terminale : nous en avons observé quelques exemples dans la série d'expériences relatives aux phénomènes organiques de l'attaque ; nous y reviendrons à ce propos.

Le retour des muscles à l'état de repos s'opère habituellement d'une manière graduelle ; les secousses se sont espacées et affaiblies, puis, à un moment donné, le muscle a repris sa longueur et sa flaccidité. Cependant on voit quelquefois des secousses choréiques suc-

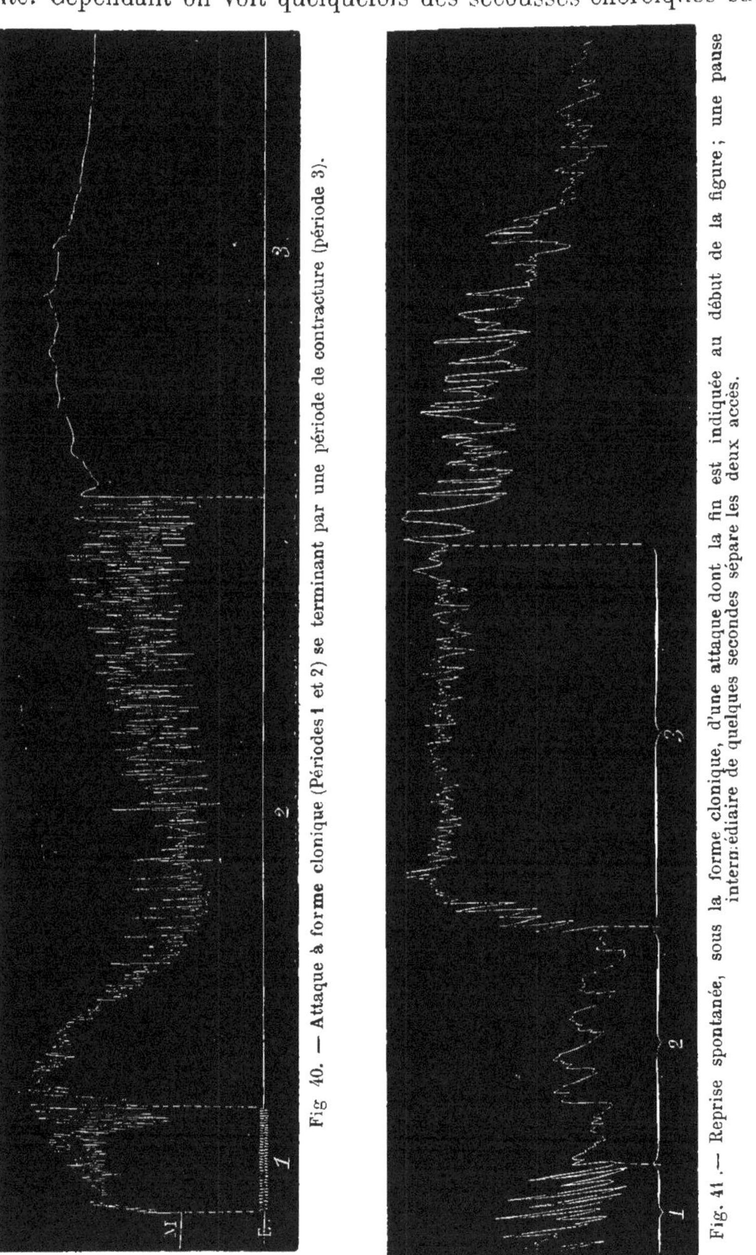

Fig 40. — **Attaque à forme** clonique (Périodes **1** et 2) se **terminant** par une période de **contracture** (période 3).

Fig. 41. — Reprise spontanée, sous la forme clonique, d'une **attaque** dont la fin est indiquée au début de la figure ; une pause intermédiaire de quelques secondes sépare les deux accès.

céder à la phase clonique (fig. 38), ou bien, à la suite de secousses très fréquentes et assez énergiques, une contracture plus ou moins durable s'établit : la figure 40 fournit un type de cette dernière déviation du type ordinaire.

Les muscles reviennent ensuite ou brusquement ou lentement à leur état normal, ou bien cette contracture finale n'est que le début d'un état de mal auquel le sujet succombe assez souvent.

Souvent enfin on voit la période clonique s'atténuer un instant, puis, au lieu de faire place au repos musculaire, reprendre avec une grande violence. Cette reprise est le début d'une nouvelle attaque qui se surajoute à la précédente et est assez fréquemment suivie d'une série d'accès constituant l'état de mal. La figure 41 fournit l'un des types de ce genre.

ONZIÈME LEÇON

(23 janvier 1885)

ÉPILEPSIE CORTICALE (SUITE)

Mode de début des accès provoqués par l'excitation des circonvolutions : apparition immédiate ou tardive; convulsions localisées à une région circonscrite ou survenant d'emblée dans plusieurs départements musculaires; début constant dans les muscles du côté du corps opposé au côté excité du cerveau.
Trajet variable de l'envahissement successif des muscles dans les accès qui se généralisent; irrégularité des débuts.
Instants variables de la cessation des convulsions dans les quatre membres.
Défaut de concordance des périodes tonique et clonique dans chaque partie du corps.
Essais de suppression ou d'atténuation des accès; influences agissant sur le cerveau lui-même; influences agissant sur l'appareil bulbo-médullaire. Inefficacité de tous les procédés employés dans le but d'arrêter les accès lancés par l'excitation de l'écorce, à l'exception de l'asphyxie rapide et de l'arrêt du cœur.
Phénomènes post-épileptiques (contracture, paralysies motrice et sensitive, troubles cérébraux). Etude spéciale de l'épuisement cortical localisé et temporaire. — Déductions théoriques.

Messieurs,

L'accès d'origine corticale débute toujours dans les muscles fonctionnellement reliés aux points excités de la zone motrice [1]. Si l'excitation comprend une large surface et qu'entre les deux points d'application des courants se trouvent compris les centres moteurs de la moitié opposée de la tête et du cou, ainsi que ceux des deux

[1] Le moment d'apparition des accès dans les groupes de muscles en rapport avec le point de l'écorce soumis à l'excitation se produit à différents instants : 1° *pendant l'application des courants*, si cette application est suffisamment prolongée, quelques secondes par exemple (cas le plus habituel); 2° *immédiatement après* cette application, si elle a été très brève, mais suffisante pour provoquer un surcroît d'activité cortico-médullaire; 3° *un temps variable à la suite de l'excitation* qui n'a provoqué que des réactions simples pendant son application : (accès tardifs, survenant une à plusieurs minutes après l'excitation, et en apparence spontanés);

membres antérieur et postérieur du côté opposé, on verra l'attaque débuter (à quelques centièmes de seconde près) en même temps dans tous les muscles d'une moitié du corps : elle sera *hémiplégique* d'emblée. Si, au contraire, l'excitation est localisée à un seul centre, les convulsions se produiront exclusivement, au début du moins, dans un groupe de muscles, ceux du membre antérieur, ceux de la face, etc., si les points corticaux correspondants ont été seuls excités. Mais, ensuite, ou bien l'accès restera localisé à la région primitivement convulsée (monospasme), ou bien s'étendra à toute une moitié du corps (hémispasme) ou enfin gagnera tous les muscles (accès généralisé). Ces différentes formes s'observent aussi bien chez l'homme que chez les animaux [1]. Huglings Jackson a formulé le premier, d'après ses observations cliniques, cette loi d'une grande importance doctrinale et diagnostique, que les accès, qu'ils restent partiels ou se généralisent, débutent toujours par les muscles en rapport avec le point irrité de l'écorce cérébrale ; D. Ferrier a vérifié cette déduction des faits cliniques dans ses expériences sur les animaux et aujourd'hui le doute ne peut subsister sur ce point. Nos recherches ont confirmé les conclusions de H. Jackson et de Ferrier et nous ont permis d'établir plusieurs points de détail que nous allons rapidement résumer.

1° *La forme partielle* succède ordinairement à des excitations *légères*, limitées à un seul centre cortical ; ce sont les mêmes muscles qui réagissaient aux irritations moins fortes ou moins prolongées du même point, qui deviennent le siège des convulsions épileptoïdes [2].

2° *Accès hémiplégiques et généralisés.* — Ferrier, Luciani et Tam-

4° quel qu'ait été le début des accès par rapport à l'excitation, on voit souvent se produire des reprises non provoquées, soit sans intervalles réels entre les attaques, soit après des pauses quelquefois assez prolongées. Dans les deux cas, ou bien la série d'accès se suspend spontanément, ou bien le sujet meurt en état de mal.

[1] L'épilepsie jacksonienne de l'homme présente les mêmes variétés symptomatiques que l'épilepsie expérimentale du chien. Les convulsions qui la caractérisent peuvent être limitées à un groupe musculaire isolé ou elles peuvent s'étendre à tout un membre, à tout un côté du corps, ou même à tout le corps. On retrouve donc chez l'homme les convulsions à type partiel ou monoplégique (monopasme), à type hémilatéral (hémipasme), et à type généralisé. Il n'y a dans ces différentes formes que des différences de degré, et il n'est pas rare qu'un même malade présente à divers moments des attaques de type différent, mais débutant toujours par un groupe musculaire distinct et nettement isolé. Observ. de Carlo Morelli (*Lo Sperimentale.* Obs. I, 1878.) (Observ. de Weiss. *Wien. med. Jahrb.* H. I. 1882.)

[2] Exp. n° 6 (17 décembre 1877). Un accès épileptique s'est produit pendant l'excitation induite faible du centre cortical pour le membre antérieur gauche (hémisphère droit) ; il est resté limité à ce membre qui, d'abord tétanisé, a été, quelques se-

burini ont décrit avec soin le mode d'extension des accès qui d'abord partiels, localisés aux muscles correspondant au centre excité, s'étendent aux muscles du même côté du corps et restent limités à ces muscles (forme hémiplégique) ou gagnent ensuite les membres et la moitié de la tête du même côté que l'excitation. D'après les détails des expériences de ces auteurs, les convulsions qui apparaissent d'abord dans la face, *descendent* dans le membre antérieur et plus tard dans le membre postérieur [1]; quand elles envahissent le corps entier, après avoir gagné tout le côté par lequel elles ont débuté en suivant l'ordre indiqué plus haut, elles *remontent* dans le côté correspondant à l'excitation, envahissant d'abord les membres en arrivant en dernier lieu aux muscles du cou et de la tête : elles feraient ainsi un tour complet [2].

Nous avons cherché à préciser à notre tour le trajet des convulsions et à déterminer plus rigoureusement le mode d'envahissement successif des muscles et l'ordre de disparition des secousses convulsives : la méthode graphique se prêtait facilement à cette étude et devait permettre de s'assurer si l'ordre d'invasion des convulsions était toujours le même chez différents animaux ou sur le même animal dans différentes attaques [3].

condes plus tard, agité de secousses convulsives, puis vivement projeté dans tous les sens, les autres membres restant au repos.

Exp. n° 32 (5 septembre 1878). A la suite de plusieurs accès qui se sont plus ou moins étendus, l'excitation de la partie postérieure du gyrus sigmoïde provoque un petit accès localisé aux paupières du côté opposé, sans autres convulsions. Une nouvelle excitation, pratiquée quelques minutes après, produit le même effet, mais les secousses palpébrales et frontales sont plus fortes; on constate quelques mouvements de l'oreille. Dans les deux cas les pupilles restent normales.

[1] Exp. 3 du Mémoire de Ferrier (1873). Excitation localisée de l'hémisphère gauche sur un chat. — Des secousses cloniques se manifestent d'abord dans la paupière droite et la lèvre du même côté, rotation de la tête vers la droite; les convulsions atteignent ensuite le membre antérieur droit, puis la patte postérieure du même côté et la queue. Elles disparaissent dans l'ordre où elles se sont produites. Mêmes remarques pour un autre accès provoqué chez le même animal.

[2] Exp. 19 du Recueil de faits de Luciani et Tamburini (p. 82). Excitation des centres moteurs de la moitié droite de la face : début des convulsions par des secousses des paupières, de la commissure labiale et de l'aile du nez du côté opposé; rotation de la tête et du cou; puis envahissement successif du membre antérieur droit, du membre postérieur droit et en dernier lieu des membres du côté gauche. Même trajet pour les convulsions provoquées dans une autre expérience (n° 20, p. 83) par l'excitation corticale à droite, le début se produisant à gauche et l'accès se terminant par la droite. Dans les deux cas, convulsions descendantes d'abord, ascendantes ensuite.

[3] L'exploration que nous avons pratiquée a consisté à inscrire simultanément les mouvements des quatre membres en mettant les tendons extenseurs de chaque extrémité en rapport avec des myographes à transmission; les quatre plumes inscrivaient les convulsions sur une même verticale, en même temps qu'un signal

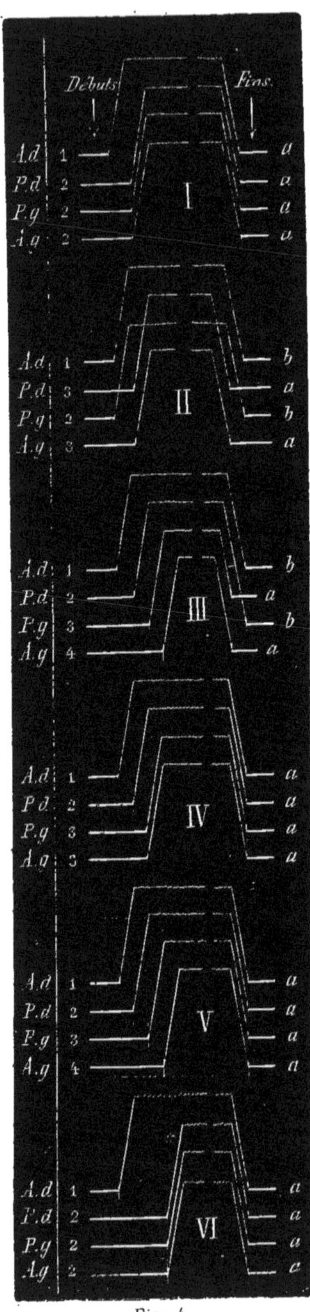

Fig. 4.

Dans la plus complète des expériences de ce genre (Exp. n° 39 du 23 septembre 1878), dont nous donnons ci-contre les résultats représentés par une figure schématique (n° 42), nous avons observé, en effet, la marche des convulsions indiquée plus haut : on voit dans la série III de la figure 42 que l'excitation du centre cortical du membre antérieur droit a provoqué l'apparition de convulsions dans l'ordre suivant : 1° dans le membre antérieur droit *A.d*; 2° dans le membre postérieur droit *P.d*; 3° dans le membre postérieur gauche *P.g*; 4° dans le membre antérieur gauche *A.g*.

Mais ce n'est point là une règle absolue : il est bon d'en être informé, car on pourrait se hasarder à émettre des hypothèses sans valeur sur les conditions de la généralisation des accès, s'il restait admis (comme tendraient à l'établir les expériences des auteurs étrangers cités plus haut) que l'envahissement est descendant d'un côté et ascendant de l'autre. Nous voyons, en effet, dans le schéma n° 42, que deux fois (séries I et VI) les trois membres postérieur droit, postérieur gauche, antérieur gauche, sont entrés en convulsions en même temps, le membre antérieur droit, correspondant au centre excité, ayant, comme toujours, ouvert la marche. Encore faut-il remarquer que dans le cas n° VI l'explosion des

électro-magnétique indiquait le début et la durée des excitations corticales appliquées à un seul centre moteur.

convulsions a été beaucoup plus tardive dans les trois membres indiqués que dans le cas n° I.

Dans un autre cas (n° IV) les convulsions, successives dans les membres du côté droit, ont été plus tardives, mais simultanées, dans les deux membres du côté gauche.

Enfin, dans le cas n° II, on voit débuter en dernier lieu, mais simultanément, les convulsions dans le membre postérieur droit et dans le membre antérieur gauche.

De telle sorte que la succession des convulsions dans les quatre membres, à la suite d'une excitation localisée suivie d'une attaque généralisée, s'opère de façons variées, sans règle fixe qu'on puisse ramener à une formule et selon des conditions d'inégale excitabilité médullaire dont la raison nous échappe. C'est une réserve que nous n'avions pas formulée dans notre mémoire de 1883 et que nous impose aujourd'hui une étude plus approfondie de ce point important [1].

Une autre remarque, non moins intéressante à cause de la conclusion qu'elle entraîne, c'est que l'accès épileptique généralisé qui peut débuter à des instants simultanés dans les quatre membres, ne se termine pas toujours en même temps dans chacun d'eux. Si, en effet, on voit se suspendre simultanément les convulsions dans les quatre membres (I, IV, V, VI, *aaaa*) quatre fois sur les six essais successifs représentés par le schéma 42, on voit aussi des instants de terminaison différents dans les séries II et III : ici l'attaque cesse en même temps et tout d'abord dans le membre postérieur droit (*aa*) et

[1] Chez l'homme, le mode d'extension des accès qui, après avoir débuté par une région limitée du corps, se généralisent, présente les plus grandes analogies avec ce qu'on observe chez le chien dans les cas types. L'attaque débutant par la face, par exemple, s'étend successivement au membre supérieur, puis au membre inférieur du même côté, et n'atteint qu'en dernier lieu les muscles du côté opposé. L'attaque débutant par le membre inférieur marche en sens inverse : elle atteint progressivement le membre supérieur et la face du même côté avant de se généraliser. Les exemples de cette succession régulière dans l'envahissement progressif des convulsions sont très communs.

Dans un cas de Assagioli et Bonvechiato (*Riv. Sp. di Freniatria*, p. 118, 1879), l'accès débutant par le membre inférieur droit gagnait ensuite le membre supérieur et la moitié droite de la face (amas caséeux du lobule paracentral gauche). Dans une observation de Huglings Jackson, les accès débutaient par des crampes du gros orteil droit; des secousses convulsives envahissaient ensuite le membre tout entier; quelquefois l'accès restait à l'état de monospasme, mais souvent il remontait dans le membre supérieur droit et la moitié droite de la face (Hugl. Jackson. — *Brain, a journal of Neurology*, p. 364. Octobre 1882. — Gliome de la moitié postérieure de la première frontale gauche et de la portion contiguë de la frontale ascendante).

dans le membre antérieur gauche (*bb*), quoique dans un cas (III) le membre antérieur gauche ait été le dernier atteint de convulsions, et que dans l'autre (II) ces deux membres, convulsés simultanément, l'aient été les derniers de la série.

Cette indépendance dans la terminaison des convulsions des quatre membres, rapprochée du défaut de concordance des périodes tonique et clonique et de l'irrégularité des débuts des secousses épileptiformes, montrent bien que chaque grand département neuro-musculaire fait une attaque pour son propre compte; on ne saurait logiquement rapporter tous ces accès partiels à une influence convulsivante générale commandant à la fois à tous les groupes de muscles : il y a là une objection sérieuse à toutes les tentatives de localisation d'un *centre convulsif* en un point quelconque des centres nerveux [1].

Essais de suppression ou d'atténuation des accès.

La recherche des influences capables de suspendre ou même de modifier les accès provoqués ne nous a conduits qu'à des résultats à peu près négatifs : l'attaque lancée par l'excitation du cerveau poursuit sa marche, quelle que soit l'influence qu'on fasse intervenir dans le but de l'arrêter. Tout au contraire, il est facile de déterminer un certain nombre de moyens préventifs de l'attaque : ceux-ci agissent sur l'excitabilité des centres nerveux, soit du cerveau, soit de la moelle, et rendent inefficaces les influences qui se montrent actives dans les conditions ordinaires. Il y a là deux séries de faits indépendantes l'une de l'autre et qui ne doivent pas être confondues dans une même étude : nous examinerons la seconde à propos des influences qui font varier en plus ou en moins l'activité épileptogène du cerveau; l'indication des tentatives que nous avons faites dans le but d'arrêter les accès provoqués, doit seule nous occuper ici.

Parmi les moyens employés, les uns s'adressent au cerveau lui-

[1] L'étude des accès d'épilepsie corticale pour être complète comporterait l'analyse des modifications organiques (respiratoires, circulatoires, sécrétoires, etc.) qui accompagnent les attaques. Nous avons préféré renvoyer cette partie aux leçons qui traitent de l'influence du cerveau sur les fonctions organiques, autant dans le but de réunir en un même groupe tous les documents relatifs à cette question que pour faciliter la comparaison des réactions organiques simples avec les réactions organiques d'ordre épileptique.

même, d'autres agissent sur les centres bulbo-médullaires : l'inefficacité des premiers est absolue ; celle des autres à peu près aussi manifeste, bien qu'on doive faire exception pour quelques-uns.

1° *Influences agissant sur le cerveau lui-même.* — Il était logique de supposer, *a priori*, que le cerveau ayant été le point de départ des accès, en agissant sur lui au cours des convulsions, on pourrait apporter à celles-ci quelques modifications et même en arrêter la marche.

La double compression des carotides, celle des jugulaires, la double section ou l'excitation du sympathique cervical, toutes manœuvres qui modifient profondément la circulation encéphalique, se sont montrées sans aucun effet sur les convulsions provoquées au préalable par l'excitation corticale, quel que fut le moment de l'attaque auquel elles sont intervenues [1].

La compression du cerveau, la réfrigération de la zone excitable qui avait été le point de départ des accès n'ont pas davantage modifié la marche des convulsions.

L'excitation corticale, renouvelée à un moment quelconque de l'accès, n'a fait que renforcer les convulsions, en provoquant une reprise d'autant plus intense que les courants employés étaient plus énergiques.

Certaines observations de H. Munck concluaient à l'influence suspensive de l'ablation rapidement faite du centre cortical excité : l'auteur affirmait que cette suppression empêchait l'accès de poursuivre sa marche si elle était pratiquée dès le début de cet accès. Un pareil résultat comportait une déduction théorique des plus importantes : il impliquait que l'écorce cérébrale, joue non seulement le rôle de point de départ, mais aussi celui d'*organe actif des convulsions.* Plus tard, Bubnoff et Heidenhain publièrent des expériences confirmatives : d'après eux, l'extirpation corticale, faite dans les conditions indiquées par H. Munck, peut supprimer les convulsions soit dans le membre correspondant seul, l'attaque continuant dans les autres parties du corps, soit non seulement dans tout le côté opposé, mais même dans le corps tout entier.

[1] Les expériences qui relatent ces tentatives (nos 32 et 63, par exemple) ont été publiées dans notre Mémoire de 1883 sous les nos 27 et 28 ; il nous paraît inutile de les reproduire ici à propos de ces résultats négatifs ; tout comme les suivantes, du reste, elles renferment d'autres détails intéressants au sujet de l'épilepsie corticale et pourront être consultées dans l'appendice de ces leçons.

Déjà les expériences de Albertoni et les nôtres (1876-1877) avaient conduit à des résultats contraires à ceux énoncés par H. Munck ; de nouvelles tentatives faites par nous depuis la publication du travail de Bubnoff et Heidenhain (1881) sont restées tout aussi inefficaces que les premières. Nous nous sommes cependant efforcés de saisir l'instant propice signalé par les auteurs allemands et de faire l'ablation dès le début des convulsions : aussitôt que nous voyions se produire ce phénomène du renforcement du tétanos que nous savions être l'indice certain d'une attaque à son début, nous suspendions l'excitation qui n'avait duré que deux secondes au maximum, et d'un coup de curette tranchante nous enlevions l'écorce bien au-delà des limites du centre cortical excité : jamais nous n'avons vu se modifier l'attaque commencée ; elle a poursuivi ses périodes tout comme les précédentes, ressemblant à celles qu'on a provoquées ensuite par l'excitation de la partie de l'écorce restée intacte ; en un mot, nous n'avons obtenu là encore que des résultats négatifs, alors que nous pensions, au début du moins de nos recherches, obtenir une modification des attaques par suppression des régions provocatrices.

2° *Influences agissant sur l'appareil bulbo-médullaire.* — On devait s'attendre à obtenir, avec les moyens variés qui peuvent agir comme agents de dépression sur l'excitabilité médullaire, quelques résultats positifs, sachant combien, dans d'autres formes d'épilepsie chez les animaux et même dans l'épilepsie symptomatique chez l'homme, cette catégorie d'influences s'est montrée efficace. On sait par exemple (Brown-Sequard) que dans l'épilepsie dite réflexe, une irritation périphérique énergique, exerce sur la moelle une influence inhibitoire manifeste ; de même chez l'homme, la traction violente des régions qui sont le siège de l'aura motrice (Huglings Jackson), la ligature du membre au-dessus du point de départ de cette aura (Odier) et diverses manœuvres de ce genre, ont arrêté les attaques. Or, les excitations périphériques les plus intenses n'ont jamais modifié les accès que nous avions provoqués chez les animaux : la traction brusque et soutenue des membres, la torsion des doigts ou des testicules, l'excitation faradique de la peau ou le passage de courants galvaniques dans la moelle, les douches froides sous forte pression, se sont montrées également inefficaces.

Des divers moyens que nous avons mis en usage, deux seulement ont réussi à atténuer et même à suspendre les accès provoqués : ce sont l'*asphyxie* poussée jusqu'à un certain degré, et l'*arrêt passager du cœur* produit par l'excitation du bout périphérique du pneumogastrique. Nous laissons de côté l'influence suspensive des anesthésiques, du chloral, des bromures, etc., qui rentrent dans la catégorie des agents modifiant l'exitabilité nerveuse centrale et pouvant empêcher l'attaque de se produire; nous ne nous occupons que des procédés de suppression applicables au cours d'un accès. Ceux que nous venons d'indiquer agissent évidemment d'une façon très complexe que nous n'entreprendrons pas d'analyser ici : contentons nous de signaler les faits.

L'influence suspensive de l'asphyxie (qu'il est facile d'établir dès le début de l'accès par la fermeture d'une canule trachéale et qui s'accentue suffisamment en quelques secondes) est intéressante à rappeler, car on sait quel rôle on lui a fait jouer dans l'évolution des convulsions épileptiques chez l'homme (Brown-Sequard; Schröder van der Kolk; Kussmaul et Tenner, etc.) Quel que soit le mécanisme de l'action inhibitoire de l'asphyxie rapide, cette action est évidente: une attaque qui s'annonce avec tous les signes d'un grand accès tonico-clonique, que l'on sait devoir être prolongée comme celles qui l'ont précédée, avorte rapidement, se borne à quelques secousses convulsives chez l'animal dont la trachée a été fermée dès le début des excitations corticales. Nous aurons l'occasion de revenir sur la nature de cette influence à propos des agents capables de diminuer l'excitabilité des centres nerveux.

Mais aucune influence n'est plus nette que celle de l'arrêt du cœur produit par l'excitation du nerf pneumogastrique : quand l'arrêt est complet, on voit l'attaque se suspendre : souvent même elle cesse, bien que le cœur ne soit pas complètement arrêté, pourvu que le ralentissement soit très notable. La figure 43, fournie par une série d'essais successifs (Exp. n° 66, 25 mars 1883), montre qu'à chaque excitation efficace des nerfs modérateurs du cœur l'attaque clonique se suspend; les muscles restent un instant contracturés, puis reviennent par degrés à l'état de repos. Quand on laissait l'attaque évoluer sans en troubler la marche par l'arrêt du cœur, elle continuait pendant un certain temps, et, au lieu de se supprimer presque tout d'un coup, s'atténuait par degrés, les secousses se dissociant de plus en plus, les muscles revenant graduellement à leur longueur normale. Cette constatation entraîne des conséquences théoriques que nous ne pouvons que signaler, celle-ci notamment que l'anémie soit totale,soit partielle de l'encéphale, n'est nullement la cause des convulsions épileptiformes[1].

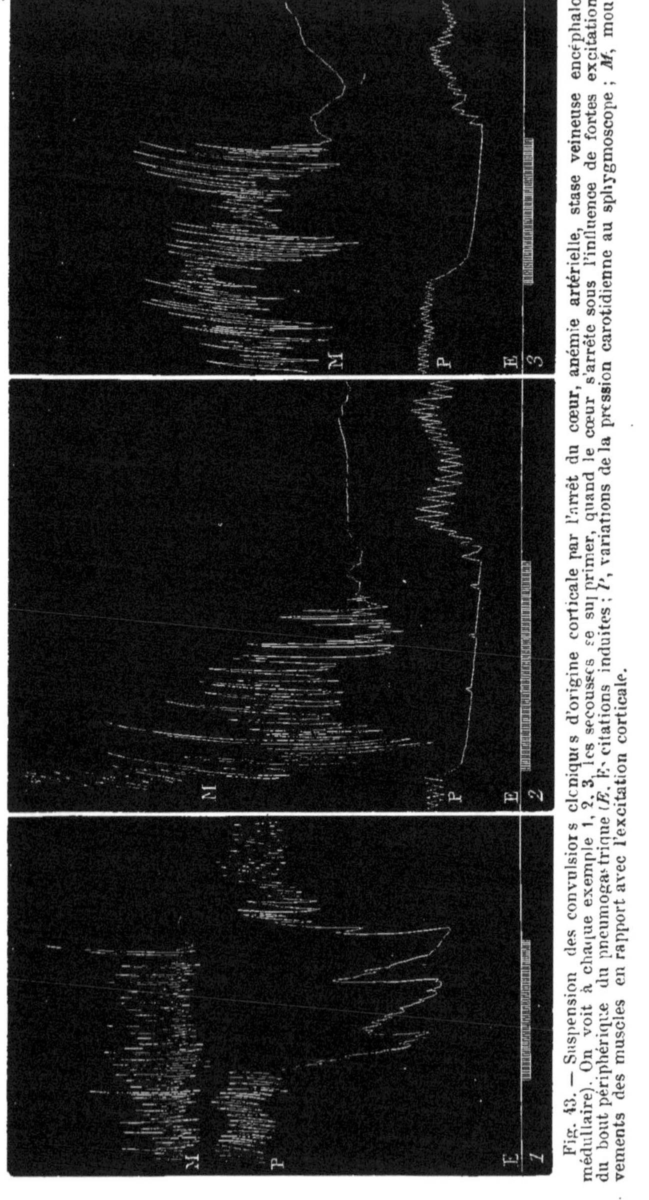

Fig. 43. — Suspension des convulsions cloniques d'origine corticale par l'arrêt du cœur, anémie artérielle, stase veineuse encéphalo-médullaire). On voit à chaque exemple 1, 2, 3, les secousses se supprimer, quand le cœur s'arrête sous l'influence de fortes excitations du bout périphérique du pneumogastrique (*E*, Excitations induites; *P*, variations de la pression carotidienne au sphygmoscope; *M*, mouvements des muscles en rapport avec l'excitation corticale.

[1] Il est souvent difficile d'obtenir l'arrêt complet du cœur au cours d'un accès

De quelques phénomènes post-épileptiques.

Parmi les nombreuses perturbations qui se manifestent à la suite des accès d'épilepsie provoquée, il en est quelques-unes qui ont particulièrement attiré notre attention et sur lesquelles nous insisterons exclusivement. L'anesthésie des régions qui ont été le siège des convulsions, la suppression des réflexes dans ces parties, la contracture localisée elle-même, tout intéressante qu'en soit l'étude [1], la paralysie

clonique; il semble, ainsi que nous le verrons à propos des réactions circulatoires de l'épilepsie corticale, que le cœur subisse une influence accélératrice très puissante, contrebalançant efficacement les effets modérateurs des excitations du pneumogastrique. Mais, quand on est arrivé à agir sur le cœur dans le sens modérateur, en renforçent les excitations du bout périphérique du pneumogastrique, on voit survenir les phénomènes indiqués plus haut.

La suspension des convulsions épileptiformes par l'arrêt du cœur doit-elle être considérée comme la conséquence de l'anémie artérielle encéphalo-médullaire ? Si nos expériences permettent d'éliminer l'anémie encéphalique comme condition prochaine des convulsions épileptiformes, elles n'établissent pas d'autre part, que cette anémie par arrêt du cœur soit la cause de l'arrêt des attaques Nous avons montré, en effet (C. R. *Soc. Biologie*, 1883) qu'en même temps que le sang artériel cesse d'affluer dans les centres nerveux, ceux-ci se gorgent de sang veineux; la place qui cesse d'être occupée par le sang artériel est prise par le sang veineux qui n'est plus expulsé de la cavité céphalo-rachidienne par l'expansion artérielle et, d'autre part, ne trouve plus à se loger dans les grandes cavités veineuses abdomino-thoraciques. La veinosité rapidement croissante du sang qui baigne les éléments nerveux centraux pourrait donc jouer le principal rôle dans l'effet suspensif des arrêts du cœur sur les convulsions et cet effet se ramènerait à celui de l'asphyxie que nous avons indiqué précédemment..

La subordination de l'arrêt des convulsions à l'arrêt du cœur, dans les cas d'épilepsie corticale, se confirme par la contre-épreuve suivante : on provoque une attaque par l'excitation du cerveau, en même temps qu'on applique de fortes excitations au bout périphérique du pneumogastrique; on voit alors les muscles du membre correspondant au centre excité rester convulsés pendant la durée de l'excitation, mais l'attaque semble avorter; elle ne fait que s'ébaucher et ne continue pas après l'excitation. Tout au contraire, quand on répète l'expérience sans agir en même temps sur le cœur, l'attaque se produit, énergique et prolongée; elle marche ainsi jusqu'au moment où on produit l'arrêt du cœur : elle s'arrête alors, comme le montre la figure 43 (Exp. 66), après quelques secondes de suspension des battements.

[1] La contracture post-épileptique mérite cependant une mention spéciale : elle se caractérise par une rigidité musculaire toute différente de la contraction tonique, vibratoire de l'accès lui-même; elle ne s'accuse sur les courbes myographiques que par une ligne horizontale dépourvue de toute oscillation et, quand elle vient à cesser, la courbe s'abaisse graduellement vers l'abscisse sans présenter de vibrations. Nous l'avons observée assez souvent et notamment dans les deux cas suivants : Exp. n° 32 (5 septembre 1878) : contracture localisée aux membres qui ont été le point de départ d'une série d'accès généralisés, persistant plus d'une demi-heure; l'animal déposé à terre tombe sur le côté contracturé. L'ablation de la zone motrice ne modifie en rien la contracture. — Exp. n° 44 (4 janvier 1879, avec M. Fredericq, de Liège) : contracture post-épileptique persistante dans les membres correspondant au centre cortical excité et qui ont été le point de départ d'un

post-épileptoïde [1], les troubles sensoriels, n'ont pas fait de notre part l'objet de recherches particulières; nous nous sommmes attachés surtout à la détermination des changements survenus dans l'aptitude épileptogène de la région corticale dont l'excitation avait provoqué les accès.

On observe souvent, à la suite des premiers accès provoqués, une exagération telle de l'excitabilité cérébrale, qu'il devient impossible d'appliquer à la zone motrice des excitations même légères et peu prolongées, sans provoquer l'explosion de nouveaux accès. Tous les expérimentateurs ont vu, depuis Ferrier, leurs expériences, pratiquées dans un autre but que l'étude de l'épilepsie, fréquemment interrompues par cette excessive aptitude épileptogène. Or, il est très remarquable que les animaux qui la présentent soient aussi ceux chez lesquels on constate tous les signes d'une grande surexcitation cérébrale: c'est chez eux que se produisent ces hallucinations violentes, ce délire furieux, qu'ont bien décrit M. Albertoni et M. Luciani et que M. Motet a récemment étudié sur l'homme.

En regard de ces troubles fonctionnels caractérisés par l'excès d'activité cérébrale, on doit insister sur les modifications inverses que

série d'accès généralisés; l'ablation de la zone motrice tout entière ne supprime pas cette contracture qui précède l'apparition d'un état de mal auquel succombe l'animal après une demi-heure d'accès subintrants.

Couty, de son côté, a observé des accidents de contracture post-épileptique; dans son Mémoire publié dans les *Archives de Physiologie*, en 1881, il cite un fait de contracture consécutive à une grande attaque et siégeant dans les membres opposés au côté excité; il a aussi enlevé la zone motrice, même des deux côtés, sans faire cesser cette contracture, et présente ce résultat comme contraire à la doctrine localisatrice. Mais nous ne voyons pas en quoi ces faits touchent à la question des localisations : la contracture est un phénomène médullaire, non cérébral; l'état des muscles reste subordonné à l'hyperexcitabilité de la moelle causée, dans le cas particulier, par une stimulation cérébrale excessive à laquelle elle survit, tout comme continuent à se produire les convulsions lancées par les excitations cérébrales alors qu'on supprime par l'ablation corticale toute persistance d'influence excitante du cerveau; tant que les centres médullaires restent en état d'hyperexcitabilité, la contrature se maintient et l'ablation du cerveau n'y peut rien changer. Chez les vieux hémiplégiques, la contracture secondaire, si bien étudiée par Brissaud, est le résultat de l'irritation des cornes antérieures par l'envahissement sclérosique de la moelle; quand la lésion est devenue destructive, la paralysie flaccide succède à la contracture : dans ce cas l'influence cérébrale est également nulle.

[1] Les paralysies post-épileptoïdes localisées observées chez l'homme par Todd, par Hughlings Jackson et dont M. Dutil a fait l'objet d'un intéressant travail (*Rev. de médecine*, mars 1883, p. 161), s'observent fréquemment chez les animaux à la suite des grands accès; elles sont chez eux également transitoires. Nous les avons vues survenir d'emblée à la suite des accès et dans d'autres cas faire suite à une période de contracture post-épileptique; il semble qu'elles résultent d'un épuisement médullaire passager.

nous avons étudiées il y a plusieurs années sous le nom *d'épuisement cortical post-épileptique*[1]. Les animaux qui présentent ces accidents à la suite des grandes attaques restent indifférents aux excitations psychiques, sensorielles ou sensitives; ils sont somnolents et ne se tiennent debout qu'avec grande difficulté; chez eux les paralysies post-épileptoïdes localisées sont fréquentes; ils ne présentent jamais de contracture. Quand on applique à la portion de la zone motrice primitivement excitée des courants même plus intenses que ceux qui avaient provoqué des accès, on n'obtient parfois aucune réaction motrice, ou bien les mouvements qui surviennent n'ont aucun caractère convulsif[2].

Cet épuisement est tout *local*, non point qu'il se borne exclusivement à la portion circonscrite du champ moteur excité en premier

[1] François-Franck et Pitres. — Recherches sur les convulsions, etc. (*Arch. de Physiologie*, 1883, p. 124.)

[2] Quelques extraits des expériences que nous avons faites à ce sujet donneront une idée suffisante des phénomènes.

Exp. n° 7 (du 19 décembre 1877). — Aussitôt après trois grandes attaques, dont la première avait été provoquée par l'attouchement des circonvolutions légèrement enflammées et hyperexcitables, on constate la perte d'excitabilité pour des excitations qui, avant les attaques, provoquaient de vives réactions motrices. Mais cette perte d'excitabilité n'est que *relative*, car, en augmentant notablement l'intensité des excitations, on provoque des mouvements. Elle n'est aussi que temporaire : après un repos de 1/4 d'heure, on voit redevenir efficaces les excitations tout à l'heure sans effet.

Exp. n° 32 (du 5 septembre 1878). — Perte absolue d'excitabilité corticale à la suite d'une série d'attaques provoquées par l'excitation de la zone motrice droite, non seulement au niveau de la région découverte tout d'abord et excitée, mais aussi dans toute l'étendue de la zone motrice qu'on vient de mettre à nu. L'inexcitabilité persiste plus d'une demi-heure après la dernière attaque. Or, les moindres excitations de la zone motrice du côté opposé, qui vient d'être mise à découvert, sont suivies de mouvements, et, quand on les renforce un peu, de grandes attaques qui se généralisent (chien).

Exp. n° 37 (du 20 septembre 1878). — Épuisement cortical incomplet : de très fortes excitations provoquent les mêmes réactions que les excitations moyennes du début. Cet épuisement relatif est aussi temporaire : par le repos, il se répare, à la suite d'une série d'accès (chien).

Exp. n° 38 (du 21 septembre 1878). — Inexcitabilité corticale absolue, mais transitoire, n'empêchant pas de se produire, au cours de l'excitation des mouvements de défense de l'animal. (Réactions volontaires ?) (chat).

Exp. n° 40 (du 24 septembre 1878). — De très fortes excitations corticales, prolongées plusieurs *minutes* sur un lapin, n'ont provoqué que des réactions simples, très régulières, cessant en même temps que l'excitation ; aussi, en l'absence d'épilepsie provoquée, n'a-t-on point observé d'épuisement cortical. Cette inexcitabilité momentanée de l'écorce a été constatée une seule fois dans la série d'essais pratiqués sur cet animal : or, cette fois seulement, on avait noté des secousses convulsives de la face et du cou.

Exp. n° 92 (du 6 novembre 1885). — Épuisement cortical localisé. (Voir la note de la page suivante.)

lieu, mais il est limité à la zone motrice de ce côté [1] : en transportant à la zone opposée les excitations qui se montrent inefficaces sur cette zone, on provoque encore de grandes attaques. Il s'agit donc là d'un phénomène de suspension d'activité cérébrale localisé et non d'une influence inhibitoire étendue à l'ensemble des centres nerveux : la moelle conserve son action, comme le prouve la provocation facile d'accès épileptiques généralisés par l'excitation de la zone motrice du côté opposé à celui qui se montre inactif ; les muscles et les nerfs moteurs ont aussi conservé toute leur excitabilité.

L'épuisement post-épileptoïde est en outre *transitoire :* au bout d'un quart-d'heure ou d'une demi-heure, la zone motrice inexcitable a repris son influence ; cette restitution s'annonce d'abord par la possibilité de provoquer des mouvements simples, si l'épuisement avait été porté au point de supprimer même ces réactions ; le dernier terme de la réparation est le retour de l'aptitude épileptogène ; encore faut-il attendre un temps assez long pour pouvoir provoquer des attaques aussi intenses avec les mêmes excitations qu'au début.

Nous aurons plus tard à faire ressortir l'intérêt du fait de l'épuisement cortical post-épileptoïde, à propos de la discussion de l'excitabilité cérébrale : nous l'enregistrons ici en son lieu, comme nous avons fait déjà d'une série d'autres phénomènes que nous rapprocherons en en cherchant la signification théorique.

L'examen que nous venons de faire nous amène à la recherche du *lieu d'action* des excitations épileptogènes appliquées à la surface des circonvolutions : c'est là un point que nous avons réservé jusqu'ici, même en traitant de la question connexe de l'épuisement post-épileptoïde, et qui fera l'objet de la prochaine leçon.

[1] Quelquefois on observe la délimitation nette de l'épuisement cortical à la portion de la zone motrice qui a été le point de départ des attaques : c'est le cas de l'expérience n° 92 (du 6 novembre 1885, avec M. Verstraëte, de Gand), dans laquelle il est noté que la région primitivement excitée a perdu toute aptitude épileptogène à la suite de huit grandes attaques successives, tandis que la *portion voisine* de l'écorce, restée excitable, a provoqué une grande attaque.

DOUZIÈME LEÇON

(26 janvier 1885)

ÉPILEPSIE CORTICALE (SUITE)

Zone dite épileptogène du cerveau : faits cliniques et expérimentaux montrant l'aptitude épileptogène absolue de la région motrice et l'inaptitude relative de la zone latente chez l'homme et chez les animaux.
La zone dite épileptogène se confond avec la zone motrice et n'a aucune faculté épileptogène spéciale. Elle doit son action convulsivante à sa grande excitabilité.
Les excitations appliquées à courte distance de la zone motrice peuvent provoquer des accès convulsifs dans des conditions déterminées d'intensité de l'excitant et de réactivité bulbo-médullaire. Les accès de cette provenance ont des caractères spéciaux, notamment leur apparition tardive par rapport à l'excitation; ils cessent de se produire après l'ablation de la zone motrice.

MESSIEURS,

La recherche des régions du cerveau dont l'excitation est capable de provoquer des convulsions soulève deux questions différentes : 1° *à la surface du cerveau* toutes les circonvolutions sont-elles susceptibles de donner lieu aux accès convulsifs? 2° *dans l'épaisseur du cerveau* peut-on provoquer les attaques en excitant l'appareil cortical, le centre ovale, la capsule interne, etc. ? Ou bien une seule de ces parties est-elle apte à produire les réactions épileptiformes? On verra que la discussion n'est guère possible sur le premier point, tandis qu'elle reste ouverte sur le second.

I. — *Régions corticales au niveau desquelles les excitations peuvent provoquer l'épilepsie.*

Le siège des lésions corticales irritatives, capables de déterminer des accès épileptiformes chez l'homme, est tout aussi important à considérer, dans la détermination des régions épileptogènes, que celui des excitations électriques appliquées aux circonvolutions chez les animaux : nous examinerons donc successivement les résultats des observations cliniques et des expériences.

A. *Faits anatomo-cliniques.* — En se bornant à relever les observations publiées jusqu'à 1879 et dont Cl. de Boyer a donné le groupement méthodique dans sa thèse[1], on se trouve en présence d'un nombre de faits précis assez grand pour autoriser à localiser dans certaines circonvolutions le point de départ des accès épileptoïdes[2] :

1° *Lésions de la frontale ascendante d'un côté :* début des convulsions par les doigts du membre supérieur opposé. (Cas de H. Jackson; Charcot; Glicky; Mahot; Henrot.)

2° *Lésions siégeant au voisinage de la même circonvolution.* — Même début et même siège des convulsions. (Cas de H. Jackson, Bernhardt.)

3° *Lésions siégeant sur le sommet des circonvolutions ascendantes et à cheval sur la scissure de Rolando.* — Convulsions atteignant à la fois les deux membres supérieur et inférieur du côté opposé. (Cas de Bourneville et Charcot; Dreyfus; Landouzy.)

4° *Lésions siégeant vers la base des circonvolutions ascendantes.* — Convulsions débutant par la face. (Cas de Hitzig; Vernher; Verneuil; Gowers; Charcot et Ball.)

5° *Lésions situées au voisinage de la même région, vers la partie*

[1] H. Cl. de Boyer. — Études cliniques sur les lésions corticales des hémisphères cérébraux. (Paris, *Th. Doct.*, 1879, p. 109-118.)

[2] Chez l'homme, les tumeurs de la zone motrice, les ramollissements partiels et limités à cette région, les encéphalites et méningites localisées, sont les lésions qui donnent le plus souvent naissance à l'épilepsie jacksonienne. Le dépouillement, à ce point de vue, de 71 observations, nous a donné les résultats suivants :

Tumeurs diverses de l'écorce (gliomes, gommes, tubercules, etc.). .	32 cas.
Ramollissements inflammatoires ou emboliques.	16 »
Traumatismes. — Contusions	7 »
Abcès superficiels.	6 »
Méningites aiguës ou chroniques.	6 »
Hémorrhagies corticales.	4 »

Les lésions du centre ovale ne provoquent l'épilepsie partielle que lorsqu'elles intéressent en même temps la substance grise des circonvolutions. Les lésions isolées du corps opto-strié, de la capsule interne, de la capsule externe ne provoquent jamais de convulsions épileptiformes. Ces convulsions ne se montrent pas non plus dans les cas où la zone motrice corticale est détruite en totalité, comme cela arrive, par exemple, à la suite des embolies du tronc de la sylvienne. Tout cela concorde exactement, on le voit, avec les résultats fournis par l'expérimentation chez les animaux.

moyenne des circonvolutions ascendantes. — Convulsions de la face et des membres du côté opposé. (Cas de B. Bramwell; Bernhardt; David; Rosenthal; Burresi.)

Les observations plus récentes et empruntées à Charcot et Pitres (1877), Seguin (1877), Maygrier (1877), Mossé (1877), Bourneville (1876), B. Bramwell (1878), et reproduites dans la thèse de Cl. de Boyer, confirment les déductions tirées des faits précédents, tout comme les observations antérieures à 1870 et fournies, depuis Bravais (1827), par Lallemand, Andral, Charcot et Vulpian, Broca, Liouville, etc. [1].

A cet ensemble de documents *positifs*, permettant de localiser chez l'homme le point de départ des accès épileptoïdes partiels dans une région circonscrite de la convexité du cerveau, (région qui correspond à la zone motrice telle que l'ont mieux délimitée encore les observations de monoplégies), on pourrait joindre toutes les observations *négatives* qui amènent à conclure que les lésions *éloignées* de cette zone ne s'accompagnent pas d'accidents convulsifs : le résultat dernier de cette étude peut être formulé comme l'a fait de Boyer auquel ont été empruntés les éléments de cet exposé sommaire : « De l'examen des cas précités, une première conclusion se dégage, c'est que les spasmes localisés ne surviennent jamais qu'à la suite des lésions *de la convexité des hémisphères* ou après une altération du lobule paracentral ;... ces lésions convulsivantes ont de plus un

[1] La clinique humaine ne fournit guère que des observations de *lésions irritatives* ayant provoqué des réactions convulsives; il existe cependant un fait que nous devons utiliser et dans lequel des excitations électriques appliquées au cerveau de l'homme ont provoqué des convulsions localisées au côté opposé du corps : cette expérience est d'un chirurgien américain, R. Bartholow, dont la conduite trouvera peu d'imitateurs, et a été publiée dans " *The American Journal of medical Sciences* " (april, 1874, p. 305-313); nous en donnerons un résumé succinct. — Chez une femme, dont la calotte crânienne avait été en partie détruite par nécrose, on introduisit (exp. III), *dans le lobule pariétal supérieur droit*, deux aiguilles isolées jusqu'à leur extrémité, et en rapport avec une batterie de la Cie Galvano-Farad. On vit d'abord se produire des mouvements simples du côté opposé du corps

« Pour obtenir des réactions plus nettes, la force du courant fut augmentée... Lorsque le courant passa dans les aiguilles, la figure de la patiente manifesta une grande angoisse; elle commença à pleurer. Bientôt sa main *gauche* s'étendit comme pour prendre quelque objet placé devant elle, le bras fut agité de spasmes cloniques; ses yeux devinrent fixes, les pupilles largement dilatées; les lèvres bleues; l'écume vint à la bouche, le respiration devint stertoreuse; la malade perdit connaissance et eut des convulsions violentes du côté *gauche*. Celles-ci durèrent 5 minutes et furent suivies de coma. Elle revint à elle 20 minutes après, se plaignant d'un peu de faiblesse et de vertige. » (*L. c.*, p. 310.)

Après deux nouvelles expériences du même genre, les accidents s'aggravèrent : onv ulsions rythmiques, paralysie; mort le lendemain (Voyez *Note de la page* 13.)

caractère commun, c'est de siéger *aux abords de la zone motrice ou sur cette zone elle-même...* »

Nous allons voir que cette conclusion se vérifie chez les animaux : les excitations épileptogènes du cerveau ont leur maximum d'effet quand elles sont appliquées à la zone motrice elle-même ou quand elles l'atteignent par transmission de voisinage ; quand elles s'en éloignent, elles peuvent encore provoquer des convulsions, mais d'autant moins facilement que la distance est plus grande entre les points excités et les limites de la zone motrice.

B. *Faits expérimentaux.* — Il est acquis, depuis les premières recherches de Hitzig et de Ferrier (1870-1874), que les excitations électriques suffisantes *d'un point quelconque de la zone motrice* chez les animaux (singe, chien, chat, etc.) provoquent des accès convulsifs débutant par les muscles subordonnés aux points excités. C'est là un fait que tous les expérimentateurs ont contrôlé et sur lequel il est inutile d'insister.

Toutefois certains physiologistes ayant observé une activité épileptogène plus grande de quelques points des circonvolutions motrices, ont été amenés à attribuer à une région circonscrite, incluse dans le champ moteur, une influence convulsivante spéciale et à la désigner sous le nom de *zone épileptogène.* Cette localisation est de Albertoni[1] ; elle repose sur un fait d'observation exact, à savoir que certains points de la zone motrice sont, en effet, plus aptes que les autres à provoquer l'accès ; mais une telle désignation consacre une erreur en ce sens qu'elle laisse supposer une faculté épileptogène spéciale, indépendante de l'aptitude motrice simple, de la part de certaines circonvolutions. Cette réserve faite, il faut en effet reconnaître que les mêmes excitations appliquées aux divers points de la zone motrice n'ont pas une égale efficacité convulsive ; les différences, pensons-nous, tiennent simplement à une plus grande excitabilité de ces régions dites épileptogènes : Albertoni les localise en dedans du sillon crucial ; Luciani et Tamburini[2], dans leur critique des conclusions de Albertoni, admettent que tous les points de la zone motrice peuvent donner lieu à des accès, mais tout

[1] Albertoni (*C. R. du Lab. de Sienne*, 1876. *Confer. sperim.*) conclut de ses expériences que dans le plus grand nombre des cas, en excitant chez le chien, avec un très léger courant, l'écorce cérébrale, en dedans du sillon crucial, *en un point déterminé*, on détermine la production d'un accès. (*Loc. cit.* p. 8.) C'est cette région qu'il propose de désigner sous le nom de *Zone épileptogène* du cerveau.

[2] Luciani et Tamburini. (Sui centri psico-motori, p. 40-45, 1878.)

particulièrement ceux qui correspondent aux mâchoires et à la face ; de notre côté, nous attribuerions une activité plus grande aux points moteurs des membres, sans attacher, du reste, d'autre importance à cette indication, sachant combien est sujette à variations l'excitabilité des diverses régions de la zone motrice. Ce qui nous paraît au-dessus de toute contestation, c'est que la zone dite épileptogène se confond absolument avec la zone motrice et qu'il n'y a pas de points spécialement épileptogènes dans cette zone.

Cette conclusion étant posée, il faut s'empresser d'ajouter qu'*en dehors des limites de la zone motrice* (telles que permettent de les préciser les excitations faibles et brèves provoquant des réactions simples) on peut déterminer des accès convulsifs par de fortes excitations, notamment sur le trajet des circonvolutions sphéno-occipitales. Plus on s'écarte de la zone motrice, plus les convulsions sont difficiles à provoquer ; d'autre part les accès diffèrent de ceux que détermine l'excitation de la zone motrice et par leur moindre intensité et surtout par leur apparition tardive : ce sont des faits que nous avons souvent observés et qu'il est important de rappeler ici. Déjà ceux-mêmes qui manifestaient le plus de tendance à localiser une zone épileptogène, Albertoni, par exemple, avaient reconnu que des réactions convulsives peuvent résulter de l'excitation de points corticaux situés en dehors de cette zone ; nos expériences personnelles ont confirmé le fait et nous ont permis de l'étudier avec détail. Nous avons cherché à préciser les conditions d'activité et d'inefficacité épileptogène de ces régions extra-motrices et à tirer parti de ces études pour déterminer la signification des réactions organiques produites par l'excitation des circonvolutions sphéno-occipitales. Il ne sera question ici que de la première partie de nos résultats ; l'étude des réactions organiques d'origine corticale renfermera l'exposé des autres[1].

[1] Ces résultats ont été énoncés dans notre mémoire sur l'épilepsie corticale (François-Franck et Pitres. *Arch. Phys.*, 1883, p. 13), sans qu'il ait été fait spécialement mention des expériences ; nous donnerons ici le résumé de deux d'entre elles, en insistant sur la plus significative.

Exp. n° 68, 31 mars 1883. — Chien de rue, mâtiné, jeune. — Mise à nu de la plus grande partie de l'hémisphère gauche, sans hémorrhagie trop abondante grâce à l'occlusion des canaux osseux avec la cire à modeler. Dure-mère enlevée. Cerveau très vasculaire, mouvements d'ensemble à caractère expansif très net.

L'excitation énergique de différents points des *circonvolutions occipitales* ne donne lieu à aucun mouvement simple ni convulsif. L'expérience est répétée à plusieurs reprises.

On excite alors avec des courants très faibles les points de la zone motrice

1° L'excitation des régions corticales non motrices ne donne lieu à des réactions convulsives qu'à la condition d'être beaucoup plus forte et prolongée que celle des régions motrices. (Cette première différence avait été déjà notée par Albertoni[1].)

2° Le plus souvent les excitations *maxima* de la région sphéno-occipitale appliquées au début d'une expérience, alors que l'animal n'a pas encore subi d'accès convulsifs par l'excitation de la zone motrice, restent sans effet épileptogène et même sans aucun effet moteur ; mais, à la suite des accès provoqués par l'excitation de cette dernière région, des excitations moins fortes qu'au début, appliquées aux circonvolutions non motrices, déterminent des accès ;

correspondant aux membres : mouvements simples, bien localisés au membre antérieur et au membre postérieur.

A la suite de ces excitations minima, l'application des courants les plus intenses sur la région occipitale ne donne encore naissance à aucune réaction motrice.

On revient à la région du gyrus symoïde et on provoque, avec des excitations modérées, mais assez prolongées (2 à 3 secondes), plusieurs accès convulsifs, localisés d'abord aux membres du côté opposé, se généralisant rapidement ensuite sous la forme tonique et clonique. Ces accès se suspendent quand on supprime les excitations provocatrices et l'animal n'entre pas en état de mal.

Une troisième tentative est faite sur les *circonvolutions occipitales :* des courants forts, mais moins intenses que ceux qui avaient été d'abord employés (60 au lieu de 100 g.), produisent, dès la première application, une grande attaque généralisée d'emblée, mais remarquable par son apparition *tardive* (quelques secondes après que les excitations ont cessé) et accompagnée de cris plaintifs.

Il semble donc que la provocation antérieure d'accès épileptiques ait accru l'excitabilité des circonvolutions occipitales, au point de permettre la production d'accès par l'excitation de cette région, alors qu'on ne pouvait auparavant obtenir, avec les excitations les plus intenses, même des réactions motrices simples.

Exp. n° 75, 19 novembre 1884 (avec MM. Poupinel, Bouland et Démosthènes (de Cracovie). — Expérience faite dans le but d'étudier les réactions organiques des excitations corticales épileptogènes. Chien incomplètement curarisé, présentant encore des secousses suffisantes pour servir de témoins des accès : 1° après provocation d'accès à forme oganique par l'excitation de la zone motrice, on interroge la portion occipitale de la première circonvolution longitudinale. L'excitation prolongée *huit secondes*, avec les courants induits maxima, ne détermine, ni pendant son application ni dans les instants suivants, aucune réaction épileptique générale ou organique. Au bout de 45 secondes, on voit les pupilles se dilater tout d'un coup (signe de début d'accès); des secousses se produisent dans l'épaule et dans l'oreille du côté opposé au côté excité : ces troubles durent environ une minute. On a eu évidemment affaire à un accès *tardif*, comme le sont d'habitude les accès de provenance sphéno-occipitale; 2° après une ablation *incomplète* de la zone motrice, les excitations de la région postérieure, produisirent encore un accès semblable au précédent; 3° l'ablation de la zone motrice ayant été faite en totalité, les réactions épileptiformes firent défaut quand on renouvela les excitations sphéno-occipitales, même en les renforçant : ce dernier résultat implique donc la nécessité de l'intervention des centres moteurs corticaux.

[1] Albertoni. (*Loc. cit.*, p. 12.)

3° Ceux-ci diffèrent des accès ordinaires, non seulement en ce qu'ils sont moins violents (fait indiqué par Albertoni, mais qui n'est pas constant), mais surtout par leur apparition relativement très tardive. On sait que les convulsions provoquées par l'excitation de la zone motrice éclatent ordinairement pendant l'excitation elle-même, pour peu que celle-ci se prolonge quelques secondes, ou tout au moins qu'elles ne tardent guère au delà de deux ou trois secondes. Tout au contraire celles qu'on peut produire par l'excitation des circonvolutions non motrices ne surviennent jamais pendant l'excitation, appliquées en temps normal ; elles apparaissent tardivement, de 40 à 60 secondes après le passage des courants ;

4° Si, après avoir constaté chez un animal la production d'accès sous l'influence d'excitations sphéno-occipitales, on enlève *toute* la portion fronto-temporale des circonvolutions (zone véritablement motrice), de nouvelles excitations appliquées sur la même région ne provoquent plus d'accès : ce qui laisse supposer que ceux-ci résultaient de la mise en jeu (par un procédé physique ou physiologique) de la zone motrice enlevée ;

5° Tout au contraire, si on enlève les circonvolutions sphéno-occipitales, en respectant la zone motrice et les faisceaux blancs sous-jacents, les attaques se reproduisent tout aussi bien que si aucune ablation n'eût été faite.

TREIZIÈME LEÇON

(30 janvier 1885)

ÉPILEPSIE CORTICALE

(SUITE)

Les excitations localisées à la coupe des faisceaux blancs du centre ovale paraissent incapables de provoquer des accès épileptiques. — Conditions des expériences : manuel opératoire; suppression de l'hémorrhagie; ablation complète de la substance grise; localisation des excitations. — Types des réactions tétaniques centre-ovalaires : absence de convulsions consécutives. — Cas de contracture et d'accès ébauché à la suite des excitations du centre ovale. — Mêmes résultats à la suite de la destruction sur place de l'écorce (cautérisation, congélation) ou de la suppression fonctionnelle momentanée (réfrigération simple, action suspensive du chloral).

Discussion des objections : 1° la substance blanche ne donne pas d'attaques à cause de la suppression de son irrigation artérielle à la suite de la décortication. Réponse : la capsule interne n'en donne pas davantage, quoique sa mise à nu ne supprime pas l'afflux sanguin par les artères lenticulo-striées; 2° la destruction de l'écorce produit un effet inhibitoire à distance et supprime la réactivité bulbo-médullaire. Réponse : l'excitation des régions corticales voisines de la région détruite provoque facilement les accès.

Examen des causes d'erreur : diffusion dans l'écorce des excitations qu'on croit limités à la substance blanche.

MESSIEURS,

Nous avons observé, en 1877 [1], ce résultat imprévu, que des excitations intenses appliquées sur la coupe des faisceaux blancs, après ablation de l'écorce au niveau de la zone motrice, ne provoquent pas de convulsions épileptiformes, et cela sur les mêmes animaux dont l'excitation corticale beaucoup moins énergique avait provoqué de grands accès convulsifs. Depuis cette époque nous avons eu souvent

[1] François-Franck et Pitres. — C. R. *Soc. Biologie*, 1877, 23 décembre. — C. R. Lab. Marey, IV, 1878. — *Arch. Physiologie*, 1883.

l'occasion de contrôler ce fait qui a soulevé des objections dont nous aurons à discuter la valeur.

Voyons d'abord le résultat des expériences exécutées dans les conditions que nous croyons les meilleures, et pour cela supposons une expérience type qui représente plusieurs de celles que nous citons en note [1]. Sur un animal non anesthésié, on s'assure tout d'abord que l'excitation induite, modérée et peu prolongée de la zone motrice provoque des réactions épileptiques, c'est-à-dire des convulsions affectant l'un quelconque des types que nous avons étudiés et ayant pour caractère essentiel de se prolonger un certain nombre de secondes, une minute, ou davantage, après la suppression de l'excitation ; cette réaction est enregistrée, comme toujours.

On procède ensuite à la mise à nu du centre ovale dans une étendue suffisante pour que les excitations puissent y être facilement circonscrites, en enlevant la zone motrice corticale en totalité ou en partie. Cette ablation doit être faite avec le plus grand soin : il est en effet essentiel que la coupe des faisceaux blancs soit absolument dépourvue de substance grise ; or, on n'est pas toujours assuré d'avoir décortiqué les faisceaux blancs d'une façon parfaite du premier coup ; en y regardant de près, on retrouve souvent une portion de substance grise apparaissant au fond du sillon crucial et qui plonge profondément dans le centre ovale ; une ablation supplémentaire est en ce cas indispensable. Pour éviter une trop grande perte de sang, on peut commencer par oblitérer avec la pointe du thermocautère les plus gros vaisseaux de la pie-mère ; il faut ensuite atten-

[1] Nous extrayons des expériences relatées en détail dans l'appendice de ces leçons les points relatifs à la recherche des convulsions épileptiformes par l'excitation du centre ovale et de la capsule interne.

Exp. n° 3 (du 13 décembre 1877). — Chienne jeune, vigoureuse. — Anesthésie chloroformique dissipée. Après avoir provoqué à plusieurs reprises de grands accès par l'excitation du centre cortical correspondant au membre antérieur opposé, on pratique, avec une curette tranchante (l'oblitération des vaisseaux de la pie-mère ayant été obtenue par une cautérisation préalable au thermo-cautère) l'ablation de cette région de l'écorce. L'hémorrhagie est très modérée; la coupe des faisceaux blancs apparaît très nette et totalement privée de substance grise. Des excitations beaucoup plus fortes que celles qui avaient suffi à provoquer des accès généralisés quand on les appliquait à l'écorce ne produisent que des mouvements simples, c'est-à-dire des secousses, si on emploie des décharges d'induction isolées, et des tétanisations plus ou moins prolongées si on emploie des séries de courants d'induction : les contractions cessent au moment même où est suspendue l'excitation, contrairement à ce qui se produit quand on agit sur l'écorce.

Exp. n° 4 (seconde expérience du 13 décembre 1877), sur un petit chien non anesthésié. — Mêmes résultats : absence d'attaque par l'excitation de la substance

dre pour pratiquer l'expérience que la coupe du centre ovale soit bien étanche, ce qu'on obtient d'habitude facilement en laissant un temps suffisant une plaque d'amadou à sa surface ; si l'écoulement du sang persiste, on fixe autour de la plaie cérébrale une languette d'amadou qui ferme les vaisseaux béants de la substance grise voisine. Tous ces détails ont une grande importance : c'est de leur observation que dépend le résultat de l'expérience. Tout étant bien disposé, on applique sur la coupe blanche les électrodes, écartées de quelques millimètres, et on y fait passer des courants induits d'intensité croissante, tout en enregistrant les réactions motrices du côté opposé du corps. On voit se produire des contractions qui peuvent être très énergiques, mais qui n'affectent nullement le caractère épileptiforme : elles se suspendent dès qu'on cesse l'excitation.

Si l'on rapproche les effets moteurs d'origine corticale (réaction épileptique) de ceux qu'a provoqués l'excitation beaucoup plus éner-

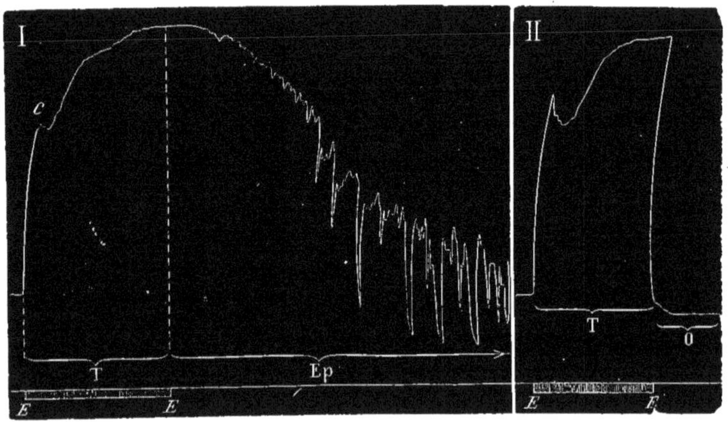

Fig 44. — Différence des réactions motrices produites par l'excitation faible *EE* de l'écorce (*I*) et par l'excitation très intense *EE* de la substance blanche (*II*). On voit que, dans le premier cas, à la suite du tétanos d'excitation *T*, s'est produit un accès épileptique, *Ep*, tandis que, dans le second cas, les muscles sont revenus immédiatement au repos (*O*), après la tétanisation *T* provoquée par l'excitation de la substance blanche.

gique de la substance blanche (réaction simple), on obtient deux types absolument différents, dont la figure ci-dessus (fig. 44) fournit un exemple.

blanche soigneusement décortiquée, et malgré la longue durée d'application et l'intensité des courants employés. Dans un seul essai, on constate l'apparition de petites secousses (3 ou 4) après que l'excitation a cessé (fig. 45, p. 102).

Exp. n° 16 (du 20 janvier 1878). — Chien jeune, vif, non anesthésié. — Absence d'at-

La réaction motrice de provenance centre-ovalaire n'est pas toujours aussi franchement simple que la précédente, il faut le reconnaître : parfois elle est suivie de quelques petites secousses ne rap-

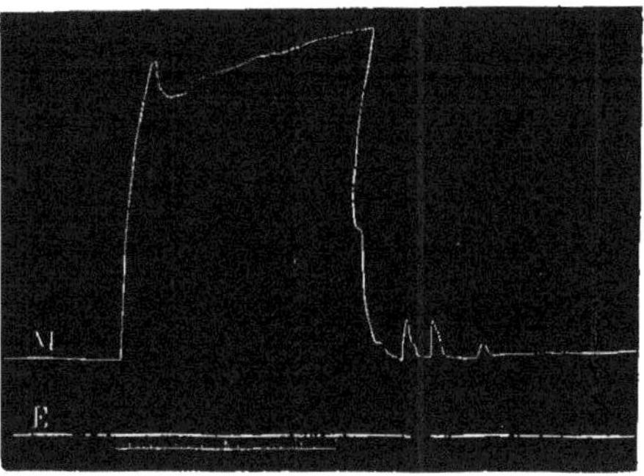

Fig. 45. — Petites secousses consécutives à l'excitation forte et prolongée de la substance blanche.

pelant que de bien loin l'accès clonique, comme il est facile de s'en

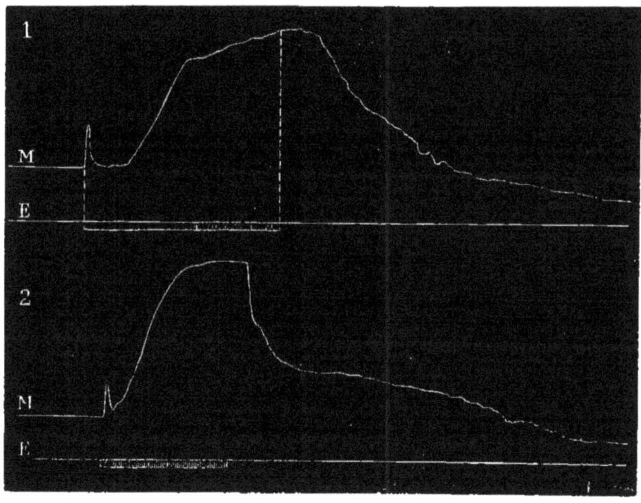

Fig. 46. — Formes variées des réactions produites par les excitations très fortes et plus ou moins prolongées de la coupe ovale au-dessous de la zone motrice : absence d'accès épileptique ; contracture rapidement décroissante ; secousse initiale.

assurer en comparant la figure plus haut (fig. 45) à l'un des spécimens d'accès d'épilepsie corticale que nous avons présentés déjà.

taques par l'excitation de la coupe des faisceaux blancs, bien que les excitations soient beaucoup plus intenses que celles qui, appliquées à l'écorce, avaient provoqué de grandes attaques.

Exp. n° 20 (du 1er février 1878). — Chien jeune, vigoureux, non anesthésié. — Re-

Parfois les muscles correspondant aux fascicules moteurs excités dans le centre ovale, présentent un certain degré de contracture rapidement décroissante (fig. 46) ou, pour mieux dire, ne se relâchent pas tout d'un coup comme il est de règle dans les types des réactions tétaniques de la substance blanche (fig. 47).

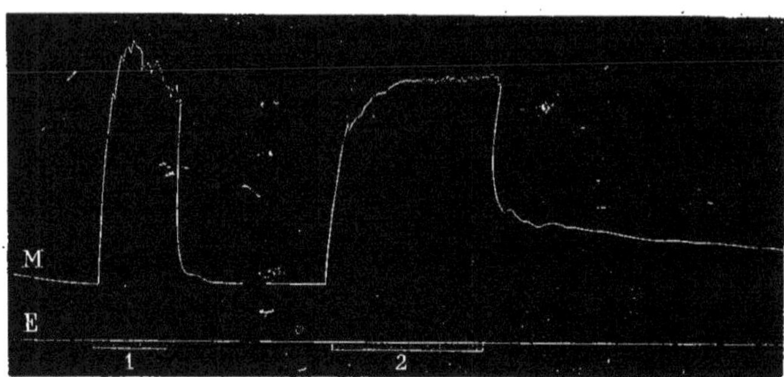

Fig 47. — Caractères du tétanos produit par l'excitation de la substance blanche (tétanos centro-musculaire).

On obtient les mêmes résultats quand, au lieu d'enlever la substance corticale, on la détruit par cautérisation; des électrodes en forme d'aiguilles isolées jusqu'à leur extrémité étant introduites à une certaine profondeur dans l'épaisseur du centre ovale à travers l'eschare corticale, ne provoquent plus que des réactions motrices

cherche minutieuse des effets moteurs produits par l'excitation très forte et prolongée de la coupe des faisceaux blancs sous-jacents à la zone motrice : l'excitation modérée et courte de l'écorce provoquait de grands accès; celle du centre ovale bien dépourvue de substance grise, ne provoque que des mouvements cessant en même temps que l'excitation, par suite sans aucun caractère épileptique. Pas d'influence inhibitoire à invoquer, l'excitation des parties corticales voisines produisant des accès violents.

Dans quelques essais avec des courants énergiques, les muscles ont présenté une sorte de contracture persistant après l'excitation, mais le relâchement s'est rapidement opéré sans secousses convulsives (fig. 46, p. 102).

Exp. n° 23 (du 18 février 1878) avec M. Beaunis. — Chien opéré pendant une légère chloroformisation. Excitations pratiquées après que l'anesthésie s'est complètement dissipée. — Absence d'accès épileptique par l'excitation intense de la substance blanche; pendant l'excitation, contracture violente qui se suspend en même temps que l'excitation.

Exp. n° 39 (du 23 septembre 1878). — Chien non anesthésié. — Après ablation de l'écorce dont l'excitation provoquait facilement de violents accès, les excitations les plus énergiques de la coupe des faisceaux blancs, soigneusement dégagée de toute trace de substance grise, ne provoquent que des réactions simples, très fortes, mais cessant aussitôt qu'on suspend l'application des courants; on s'assure que l'animal n'est pas épuisé en reproduisant de grands accès par l'excitation de la zone motrice droite, jusque-là laissée recouverte et non irritée.

Les excitations énergiques et soutenues de la coupe de la capsule interne pro-

simples, sans aucun caractère convulsif, et semblables à celles qui ont été figurées plus haut.

De même encore, quand on a supprimé, par un procédé quelconque, l'excitabilité de l'appareil cortical, l'excitation de la surface des circonvolutions devenues inertes ne produit plus de réaction épileptiforme : c'est ce qui s'observe à la suite de la réfrigération locale, sous l'influence du chloral, ou encore quand la zone motrice est temporairement épuisée après les grandes attaques provoquées.

Dans toutes ces conditions, qui sont équivalentes, l'appareil cortical n'intervenant plus comme agent de transformation des excitations cérébrales, la substance blanche nous a paru inactive au point de vue de la provocation d'accès convulsifs vrais.

Telle était la conclusion à laquelle nous avions été conduits par nos expériences de 1877 et que n'ont fait que confirmer celles que nous avons exécutées depuis cette époque : nous nous étions cependant formulé quelques objections qui ont été soumises à un contrôle direct ; ces objections ayant été reprises par les auteurs dont la critique s'est exercée sur ce point, nous les résumerons ici :

1° Le défaut de réactions épileptiformes par excitation du centre ovale ne résulte-t-il pas de la suppression de l'irrigation sanguine, conséquence inévitable de l'ablation ou de la destruction sur place de l'écorce ? Cette même influence ayant été invoquée pour expliquer la moindre excitabilité apparente du centre ovale que de l'écorce, devait l'être aussi pour interpréter l'absence de réactions convulsives. Bien que plusieurs arguments théoriques puissent être invoqués contre cette manière de voir, nous nous contenterons d'y répondre par un simple fait.

Si nous trouvons dans la masse blanche des hémisphères une région qui, tout en ayant une grande activité motrice, ne puisse

voquent une tétanisation générale très violente que l'on enregistre simultanément dans les quatre membres : aucune réaction épileptique ne survit à l'excitation.

Exp. n° 42 (du 22 octobre 1878). — Jeune chien vigoureux non anesthésié. — Nouvelle constatation du défaut d'aptitude épileptogène de la *substance blanche* du centre ovale avec excitations intenses et prolongées, au même moment où de faibles excitations *corticales* provoquent des accès généralisés.

Exp. n° 75 (du 19 novembre 1884) avec MM. Poupinel, Bouland et Démosthènes (de Cravovie). — Excitation, sur un chien, de la coupe des faisceaux blancs sous-jacents à la circonvolution marginale antérieure dont l'excitation avait provoqué des accès épileptiformes : *accidents convulsifs moins violents que précédemment, mais très nets*. — On enlève à la curette une portion de substance grise restée au fond et en dedans de la plaie cérébrale ; après dix minutes de repos, nouvelle excitation :

réagir aux plus fortes excitations par des accès épileptiformes, et possède d'autre part une irrigation artérielle qui n'aura point été compromise par l'opération de sa mise à découvert, nous aurons réalisé la meilleure preuve à donner de l'inaptitude réelle, non accidentelle, de la substance blanche à provoquer des accès épileptiques.

Cette région existe : c'est celle de la *capsule interne*.

Son système artériel est indépendant de celui de l'écorce et lui est commun avec les noyaux gris du voisinage : on peut donc atteindre la capsule interne sans supprimer la circulation artérielle dans la profondeur de son tissu.

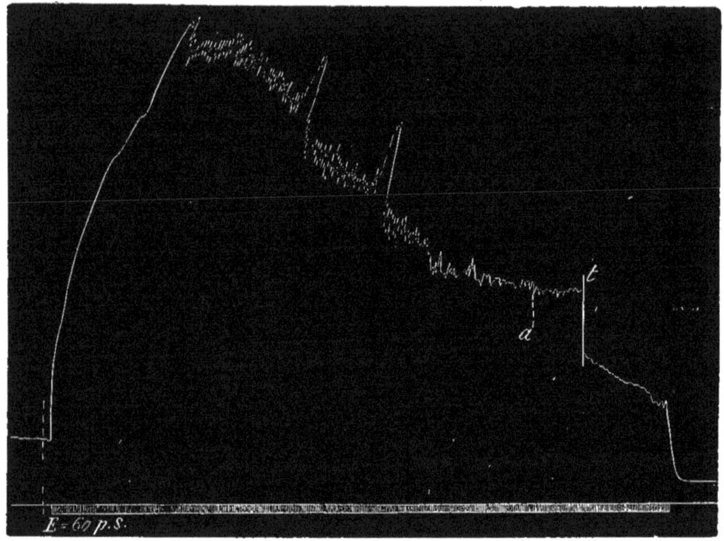

Fig. 48. — Forme spéciale du tétanos produit par l'excitation de la capsule interne. La fusion tend à s'opérer tardivement, à partir du point *a*, à cause de la fatigue. — Le tracé a été interrompu au niveau de la ligne verticale *t* pour montrer que, malgré la durée et l'intensité des excitations, aucune convulsion épileptique ne s'est produite.

Or, en lui appliquant des excitations d'une intensité et d'une durée quelconques, on n'obtient que des réactions motrices qui, bien

mouvements simples dans le membre antérieur du côté opposé; on renforce l'excitation : tétanisation pendant le passage des courants, mouvements bilatéraux, *pas de convulsions consécutives.*

Exp. n° 80 (du 1er décembre 1884). — Excitation de la coupe de faisceaux blancs et du plan incliné formé par la coupe oblique de la circonvolution voisine : attaque violente. On enlève la substance grise et on localise l'excitation à la coupe du centre ovale : plus de convulsions, mouvements simples. Ablation profonde de tout le gyrus sigmoïde; hémorrhagie qui s'arrête avec des plaques d'amadou. L'excitation

que très violentes, se suspendent toujours en même temps que l'excitation provocatrice (fig. 48).

Il n'y a, en un mot, pas plus de réactions épileptiformes par l'excitation de la capsule interne, que par celle des faisceaux blancs qui la couronnent et constituent plus haut la partie motrice du centre ovale.

2° L'absence de convulsions par l'excitation du centre ovale, après ablation ou cautérisation de l'écorce, ne serait-elle pas la conséquence d'un effet inhibitoire exercé par l'opération préalable, soit sur les parties voisines du cerveau, soit sur le système nerveux tout entier? Une telle question mérite qu'on s'y arrête quand on sait à quel degré, ainsi que l'a montré Brown-Séquard, les lésions nerveuses peuvent déprimer l'activité sous toutes ses formes et particulièrement celle des centres. Nous pensons que les observations suivantes répondent à cette nouvelle objection :

A. Si, au lieu d'enlever la zone motrice tout entière, on laisse intacte une portion de cette zone préalablement reconnue comme capable de provoquer des mouvements dans une partie déterminée du corps, et qu'on renouvelle l'application des excitations à sa surface après l'ablation des portions voisines, on produit facilement des accès convlsifs. Dans l'instant précédent et dans l'instant suivant, des excitations beaucoup plus fortes, localisées à la coupe des faisceaux blancs, restent inefficaces au point de vue épileptogène.

B. De même, quand, après avoir enlevé la zone motrice d'un côté et constaté le défaut d'apparition des convulsions par l'excitation de

de la surface du centre ovale avec les mêmes courants qui produisaient des attaques, quand on les appliquait sur l'écorce, ne provoque que de faibles mouvements localisés; on augmente graduellement l'intensité des excitations du centre ovale : pas d'attaque. L'animal détaché tombe à gauche; la patte antérieure est en flexion complète, la patte postérieure se fléchit en masse.

On s'assure que l'absence d'accès par l'excitation de la substance blanche ne résulte pas de l'épuisement de l'animal, en provoquant une grande attaque par l'excitation faible de la zone motrice gauche qu'on vient de mettre à découvert; cette première attaque provoquée est suivie de quatre grandes reprises en dix minutes.

Après un repos suffisant, on enlève la zone motrice gauche en partie, réservant comme témoin une petite portion de la marginale postérieure : de même qu'à droite, on constate que l'excitation forte de la coupe des faisceaux blancs ne provoque pas d'accès, tandis qu'il est facile d'en obtenir en excitant faiblement la portion de substance grise conservée.

L'animal est tué par piqûre du bulbe : l'examen du cerveau exsangue montre que l'ablation corticale a été complète des deux côtés et que la substance blanche était bien à découvert dans les points dont l'excitation ne donnait que des mouvements simples.

Exp. n° 92, 6 novembre 1885 (avec M. Verstraeten, de Gand, et M. Ch. Richet). —

la substance blanche, on applique des excitations beaucoup moins fortes à la zone motrice du côté opposé, on obtient facilement des accès généralisés.

Il ne saurait être question, dès lors, d'une influence inhibitoire soit locale (A), soit générale (B), produite par l'opération même de l'ablation de la substance grise, pour expliquer l'absence de convulsions par l'irritation de la substance blanche.

A la suite de ces recherches, nous arrivons donc à la formule générale suivante : *la substance blanche hémisphérique, soit dans le centre ovale, soit même au niveau de la capsule interne, est sans influence épileptogène, tandis que la couche corticale jouit seule de cette propriété.*

Tous les expérimentateurs, cependant, n'ont pas accepté la réalité de ce fait : avant nous, Albertoni, Munk, etc., avaient cité des cas de convulsions épileptiformes produits par l'excitation directe de la substance blanche sous-corticale ; depuis nos premières publications, MM. Bubnoff et Heidenhain, tout en admettant que la substance blanche n'a pas la même action épileptogène que l'appareil cortical, font à cet égard quelques réserves que nous allons indiquer.

Mais, auparavant, rappelons avec quelle facilité on peut provoquer des réactions convulsives en excitant le centre ovale incomplètement privé de substance grise : nous avons souvent nous-mêmes conservé de l'hésitation sur le résultat de nos excitations centre-ovalaires, tout prévenus que nous puissions être : nous voyions survenir des attaques en excitant une coupe en apparence bien nette, puis nous nous apercevions qu'un îlot de substance grise avait échappé à l'ablation[1]. C'est sans doute à la même cause qu'ont dû d'observer des accès convulsifs les auteurs qui les ont présentés comme faciles à provoquer par l'excitation du centre ovale[2].

Avant d'avoir provoqué des accès par l'excitation du gyrus sigmoïde, on fait l'ablation d'une tranche de substance grise de 3 mill. d'épaisseur. L'excitation de la coupe blanche, d'apparence bien nette, quoique recouverte d'un léger suintement sanguin, est suivie d'une violente attaque. On enlève une nouvelle couche avec un bistouri coudé : l'hémorrhagie est difficile à arrêter; après avoir préservé le pourtour de la plaie cérébrale, avec une languette d'amadou, on renouvelle l'excitation au centre de la surface blanche : mouvements simples, unilatéraux, opposés, avec excitations moyennes; mouvements bilatéraux, sans aucun caractère convulsif avec excitations très fortes.

[1] Voy. Exp., n°s 75, 80.

[2] Plusieurs physiologistes ont insisté comme nous, sur la difficulté qu'on éprouve souvent à faire l'ablation totale de l'écorce (Luciani, Christiani, etc.). Il arrive, en effet, que, quelque soin qu'on y apporte, on laisse subsister une portion de subs-

Cette remarque nous paraît applicable aux faits contradictoires qui ont été publiés, même à ceux auxquels font allusion MM. Bubnoff et Heidenhain, bien que nous ne connaissions leurs expériences que par la conclusion qu'ils en tirent : leur mémoire, en effet, n'en contient pas l'exposé détaillé. Ils pensent que si l'excitation du centre ovale d'un côté peut encore provoquer des attaques, c'est parce qu'elle se transmet aux centres corticaux de l'autre hémisphère par les fibres d'association inter-corticales. En effet, disent-ils, « *après l'extirpation de l'écorce des deux côtés, l'excitation de la substance blanche ne provoque jamais d'accès épileptique* ». Nous enregistrons cette affirmation, la considérant comme absolument conforme à la conclusion que nous avions émise.

Quant au fait de la provocation de véritables accès par l'excitation centre-ovalaire uni-latérale, si la zone motrice est intacte du côté

tance grise correspondant à la circonvolution réfléchie au fond du sillon crucial; il faut alors compléter l'extirpation, sans quoi on s'expose à renouveler, sans s'en douter, l'excitation corticale tout en restant convaincu qu'on a limité les excitations à la substance blanche du centre ovale. (Voy. Exp. nos 75, 80, 92, par exemple.)

La nécessité d'une ablation parfaite de la substance grise dans les expériences où l'on cherche à produire les attaques par l'excitation du centre ovale, implique l'importance d'une localisation soigneuse des excitations qui ne doivent pas diffuser aux portions voisines de l'écorce. Souvent nous avons nous-mêmes constaté les conséquences de cette cause d'erreur (voy. note 1, page 100) et nous pouvons montrer combien peu certains critiques y ont échappé.

Voici, par exemple, Couty qui, pour montrer que l'écorce ne jouit pas seule de l'efficacité épileptogène, réalise des expériences du genre de la suivante (Couty, *Arch. Phys.*, 1884, p. 495) :

Sur un chien dont le gyrus sigmoïde avait été découvert la veille, qu'on retrouvait le lendemain avec un début évident d'encéphalite et dont l'excitation corticale avait provoqué plusieurs attaques, on dilacère mécaniquement la zone découverte; on constate que l'excitation électrique limitée à la partie désorganisée ne produit plus de mouvements; *on enfonce peu à peu les électrodes* de quelques millimètres en y faisant passer de *forts courants* (7 du Chariot du Bois-Reymond) : « après une demi-minute environ attaque épileptiforme complète, tonique puis clonique ».

Ici peut-on parler d'excitation *de la substance blanche?* L'irritation porte à la fois sur les parties voisines de la portion détruite et sur les faisceaux blancs sous-jacents au gyrus; les courants intéressent, dans la partie intra et extra-polaire, non seulement la substance blanche qui devrait être seule en cause, mais plusieurs régions corticales excitables, voisines du gyrus, non détruites comme lui et rendues plus irritables encore, comme nous l'avons souvent noté, par l'inflammation de voisinage.

Nous reviendrons plus tard, dans les leçons consacrées à l'étude de l'excitabilité corticale, sur les résultats récemment publiés par M. Vulpian au sujet de l'épilepsie par excitation du centre ovale; nous n'y insistons pas ici, les notes présentées par M. Vulpian à l'Académie des sciences n'ayant été publiées qu'à la suite de cette série de leçons; elles ont été analysées dans les leçons de décembre 1885. Nous pouvons dire cependant que le procédé d'excitation employé par M. Vulpian, et qui consiste à exciter le centre ovale avec des courants électriques *au-dessous de l'écorce laissée en place*, ne permet guère d'éviter l'excitation de cette écorce qu'il s'agit précisément de mettre hors de cause.

opposé, nous ne l'avons pas constaté, et cependant la plupart de nos expériences ont été faites sur des animaux dont un seul hémisphère avait été mis à nu et chez lesquels, par conséquent, l'excitation du centre ovale d'un côté n'aurait pas dû manquer de provoquer des accès, l'appareil cortical de l'autre hémisphère étant intact. Une raison très sérieuse de ne point accepter sans nouveau contrôle la dernière assertion de MM. Bubnoff et Heidenhain, est la suivante : ils déclarent que les accès provoqués par l'excitation centre-ovulaire *débutent dans le côté correspondant du corps;* ceci est en contradiction absolue avec tout ce que nous savons des effets des excitations cérébrales, qu'elles atteignent l'écorce ou la substance blanche ; c'est toujours du côté opposé qu'apparaissent tout d'abord les réactions même dans le cas de mouvements bilatéraux, comme nous l'avons montré dans une précédente leçon (*IX*e *Leç.*, p. 59).

QUATORZIÈME LEÇON

(2 février 1885)

ÉPILEPSIE CORTICALE

(SUITE)

Le rôle essentiel de l'écorce dans la production de l'épilepsie cérébrale, ressort encore de la disparition de l'aptitude épileptogène quand l'appareil cortical a subi certaines influences dépressives.

Examen détaillé des effets locaux de la réfrigération modérée : disparition des convulsions provoquées, conservation des mouvements simples; retour de l'aptitude épileptogène quand la température corticale se relève. Critique des résultats obtenus avec la congélation qui équivaut à la destruction de l'écorce.

Examen détaillé des effets corticaux de la chloralisation. Observations antérieures de Carville et Duret, Ch. Richet, Bubnoff et Heidenhain, de Varigny; expériences de François-Franck et Pitres; conclusion : la perte momentanée de l'activité propre de l'écorce entraîne la suspension de l'action épileptogène des excitations corticales.

Malgré son importance dans la provocation des convulsions d'origine cérébrale, l'appareil cortical ne doit pas être considéré comme l'organe central des convulsions; il en est le point de départ, au même titre que les surfaces sensibles périphériques dans l'épilepsie réflexe.

MESSIEURS,

La part essentielle qui revient à l'écorce du cerveau dans la production de l'épilepsie provoquée par les excitations cérébrales, déjà mise en relief par les faits exposés dans la précédente leçon, ressort plus complètement encore des modifications de l'excitabilité corticale sous des influences variées. Sans insister ici sur l'analyse des conditions qui modifient l'excitabilité de l'écorce, nous pouvons dire que toutes celles qui exagèrent cette excitabilité favorisent le développement de l'épilepsie (inflammation, excitations antérieures), tandis que les influences dépressives ou suspensives atténuent ou suppriment l'activité épileptogène corticale. Nous nous arrêterons seulement aux plus nettes de ces dernières influences, à celles dont l'étude se relie plus particulièrement à l'analyse de l'épilepsie corticale : c'est à ce titre que l'influence de la *réfrigération localisée et transitoire* et celle de la *chloralisation* trouvent leur place dans cette leçon.

I. — *Perte momentanée de l'aptitude épileptogène de l'écorce par la réfrigération ; conservation des réactions simples.*

Quand on a refroidi à l'aide de pulvérisations d'éther, jusqu'aux environs de 0 (de + 4 à 0) la zone motrice mise à nu sur un chien, on constate qu'il devient impossible de reproduire, par l'excitation même intense de la surface, les accès convulsifs qu'on obtenait avant la réfrigération. Les réactions ne consistent plus qu'en des mouvements simples, tout à fait comparables à ceux que produit l'excitation de la substance blanche.

A mesure que la température de l'écorce se relève après la pulvérisation d'éther, on voit reparaître l'aptitude épileptogène de la région : il suffit de quelques minutes pour que l'activité corticale soit restituée[1].

[1] Résumé des expériences montrant l'action suspensive temporaire de la réfrigération corticale sur l'aptitude épileptogène de l'écorce.

Exp. n° 63, 5 février 1881. — Chien bull vigoureux; les deux zones motrices sont découvertes; les excitations, même modérées, appliquées à chacune d'elles, provoquent des attaques violentes et généralisées, très prolongées, suivies d'agitation, de respiration bruyante et plaintive.

Pulvérisation d'éther, pendant 5 minutes, sur la zone motrice gauche : les mêmes excitations ne provoquent plus que des mouvements simples, localisés au côté opposé du corps; en renforçant les courants induits, on obtient des mouvements plus énergiques et plus étendus, mais sans aucun caractère épileptique. Au même moment où la zone motrice réfrigérée ne peut plus être le point de départ d'accès convulsifs, des excitations beaucoup moins fortes, appliquées à la zone motrice droite intacte, provoquent un accès d'abord hémiplégique, puis généralisé et durant plusieurs minutes avec de violentes secousses convulsives.

Exp. n° 64, 25 février 1881. — Vieux chien lévrier; mise à nu très laborieuse des deux zones motrices. Dès la première excitation de la zone motrice gauche, avec des courants très faibles, à peine sensibles à la langue, attaque débutant par le membre antérieur droit et se généralisant rapidement au corps tout entier.

10 minutes après, la zone motrice droite étant protégée par des rondelles d'amadou, une pulvérisation d'éther est faite sur la zone motrice gauche, pendant 5 minutes : on pratique aussitôt l'excitation corticale de ce côté, sur divers points de la région et avec des courants renforcés à chaque essai : on obtient des réactions localisées dans des muscles différents suivant les points excités, mais sans aucun caractère épileptique quelle que soit l'intensité des excitations.

Pendant cette période d'inefficacité épileptogène des excitations corticales gauches, des excitations très faibles appliquées à la zone motrice droite *non réfrigé-*

La disparition de l'efficacité épileptogène des excitations corticales ne s'opère pas d'emblée ; elle s'accuse davantage à mesure que la réfrigération s'accentue ; elle est complète à + 4, + 3 degrés. De même, le retour de l'activité épileptogène corticale s'effectue progressivement à mesure que la température locale se relève.

Cette restitution rapide de l'aptitude épileptogène montre que la réfrigération n'agit pas par la désorganisation chimique de la substance nerveuse : nous avons, du reste, isolé l'action locale du froid de l'action chimique du liquide pulvérisé, en pratiquant la pulvérisation *médiate*, à la surface d'une lame de caoutchouc soufflé ou de baudruche qui se moulait sur les circonvolutions ; les effets suspensifs de la réfrigération obtenue par ce procédé ont été les mêmes qu'avec la réfrigération immédiate.

L'ensemble de ces résultats est représenté dans la figure ci-contre (fig 50). (Exp. du 28 mars 1883, n° 67.)

Nous avons donc pu admettre une suspension temporaire de l'activité corticale et invoquer ce fait comme favorable à la participation de l'écorce dans les accès convulsifs d'origine cérébrale.

Cependant il nous a paru nécessaire d'éliminer l'hypothèse d'une action suspensive, inhibitoire, exercée à distance sur les organes moteurs bulbo-médullaires, par la réfrigération localisée à une portion de l'écorce : on sait en effet que M. Brown-Sequard a montré l'existence de ces actions inhibitoires dans des conditions assez ana-

rée, provoquent d'emblée une attaque généralisée des plus intenses. Repos de deux heures, le cerveau étant recouvert par la peau, et la plaie étant suturée. L'expérience est reprise, et l'on constate que de faibles excitations de l'une ou l'autre zone motrice sont suivies de violents accès épileptiques. La réfrigération est alors appliquée à la zone motrice *droite* : des courants beaucoup plus énergiques ne provoquent plus que des réactions simples, cessant en même temps que l'excitation, tandis que de faibles excitations de la zone motrice gauche déterminent sans retard un grand accès généralisé. Un quart d'heure après, les excitations de la zone motrice réfrigérée dans l'essai précédent redeviennent capables de provoquer des réactions convulsives ; mais, même à ce moment, l'excitation forte et prolongée ne détermine qu'une petite attaque.

Exp. n° 67, du 28 mars 1883. — Chien vigoureux, non anesthésié. Trachéotomie. Excitations induites de la marginale antérieure : mouvements simples avec excitations faibles ; épilepsie localisée provoquée à coup sûr par des excitations de moyenne intensité. — Réfrigération directe immédiate, de la zone motrice avec pulvérisation d'éther, jusqu'à + 4 et 0° : suppression des convulsions, malgré l'intensité maxima des excitations. — Réfrigération médiate avec membrane de baudruche interposée : mêmes résultats. Dans les deux cas les mouvements simples sont conservés, mais ne peuvent être obtenus qu'avec de très fortes excitations. — Le retour de la température normale se caractérise par la réapparition des convulsions sous l'influence de l'excitation corticale, avec des courants de moins en moins intenses à mesure que la température se relève.

logues, à la suite d'une irritation des muqueuses ou de la peau par des agents variés. Dès lors, pour être autorisé à parler d'une influence suspensive *locale,* il fallait s'être assuré que les réactions convulsives pouvaient, au moment même où leur disparition était constatée dans les conditions que nous avons dites, être provoquées par l'irritation des régions excito-motrices corticales non réfrigérées. La démonstration du fait a été facilement obtenue : des excitations beaucoup moins intenses et prolongées, appliquées à la zone motrice opposée, ont suffi à provoquer de grandes attaques, alors que des mouvements simples survenaient seuls quand on excitait bien plus énergiquement la zone motrice réfrigérée[1].

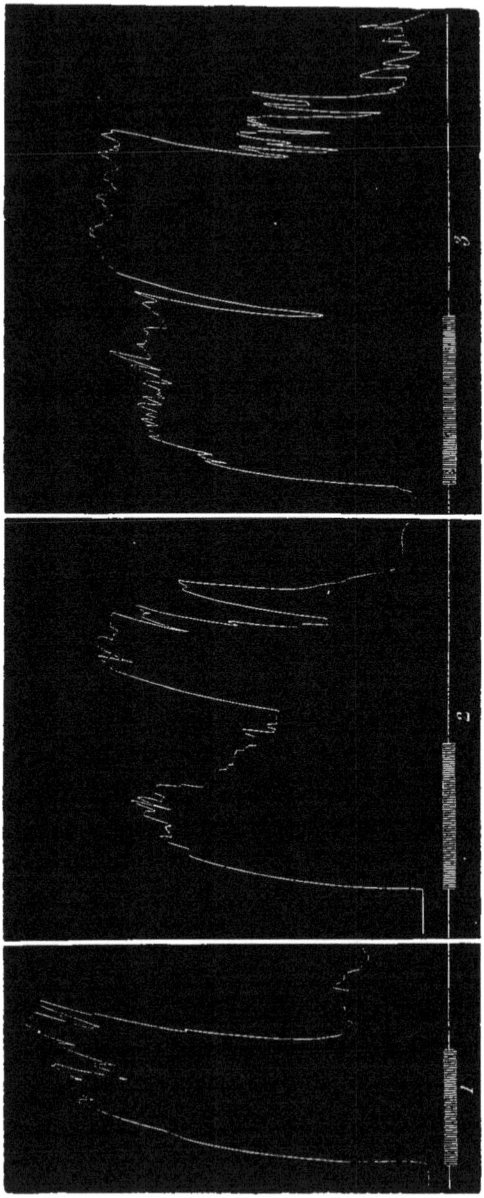

Fig. 49. — N° 1 ; suppression d'attaques après réfrigération corticale à 1°. — N° 2, début du retour de l'action épileptogène (début du réchauffement). — N° 3, restitution plus complète avec retour plus complet de la température normale.

[1] On pouvait supposer encore, en suivant le même courant d'idées, que la suspension momentanée de l'aptitude épileptogène constatée du côté refroidi, s'accompagnait d'une exagération de l'activité du côté opposé : ce cas rentrerait dès lors dans la série des actions dites « dynamogéniques » de M. Brown-Séquard. Nous nous contenterons de faire remarquer que la com-

La disparition des réactions convulsives conduit à admettre la participation active de l'écorce aux réactions motrices[1]; la persistance des mouvements simples prouve seulement, ce que nous avons toujours admis, que les excitations traversent physiquement la couche corticale pour atteindre les faisceaux blancs.

Nous ne pouvons donc accepter la déduction que M. Marcacci avait tirée d'expériences analogues, à savoir que « la substance grise corticale ne joue aucun rôle actif dans la production des mouvements des membres[2]. » Théoriquement, l'expérience faite après réfrigération locale équivaut à l'excitation de la substance blanche du centre ovale après ablation de la substance grise corticale. Or, nous nous sommes efforcés de démontrer (voyez p. 104) que l'épilepsie partielle, si facile à provoquer par l'excitation de l'écorce, ne pouvait plus être produite après ablation de la zone motrice, par l'excitation localisée à la coupe des faisceaux blancs[3].

Il n'est pas plus possible d'admettre la conclusion que M. Openchowsky a tirée de ses expériences de congélation corticale, faites à

paraison des intensités *minima* d'excitation capables de provoquer des mouvements simples quand on s'adresse à la zone motrice non réfrigérée, n'est nullement favorable à cette hypothèse : en effet, si on a déterminé au préalable le degré minimum des excitations induites qui peuvent provoquer l'apparition des mouvements quand on les applique à la zone motrice *témoin*, on ne constate pas, dans la valeur de ce degré minimum, la différence qu'on devrait observer s'il y avait augmentation d'excitabilité; tout au contraire, on est quelquefois obligé de renforcer les excitations pour arriver à produire le même mouvement.

[1] Cette conclusion n'implique nullement, comme nous l'a fait dire Couty (*Arch. Phys.*, 1884, N° 1 p. 48) que nous considérions l'écorce comme « l'organe central des convulsions », que nous localisions « l'acte épileptique dans la substance corticale » ; c'est là une fausse interprétation de l'opinion que nous avons émise; du reste, nous avons souvent dit que, pour nous, comme pour la plupart des physiologistes, l'écorce constituait un point de départ des réactions motrices simples ou convulsives, analogue en cela à une surface nerveuse périphérique, et non un organe véritablement central.

[2] Marcacci. — *Arch. Ital. de Bologie*, t. I, fasc. 2, p. 263, 1882. — La critique des expériences de Maracci a été faite aussi par H. de Varigny, *loc. cit.*, p. 43.

[3] M. de Varigny a également employé les pulvérisations d'éther sur l'écorce du cerveau, pour étudier, non plus les effets suspensifs de la réfrigération sur l'activité épileptogène du cerveau, mais leur influence sur l'excitabilité corticale. Le degré de réfrigération n'est pas indiqué dans ses expériences et il est probable que les variations dans les effets observés résultent d'abaissements inégaux, quelquefois insuffisants, de la température dans les différents essais. Une expérience (p. 118-122, *loc. cit.*) montre « qu'après l'abolition temporaire de l'excitabilité, celle-ci s'est réveillée plus vive et plus exaltée qu'auparavant ». (La zone motrice avait été réfrigérée pendant 5 minutes). Dans un autre expérience (p. 122) après 8 minutes de réfrigération, la perte d'excitabilité persista une heure. Il est noté dans d'autres essais (p. 123) qu'après des réfrigérations ayant duré 2 1/2, 3. 5 minutes « l'excitabilité persiste parfois ou disparaît pendant quelques minutes, mais finit toujours par revenir ».

Strasbourg, sous la direction de M. Goltz et communiquées à la Société de Biologie [1].

L'auteur congèle des portions du cerveau au point de les durcir et observe que *l'animal, abandonné à lui-même présente des convulsions épileptiformes violentes.* Ces expérences sont faites dans des conditions qui ne permettent pas de les utiliser pour l'analyse des fonctions de l'écorce. La gelure du cerveau est suivie d'une réaction inflammatoire des plus violentes dont il est impossible de limiter les effets. Les convulsions secondaires sont vraisemblablement liées à l'encéphalite consécutive ou à l'irritation congestive de retour; elles sont analogues, dès lors, à celles qu'on voit si souvent survenir, soit chez les animaux, soit chez l'homme, à la suite des lésions irritatives de l'écorce.

II. — *Disparition de l'action épileptogène de l'écorce sous l'influence de la chloralisation.*

Parmi les influences générales qui, tout en modifiant dans son ensemble l'activité du système nerveux, agissent cependant d'une façon en quelque sorte élective sur l'écorce du cerveau, il faut citer, et en première ligne, l'action du *chloral.*

On observe dans le sommeil chloralique, même incomplet, la suppression fonctionnelle de la zone motrice, laquelle devient (comme pendant la réfrigération localisée) un simple conducteur physique et perd plus ou moins complètement son activité propre.

Aussi n'obtient-on plus de réactions épileptiques en excitant même très énergiquement la zone motrice.

Telle est, en quelques mots, la conclusion à laquelle nous paraît conduire un ensemble d'expériences dont nous devons donner ici l'indication sommaire: nous aurons l'occasion d'en tirer parti, à un autre point de vue, à propos de l'exitabilité propre de l'écorce du cerveau.

L'action du chloral sur l'excitabilité corticale avait été présentée comme identique à celle des anesthésiques proprement dits (chloroforme, éther) par Carville et Duret. Ch. Richet a noté, en passant, un fait d'un grand intérêt: il remarque que sur un chien chloralisé l'exci-

[1] Openchowsky. C. R., *Soc. Biologie*, 1883.

tabilité de la substance blanche paraît beaucoup plus grande que celle de l'écorce ; « tout se passe, dit-il, comme si le chloral avait paralysé la substance grise périphérique qui oppose alors à l'électricité la résistance d'un tissu inerte interposé entre l'excitation et les faisceaux blancs seuls excitables[1] ». Depuis cette époque, Bubnoff et Heidenhain ont admis, avec expériences à l'appui, cette influence suspensive si remarquable du chloral sur l'appareil cortical[2] ; de Varigny, dans sa thèse, en a fait une étude très détaillée, montrant d'une façon rigoureuse que le chloral, administré en injections intra-veineuses et produisant une anesthésie plus ou moins complète, diminue très évidemment l'excitabilité corticale, quelquefois même l'abolit complètement[3].

Nous avions, il y a quelques années, constaté, comme Ch. Richet, ce fait singulier que des excitations, devenues inefficaces à produire des mouvements quand on les appliquait à l'écorce d'un animal chloralisé, se montraient plus que suffisantes à produire des mouvements, quand on agissait sur la substance blanche : ce résultat est tout à fait contraire à ce que nous savons des effets comparatifs des excitations corticales et centre-ovalaires. Notre conviction sur ce point n'était pas établie, quand furent publiés les faits que nous venons de rappeler : les recherches de Richet, Bubnoff et Heidenhain, de Varigny, achevèrent de nous fixer, et nous avons à notre tour donné en 1883 les résultats de nos expériences[4]. Nous avons conclu

[1] Ch. Richet, Th. agrég., p. 74, 1878.

[2] Bubnoff et Heidenhain, *Pflüg., Arch.*, 1881.

[3] H. C. de Varigny. — Th. doct. Paris., ch. III, 1884. — Voici quelques détails sur ces intéressantes recherches. L'action atténuante du chloral sur l'excitabilité corticale peut être telle que, pour obtenir un mouvement, il faut, ou bien : 1° employer un courant plus fort et des excitations plus fréquentes; ou bien, 2° sans changer l'intensité du courant, soumettre l'écorce à des excitations plus fréquentes; ou enfin, 3° sans changer la fréquence, employer des courants plus forts : il n'y a évidemment, entre ces trois catégories que des différences de degré. De Varigny a étudié aussi avec beaucoup de détails la rapidité d'action et la durée des effets atténuants du chloral (p. 80), son influence sur la durée du retard que le chloral exagère notablement, p. 82, 108, 115.)

[4] Ces expériences, bien que pratiquées en 1879, n'ont été publiées qu'en 1883 (*Arch. de Physiologie*; nous nous étions réservé de les contrôler, ayant quelque hésitation à en accepter la conclusion théorique : nous avons dû nous rendre à l'évidence. Un simple résumé des faits trouvera place ici; pour les détails, nous renverrons au recueil d'observations qui forme l'appendice de ces leçons.

Exp. n° 60 (10 décembre 1879). — Chien normal : l'excitation de la zone motrice gauche provoque de vives réactions à droite, de même que celle de la substance blanche de l'hémisphère droit produit des mouvements nets du côté gauche.

On injecte 4 grammes de chloral par la veine fémorale : résolution complète. A ce

des faits observés que la chloralisation paralyse la substance corticale, qu'elle paraît même empêcher les courants de traverser son épaisseur et de se transmettre à la substance blanche dont l'excitabilité est cependant conservée : c'est la même interprétation que celle que Ch. Richet avait présentée déjà en 1878.

La suppression des réactions épileptiformes d'origine corticale qui s'observe dans la chloralisation se trouve donc être la conséquence logique de la disparition momentanée de l'activité propre de l'écorce.

Question du siège central de l'épilepsie corticale[1].

Les observations cliniques (p. 93) et les expériences (p. 95) conduisent à faire jouer à l'appareil cortical et, particulièrement, à celui de la zone motrice, un rôle essentiel dans la provocation des accès épileptiformes d'origine cérébrale. S'ensuit-il que ce même appareil doive être considéré comme l'organe de production et de généralisation des convulsions ? Ne se comporterait-il pas plutôt à la façon d'une surface impressionnable périphérique, capable de mettre en jeu (comme la zone épileptogène dans l'épilepsie réflexe) de véritables appareils moteurs situés dans l'axe bulbo-médullaire ?

La discussion de cette question se confond avec celle de la nature fonctionnelle de la zone motrice : suivant qu'on adoptera la théorie de l'action motrice directe ou celle de l'influence réflexe des éléments excitables de l'écorce, on se rangera à l'une ou l'autre des

moment l'excitabilité corticale a disparu à gauche; l'excitabilité de la substance blanche persiste.

Exp. n° 61, 12 décembre 1879. — Chien normal : réactions motrices sous l'influence de l'excitation corticale d'un côté te de l'excitation centre-ovalaire du côté opposé. — Injection de chloral : mêmes résultats que dans l'expérience précédente : perte d'action *corticale*, conservation d'action de la *substance blanche*. — On enlève l'écorce inexcitable, on retrouve les réactions motrices simples en excitant la substance blanche sous-jacente.

Exp. n° 81, 5 décembre 1884. — Suppression des accès épileptiformes par l'excitation corticale après la chloralisation ; conservation des réactions simples.

[1] Ici se présenterait une question d'un grand intérêt pour la clinique humaine, à savoir si l'épilepsie corticale est héréditaire, et, dans ce cas, si les accès transmis par hérédité prennent chez les descendants les caractères de l'épilepsie idiopathique ou conservent ceux de l'épilepsie partielle. Une semblable étude a donné des résultats positifs à propos de l'épilepsie d'origine périphérique : M. Brown-Sequard a montré la transmission héréditaire de cette variété d'épilepsie et d'un grand nombre des troubles trophiques, qui suivent chez les ascendants les lésions provocatrices. En ce qui concerne l'épilepsie corticale, les documents sont beaucoup moins nombreux et précis; cependant quelques faits publiés par M. Luciani semblent montrer qu'il en

deux hypothèses pércédentes. Nous ne voulons pas aborder ici la discussion théorique, préférant accumuler au préalable les documents expérimentaux ; il entre dans notre plan de réserver cette étude pour la seconde partie de ces leçons ; nous nous contenterons donc de formuler par anticipation la conclusion suivante qui sera légitimée plus tard : « L'écorce se comporte dans l'épilepsie d'origine corticale comme la zone épileptogène dans l'épilepsie périphérique ; elle donne le signal de l'attaque en provoquant la suractivité des éléments cellulaires du bulbe et de la moelle ; ceux-ci agissent ensuite pour leur propre compte et sont les véritables organes producteurs des convulsions et les agents de leur généralisation ».

est de même pour l'épilepsie corticale que pour l'épilepsie périphérique. Dans un cas, on a vu un chien et une chienne opérés, l'une depuis treize mois, l'autre depuis neuf mois, ayant subi tous deux des lésions circonscrites de la zone motrice, mais n'ayant présenté aucun accès convulsif, donner naissance à huit chiens, dont trois moururent en naissant; les cinq survivants furent atteints d'accès bien caractérisés, environ un mois après leur naissance et à peu de jours d'intervalle. Ici se serait donc une *prédisposition transmise*, et se manifestant par des attaques chez les descendants, les parents n'étant pas devenus épileptiques malgré les lésions corticales irritatives.

Dans un autre cas, une chatte rendue épileptique par des lésions de la zone motrice, ayant été couverte par un mâle non épileptique, met bas plusieurs petits dont un seul a des accès bien caractérisés. Il s'agirait donc dans ce fait de la transmission d'une véritable épilepsie et non d'une simple prédisposition.

QUINZIÈME LEÇON

(6 février 1885)

COMPARAISON DE L'ÉPILEPSIE CORTICALE ET DES ÉPILEPSIES RÉFLEXES ET TOXIQUES.

L'épilepsie réflexe immédiatement consécutive à une irritation périphérique doit être distinguée de l'épilepsie tardive survenant à la suite de certaines lésions des nerfs ou de la moelle (type de Brown-Sequard). Ce type d'épilepsie réflexe ne diffère pas essentiellement de l'épilepsie corticale : le point de départ seul est différent ; le mécanisme central est le même. Les accès réflexes et les accès corticaux ont cependant des formes distinctes, le type clonique vibratoire prédominant dans les premiers, le type tonico-clonique étant habituel dans les autres. L'apparition constante des convulsions du même côté, que le côté excité dans l'épilepsie réflexe et du côté opposé dans l'épilepsie cérébrale ne constitue pas un caractère différentiel radical : la différence du parcours central de l'excitation explique l'opposition des formes dans les deux cas.

Les épilepsies toxiques et l'épilepsie absinthique en particulier se produisent indépendamment de toute participation du cerveau : l'action convulsivante de certains poisons s'exerce d'emblée sur les centres bulbo-médullaires.

MESSIEURS,

Bien que nous n'ayons pas l'intention de présenter un parallèle complet de l'épilepsie corticale et des autres formes d'épilepsie, il est cependant nécessaire de rapprocher de l'étude détaillée qui précède, l'exposé de quelques expériences sur l'épilepsie réflexe : nous aurons ainsi des documents plus complets à utiliser pour l'examen des questions théoriques que nous avons soulevées dans la précédente leçon.

Epilepsie réflexe par irritations périphériques variées. — Dans la série de nos expériences relatives aux fonctions motrices du cerveau nous avons observé *une fois* l'apparition d'accès épileptiques par irritation mécanique de la dure-mère et *deux fois* par excitation électrique du bout central du pneumogastique. Il faut que de pareils faits soient exceptionnels, car, dans toutes nos opérations sur le cerveau, la dure-mère a nécessairement été irritée et dans la même région ; toujours elle s'est montrée d'une excessive sensibilité : or, nous n'avons observé que dans un seul cas la production de convulsions épileptiformes ; d'autre part, dans nos recherches sur les effets respiratoires et autres qui résultent de l'excitation centripète du pneumogastrique (1876-1879), l'excitation de ce nerf a été pratiquée un très grand nombre de fois et nous n'avons pas le souvenir d'avoir ainsi provoqué de véritables réactions épileptiques : c'est seulement dans deux cas, chez des animaux destinés à des expériences sur le cerveau, que les convulsions épileptiformes se sont produites[1].

Si nous recherchons les conditions spéciales qu'ont pu présenter les animaux chez lesquels l'épilepsie immédiate (complètement distincte de l'épilepsie tardive observée par Brown Séquard à la suite des lésions périphériques ou médullaires) a été observée, nous voyons que dans un cas (Exp. 29) le sujet venait de subir de grands accès provoqués par l'excitation corticale. On pourrait invoquer ici la surexcitabilité acquise des appareils bulbo-médullaires, l'animal étant devenu plus apte à réagir par des convulsions aux excitations périphériques, quand il a déjà été soumis à des influences épileptogènes cérébrales.

Cette remarque pourrait s'appliquer aux faits très fréquents de reprise *en apparence spontanées* qui s'observent chez les animaux ayant déjà subi des attaques provoquées : nous ne savons jamais si quelque irritation extérieure n'est pas intervenue dans le cours de l'expérience et indépendamment de notre volonté. Dès lors, une partie de ces attaques à répétition pourrait rentrer dans le groupe

[1] Le résumé des expériences elles-mêmes précisera davantage les conditions dans lesquelles ces résultats ont été observés : nous y trouverons aussi l'indication de quelques caractères différentiels qu'il est important de mettre en évidence.

Exp. nº 29, (du 28 août 1878), sur un chien qui avait déjà subi plusieurs excitations corticales et présenté de grands accès convulsifs. L'excitation du bout central du vago-sympathique gauche, avec de forts courants induits, est suivie, *au bout de deux minutes environ*, d'une grande attaque débutant par les muscles du cou *du même côté* et se généralisant rapidement. Pour s'assurer qu'il ne s'agit pas d'une simple coïncidence, et qu'on n'a pas eu affaire à l'une de ces reprises spontanées, fréquentes chez les animaux qui ont déjà présenté des attaques provoquées, on répète l'excitation du pneumogastrique après un quart d'heure de repos ; une grande attaque se produit deux à trois minutes après l'excitation.

Exp. nº 45, du 7 janvier 1879 (avec M. Senna, de Coïmbre). — Un chien jeune, très vigoureux et irritable, ayant été préparé pour l'étude des réactions organiques de l'épilepsie corticale, est pris d'accès réflexes dans les conditions suivantes : un lambeau de dure-mère, encore adhérent à l'angle antéro-inférieur de la trepanation, fournissait un écoulement de sang veineux assez abondant ; au moment où on voulut étancher le sang avec un morceau d'amadou, la simple friction de la dure-mère

des épilepsies réflexes. Mais il faut reconnaître que dans les autres observa-

Fig. 50.

provoqua une attaque violente ayant débuté par les muscles de la face et du cou *du même côté* (contrairement aux accès épileptiques de provenance corticale qui ont toujours leur point de départ dans le côté opposé du corps et rigoureusement dans les muscles subordonnés au centre cortical excité). Les attaques se sont succédé, toutes *cloniques* et généralisées, au nombre de 9 en 25 minutes; l'épuisement est survenu graduellement et l'animal a été laissé une demi-heure en repos.

Au bout de ce temps, on fait une incision à la peau de la cuisse pour appliquer un manomètre à l'artère fémorale : une nouvelle explosion convulsive est survenue à ce moment et l'état de mal s'est de nouveau constitué. Toutes les attaques ont eu le type clonique prédominant, mais on a vu, dans l'une d'elles, *une longue période tonique s'intercaler entre deux groupes de convulsions cloniques violentes :* c'est là un type tout à fait insolite dans

tions (nos 45 et 59) les accès réflexes provoqués, l'un par l'excitation de la dure-mère, l'autre par celle du pneumogastrique, sont survenus dès le début de l'expérience chez des animaux n'ayant pas encore été soumis à l'excitation corticale ; tous deux, il est vrai, étaient d'une grande sensibilité, très irritables, et pouvaient être considérés comme comparables à ceux qui ont déjà été mis en état de surexcitation bulbo-médullaire par l'irritation du cerveau. L'apparition de convulsions réflexes, à type épileptique, n'en reste pas moins exceptionnelle, comme nous l'avons dit ; mais il n'y a vraisemblablement qu'une différence de degré entre l'activité épileptogène du cerveau et celle des surfaces sensibles périphériques : on provoque à coup sûr une attaque par une excitation corticale suffisante ; tandis que c'est par exception que l'attaque survient sous l'influence de l'irritation périphérique ; mais, au fond, ce sont les mêmes appareils nerveux centraux qui sont sollicités dans les deux cas, très activement dans le premier, moins vivement dans le second : en cela nous paraît consister toute la différence, ainsi que nous aurons l'occasion de le répéter à propos de la discussion sur la nature fonctionnelle des zones exciables du cerveau.

Les différences que paraissent présenter les accès *réflexes* proprement dits et les accès *corticaux* sont-elles suffisantes pour établir entre les uns et les autres une séparation tranchée, que n'autorise pas l'examen comparatif des conditions provocatrices ?

Nous voyons, par exemple, que la forme des attaques est assez particulière dans l'épilepsie réflexe[1] : le type clonique à grandes secousses y est prédominant ; l'attaque ne débute jamais par une tétanisation analogue à celle qui constitue presque toujours la première phase des accès corticaux ; si l'accès réflexe présente une

les réactions épileptiformes d'origine corticale ; à ce titre nous le reproduisons dans la figure 50.

Exp. no 59, du 18 juillet 1879. — Chien très sensible. — *Dix secondes* après l'excitation forte du bout central du pneumogastrique (isolé du sympathique) se produit un accès durant 20 secondes et présentant les phénomènes suivants : 1o *phase clonique initiale;* 2o *phase tonique parfaite;* 3o décontraction graduelle *avec secousses dissociées.* On retrouve dans ce cas l'intercalation d'une période tonique entre deux phases cloniques; mais ce n'est point là un caractère constant des accès réflexes, car dans plusieurs autres attaques provoquées également par l'irritation du pneumogastrique, la forme clonique a été observée seule.

[1] La démonstration d'attaques réflexes chez des cochons d'Inde ayant subi, deux mois auparavant, la résection du sciatique a été faite pendant la leçon avec projection des mouvements convulsifs, qu'on enregistrait sur la plaque enfumée du mégascope horizontal.

période tonique, celle-ci ne survient que tardivement, comme manifestation maxima d'une excitation centrale croissante; parfois elle s'intercale entre deux périodes cloniques, ce qui ne s'observe guère dans l'épilepsie corticale provoquée (p. 75). Mais, en y regardant de plus près, on s'aperçoit bientôt que ce ne sont pas là des caractères différentiels importants : les conditions productrices sont différentes de part et d'autre et la marche des réactions est subordonnée à cette différence. Quand on excite l'écorce avec des courants successifs fréquents, on provoque la tétanisation initiale des muscles, qui restent un instant contracturés après la suspension de l'excitation, puis entrent en convulsions cloniques : ils ont reçu d'emblée le maximum d'excitation. Au contraire, dans les cas d'épilepsie réflexe, l'excitation initiale consiste en une irritation traumatique, par exemple, ou en une irritation électrique, qui n'est pas forcément tétanisante et la réaction n'arrive pas d'emblée à son maximum ; il semble que, dans ce cas, la moelle se charge progressivement pour fournir, en dernier lieu, la réaction la plus violente, tandis que dans les cas d'excitation corticale, la charge la plus grande est produite d'emblée et les réactions vont ensuite décroissant : la nature et le mode d'intervention des excitations provocatrices commandent le sens de la réaction. Cela est si vrai que dans l'épilepsie partielle survenant à la suite de lésions irritatives de l'écorce cérébrale, chez les animaux, on voit le plus souvent des secousses de fréquence croissante annoncer le début de l'accès ; par degrés ces secousses arrivent à la fusion qui caractérise la contracture ; la dissociation se produit ensuite. L'attaque épileptique, dans les lésions irritatives de l'écorce, quoique son point de départ soit cérébral, ressemble donc beaucoup plus aux attaques réflexes qu'à celles que nous provoquons ordinairement par les excitations électriques du cerveau. Sans insister davantage sur le défaut de signes différentiels fondamentaux entre les formes d'accès corticaux et périphériques, voyons s'il faut attribuer une importance plus grande au siège d'apparition des premières convulsions qui suivent l'excitation dans les deux cas : ce point mérite toute l'attention.

Dans les accès corticaux les convulsions débutent *sans exception* du côté du corps *opposé au côté excité;* nous les avons vues survenir au contraire du même côté que l'excitation dans le cas d'excitation de la dure-mère.

Voilà, semble-t-il, une différence radicale : elle peut l'être en effet et avoir une très grande importance, hâtons-nous de le dire, au point de vue d'un diagnostic à formuler : en présence d'accès débutant du même côté que celui où est appliquée une irritation périphérique violente, on pourra conclure à la nature réflexe de l'accès. Mais cette différence implique-t-elle une dissemblance réelle entre les deux manifestations convulsives ? Les conducteurs nerveux qui transmettent dans les deux cas, l'excitation aux centres véritablement moteurs sont dans un rapport anatomique tel avec ces centres que la réaction apparaît de l'autre côté du corps s'il s'agit d'excitation corticale et du même côté s'il s'agit d'excitation périphérique : c'est une simple différence de trajet nerveux. Le mécanisme de l'effet produit, réaction simple ou réaction convulsive, n'est pas pour cela différent dans le fond : une surface sensible, excitable, est mise en jeu; la transmission centrale est croisée dans un cas, directe dans l'autre : en cela consiste toute la différence. C'est, comme on voit, la même discussion qu'à propos des réactions simples : elles diffèrent des réflexes, a-t-on dit, parce qu'elles se produisent du côté opposé au côté excité, tandis que ceux-ci surviennent, plus aisément du moins et plus rapidement, du même côté ; dès lors, conclut-on, les surfaces excitables sont d'une toute autre nature dans le cerveau et à la périphérie. La déduction est absolument sans rapport avec le fait: une différence de siège de réaction n'implique point une différence de nature fonctionnelle pour les surfaces irritées.

La conséquence de ces considérations est, qu'à notre avis, l'épilepsie réflexe proprement dite ne diffère pas d'une façon essentielle de l'épilepsie corticale ; celle-ci devrait plutôt être considérée comme l'une des formes de l'épilepsie réflexe.

Epilepsies toxiques. — La comparaison des convulsions à caractère épileptiforme qui sont produites par l'absorption de certains poisons comme l'absinthe, et des convulsions d'origine corticale ou périphérique, fournit quelques éléments à la recherche du rôle de l'écorce du cerveau. Ici le parallèle [1] entre les formes convulsives de part

[1] L'expérience suivante montrera, par exemple, que dans l'épilepsie absinthique, les convulsions peuvent affecter d'abord la forme clonique, puis devenir toniques, persister longtemps sous cette forme et se terminer par quelques secousses dissociées.

Exp. n° 46, (8 janvier 1879.) — Chat sur lequel on vient de faire quelques expériences relatives à la topographie de la zone motrice. — Injection de 30 gouttes d'essence d'absinthe dans la jugulaire. Après quelques troubles cardiaques et respiratoires dus au contact du liquide avec l'endocarde, moins deux secondes après l'injection, débutent les accidents convulsifs : ils se caractérisent d'abord par de violentes

et d'autre n'a plus le même intérêt que quand il s'agit des épilepsies nerveuses proprement dites (cérébrales et périphériques) ; ce qu'il est intéressant de mettre en relief c'est que les convulsions surviennent, dans l'épilepsie absinthique, par exemple, en dehors de toute participation de l'écorce cérébrale. Déjà dans ses premières recherches sur cette forme d'épilepsie qu'il a étudiée expérimentalement, Magnan[2] avait montré que les attaques suivent leur cours, même après la séparation du cerveau d'avec la moelle ; nous avons vu depuis, que dans l'intoxication aiguë par l'essence d'absinthe, l'écorce du cerveau devient inexcitable après l'injection veineuse du poison et avant l'apparition des convulsions[1]. Le point de départ cortical des convulsions n'est donc pas à discuter ici : l'action convulsivante s'exerce d'emblée sur les centres bulbo-médullaires.

secousses *cloniques*, rapides, du tronc, avec grands déplacements du corps tout entier ; en même temps, convulsions dans les muscles de la tête et de la nuque ; les membres ne sont atteints qu'en second lieu. Au bout de dix secondes de convulsions cloniques, tout le corps entre en *tétanisation* et pendant une vingtaine de secondes reste ainsi contracturé ; puis le relâchement s'opère peu à peu, interrompu par de légères secousses des membres ; l'immobilité est devenue complète moins d'une minute après le début de l'attaque.

Dans une autre expérience, la forme des convulsions se montre différente : le début est tétanique au lieu d'être clonique et la seconde partie de l'attaque caractérisée par de violentes secousses : la comparaison des formes n'a donc pas le même intérêt que si le type des convulsions toxiques était toujours différent de celui des convulsions réflexes ou corticales.

Exp. nº 47, 2e exp. du 8 janvier 1879 (avec MM. Senna et Schwartz). — Chienne jeune ; poids, 3 kilos 500. — Injection dans le bout central de la veine fémorale, de 30 gouttes d'essence d'absinthe diluée dans 15 cent. cubes de véhicule : en moins de 20 secondes, *grande attaque de contracture croissante*, avec raccourcissement progressif des muscles (inscription myographique). L'accès se termine par des convulsions cloniques. Plusieurs accès semblables, mais d'intensité décroissante se sont produits sous l'influence de l'absinthe ; les derniers ont été exclusivement cloniques.

[1] Exp. nº 31, 3 septembre 1878. — Après plusieurs accès provoqués sur un chat par l'excitation corticale, on examine les effets de l'injection d'essence d'absinthe dans la plaie.

A 5 h. 13 m. du soir, injection dans le poumon de dix gouttes d'essence d'absinthe. Deux minutes après, dilatation pupillaire modérée avec conservation de la contractilité de l'iris à la lumière. Quatre minutes après, rétrécissement très marqué de la pupille sans accès convulsif. *Inexcitabilité absolue de la zone motrice*, malgré la turgescence du cerveau.

Une heure après, nouvelle injection de douze gouttes d'essence d'absinthe : la pupille devient rapidement punctiforme, puis se dilate bientôt au maximum. Cette dilatation précède de quelques secondes l'apparition des convulsions. Après quelques secousses générales, l'animal est pris d'une tétanisation violente qui persiste longtemps et s'accompagne d'un arrêt complet de la respiration. Il meurt en cet état. Tous les muscles se relâchent ensemble et quelques mouvements respiratoires superficiels se produisent.

SEIZIÈME LEÇON

(9 février 1885)

RÉACTIONS RESPIRATOIRES DES EXCITATIONS CORTICALES

Données générales sur les effets organiques dépendant de l'activité cérébrale. Tentatives de reproduction expérimentale de ces effets ; question des localisations cérébrales organiques : confusion fréquente entre les réactions simples et les réactions organiques liées à l'état épileptique provoqué.

Effets respiratoires des excitations du cerveau ; organes multiples sur lesquels peut s'exercer, dans l'appareil respiratoire, l'influence cérébrale ; variétés des réactions. Historique des expériences antérieures ; divergences des résultats ; nécessité d'études nouvelles poursuivies avec des moyens d'analyse plus complets. Notions de technique (exploration et inscription des mouvements respiratoires, des mouvements de la glotte, de la pression pleurale, du courant d'air trachéal). Combinaisons de ces diverses explorations ; indications précises que leur emploi simultané fournit sur les véritables modifications de la fonction respiratoire.

MESSIEURS,

Pour compléter l'étude des effets produits par les excitations du cerveau, après avoir analysé les réactions motrices volontaires, simples et convulsives, nous devons aborder l'examen des modifications qui surviennent dans le système de la vie organique.

L'intérêt d'une étude détaillée des effets produits par les excitations du cerveau sur les appareils organiques, résulte de plusieurs considérations que nous indiquerons brièvement au début de cette recherche.

1° Il est d'observation courante que les émotions, les passions violentes, le travail intellectuel, l'imagination même, influencent quelquefois très activement les fonctions organiques : chacun connait les effets produits par la peur ou la colère sur l'appareil circulatoire, sur les sécrétions, etc. : les palpitations ou l'arrêt du cœur, la rougeur ou la pâleur de la face, la production ou la suppression brusque des sécrétions sudorale, salivaire, biliaire, rénale, etc. sont autant de conséquences des influences cérébrales émotives. La simple énumération de ces effets montre de plus que le cerveau peut être le point de départ de réactions organiques de sens inverse, les unes positives, les autres négatives ou suspensives (inhibitoires).

Dès lors, il y a lieu de rechercher si l'expérimentation directe, substituant une excitation artificielle au stimulant physiologique, est capable de reproduire les modifications organiques indiquées, et, par suite, d'en permettre l'analyse détaillée. Une pareille étude ne pouvait être entreprise avant l'époque où fût constatée pour la première fois l'excitabilité motrice du cerveau; aussi, bien que les effets organiques des émotions et autres actes cérébraux fussent connus depuis longtemps, la recherche expérimentale de ces phénomènes ne remonte-t-elle qu'à une quinzaine d'années. Dès le début des expériences sur les effets moteurs des excitations corticales, on a noté des modifications circulatoires et d'autres troubles du système organique, mais sans s'y arrêter autrement. Depuis cette époque, des recherches spéciales, quoique très incomplètes, ont été poursuivies dans cette direction, et, aujourd'hui, nous ne possédons, comme on le verra par la suite, que des notions insuffisantes sur ce côté de la question. Il est donc nécessaire de reprendre avec soin cette série de recherches, en employant pour son étude les procédés d'analyse précis qu'on applique à l'examen des réactions organiques.

2° Si les excitations du cerveau se montrent efficaces, au point de vue des manifestations organiques, comme elles se sont montrées actives au point de vue des réactions motrices volontaires, on se trouve conduit à rechercher, ainsi qu'on l'a fait pour ces dernières, s'il existe dans le cerveau des régions circonscrites, localisées, jouissant seules de la propriété de provoquer de telles réactions; plus encore, on doit se demander si des parties indépendantes du cerveau sont en rapport, celle-ci avec un appareil organique, celle-là avec un autre; en d'autres termes s'il y a une localisation cérébrale organique, comme il paraît y avoir une localisation motrice volontaire.

L'expérience montre bien que l'excitation de certaines régions de l'écorce et celle des faisceaux blancs sous-jacents, provoque des réactions organiques variées. Mais, contrairement à ce qui s'observe pour les réactions motrices volontaires, on ne retrouve pas de points spéciaux, à fonctions indépendantes ; de plus, la suppression de ces mêmes régions cérébrales, dont l'excitation provoque si nettement des effets organiques, n'entraîne pas la perte de la fonction mise en jeu par l'excitation. Ces remarques ont, comme on le prévoit, un grand intérêt théorique : elles constituent un élément de discussion important à propos de la nature fonctionnelle des régions excitables du cerveau.

3° Les réactions organiques provoquées par l'excitation du cerveau doivent-elles être toutes considérées comme des réactions *simples*, c'est-à-dire comparables aux mouvements simples, non convulsifs, produits dans les muscles volontaires par le même procédé? Ou bien, de même qu'il survient des réactions motrices convulsives sous l'influence de certaines irritations du cerveau, y aurait-il de même des réactions convulsives organiques de nature épileptique, accompagnant les accès sans leur être mécaniquement subordonnés, se superposant à eux, pour ainsi dire, et constituant de véritables attaques d'épilepsie interne, telles qu'on les décrit en clinique? Cette question a la plus grande importance, et, à elle seule, suffirait pour légitimer une étude approfondie des réactions organiques de provenance cérébrale.

Nous nous bornerons toutefois à l'exposé des principales modifications organiques produites par les excitations du cerveau, la question ayant été, comme nous l'avons dit, très superficiellement étudiée jusqu'ici et nos propres recherches n'ayant porté que sur les grandes fonctions. (Respiration, circulation, appareil oculaire, sécrétions.)

C'est par l'examen des effets produits sur une fonction en quelque sorte intermédiaire aux fonctions volontaires et organiques, par l'analyse des modifications respiratoires, que nous commencerons cet exposé.

Effets respiratoires simples, non convulsifs, des excitations corticales.

L'étude des effets produits sur les mouvements respiratoires par l'excitation de différentes parties du cerveau, a déjà été abordée par plusieurs expérimentateurs, qui se sont bornés à une analyse sommaire des troubles provoqués ; ils se sont préoccupés surtout de rechercher si les effets se montraient différents suivant les points excités du cerveau : Danilewsky, Lépine, Bochefontaine, Ch. Richet, Newell Martin et Booker, Christiani, ont publié sur cette question des notes ou des mémoires plus ou moins importants que nous ne faisons que signaler ici, nous réservant d'y revenir dans le cours de cet exposé.

Rappelons d'abord quelques notions indispensables sur le fonctionnement des divers organes qui constituent l'appareil respiratoire, en insistant seulement sur les points qui feront de notre part l'objet d'un examen spécial.

Les mouvements alternatifs de la respiration s'exécutent avec un certain *rythme* qui peut être modifié dans sa régularité et dans ses périodes; avec une certaine *fréquence*, qui peut s'exagérer ou diminuer; avec une certaine *amplitude*, dont la valeur peut être rendue moindre ou plus grande. Toutes ces modifications relèvent du système nerveux et les excitations du cerveau sont capables de les déterminer.

L'arrêt de la respiration est également possible et cela dans des périodes très variées de l'acte inspiratoire ou expiratoire : ce sera l'arrêt en inspiration simple ou forcée, ou bien l'arrêt expiratoire sans effort ou avec effort, dans lequel se contractent avec une énergie plus ou moins grande des muscles qui n'entrent en action que d'une façon passive dans les expirations simples.

Le larynx, de son côté, peut subir, par l'action de ses muscles propres, des changements de calibre très étendus : l'orifice glottique qui, dans les respirations simples, présente à chaque mouvement inspiratoire une légère ampliation et à chaque expiration un resserrement modéré, arrive parfois à une occlusion parfaite par la contraction énergique de ses muscles constricteurs : ce cas s'observe dans l'effort expiratoire qui n'est efficace que grâce à la clôture de l'orifice supérieur de l'arbre aérien et à la forte compression de l'air dans le poumon.

Le système nerveux règle ces divers mouvements, qui s'associent par voie réflexe à ceux des muscles respiratoires proprement dits ; mais il peut aussi détruire cet accord et provoquer, par exemple, la clôture de l'orifice glottique, à contre temps pour ainsi dire, pendant un effort d'inspiration : on réalise volontairement sur soi-même ce phénomène en y apportant une certaine attention, mais on le voit survenir accidentellement, dans quelques états pathologiques, dans le spasme laryngé, par exemple, qui coïncide avec d'énergiques tentatives inspiratoires, forcément inefficaces.

Si les influences nerveuses, réflexes ou cérébrales, sont capables d'entretenir le jeu régulier des muscles thoraciques et laryngés, et de provoquer dans leur fonctionnement des modifications très nombreuses, ne peuvent-elles agir de même sur le tissu contractile du poumon?

La contractilité pulmonaire est aujourd'hui hors de doute : on sait que les petites bronches, en se resserrant, déterminent un retrait actif du poumon tout entier et produisent ainsi un obstacle parfois insurmontable à la pénétration de l'air dans les alvéoles; cela s'observe, tout comme le spasme laryngé, dans certains états nerveux, et, pour citer un exemple qui rentre dans notre cadre, sous l'influence de certaines émotions qui « serrent la gorge » et produisent une « constriction apparente » de la poitrine. Cette sensation de constriction correspond à l'état de resserrement des petites bronches et s'accompagne de l'impossibilité momentanée de développer le poumon, quelque effort inspiratoire qu'on puisse faire.

Voilà donc, dans l'organe respiratoire, plusieurs appareils musculaires sur lesquels le système nerveux agit de façons variées : il faut, de toute nécessité, être en mesure de déterminer, en présence d'une modification survenant dans la respiration, sous l'influence d'exitations cérébrales, si ces trois parties du même organe entrent en jeu simultanément ou indépendamment l'une de l'autre, et quelle est la part de chacune d'elles dans les effets respiratoires observés. Le besoin d'une semblable notion se fait surtout sentir quand on a affaire à ces grandes perturbations respiratoires, si complexes, qui accompagnent les accès épileptiques et jouent un rôle important dans leur évolution et dans les accidents qui les accompagnent.

Or, il est impossible, en se bornant aux procédés d'observation employés jusqu'ici en pareil cas, de faire cette analyse d'une façon satisfaisante : les résultats incomplets des expériences déjà publiées sur les effets respiratoires des excitations cérébrales montrent à l'évidence la nécessité d'une étude plus détaillée, poursuivie au moyen de procédés plus précis et capables de fournir des renseignements sur l'état de chacune des parties contractiles de l'appareil respiratoire.

Nous passerons en revue les procédés d'analyse que nous avons employés et nous arriverons à l'exposé de nos propres recherches, après avoir résumé les résultats obtenus par les auteurs qui se sont occupés du sujet.

Résumé historique. — Danilewsky[1] a obtenu deux séries d'effets différents suivant la région du cerveau qu'il excitait : 1° Les excitations corticales (au niveau du centre facial de Hitzig) et celles de la partie postérieure du corps strié et de la substance blanche voisine ont produit d'abord un ralentissement avec amplitude plus grande des mouvements respiratoires, puis un arrêt complet. L'ensemble de ces effets ne se produisait parfois qu'une dizaine de secondes après l'excitation. 2° Avec des excitations appliquées « vers la base du cerveau » ou assez fortes pour se propager aux pédoncules cérébraux, Danilewsky provoqua une accélération notable des mouvements respiratoires qui devinrent plus énergiques et bruyants : il compare ces effets à ceux de l'excitation de la dure-mère, de telle sorte qu'il resterait comme conséquences de l'irritation du cerveau proprement dit un *ralentissement respiratoire suivi ou non d'arrêt complet.*

A peu près à la même époque que Danilewsky, Lépine et Bochefontaine exécutèrent quelques expériences sur le même sujet : Lépine en rendit compte à la Société de Biologie[2] en insistant surtout sur l'*augmentation de fréquence* des mouvements. L'année suivante, Bochefontaine, dans un mémoire publié dans les *Archives de Physiologie*, rappelle, pour en faire la critique, l'exposé présenté par Lépine des effets respiratoires qu'ils avaient observés ensemble comme conséquence des excitations corticales : l'animal exécuterait quelques mouvements rapides d'inspiration et serait pris en même temps « d'une agitation générale d'intensité variable », pousserait de petits cris et retomberait ensuite dans l'engourdissement[3]. L'auteur ajoute

[1] Danilewsky (*Pflüger's Arch.* 1875, II, p. 128, § 3), nous paraît être le premier expérimentateur qui se soit occupé méthodiquement des effets respiratoires produits par les excitations du cerveau. Ses expériences ont été faites sur de jeunes chiens et de jeunes chats légèrement morphinés qui respiraient par la bouche et les narines, et dont la trachée était munie d'un tube en T : la branche libre du T, dont la portion horizontale était dans l'axe de la trachée, communiquait avec un appareil enregistreur : le procédé d'inscription est évidemment défectueux. (Voy. p. 136.)

[2] Lépine. (C. R. *Soc. Biologie.* 1875).

[3] Bochefontaine (*Arch de Physiol.*, p. 168, 1876). — L'agitation générale et les petits cris signalés par l'auteur, laissent à penser que les troubles respiratoires provoqués ne sont pas des réactions simples, mais font partie d'accidents convulsifs produits par des excitations cérébrales trop intenses ou trop prolongées. L'épilepsie peut, en effet, être déterminée chez des chiens incomplètement chloralisés, et les caractères des réactions indiquées sont précisément ceux que nous avons observés en même temps que des mouvements convulsifs, ainsi qu'on le verra plus loin avec détail. (Voy. XVIIIe Leç. *Sur les accidents respiratoires de l'épilepsie provoquée.*)

qu'il s'agit là d'un sujet d'étude peu exploré et qu'il n'a pas poursuivi d'une façon spéciale. En tout cas, la conclusion de Lépine et de Bochefontaine serait inverse de celle de Danilewsky : pour eux l'accélération respiratoire résulterait des excitations du cerveau; pour Danilewsky un ralentissement suivi ou non d'arrêt serait la conséquence des mêmes excitations.

Deux ans plus tard, Ch. Richet, dans sa thèse d'agrégation[1], donne les résultats de quelques expériences qu'il a exécutées sur le même sujet. Sur un chien profondément chloralisé, par exemple, et dont les membres ne réagissent plus aux excitations corticales, l'excitation du gyrus sigmoïde suspend la respiration; « en différentes régions de l'écorce cérébrale, on trouve des points dont l'excitation arrête immédiatement la respiration ». L'excitation du sciatique agit de la même façon. Quelques heures après, alors que l'excitation du sciatique reste sans effet, celle de l'écorce se montre encore efficace et produit de nouveau l'arrêt respiratoire. Avec Ch. Richet, par conséquent, nous revenons à la conclusion de Danilewsky et même à une formule plus rigoureuse : c'est l'*arrêt respiratoire d'emblée* qu'on observerait et non plus le simple ralentissement avec arrêt terminal possible, mais non constant.

Une étude très approfondie de l'influence de certaines régions profondes du cerveau sur la respiration a été publiée par Christiani[2], d'abord en 1881, et plus tard, en 1885, dans son ouvrage plus complet, consacré surtout à la critique des recherches de H. Munk. Ici nous n'avons plus affaire aux effets respiratoires des excitations corticales; il s'agit de ceux que produisent les excitations de la paroi latérale du troisième ventricule, celles de la région des tubercules quadrijumeaux et de l'entrée de l'aqueduc de Sylvius.

A la partie interne des couches optiques, Christiani a délimité une région très circonscrite (1 millimètre carré) dont l'excitation électrique, mécanique ou thermique, provoque l'arrêt du diaphragme en inspiration ou une augmentation de fréquence des mouvements respiratoires remarquable par l'amplitude plus grande des inspirations: c'est ce point que l'auteur désigne sous le nom de « *Centre d'inspiration* du troisième ventricule ».

[1] Ch. Richet. — Des Circonvolutions cérébrales (Th. agrég. Paris, 1878).

[2] Christiani, *Monatsb. d. Kön. Akad. d. Wiss.* Berlin, 1881 (premier mémoire). — Du même, *Zur Physiol. d. Gehirns.* Berlin, O. Emslin. 1885 (ouvrage de critique détaillé).

Tout au contraire, l'excitation des tubercules quadrijumeaux antérieurs, à l'entrée de l'aqueduc de Sylvius, provoque l'arrêt de la respiration en expiration : en ce point se place un second centre, mais un *centre d'expiration*.

Enfin on trouverait, d'après Newell Martin et Booker[1], un autre centre inspiratoire, ayant la même influence que le centre du troisième ventricule, et situé à l'union des tubercules quadrijumeaux antérieurs et postérieurs. Christiani a observé les mêmes faits que les auteurs américains et localisé aussi, sans connaître leurs recherches, un second centre inspiratoire dans la région intermédiaire aux deux groupes de tubercules quadrijumeaux.

On voit, d'après l'exposé sommaire de ces divers travaux, que la question de l'influence des excitations du cerveau sur la respiration reste entière : pour les uns, le ralentissement des mouvements ou leur arrêt complet résulte de ces excitations (Danilewsky, Ch. Richet) ; pour les autres (Lépine et Bochefontaine) c'est l'irrégularité et l'accélération des mouvements respiratoires qu'on observe. Si maintenant on demande à ces recherches l'indication des points du cerveau qui agissent sur l'appareil respiratoire, on voit que, selon Bochefontaine, toutes les régions « qui ont une action sur les mouvements des différentes parties du corps ont également de l'action sur les mouvements respiratoires du thorax, chez les animaux chloralisés » : ici, par conséquent, négation formelle de toute localisation ; d'après Christiani, Newell Martin et Booker, au contraire, on trouverait des centres inspiratoires et des centres expiratoires, non point à la surface du cerveau, mais dans son épaisseur. (Parois du troisième ventricule, tubercules quadrijumeaux antérieurs.) Le sens des réactions est donc loin d'être fixé ; leur analyse n'a point été faite ; enfin personne ne s'est intéressé à la question des troubles respiratoires d'ordre épileptique et n'a songé à établir une différence entre les réactions simples et les réactions convulsives. Nous devions donc reprendre cette étude d'une façon complète, en nous préoccupant de lui appliquer des moyens d'exploration précis. Insistons d'abord sur la technique des expériences, qui facilitera l'exposé des résultats.

Notions de technique. — L'étude de la fonction respiratoire, faite au point de vue mécanique, comporte : 1° l'examen des mouvements

[1] Newell Martin and Booker (*John Hopkin's Univ. — Baltimore*, 1879.)

des parois thoraciques, diaphragmatique et abdominale ; 2° celui des variations de la pression dans la plèvre, ou, ce qui est équivalent, dans la cavité des organes à parois souples contenus dans le thorax (veines caves, œsophage) ; 3° l'exploration des mouvements de l'orifice glottique ; 4° celle du courant de l'air dans la trachée.

1° Il est facile de réaliser la première partie de cette recherche, au moyen des divers appareils qui fournissent l'indication des changements du périmètre thoracique ou abdominal : les différents *pneumographes* (modèles de Marey, P. Bert[1]) renseignent sur l'étendue, la fréquence, le rythme des mouvements exécutés par les parois du thorax et de l'abdomen ; si l'on veut comparer entre eux les mouvements de chaque moitié du thorax, les pneumographes indépendants ou le pneumographe différentiel, comme celui de Toussaint et Colrat[2], peuvent être utilement employés ; s'il paraît nécessaire d'avoir l'indication spéciale des mouvements du diaphragme, au lieu de se bor-

[1] Nous ne pouvons entrer ici dans de grands détails sur l'exploration des mouvements respiratoires; nous nous bornerons à renvoyer aux descriptions des appareils et de leur mode d'emploi, telles que les a données M. Marey. (*La Méthode graphique*, 1878). La figure de l'un des derniers modèles de pneumographe adoptés par M. Marey, celui dont nous nous sommes servi dans nos expériences, renseignera

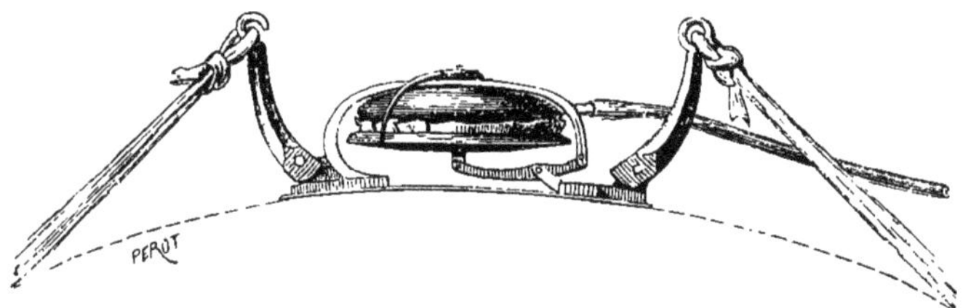

Fig. 51. — Pneumographie de Marey.

suffisamment sur ce point de technique (FIG. 51). On a modifié de différentes façons l'appareil explorateur des mouvements respiratoires. P. Bert, par exemple, a employé un type un peu différent conçu d'après le même principe : on en trouvera l'indication, ainsi que celles de quelques autres formes, dans la thèse de P. Regnard, sur les combustions respiratoires. (Th. Doct. Paris, 1879, p. 155.)

[2] Il peut être particulièrement intéressant, dans la recherche des effets produits sur l'appareil respiratoire par les excitations unilatérales du cerveau, de rechercher si le côté opposé de la poitrine subit seul ou d'une façon plus accentuée l'influence cérébrale; à ce point de vue, l'emploi d'appareils donnant l'indication graphique simultanée des mouvements des deux côtés du thorax peut rendre de grands services; mais de tels appareils sont très difficiles à réaliser, l'indépendance des indications n'étant pas suffisamment assurée. Cependant avec deux explorateurs mis chacun en contact avec un point de la paroi et fixés sur des supports extérieurs, ou bien avec le pneumographe différentiel de Toussaint et Colrat (Association française. — Congrès de Clermont-Ferrand, 1877), on obtiendrait des indications suffisantes.

ner à recueillir l'inscription du résultat de ces mouvements sur les parois thoracique et abdominale, différents *phrénographes* (celui de Rosenthal, de Pflüger, etc.) renseignent facilement à cet égard.

2° L'exploration des variations de la pression dans la plèvre, au moyen d'une sonde glissée entre le poumon et la paroi, ou bien dans une veine cave ou dans l'œsophage, fournit l'indication de l'effet mécanique produit par les mouvements des parois : l'aspiration thoracique s'exagère d'une quantité variable pendant l'inspiration; elle s'atténue, sans se supprimer complètement, sous l'influence de l'expiration simple ; elle fait place à une pression positive plus ou moins notable pendant l'arrêt respiratoire avec effort : toutes ces indications sont rigoureusement fournies par les appareils manométriques mis en rapport avec le milieu thoracique, et elles ont la plus grande importance, comme on le verra par la suite.

Mais, pas plus que l'exploration des mouvements des parois, celle des variations de la pression intra-thoracique ne renseigne sur l'état de la respiration proprement dite : on peut, en effet, constater l'existence de mouvements très énergiques et étendus des parois thoraciques sans que l'acte essentiel de la respiration s'accomplisse : l'air peut être gêné ou même arrêté dans son trajet laryngé, si la glotte vient à se resserrer spasmodiquement ; ou bien, l'admission de l'air dans les alvéoles pulmonaires peut être empêchée par le resserrement des petites bronches : dans ces deux cas, qui peuvent s'associer, les mouvements extérieurs présentent souvent une amplitude exagérée et on comprend à quelle illusion pourrait exposer le simple examen des mouvements des parois.

De même, l'importance des variations observées dans la pression intra-thoracique est en raison directe de l'énergie des contractions des muscles respirateurs, mais n'a aucun rapport avec la rapidité et le volume du courant d'air trachéal ; souvent même, comme celle des mouvements extérieurs, l'amplitude des variations pleurales de la pression croît quand décroît la quantité d'air introduite, si le sujet lutte contre l'insuffisance de l'aération pulmonaire par de grands efforts d'inspiration.

Avant d'indiquer à quels procédés nous avons eu recours pour nous renseigner sur l'état réel de la fonction respiratoire, examinons les moyens mis en usage pour l'étude des mouvements propres du larynx.

L'examen de la glotte est facile à pratiquer directement : il suffit de rabattre en avant l'orifice supérieur du larynx préalablement séparé de ses attaches aux parties voisines ; on peut alors s'assurer *de visu* de l'état de l'orifice glottique et constater, par exemple, qu'à chaque inspiration les lèvres de la glotte s'écartent, pour se rapprocher à chaque expiration ; l'ouverture est d'autant plus large que l'inspiration est plus profonde et le resserrement s'accentue si l'animal fait une expiration bruyante : dans le cri aigu les bords de l'orifice sont presque au contact ; la clôture est parfaite dans l'effort complet. Ce sont là des faits que tous les expérimentateurs ont constatés et sur lesquels il est inutile d'insister.

Mais ce qu'on n'a point fait, méthodiquement du moins, c'est l'inscription de ces mouvements des lèvres de la glotte[1] : cette étude avait, à notre point de vue, un intérêt capital. Nous avons obtenu cette inscription en fixant dans l'orifice glottique une petite ampoule de caoutchouc, ovoïde, à parois assez résistantes pour qu'elle reprît spontanément sa forme après avoir été comprimée ; le col de cette ampoule, muni d'un tube de transmission, a été mis en rapport avec un tambour enregistreur qui a fourni la courbe des changements de diamètre de l'orifice glottique et des vibrations des lèvres de la glotte, en même temps que les autres appareils inscrivaient les mouvements des parois et les variations de la pression thoracique.

Dans cette exploration, il est nécessaire de sectionner au préalable les nerfs laryngés supérieurs, pour éviter les contractions spasmodiques réflexes de la glotte que provoquerait la présence d'un corps étranger dans le larynx.

4° Il faut arriver, comme nous l'avons dit, à se rendre compte de la façon dont s'opère la circulation aérienne dans le poumon. Il est évident qu'on n'a rien à tirer de l'exploration de la pression de l'air dans la trachée : le larynx pourrait être obstrué par une énergique contraction des lèvres de la glotte ; si les mouvements respiratoires persistent, on verra se produire de profondes variations de la pression trachéale, variations d'autant plus grandes que l'obstruction laryngée sera plus complète ; de même si les petites bronches se contractaient spasmodiquement, le contact de l'air avec les cavités alvéolaires, c'est-à-dire l'acte fondamental de la respira-

[1] M. Chauveau, dans ses expériences sur la vitesse de l'agent nerveux moteur (C. R. Acad. Sc., 1876), utilisant la grande longueur du nerf récurrent chez les solipèdes, a enregistré avant nous la contraction des muscles de la glotte par un procédé analogue à celui que nous avons employé.

tion, ne s'opèrerait pas et on pourrait avoir l'illusion d'une respiration ample et complète en se contentant des indications fournies par l'exploration de la pression trachéale.

Ce qui importe, c'est la constatation du *courant d'air* lui-même et l'évaluation tout au moins comparative de son importance.

Une telle exploration ne peut se faire qu'au niveau de la trachée, et à l'aide des appareils indicateurs de *vitesse*. Après avoir essayé d'adapter à ce genre de recherches le manomètre différentiel sous ses différentes formes, et notamment celui dont M. Marey avait emprunté le principe aux tubes de Pitot[1], nous nous sommes arrêté à une modification de l'hémodromographe de M. Chauveau, transformé ainsi en *aérodromographe* : c'est seulement de cet appareil que nous voulons dire quelques mots, ayant obtenu grâce à lui des indications qui présentent un certain intérêt.

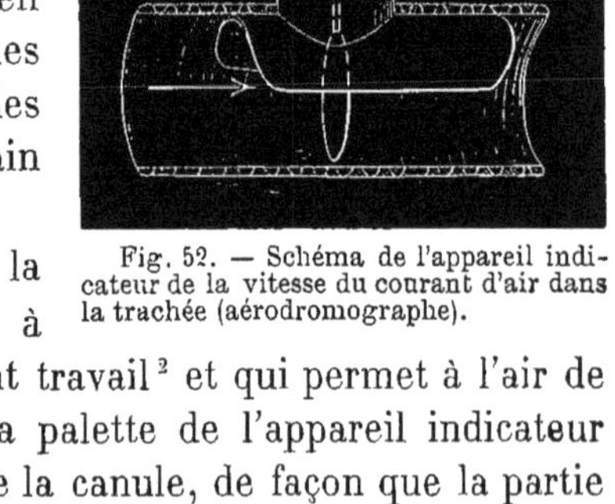

Fig. 52. — Schéma de l'appareil indicateur de la vitesse du courant d'air dans la trachée (aérodromographe).

Après avoir introduit dans la trachée d'un chien la canule à glissière décrite dans un précédent travail[2] et qui permet à l'air de passer par le larynx, nous fixons la palette de l'appareil indicateur de vitesse dans l'orifice trachéal de la canule, de façon que la partie plongeante se trouve sensiblement dans l'axe de la trachée, c'est-à-dire sur le trajet du courant d'air (fig. 52). La tige qui prolonge la

[1] On sait que M. Marey a transformé en appareil indicateur de vitesse (Loch à à Cadran. — Association française. — Congrès de Nantes, 1875), le système des tubes coudés de Pitot; il a même obtenu l'inscription des différences de la pression de l'eau dans les deux tubes s'ouvrant l'un contre le courant, l'autre dans le sens du courant. Nous avions pensé qu'un tel système, appliqué à la recherche du courant de l'air dans la trachée, nous renseignerait sur la vitesse du courant, sur ses renversements inspiratoire et expiratoire : dans ce but, deux petits tubes de verre coudés à angle arrondi, adossés l'un à l'autre et plongeant par leur portion recourbée jusqu'au centre de la trachée, avaient été fixés dans l'orifice de notre canule à glissière ; au dehors, les deux tubes étaient en rapport avec le système de tambours opposés, employé par Marey. Les indications obtenues ont été presque nulles, mais nous restons convaincu qu'en augmentant la sensibilité des tambours et en employant un système plus délicatement construit, on arrivera à d'excellents résultats. C'est pourquoi, malgré l'insuccès de notre tentative, nous donnons ces indications qui pourront être utilisées.

François-Franck. (C. R. Lab. de Marey, III, 1877.)

palette au dehors agit sur la membrane d'un tambour à air, tout comme dans l'hémodromographe de Chauveau[1].

S'il y a pénétration d'air dans le poumon sous l'influence des mouvements respiratoires et expulsion au moment de l'expiration, la palette est animée d'oscillations en sens inverse du courant d'air et agit sur la membrane du tambour; les mouvements imprimés à cette membrane déterminent les déplacements du levier d'un tambour enregistreur et on a ainsi l'inscription à distance des oscillations de la colonne d'air dans la trachée. Or, il arrive assez souvent que, malgré les mouvements des parois thoraciques, l'appareil indicateur de vitesse reste immobile : cela signifie que l'air n'est pas appelé vers le poumon et n'en est point expulsé.

La cause de ce défaut de ventilation pulmonaire peut résider dans le larynx (spasme glottique) ou dans les petites bronches (contraction des muscles bronchiques). Il faut dès lors compléter l'exploration par l'examen du larynx et de l'état des petites bronches[2], pour décider quelle part revient au spasme laryngé et bronchique dans la suppression du courant d'air trachéal.

[1] Cette disposition avait été déjà employée à Lyon, dans le laboratoire de Chauveau, par Toussaint qui a décrit le procédé dans sa thèse pour le Doctorat ès-sciences (1877.)

[2] On peut s'assurer de l'état du larynx soit au moment même en examinant directement l'organe, soit dans un essai ultérieur en enregistrant les mouvements de la glotte, comme il a été dit plus haut (p. 136).

Il est beaucoup moins facile de déterminer la participation des bronches contractiles aux troubles respiratoires que manifeste la diminution ou la suppression du courant d'air trachéal. L'exagération de l'aspiration pleurale (le larynx restant perméable ou l'animal étant trachéotomisé) peut cependant conduire à soupçonner un retrait actif du poumon; toutefois, il n'y a là qu'une simple présomption. On arrive à tourner la difficulté en reproduisant sur un animal curarisé les conditions que l'on sait être capables de troubler la fonction respiratoire au point de diminuer ou de supprimer le courant d'air trachéal, malgré la persistance des mouvements respiratoires : si l'on pratique l'insufflation régulière, avec une pression d'air constante, on observe, dans le cas où les bronches se resserrent, une résistance beaucoup plus grande à l'expansion pulmonaire; le périmètre du thorax ne subit plus à chaque insufflation qu'une augmentation assez réduite, et cette modification disparaît quand vient à cesser le spasme bronchique. Ces résultats ont été énoncés en 1878, dans notre travail sur les effets respiratoires de l'excitation du pneumogastrique. (C. R. Lab. de Marey, IV); nous en verrons l'application à la recherche actuelle dans la leçon suivante.

DIX-SEPTIÈME LEÇON

(13 février 1885)

ANALYSE DES MODIFICATIONS RESPIRATOIRES SIMPLES, NON CONVULSIVES, PRODUITES PAR LES EXCITATIONS CORTICALES

Changements de rythme : accélération, ralentissement, arrêt complet. Production exceptionnelle de l'arrêt respiratoire ; causes d'erreur dans les observations sur les animaux morphinés ou apnéiques.

Modifications de la glotte : concordance constante entre l'état de la glotte et les changements des mouvements respiratoires extérieurs : ouverture de la glotte avec les réactions inspiratrices; clôture avec les réactions expiratrices. Les excitations corticales n'agissent pas sur le larynx à l'exclusion des autres parties de l'appareil respiratoire.

Modifications de la pression pleurale : exagération de l'aspiration thoracique quand l'amplitude des mouvements respiratoires augmente et *vice versa.*

Modifications de la vitesse du courant d'air trachéal ; emploi de l'aérodromographe ; admission de l'air subordonnée à l'énergie des mouvements respiratoires, sans spasme de la glotte ni des bronches.

Recherche des modifications subies par les bronches contractiles ; procédés pour déterminer les variations actives de la résistance pulmonaire.

MESSIEURS,

Nous devons analyser aujourd'hui les résultats fournis par les les moyens d'étude dont nous avons d'indiqué l'emploi : les expériences dans lesquelles nous avons examiné les réactions respiratoires simples des excitations du cerveau, beaucoup moins nombreuses et détaillées que celles qui ont trait aux modifications épileptiques, sont cependant assez précises pour nous fournir des renseignements intéressants.

Modifications de la fréquence, de l'amplitude et du rythme des mouvements respiratoires.

Dans une expérience du 21 septembre 1878, sur un chat revenu de l'anesthésie par l'éther, mais très tranquille, la zone motrice étant mise nu, ainsi que la seconde circonvolution externe, on enregistre des mouvements respiratoires *accélérés et plus profonds* en excitant la circonvolution marginale antérieure; l'excitation de la marginale postérieure provoque un *ralentissement notable* des mouvements qui deviennent en même temps plus superficiels. Si l'on s'en tenait à ces résultats, on pourrait conclure que la circonvolution marginale antérieure joue le rôle de centre accélérateur et la marginale postérieure celui de centre modérateur des mouvements respiratoires; mais si l'on complète l'expérience en renforçant notablement l'intensité des excitations appliquées à la première de ces circonvolutions, on voit qu'au lieu de s'accélérer, la respiration se ralentit. Cette inversion des réactions respiratoires rappelle celle qui s'observe quand on excite un nerf de sensibilité successivement avec des courants faibles et avec des courants énergiques : la réaction accélératrice observée en premier lieu fait place à la réaction modératrice pouvant aller jusqu'à l'arrêt complet. De même une émotion modérée produit l'augmentation de fréquence de la respiration; une violente secousse cérébrale arrête la respiration. C'est, dans tous les cas, une question de degré dans l'intensité des irritations : excitatrices quand elles sont faibles, elles deviennent inhibitoires quand elles sont violentes. La physiologie du système organique fournit d'innombrables exemples de ce genre.

L'excitation de la seconde circonvolution externe, ainsi que celle de la partie antérieure du lobe frontal, ne provoquent aucun mouvement dans les membres ni aucune modification respiratoire.

Dans une autre expérience du 5 décembre 1884, sur un chien légèrement chloralisé, l'excitation forte de la marginale postérieure accélère les mouvements respiratoires; dans un autre essai, en renforçant les excitations, on obtient une accélération plus grande encore avec amplitude exagérée; ces réactions respiratoires s'accompagnent de mouvements dans le membre antérieur opposé au côté excité.

Donc, jusqu'ici, nous voyons la fréquence de la respiration se modifier sous l'influence des excitations corticales. Ajoutons que si les mouvements s'accélèrent, leur amplitude augmente; s'ils se ralentissent, leur amplitude diminue. Ces modifications s'observent, quel que soit le point excité de la zone motrice et paraissent surtout subordonnées à l'intensité des excitations; en dehors de la zone motrice, les excitations ne changent rien au type respiratoire, à moins qu'elles ne provoquent des réactions épileptiformes.

Quant à l'arrêt complet de la respiration, ce n'est qu'exceptionnellement qu'on l'observe en dehors de l'état épileptique : il faut, à ce propos, faire une remarque importante. Les animaux sur lesquels on opère sont souvent soumis à une intoxication préalable (morphine, anesthésiques) qui les dispose à des suspensions respiratoires spontanées; quelquefois, s'ils ne sont pas anesthésiés ou quand ils sont sous l'influence excitante d'une éthérisation incomplète, ils exécutent une série de mouvements respiratoires rapides à la suite desquels surviennent des pauses apnéiques. Dans ces différents cas, il se peut que l'excitation coïncide avec une pause respiratoire spontanée qu'on attribue à l'influence cérébrale ; ou bien la pause se produit quelques instants après l'excitation : on dit alors que l'effet suspensif s'est produit, mais tardivement. Nous avons souvent observé le fait sur des chiens morphinés, et même, dans un cas, la coïncidence des arrêts respiratoires avec les excitations se reproduisait si exactement, quand on interrogeait la seconde circonvolution externe, qu'un instant nous avons pensé à une influence inhibitoire de cette circonvolution sur les mouvements de la respiration ; mais, en y regardant de plus près, nous nous sommes aperçu que les arrêts survenaient spontanément, surtout quand un bruit venait impressionner l'animal dont la sensibilité auditive était surexcitée par la morphine : les vibrations du trembleur suffisaient, sans excitation du cerveau, à provoquer une pause respiratoire. Il y a, comme on voit, de nombreuses causes d'erreur dans cette appréciation; peut-être ceux qui ont noté l'arrêt de la respiration comme la conséquence habituelle des excitations du cerveau, ne les ont-ils pas complètement évitées. Ces réserves faites, il est certain, qu'avec des excitations assez fortes, on peut provoquer, mais par exception, des arrêts respiratoires passagers qui se produisent alors dans l'état d'expiration [1]; les changements de fréquence sont au contraire la règle, et l'accélération nous a paru plus ordinaire que le ralentissement.

Quelles sont, maintenant, les modifications laryngées qui accompagnent les variations de fréquence et d'amplitude des mouvements respiratoires ? Nous avons grand intérêt à les connaître, car de leur accord ou de leur opposition avec les changements d'amplitude des

[1] Dans une expérience du 19 septembre 1878 (*Exp.* n° 36), sur un chat revenu de l'anesthésie par l'éther, l'arrêt de la respiration a été obtenu pendant de fortes excitations tétanisantes du centre cortical correspondant au membre antérieur opposé;

mouvements des parois, résulte nécessairement une indication assez précise sur l'état de la ventilation pulmonaire. Supposons en effet que l'orifice glottique s'ouvre largement quand les mouvements respiratoires se précipitent et deviennent plus profonds : l'admission de l'air dans le poumon se trouvera facilitée, exagérée même notablement ; dans le cas contraire, l'orifice laryngé venant à se resserrer, malgré l'amplitude plus grande et l'augmentation de fréquence des mouvements, la fonction respiratoire pourra se trouver entravée.

Dans toutes les expériences où nous avons exploré, en même temps que les mouvements thoraciques, les variations de l'orifice glottique, nous avons constaté une concordance parfaite entre les deux ordres de mouvements ; les résultats, très nets, se résument à ceci : chaque fois que l'excitation corticale a exagéré l'amplitude des mou-

avec des excitations moyennes, la seule modification observée consistait en une tétanisation incomplète de la paroi, avec persistance des mouvements respiratoires

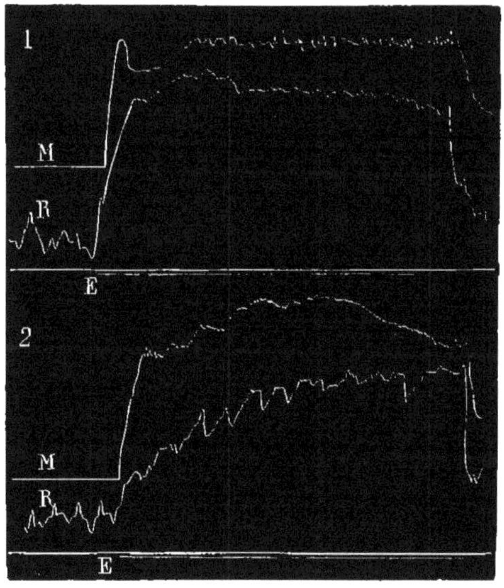

Fig. 53. — Modifications respiratoires (tétanisation plus ou moins complète des parois thoraciques sur un chat). — N° 1, Suppression des mouvements respiratoires (R), avec conservation des pulsations cardiaques. — N° 2, Tétanisation thoracique sans suppression complète des mouvements respiratoires. — M, Contraction des muscles extenseurs du membre antérieur dans les deux cas. — E, excitation corticale.

(n° 2, fig. 53); avec des excitations plus intenses, la tension tétanique des parois devenait plns complète et toute trace de mouvements respiratoires disparaissait ; on ne voyait plus sur la courbe que l'indication des battements du cœur (n° 1, fig. 53).

vements respiratoires (effets inspirateurs) elle a provoqué un élargissement plus grand de l'orifice glottique ; chaque fois qu'elle a diminué l'amplitude des mouvements extérieurs (effets expirateurs), elle a produit un resserrement plus actif des lèvres de la glotte. Cette concordance s'explique en admettant que les excitations corticales mettent en jeu, dans un sens ou dans l'autre, *tout l'ensemble* de l'appareil moteur de la respiration. Nos excitations ne dissocient pas les différents mécanismes qui se trouvent fonctionnellement associés, l'ouverture de la glotte et les actes inspiratoires, le resserrement glottique et les actes expiratoires. Si nous n'obtenons pas le renversement des rapports normaux des mouvements glottiques et des mouvements respiratoires généraux, est-ce par un défaut de localisation suffisante des excitations qui n'arrivent pas à mettre isolément en jeu l'appareil moteur laryngé et l'appareil moteur des parois thoraciques ? La solution expérimentale de cette question n'a pas été obtenue ; mais il ne faut pas oublier que la dissociation qu'il nous a été impossible de provoquer se produit sous l'influence de la volonté[1] ou dans certains cas pathologiques : nous savons, par exemple, fermer notre glotte tout en exécutant des mouvements respiratoires même énergiques. Le spasme du larynx peut aussi être produit par influence nerveuse centrale (faux croup, laryngisme des hystériques), alors qu'on exécute des mouvements inspiratoires sans efficacité.

Cette association logique des changements du diamètre de la glotte et des modifications des mouvements respiratoires, n'exclut pas la recherche des effets produits sur la pression intra-thoracique et sur le courant d'air trachéal : l'expérience montre que quand les mouvements respiratoires deviennent plus profonds (qu'il y ait du reste accélération ou ralentissement), à l'amplitude plus grande, correspond une exagération des variations de la pression intra-thoracique explorée dans la plèvre, dans l'œsophage ou dans une veine cave ; réciproquement, une amplitude moindre des mouvements extérieurs s'accompagne de variations moins étendues de la pression

[1] C'est ce que savent fort bien exécuter les plongeurs qui, grâce à ce procédé, peuvent prolonger leur séjour sous l'eau en utilisant la totalité de l'oxygène de l'air emmagasiné au préalable dans le poumon ; c'est ce qu'on peut encore faire à l'air libre, par exemple, dans les expériences où l'on étudie sur soi-même les effets de l'exagération de l'aspiration thoracique sur la circulation. Réciproquement, avec un peu d'habitude, on arrive à conserver à l'orifice glottique d'assez grandes dimensions pendant l'expiration, soit que l'expiration reste aphone ou qu'on chante en abordant les notes graves.

dans le milieu thoracique. Ce qui est à noter, c'est que dans l'augmentation d'amplitude, les oscillations intra-thoraciques gagnent en profondeur, leur maxima et leur minima s'abaissant : la moyenne de la pression négative pleurale s'abaisse ainsi notablement ; au contraire, dans la diminution d'amplitude, la moyenne des variations se relève et la pression négative pleurale se trouve ainsi moins basse. Tous ces détails sont représentés dans la figure schématique ci-jointe (fig 54).

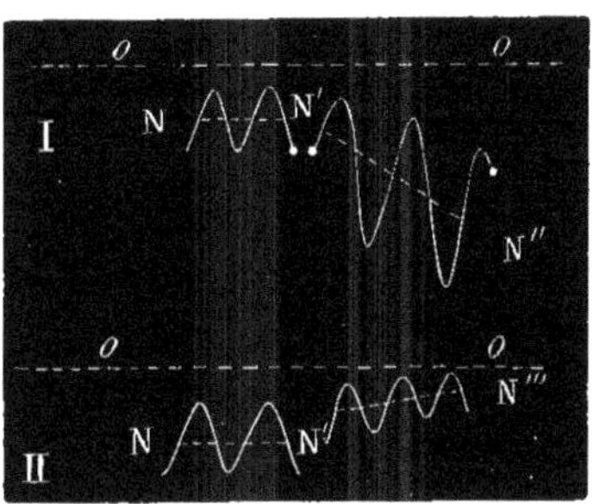

Fig. 54. — Courbes schématiques montrant le sens des variations de l'aspiration pleurale, suivant que les mouvements respiratoires augmentent ou diminuent d'amplitude.

Dans les deux types *I* et *II*, la ligne *OO* correspond au zéro de la pression pleurale ; la ligne *NN'* indique la valeur de l'aspiration moyenne avec des mouvements respiratoires normaux d'amplitude inégale : dans la courbe supérieure (*I*) l'aspiration est moindre que dans la courbe inférieure (*II*), où les mouvements présentent une plus grande amplitude. Quand cette amplitude augmente (courbe *I*, ligne *N'N''*), l'aspiration moyenne s'exagère très notablement ; quand l'amplitude diminue (courbe *II*, ligne *N'N'''*), l'aspiration thoracique diminue et la pression pleurale se rapproche de la ligne des zéros.

Quand on voit, malgré l'admission facile de l'air par l'orifice laryngé élargi, l'aspiration thoracique s'exagérer ainsi sous l'influence de mouvements respiratoires plus profonds, on doit se demander si, en réalité, l'air est aisément admis dans le poumon : n'y aurait-il pas à l'extrémité de l'arbre aérien un obstacle produit par la constriction des bronches, si bien que le poumon ne subirait pas l'ampliation nécessaire à la pénétration de l'air dans ses cavités ? Ainsi s'expliquerait cette augmentation souvent très notable de l'aspiration pleurale. Faute de pouvoir s'assurer directement de l'état des bronches contractiles, ou, tout au moins, d'être en mesure de le faire en même temps qu'on explore les variations de la pression pleurale et l'état de la glotte, il faut recourir à un procédé détourné, l'examen de la vitesse du courant d'air trachéal : il est évident, en effet, que si les bronches sont resserrées, quoique l'orifice d'entrée soit béant, le poumon n'obéira pas à l'appel des parois et ne subira pas d'expansion notable : dès lors on n'aura dans la trachée qu'un courant d'air insignifiant.

L'appareil indicateur de la vitesse de l'air dans la trachée (aérodromographe) est donc intervenu ici pour nous renseigner sur ce point : dès les premiers essais, il a été facile de constater que le courant d'air devient beaucoup plus rapide dans la trachée sous l'influence de l'augmentation d'amplitude des mouvements respiratoires; or, sachant déjà qu'en même temps le larynx est largement ouvert, nous pouvions être assurés que cette augmentation de vitesse était l'indice d'une augmentation dans la quantité d'air introduite dans le poumon. Nous arrivons dès lors à cette conclusion que, malgré l'exagération de l'aspiration pleurale, les bronches contractiles ne présentent pas de resserrement actif. Tout au contraire peut-être, comme les vaisseaux pulmonaires au même moment, subissent-elles une expansion notable. En dernière analyse, *l'exagération d'amplitude des mouvements respiratoires (avec augmentation ou diminution de fréquence) s'accompagne d'agrandissement de l'orifice laryngé et d'augmentation dans la quantité d'air qu'admet le poumon, ce qui exclut l'hypothèse d'une constriction bronchique.*

Des deux modifications inspiratrice et expiratrice, l'effet expiratoire est encore le plus fréquent, ce qui rapprocherait les réactions respiratoires d'origine corticale des réactions respiratoires réflexes produites par l'excitation centripète du pneumogastrique.

Il est à peine nécessaire d'ajouter que si les excitations corticales provoquent une diminution d'amplitude des mouvements respiratoires (quel que soit le changement de fréquence de ces mouvements) tous les phénomènes précédents se renversent : les variations de la pression pleurale diminuent nécessairement, mais, ce qui est très évident, c'est que la moyenne de l'aspiration intra-thoracique se relève tout en restant négative : la pression tend à se rapprocher de la ligne du zéro manométrique ; l'orifice laryngé se resserre, le courant d'air trachéal diminue : c'est, en somme, une modification expiratrice générale, qui se produit dans l'appareil respiratoire. Quel est, en pareil cas, l'état des terminaisons contractiles des bronches ? Les expériences sur la vitesse de l'air dans la trachée peuvent bien faire supposer que les bronchioles se contractent, tout comme l'orifice glottique ; mais les autres modifications des mouvements respiratoires suffiraient à produire une diminution dans la vitesse de l'air qui circule dans la trachée et l'état des petites bronches n'est pas suffisamment précisé. Quelques tentatives d'exploration plus directe nous conduisent cependant à penser que ces canaux se resserrent activement, se mettant ainsi d'accord avec les autres organes moteurs de l'appareil respiratoire [1].

[1] Les tentatives diverses auxquelles il est fait allusion ici sont les suivantes : on sait que chez les animaux modérément curarisés les appareils organiques con-

L'ensemble de nos expériences conduit aux conclusions suivantes en ce qui concerne les réactions respiratoires simples (non épileptiques) des excitations du cerveau.

A. Les excitations de la zone motrice, quel que soit le point excité, provoquent, quand elles ont une durée d'application et une intensité suffisantes, des modifications dans les mouvements respiratoires ;

B. L'excitation des autres parties de l'écorce cérébrale ne produit de réactions respiratoires que quand elle diffuse jusqu'à la zone motrice (sauf dans le cas de réactions convulsives qui est ici réservé);

servent leur activité nerveuse et continuent à réagir aux excitations centrales : les bronches sont dans ce cas, ainsi que l'ont montré les expériences sur la contractilité bronchique provoquée par l'excitation directe ou réflexe des nerfs pneumogastriques chez les animaux curarisés. Or, la résistance du tissu pulmonaire à l'insufflation doit nécessairement augmenter si les bronches se resserrent : c'est sur cette donnée que nous nous sommes fondés pour pratiquer l'expérience comparative suivante sur le chien : on excite d'abord les circonvolutions motrices, sur l'animal non curarisé, et, quand on a déterminé les conditions dans lesquelles se produisent les réactions expiratrices dont nous avons parlé, on curarise le sujet qui est dès lors soumis à l'insufflation pulmonaire. On règle cette insufflation de manière qu'à tous les instants de l'expérience, la pression et la quantité de l'air insufflé restent constantes. Examinant alors de quelle quantité la poitrine se dilate à chaque insufflation, dans les périodes où l'animal n'est soumis à aucune excitation, on cherche si l'expansion thoracique est diminuée par l'excitation corticale; elle devra être moindre si le tissu pulmonaire, devenu moins perméable par la contraction bronchique, oppose à l'insufflation une résistance plus grande. Dans quelques expériences, il a semblé qu'en effet, sous l'influence des mêmes excitations corticales qui, chez l'animal non curarisé, avaient provoqué l'état expiratoire indiqué, le poumon subissait une ampliation moins étendue (fig. 55). Dans ces conditions, la double section des pneumogastriques a supprimé le phénomène, et la résistance pulmonaire à l'expansion n'a plus varié.

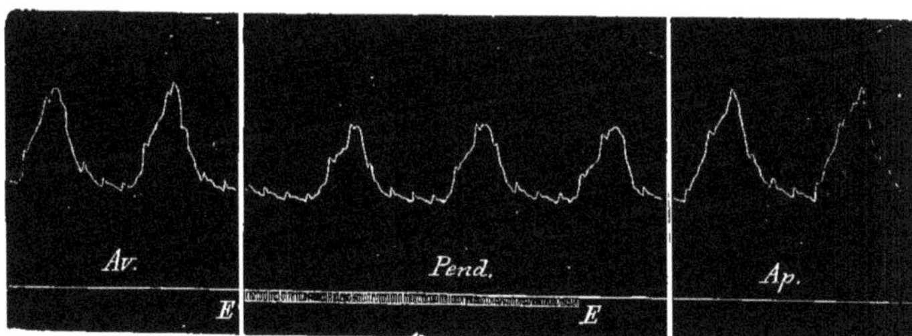

Fig. 55. — Comparaison de l'ampliation du thorax chez un chien curarisé, soumis à une insufflation régulière, avant (*Av.*), pendant (*Pend.*) et après (*Ap.*) l'excitation corticale *EE* : on constate que l'expansion du thorax dont les muscles offrent une résistance constante (curare) est notablement moindre pendant l'excitation corticale, différence qui paraît résulter d'une augmentation de résistance du tissu contractile du poumon : cette différence disparaît après la double section des pneumogastriques.

Nous avions appliqué le même procédé, en 1878, à la recherche des effets constricteurs réflexes, produits sur les muscles bronchiques par l'excitation du bout central du pneumogastrique d'un côté, l'autre pneumogastrique étant intact. Dans

C. Les effets respiratoires consistent : 1° en changements de *fréquence :* les mouvements s'accélèrent ou se ralentissent (très rarement s'arrêtent) sans qu'il y ait aucun rapport entre le point d'application des excitations et le sens du changement produit ; c'est surtout le degré d'intensité des excitations (ou le degré de l'excitabilité cérébrale) qui paraît influencer la fréquence : aux plus fortes excitations correspond le ralentissement (ou l'arrêt si, par exception, il se produit), de sorte qu'il n'y a pas lieu de discuter l'existence de centres accélérateurs et de centres modérateurs des mouvements respiratoires ; 2° en changements d'*amplitude* qui peuvent varier de rapport avec les changements de fréquence, une profondeur plus grande de mouvements s'observant soit avec l'accélération, soit avec le ralentissement ; la réciproque se retrouve pour la diminution d'amplitude ; 3° en une tendance vers l'état d'inspiration ou vers l'état d'expiration ; l'état inspiratoire (augmentation d'aspiration pleurale) coïncide avec l'augmentation d'amplitude ; l'état expiratoire avec la diminution d'am-

ces anciennes expériences, on enregistrait, en même temps que les changements du périmètre thoracique, les variations de la pression pleurale pendant l'insufflation chez l'animal curarisé. Nous étions arrivé ainsi à obtenir, avec une netteté assez grande, l'indication du spasme bronchique réflexe, comme on peut le voir d'après le spécimen ci-joint (fig. 56), emprunté à une expérience du 27 mars 1878 sur un chat

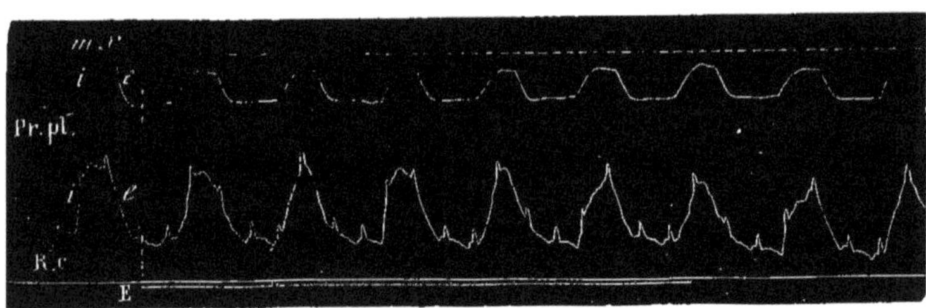

Fig. 56. — Augmentation de l'aspiration pleurale (*Pr. Pl.*) en même temps que diminution des expansions respiratoires, R. C. sous l'influence du spasme bronchique provoqué par voie réflexe sur un chat curarisé (Excitation *EE* du bout central d'un pneumogastrique, l'autre nerf étant intact) ; — *mx*. ligne des maxima de la pression pleurale.

curarisé. L'excitation du bout central du pneumogastrique droit a été accompagnée et suivie d'une résistance notable du poumon à l'insufflation ; on voit, en effet, les augmentations de la pression pleurale (Pr. pl.), coïncidant avec chaque projection d'air dans le poumon diminuer d'importance ; les maxima qui atteignaient auparavant la ligne *mx* en restent éloignés tant que dure l'excitation, et, quelques instants après, ils la rejoignent de nouveau. La courbe des mouvements de la paroi présente des sommets influencés par les pulsations du cœur qui rendent le phénomène moins évident sur cette ligne. En rapprochant les résultats de cette expérience de ceux qu'on a obtenus en excitant le cerveau, on voit que la recherche de la contraction bronchique peut être poursuivie à l'aide de cette méthode.

plitude ; 4° en changements du diamètre de la glotte : celle-ci s'élargit quand il y a tendance à l'état inspiratoire, et se rétrécit dans les conditions inverses ; 5° en modifications du calibre des bronches qui paraissent se contracter en même temps que l'orifice de la glotte se resserre et que l'amplitude des mouvements diminue ;

D. Il n'y a pas de points corticaux dissociables corespondant les uns aux mouvements du larynx, les autres aux mouvements du diaphragme[1] ;

E. On ne trouve pas davantage de points commandant à l'inspiration ou à l'expiration à la surface des circonvolutions ;

F. Il est même peu vraisemblable qu'on soit conduit à admettre des centres respiratoires dans les circonvolutions, chacun des points excitables de la zone motrice pouvant provoquer les modifications respiratoires indiquées.

[1] Nous ne croyons pas devoir soulever la question qui a préoccupé quelques expérimentateurs, celle des centres corticaux commandant spécialement aux mouvements du larynx, puisque nos expériences nous conduisent à admettre une action d'ensemble du cerveau sur les différentes parties contractiles de l'appareil respiratoire. On pourra cependant consulter sur ce sujet les travaux suivants qui intéressent aussi bien les cliniciens que les physiologistes :

Krause. — Ueb. d. Beziehung. d. Grosshirn. z. Kehlkopf u. Rachen (*Sitzungsb. d. K. Akad. d. Wiss., Berlin, nov.* 1883.

Delavan. — On the Local. of the cort. Motor Cent. of the Larynx (*New-York med. Rec. Feb.*, 1885).

Launois. — Y-a-t-il un centre cortical pour le larynx ? (*Rev. de médecine.* Paris, 1883, v. p. 692-701.

DIX-HUITIÈME LEÇON

(20 février 1885)

ÉTUDE DES MODIFICATIONS DE LA RESPIRATION DANS LES ACCÈS ÉPILEPTIQUES.

Accès localisés ; position expiratrice du thorax sans suspension des mouvements respiratoires ; absence de troubles asphyxiques.

Accès généralisés : contracture thoraco-abdominale, spasme laryngé, suppression complète des mouvements respiratoires : conséquences asphyxiques pendant la période tonique générale. — Secousses vibratoires des parois thoracique et abdominale, mouvements rapides de la glotte, persistance du courant d'air trachéal, respiration insuffisante mais non suspendue pendant la période clonique des grands accès. — Examen spécial des muscles du larynx ; modifications actives et non passives des lèvres de la glotte.

MESSIEURS,

Les notions que nous possédons sur les troubles respiratoires qui accompagnent les accès épileptiques se bornent aux renseignements fournis par la clinique humaine : jusqu'ici les physiologistes n'ont point abordé cette étude, ou, s'ils l'ont fait, c'est d'une manière très superficielle. Il ne suffit pas cependant de savoir que, dans les grandes attaques, la respiration est profondément troublée, qu'elle peut même se suspendre complètement et que des accidents asphyxiques peuvent être la conséquence de ces perturbations. Il faut analyser avec détail les changements qui surviennent dans les actes respiratoires aux différentes phases des grandes attaques et dans les différentes formes partielles ou généralisées des accès : l'examen clinique ne peut donner à ce sujet de notions précises, car les procédés d'exploration applicables à l'homme sont peu nombreux. Si, au contraire, on interroge la fonction respiratoire chez les animaux rendus épileptiques, en employant les moyens d'analyse dont nous avons donné précédemment l'indication, on arrive assez facilement à préciser les rapports des accidents respiratoires avec les différentes formes et avec les phases successives des accès; on se rend compte de l'état des muscles respiratoires, des muscles laryngés, des variations de la pression thoracique, de la persistance ou de la suppression du courant de l'air dans la trachée, etc.; en un mot on peut analyser ces réactions pathologiques avec le plus grand détail. Nous avons cherché à réaliser cette étude dans douze expériences spéciales dont chacune se compose d'un plus ou moins grand nombre d'essais successifs[1] ; les résultats relevés avec soin ont été divisés en plusieurs séries : 1° état de la respiration dans les accès partiels; 2° dans la période tonique des accès généralisés; 3° dans la période clonique de ces mêmes accès; 4° état des muscles laryngés et du courant d'air trachéal dans ces différents cas.

I. — *Etat de la respiration dans les accès partiels.*

Dans les accès partiels, limités à un membre, la respiration subit d'importantes modifications, beaucoup moins profondes cependant que dans les accès généralisés.

On doit noter d'abord qu'elle ne suspend jamais, même pendant la phase tonique de l'accès localisé. Elle devient au contraire plus fréquente et augmente d'amplitude; mais, malgré l'étendue plus grande des mouvements qu'il exécute, le thorax se resserre, ou bien les parois abdominales se contractent : toujours est-il que la pression intra-thoracique s'élève notablement.

Un type d'expérience fera bien comprendre le sens de ces modifications. La figure 57 montre les rapports des modifications respiratoires et des convulsions localisées dans le membre antérieur droit, chez un chien dont le centre cortical gauche a été soumis à de fortes excitations induites durant une seconde. Pendant l'excitation la respiration a été influencée en même temps que les muscles du membre

[1] Exp. n°s 20, 26, 27, 29, 30, 36, 49, 52, 81, 86, 87, 88 (de 1878 à 1885). A propos de chaque point spécial, nous indiquerons les particularités relevées dans les expériences correspondantes, dont on trouvera le détail dans l'appendice de ces leçons.

antérieur : une brusque expiration s'est produite ; l'attaque survenant ensuite, on voit la pression intra-thoracique s'élever rapide-

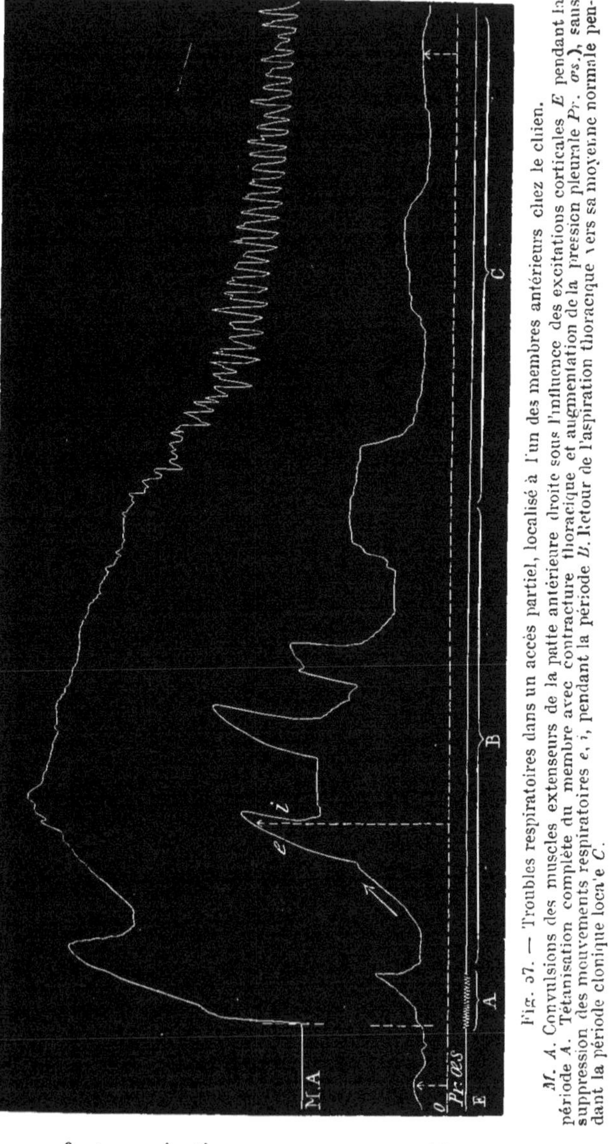

Fig. 57. — Troubles respiratoires dans un accès partiel, localisé à l'un des membres antérieurs chez le chien.

M. A. Convulsions des muscles extenseurs de la patte antérieure droite sous l'influence des excitations corticales *E* pendant la période *A*. Tétanisation complète du membre avec contracture thoracique et augmentation de la pression pleurale *Pr. œs.*), sans suppression des mouvements respiratoires *e*, *i*, pendant la période *B*. Retour de l'aspiration thoracique vers sa moyenne normale pendant la période clonique localisée *C*.

ment et une forte expiration augmenter notablement cette pression croissante. L'œsophage, à l'intérieur duquel avait été introduite l'ampoule manométrique qui donnait l'indication des variations de la pression thoracique, n'intervient en rien dans ces phénomènes : il a été rendu passif par la double section préalable des pneumogastriques. C'est donc un état expiratoire réel qui se manifeste pendant toute la période tonique de l'accès partiel ; mais les mouvements respiratoires ne sont pas interrompus pour cela : ils s'exécutent même avec une grande amplitude et chacun d'eux est plus court dans cette période que dans la suivante. A mesure que la contracture diminue dans les muscles du membre convulsé, la pression intra-thoracique diminue également ; on la voit revenir peu à peu à sa valeur première pendant la phase clonique de l'accès local. Dans cette dernière période, elle est beaucoup plus lente et moins profonde.

Le fait essentiel nous paraît donc consister en ceci, que *le thorax se met en position expiratrice bien que les mouvements respiratoires ne soit pas suspendus pendant la période tonique de l'accès partitiel.* La même observation a été faite dans toutes les expériences où nous avons examiné, soit par l'exploration pleurale, soit par l'exploration œsophagienne, les variations de la pression intra-thoracique pendant les accès partiels [1] : on peut donc conclure avec certitude au défaut d'asphyxie pendant les accès localisés.

II. — *Etat de la respiration pendant la phase tonique des accès généralisés.*

Les parois thoraco-abdominales participent, comme on sait, à la contracture générale pendant la période tonique des grands accès : il ne peut y avoir de doute sur la suspension complète de la respiration en pareil cas ; l'immobilité et la rigidité des parois implique

[1] L'état de resserrement du thorax se déduit indirectement de l'augmentation de la pression pleurale ; mais celle-ci pourrait résulter tout aussi bien d'une énergique contraction des parois abdominales. L'exploration des mouvements extérieurs du thorax combinée avec l'exploration intra-thoracique établit avec certitude qu'un retrait énergique des parois du thorax se produit. Dans l'exp. n° 52 (24 janvier 1879), par exemple, le fait est nettement établi : on y voit la courbe des mouvements respiratoires subir un abaissement rapide, en même temps que ces mouvements s'accélèrent pendant un accès tonique partiel, localisé aux muscles du membre antérieur ; au moment où s'établit la période clonique dans ce membre, la courbe respiratoire se relève ; en d'autres termes, le thorax reprend la position d'inspiration et les mouvements se ralentissent en devenant beaucoup plus amples.

l'inefficacité des mouvements du diaphragme s'ils persistent encore; d'autre part la clôture de la glotte qui, on le verra, accompagne la contracture des parois, rendrait inefficace l'action diaphragmatique : la conséquence de ces modifiations est nécessairement l'état asphyxique du sang, auquel on a fait jouer un si grand rôle dans l'évolution des attaques convulsives.

Tels sont les points essentiels qui se dégagent de l'examen des expériences, tout aussi bien que des observations cliniques; il n'est pas cependant sans intérêt d'étudier de plus près les modifications respiratoires de la période tonique des grandes attaques. L'inscription simultanée des mouvements généraux et des actes mécaniques de la respiration rend cette analyse facile à poursuivre. Prenons donc, comme d'habitude, une expérience type et examinons les faits que révèlent les courbes des accidents convulsifs et des troubles respiratoires. Dans une expérience du 24 mai 1878 (n° 27) sur un chien, on provoque des accès complets, toniques et cloniques, généralisés; on enregistre en même temps les convulsions des membres et les variations de la pression intra-thoracique, ces dernières au moyen d'une sonde manométrique introduite dans l'œsophage, organe passif. On voit (fig. 58) les mouvements respiratoires se suspendre dès le début de l'attaque tonique et ne reparaître que plus tard, mais avant que la période de contracture des membres soit terminée; en même temps la pression s'élève dans le thorax à un degré très notable, bien que la trachée soit ouverte, ce qui implique une contracture violente de la paroi thoraco-abdominale; cette pression subit cependant des variations rapides et très limitées, de même fréquence que celles qui agitent les muscles des membres à ce moment; elles reconnaissent évidemment la même cause : les muscles du thorax et de l'abdomen sont en tétanos à vibrations[1]. La production de

[1] Dans les cas où la tétanisation générale est à son maximum, les vibrations de la paroi thoracique peuvent disparaître complètement. Ces parois tendues restent dans un état de fixité presque absolue, et tout le tronc ne forme plus qu'une masse rigide. C'est ce qui s'est produit plusieurs fois dans une expérience du 24 janvier 1879 (n° 52), chez un chien qui fut atteint de grands accès convulsifs à reprises successives, pendant lesquels un seul membre, celui qui correspondait au centre excité, était agité de violentes secousses cloniques, tandis que le reste du corps était en tétanos parfait. Il est remarquable que la paroi thoracique prend, en pareil cas, la position d'inspiration maxima s'accusant par la projection des côtes en dehors. Dans ces conditions, le diaphragme paraît se mettre aussi en état de contracture (bien que le fait n'ait pas été directement vérifié), ou du moins il cesse d'exécuter ses mouvements rythmiques. Il est probable que cette forme correspond à la position de l'effort accompli à la suite d'une profonde inspiration, le thorax s'immobilisant dans cette situation et en état de contracture.

ces petites secousses pourrait faire supposer que, malgré l'état de contracture, la respiration continue encore, très incomplètement

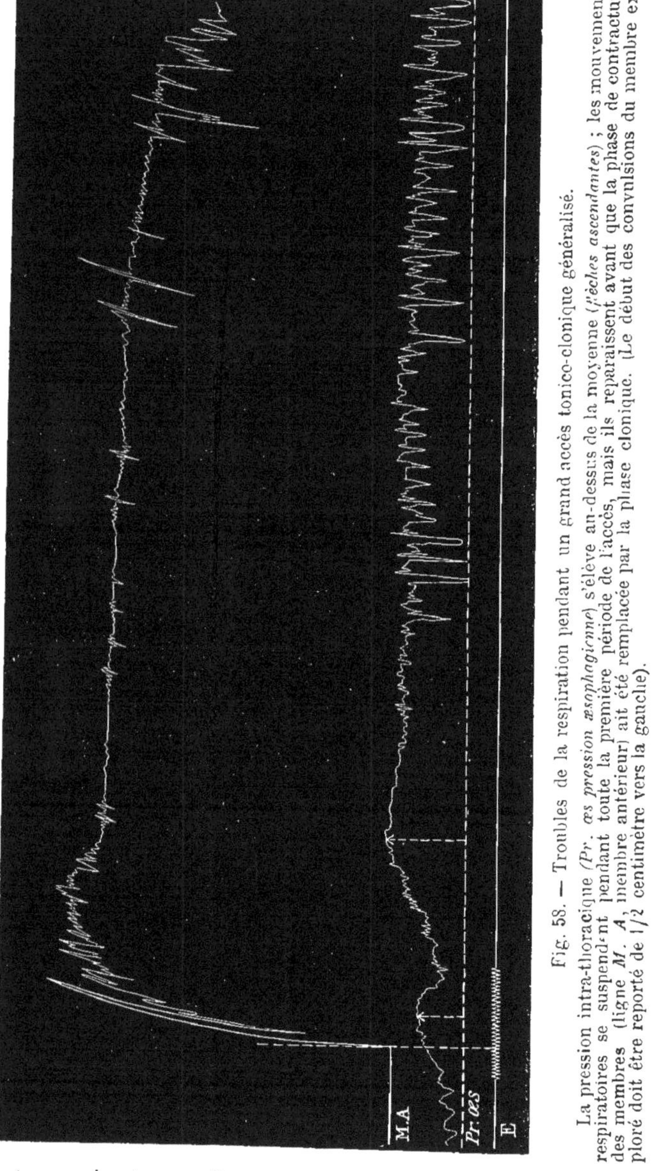

Fig. 58. — Troubles de la respiration pendant un grand accès tonico-clonique généralisé.

La pression intra-thoracique (*Pr. œs pression œsophagienne*) s'élève au-dessus de la moyenne (*flèches ascendantes*) ; les mouvements respiratoires se suspendent pendant toute la première période de l'accès, mais ils reparaissent avant que la phase de contracture des membres (ligne *M. A*, membre antérieur) ait été remplacée par la phase clonique. (Le début des convulsions du membre exploré doit être reporté de 1/2 centimètre vers la gauche).

sans doute, mais à un degré suffisant pour atténuer l'asphyxie; il en est peut-être ainsi, en effet, chez les animaux dont la trachée est ouverte; mais si la trachéotomie n'a pas été pratiquée, le spasme glottique est tel, que l'air ne peut entrer dans le poumon. Bientôt cependant la contracture devient moins parfaite; elle se dissocie; des secousses l'interrompent, et, à ce moment qui marque le début de la période clonique, l'admission de l'air redevient possible.

De même que l'on voit parfois les parois thoracique entrer en tétanisation pendant que les muscles des membres sont en état de convulsions cloniques, de même on peut observer de violentes secousses thoraco-abdominales, modifiant profondément l'acte respiratoire, alors que le tétanos des membres est parfait. Nous en avons eu un bel exemple dans une expérience du 11 janvier 1879

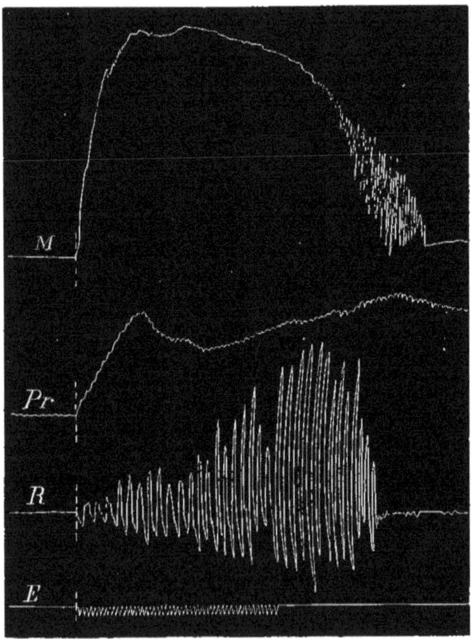

Fig. 59. — Type de convulsions *cloniques* de la paroi thoraco-abdominale *R*, pendant la *tétanisation* parfaite des muscles des membres *M*, au cours d'un accès généralisé provoqué par l'excitation corticale *E* chez le chien. — *Pr.*, pression artérielle pendant l'accès.

(Exp. n° 49), chez un chien vigoureux dont les convulsions se généralisaient rapidement : la reproduction des courbes (fig. 59) suffira, sans autres commentaires, à préciser le fait. Il y a quelque intérêt à savoir que cette différence existe entre la forme des convulsions dans les membres et dans les parois thoraciques, non seulement au point de vue des actes respiratoires eux-mêmes, mais à cause de l'influence qu'exerce l'état de la respiration sur les réactions cardiaques de l'accès : ici, par exemple (*ligne Pr. fig. 59*), on voit, contrairement à ce qui s'observe d'habitude, le cœur s'accélérer pendant une violente attaque tonique; mais cette attaque est clonique au niveau du thorax, ce qui rend compte, de l'exception apparente à la loi générale qui se déduit de nos expériences.

III. — *Etat de la respiration dans les convulsions cloniques.*

Dans les accès cloniques généralisés, ou pendant la période clonique des accès complets (successivement toniques et cloniques) les parois du thorax et de l'abdomen participent aux secousses générales, et la respiration, entrecoupée, irrégulière, persiste, quoique profondément troublée, à un degré suffisant pour que l'asphyxie ne se produise pas. Telle est, du moins, la règle; nous verrons tout à l'heure qu'elle comporte des exceptions.

Pour se rendre compte des modifications subies par la respiration dans les cas habituels, il suffit d'enregistrer simultanément les courbes de la pression intra-thoracique et celles des mouvements généraux; en se reportant à la dernière partie de la figure 58, qui correspond à la période clonique d'un grand accès, on aura le type habituel des troubles respiratoires : la pression intra-thoracique reste anormalement élevée, mais subit des variations étendues dont chacune est provoquée par un mouvement respiratoire. Au même moment, du reste, le larynx redevient perméable : les lèvres de la glotte s'entrouvrent à chaque inspiration brusque, et ne se referment pas assez complétement pour s'opposer à l'expulsion de l'air à chaque expiration; mais comme l'orifice glottique reste étroit aussi bien au moment de l'appel qu'au moment de l'expulsion de l'air, et que, d'autre part, les mouvements respiratoires sont saccadés, énergiques, ce va-et-vient d'air s'accompagne de bruits ressemblant à de petits cris étouffés.

On s'assure donc par ces différents moyens de la persistance de la respiration dans les accès cloniques généralisés ou de son retour dans la période clonique des accès complets[1]. Toutefois, on ne

[1] De nombreux faits identiques se sont présentés, dans le cours de nos expé-

saurait dire, d'après les examens précédents, si l'aération du sang ne reste pas compromise, la respiration étant évidemment très incomplète. La coloration du sang artériel dans ces conditions est plus foncée que normalement, mais elle n'arrive pas à la teinte asphyxique; du reste, on peut être renseigné sur le degré des troubles apportés à l'hématose en employant un procédé indirect qui nous a paru assez démonstratif. Comme on le verra plus tard, les mouvements du cœur subissent une augmentation quelquefois considérable de fréquence pendant la période clonique vibratoire ou à grandes secousses : si l'asphyxie intervenait, à un degré même peu accusé, elle se manifesterait par l'un de ses effets les plus rapides et les plus constants, *par l'influence modératrice qu'elle exerce sur le cœur* : or, le fait seul de l'accélération constitue une démonstration suffisante de l'absence d'asphyxie. La contre-épreuve est facile à fournir : en produisant mécaniquement l'état asphyxique du sang par la fermeture de la canule trachéale pendant l'accès épileptique, on voit le ralentissement du cœur se substituer à l'accélération observée dans une attaque précédente : les effets modérateurs de l'asphyxie l'emportent sur les effets accélérateurs liés à l'état convulsif clonique[1].

Nous avons dit que dans la grande majorité des cas, la respiration n'était pas suspendue pendant la période clonique des grands accès, les parois thoracique et abdominale étant, elles aussi, agitées de secousses qui constituent en réalité des mouvements respiratoires incomplets, mais suffisants pour empêcher l'asphyxie de se

riences sur l'épilepsie corticale et ses réactions organiques; nous citerons seulement une expérience :

Exp. n° 30, 31 août 1878 (avec M. Stirling, d'Aberdeen). — Chien non anesthésié. — Excitation corticale à gauche; convulsions à droite d'abord, généralisées ensuite. Pendant les secousses du corps tout entier, la pression intra-thoracique s'élève notablement (phénomène expiratoire), mais la respiration n'est pas suspendue, comme le montre la persistance des variations rythmiques; elle est seulement irrégulière, fréquente et moins ample qu'auparavant. Dans ce cas, par exception, la période clonique a ouvert la scène; une longue période tonique lui a succédé : on a vu alors le tétanos envahir les parois thoraciques et la respiration se suspendre quelques instants d'une façon complète; elle a reparu avant que le tétanos des membres se soit transformé en une nouvelle période clonique. Ce cas correspond à l'un des types anormaux auxquels il a été fait allusion précédemment (v. p. 75), et dans lesquels l'accès, au lieu de débuter par la tétanisation pour aboutir aux convulsions cloniques, se caractérise par une période tonique intercalée entre deux périodes cloniques.

[1] Exp. n° 20, du 1er février 1878. — La grande longueur des tracés nous empêche de reproduire ici les originaux eux-mêmes; mais, en raison de l'intérêt du fait et

produire. Il arrive toutefois que, pendant que les membres d'un animal sont agités de secousses convulsives, les muscles de l'appareil respiratoire sont atteints de tétanos; dans cet état de contracture la respiration est nécessairement suspendue. Nous n'avons observé ce fait que deux fois sur un grand anombre de cas; sa rareté ne doit pas cependant le faire négliger, car la production d'un certain degré d'asphyxie dans une période de l'accès où elle fait presque toujours défaut, peut entraîner dans les réactions circulatoires, par exemple (ainsi que nous l'avons indiqué plus haut), des perturbations embarrassantes à interpréter. Contentons-nous de signaler cette déviation du type habituel et d'en donner l'expression graphique (fig. 61) telle que l'a fournie l'un des essais de l'expérience déjà citée (n° 27, 24 mai 1878); nous ajouterons que c'est seulement dans les

pour bien fixer les idées sur ce point, nous représenterons schématiquement les phénomènes observés dans les deux cas, quand l'accès se déroule sans clôture de la

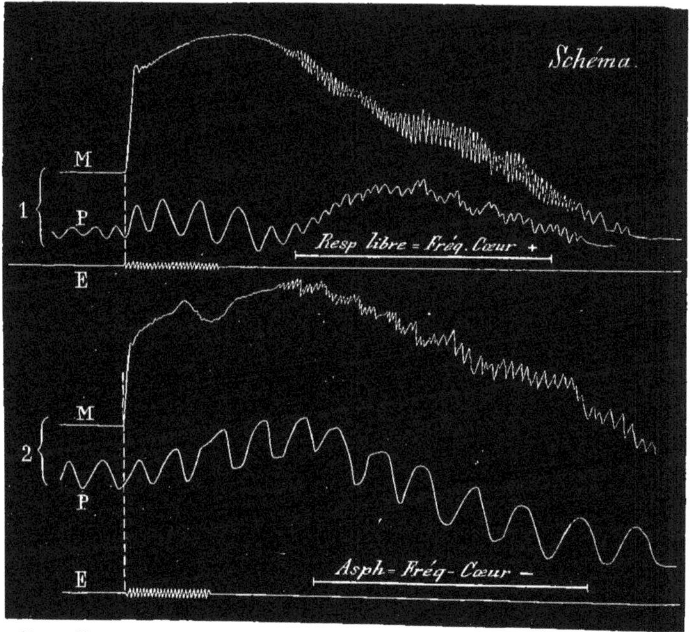

Fig. 60. — Figure schématique correspondant à deux cas différents d'une même expérience sur le chien. N° 1 : l'accès clonique, sans suspension de la respiration, s'accompagne d'accélération du cœur; n° 2 : la phase clonique avec début d'asphyxie par fermeture de la trachée, s'accompagne d'un ralentissement notable.

trachée (n° 1, fig. 60) et quand on a produit un certain degré d'asphyxie par la clôture trachéale (n° 2).

accès complètement cloniques et non point dans la période termi-

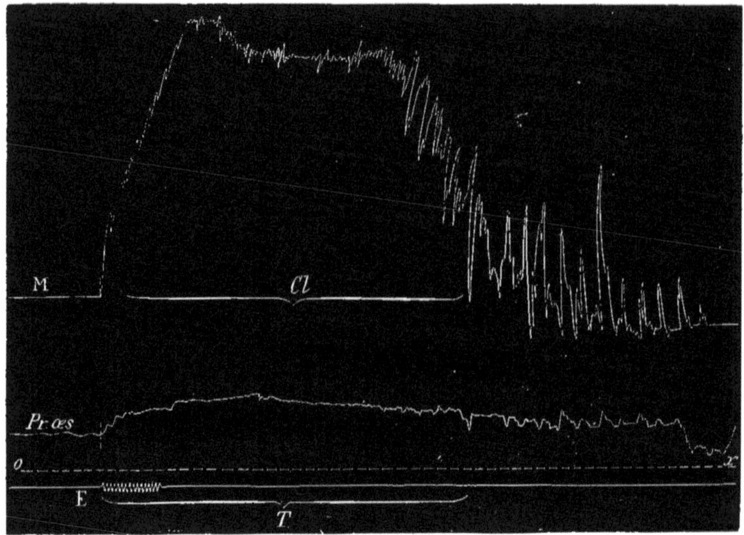

Fig. 61. — Tétanisation du thorax (T avec suspension complète des mouvements respiratoires et augmentation de la pression pleurale (*Pr. œs.*), pendant les convulsions cloniques vibratoires des membres, période Cl, ligne *M*).

nale d'un accès complet que nous avons observé le fait dont il s'agit[1].

IV. — *Etat des muscles laryngés pendant les périodes tonique et clonique des accès généralisés.*

Le larynx ne subit, pendant les accès partiels, que des troubles peu accusés, concordant toujours, du reste, avec ceux des muscles respiratoires : les lèvres de la glotte s'ouvrent et se rapprochent alternativement avec la même rapidité que s'exécutent les mouvements successifs d'inspiration et d'expiration ; jamais l'occlusion glottique n'est complète, ce qui explique, comme nous l'avons vu,

[1] La production d'un état tétanique des muscles respiratoires pendant que ceux des membres sont agités de secousses convulsives, est, sans doute, exceptionnelle, mais n'a rien d'extraordinaire ni d'anormal. Nous savons déjà (voy. p. 155) que, dans les grands accès généralisés, la forme des convulsions n'est pas forcément la même dans toutes les parties du corps : un membre peut être contracturé, en état de tétanos parfait, pendant qu'un autre est en état de convulsions cloniques. Dans le cas que nous étudions, la tétanisation a envahi l'appareil moteur de la respiration au lieu d'atteindre un membre : en cela consiste toute la différence.

la persistance de la respiration. Du reste l'examen du courant d'air trachéal, avec le procédé que nous avons employé, montre qu'il continue à se produire des va-et-vient de la colonne d'air, impliquant un passage suffisant par le larynx.

Il n'en est plus de même dans la période tonique des accès généralisés : ici l'occlusion de la glotte est parfaite ; la pression intra-thoracique s'élève, les parois abdominales se contractent énergiquement : en un mot, on voit réalisé dans ces cas pathologiques, le phénomène de l'effort volontaire et prolongé, dans sa forme la plus complète (et avec ses conséquenses circulatoires habituelles : congestion veineuse, élévation de la pression artérielle) ; le courant d'air trachéal est nul à ce moment.

Quand survient la phase clonique, les lèvres de la glotte se relâchent et exécutent des vibrations plus ou moins rapides, synchrones avec les mouvements saccadés des parois thoraco-abdominales : nous avons déjà signalé ces phénomènes en rappelant qu'ils s'accusent à l'oreille par les petits cris que poussent les animaux non trachéotomisés ; on peut les enregistrer facilement à l'aide de l'explorateur laryngé que nous avons décrit (p. 136). Il est presque inutile d'ajouter que ces vibrations de la glotte sont la conséquence des contractions alternatives des muscles dilatateurs et constricteurs de la glotte et ne résultent en aucune façon du va-et-vient de l'air mis en mouvement par les secousses thoraciques. Cependant, pour établir la conviction sur ce point, nous avons pratiqué deux expériences décisives : l'une consiste à observer les mouvements glottiques pendant qu'une canule, fermée du côté du larynx, est fixée à la trachée ; dans l'autre, on coupe les récurrents des deux côtés. Dans le premier cas les vibrations glottiques persistent ; elles sont supprimées dans le second. Il s'agit donc, non point de mouvements passifs, d'oscillations imprimées aux cordes vocales par la colonne d'air trachéale, mais bien de secousses musculaires provoquées par des décharges nerveuses motrices agissant alternativement sur les crico-arythénoïdiens latéraux et postérieurs[1].

[1] Nous citerons, à propos de ces réactions convulsives des muscles laryngés, quelques résultats d'expériences récemment pratiquées.

Exp. n° 86, 21 janvier 1885 (avec M. Poupinel). — Chien vigoureux, légèrement engourdi par injection sous-cutanée de morphine. Excitations corticales épileptogènes ; l'examen des courbes a permis de constater l'ouverture de la glotte au moment de chaque inspiration et le rapprochement des cordes vocales à chaque expiration ; mais on s'est surtout préoccupé de déterminer l'état de la glotte aux différentes phases des accès convulsifs provoqués par les excitations corticales. De nombreuses expériences faites successivement sur le même animal ont donné les résultats suivants :

1° Au début d'une grande attaque, tonique dans les membres, clonique dans les muscles du tronc, de rapides mouvements respiratoires s'accompagnent de contractions des lèvres de la glotte qui se rapprochent à chaque expiration brusque; puis, la tétanisation gagne les muscles respirateurs : la glotte se ferme presque complètement, les cordes vocales vibrant avec une grande rapidité, en même temps que les muscles des parois thoraciques; tout courant d'air est supprimé dans la trachée. — Dans la période suivante, les spasmes cloniques se reproduisent : le larynx redevient perméable, l'air éprouve de brusques variations de pression dans la trachée; une nouvelle période de tétanisation survient, pendant laquelle les cordes vocales se referment et l'air cesse de pénétrer dans la poitrine. Enfin, les secousses cloniques s'établissent dans tous les muscles, dans ceux du larynx et de la poitrine comme dans ceux des membres, et l'accès ne se termine qu'au bout de deux minutes. Il fait place à de grands mouvements respiratoires, pendant lesquels les cordes vocales entr'ouvertes subissent des relâchements inspiratoires complets et ne se resserrent que partiellement à chaque expiration;

2° Ces mêmes troubles se renouvellent avec quelques variantes dans les attaques suivantes : toujours la respiration se suspend complètement, le courant d'air trachéal se supprime, la glotte se contracte spasmodiquement, pendant la période tétanique générale; au contraire, des va-et-vient d'air peu étendus et très rapides se produisent pendant les périodes cloniques;

3° Pour s'assurer de la participation *active* des muscles laryngés aux modifications indiquées, on pratique la double section des récurrents : on constate ensuite que, pendant les attaques, les cordes vocales restent inertes, dans un état de relâchement complet, pendant que tous les muscles du corps subissent la contracture initiale, puis les secousses vibratoires et cloniques habituelles.

Exp. n° 87, 25 janvier 1885 (avec M. Poupinel). — Chien dogue. Petite dose de morphine. Trachéotomie. Larynx préparé pour l'inscription des mouvements des cordes vocales; exploration simultanée des mouvements du thorax avec un pneumographe. — Mêmes résultats que dans l'expérience 86 : spasme laryngé coïncidant avec la tétanisation du thorax; secousses rapides des lèvres de la glotte en même temps que vibrations convulsives des parois thoraciques. Part active des muscles glottiques aux mouvements des cordes vocales démontrée par la section des récurrents.

DIX-NEUVIÈME LEÇON

(23 février 1885)

EFFETS CIRCULATOIRES DES EXCITATIONS CORTICALES

Résumé des expériences exécutées depuis 1870. Incertitudes persistant encore sur le sens des effets cardio-vasculaires des excitations corticales. Confusion fréquente entre les réactions circulatoires simples et les accidents circulatoires d'ordre épileptique. La curarisation masque l'état épileptique en empêchant les convulsions externes, mais ne supprime pas les accidents organiques et les troubles circulatoires en particulier.

Analyse détaillée des modifications de la fréquence du cœur et des variations de la pression artérielle dans les accès épileptiques d'origine corticale : 1° dans les grandes attaques complètes, successivement toniques et cloniques, le cœur se ralentit pendant la phase tonique et s'accélère pendant la phase clonique; la pression subit des variations qui diffèrent suivant l'état du cœur : elle s'abaisse plus ou moins si le cœur est ralenti notablement, mais conserve souvent sa valeur ou même la dépasse malgré un certain ralentissement cardiaque, si le spasme vaso-moteur est suffisant pour contre-balancer les effets dépresseurs du ralentissement; elle s'élève, souvent très haut, pendant l'accélération cardiaque qui accompagne les convulsions cloniques; 2° dans les accès tronqués, exclusivement cloniques, le cœur s'accélère et la pression s'élève; 3° dans les accès anormaux, à périodes interverties, les mêmes rapports se retrouvent entre le ralentissement du cœur et la tétanisation musculaire, entre l'accélération et les secousses convulsives : les phénomènes ne sont que déplacés.

Exceptions apparentes à la formule indiquée; leur interprétation.

MESSIEURS,

La connaissance des modifications que les actes cérébraux produisent chez l'homme dans la fonction circulatoire, rend légitime et logique la recherche des effets produits sur le cœur et les vaisseaux par les excitations artificielles du cerveau chez les animaux. Depuis l'époque où l'excitabilité cérébrale a été établie expérimentalement, cette étude a été plutôt esquissée que réellement poursuivie : elle est, en effet, infiniment plus complexe qu'il n'a semblé aux premiers physiologistes qui s'en sont occupés; à l'heure actuelle, il ne nous paraît pas possible de tirer des recherches publiées une conclusion quelconque : nous en verrons bientôt la raison. Avant d'entrer dans l'analyse des expériences que, depuis plusieurs années, nous avons consacrées à cette étude, indiquons les résultats obtenus par les physiologistes qui s'en sont occupés depuis 1870.

Résumé historique. — La constatation d'effets circulatoires produits par les excitations du cerveau proprement dit, remonte aux premiers temps de l'étude expérimentale inaugurée par Fritsch et Hitzig : Schiff paraît être le premier qui ait mentionné ces effets ; Vulpian, dans ses cours de démonstration, en 1875 particulièrement, insistait sur la constance des réactions circulatoires d'origine cérébrale et sur l'importance théorique de pareils résultats. Il donna l'idée de poursuivre cette étude à Bochefontaine [1], qui eut d'abord pour collaborateur M. Lépine, attiré vers ces recherches par ses travaux récents sur les Localisations cérébrales [2] et qui, un peu plus tard, poursuivit seul les expériences sur ce sujet : on trouvera plus loin le résumé critique des recherches de ces auteurs.

A l'étranger, à la même époque [3], Danilewsky publia les résultats d'expériences du même genre ; puis vinrent les mémoires de Brown-Sequard [4], Heifler [5], K. Balogh [6], Eulenburg et Landois [7], Hitzig [8], Küssner [9], Charles Richet [10], Albertoni [11], Kayser [12], Hilarewski [13], Nothnagel [14], tous confirmant la réalité et la multiplicité des effets circulatoires produits par les excitations du cerveau, mais les interprétant de façons très différentes.

[1] Bochefontaine. — *Arch. Physiol.*, 1876, p. 142.; *Arch. Phys.*, 1883, p. 34.

[2] R. Lépine. — Des Localisations cérébrales. (*Th. Agrégation*, Paris, 1875.)

[3] Danilewsky. — *Soc. sc. exp. de Charkow*, nov. 1874, et *Archiv.* de *Pflüger*, t. XI, 1875, p. 128.

[4] Brown-Séquard. — Rech. sur l'excitabilité des lobes cérébraux. (*Arch. Phys.* p. 854, 1875.)

[5] Heifler. — *Wien. med. Jahresb*, p. 59, 1875.

[6] K. Balogh. — *Sitzungsb. d. Kais. Akad. d. Wissens.*, n° 10.

[7] Eulenburg et Landois. — *Med. Centralblatt.*, 260-263, 1876. — *Virch. Arch.* XVIII, 1876, et *Berlin. Klin. Woch.*, n°s 42-43, 1876.

[8] Hitzig. — *Med. Centralblatt*, 323, 324, 1876.

[9] Küssner. — Ueb. vaso-mot. Centr. (*Arch. f. Psychiatrie*, VIII, 432, 1878.)

[10] Ch. Richet. — Circonvolutions cérébrales. (*Th. agrég.*, *Paris*, 1878.)

[11] Albertoni. — Rendic. d. Lab. di Fisiol. (Siena, 1878, p. 37-62.)

[12] Kayser. — *Breslauer Ærztl. Zeitsch.*, 1882.

[13] Hilarewski. — *Arb. d. Petersb. ges. d. Naturf.*

[14] Nothnagel. — *Arch. f. path. Anat.*, LXIII, 26-32.

Sans nous arrêter au détail de toutes ces recherches, nous insisterons seulement sur quelques-unes d'entre elles, nous attachant à montrer l'incertitude d'un grand nombre de résultats et la nécessité d'un contrôle rigoureux.

Danilewsky employait deux procédés pour provoquer les réactions circulatoires par l'excitation électrique du cerveau, sur de jeunes chiens curarisés : 1° après trépanation du crâne et ablation de la dure-mère, il excitait directement la substance nerveuse en introduisant les électrodes jusqu'à une profondeur connue ; 2° sans trépanation préalable (par conséquent sans suppression de la dure-mère), il faisait pénétrer les électrodes dans la substance cérébrale par de petits trous pratiqués dans le crâne. Les résultats fournis par le premier procédé peuvent seuls être présentés comme subordonnés aux excitations du *cerveau*, car il est évident que dans le second cas la dure-mère doit intervenir comme surface sensible et compliquer les effets observés. En se bornant donc aux phénomènes qu'ont produits les excitations du cerveau dans les expériences de Danilewsky, on arriverait à formuler les propositions suivantes : 1° c'est seulement au niveau du gyrus supra-sylvien de Owen (centre des mouvements de la face de Hitzig) que l'excitation électrique provoque des réactions circulatoires ; 2° ces réactions consistent en élévation de la pression, avec oscillations cardiaques plus ou moins étendues, par suite du ralentissement du cœur [ce qui revient à dire que *les vaisseaux subissent l'influence vaso-constrictive, en même temps que le cœur subit l'influence modératrice*] ; 3° les effets indiqués seraient les mêmes pour l'excitation du corps strié, avec cette différence que, dans ce dernier cas, ils sont beaucoup plus accusés.

Bochefontaine, opérant aussi sur des animaux curarisés, conclut de ses expériences manométriques que « sous l'influence d'une seule et même excitation électrique du cerveau, on peut observer une augmentation considérable de la pression sanguine, laquelle peut aller jusqu'à 14 centimètres et au delà ; et que... dans ces conditions expérimentales, il se produit des alternatives de ralentissement et d'accélération du cœur qui peuvent se répéter jusqu'à six fois dans une minute environ[1] ... »

[1] Dans les expériences antérieurement faites par Lépine et Bochefontaine, puis par Lépine et Tridon, le fait de l'accélération du cœur avec élévation notable de la pression, sous l'influence d'excitations corticales au niveau de la zone motrice, avait été surtout signalé. Bochefontaine, revenant plus tard sur ce point, dit, dans une note des *Archives de Physiologie* (1883, n° 1, p. 39), que l'accélération du cœur, phé-

Sans nous arrêter sur quelques erreurs topographiques qui ne changent rien au fond de la question, nous retiendrons que les points des circonvolutions qui ont donné lieu à des réactions circulatoires, dans les expériences de Bochefontaine, se confondent avec la zone motrice et occuperaient une surface beaucoup plus grande que ne l'avait indiqué Danilewsky, lequel mentionnait seulement la circonvolution supra-sylvienne.

Comme Danilewsky, Bochefontaine a observé le plus souvent une augmentation notable de la pression artérielle (spasme vasculaire) avec ralentissement du cœur (effets cardiaques modérateurs); de plus, il a vu quelquefois la pression subir une chute initiale qui, à notre avis, s'explique suffisamment par un ralentissement du cœur plus grand que dans le cas précédent, et suffisant pour contre-balancer avantageusement les effets du resserrement vasculaire simultanément produit. Bochefontaine l'interprète autrement : l'excitation corticale agit, dit-il, « sur les origines centrales des dépresseurs[1] ».

Les résultats obtenus par Ch. Richet, dans quelques expériences exécutées avec Bochefontaine, à l'occasion de sa thèse d'agrégation de 1878, sont nettement résumés par l'auteur[2] : 1° l'excitation électrique, même durant peu de temps, produit une élévation considérable de la pression sanguine, qui survient assez tardivement, augmente et persiste, alors même que l'excitation a depuis longtemps cessé ; 2° il y a un changement notable dans le

nomène inconstant et éphémère, précédant quand il se produit le ralentissement, phénomène constant et durable, a pu échapper à quelques auteurs qui n'ont vu que le ralentissement et ont avancé que ce phénomène était la seule conséquence cardiaque des excitations du cerveau : il fait sans doute allusion à Danilewsky, car Lépine, Tridon, Richet, Balogh, etc., ont tous signalé l'existence de l'accélération du cœur.

[1] Bien que nous comptions laisser ici de côté la discussion des explications, nous ne pouvons cependant laisser passer celle-ci sans faire nos réserves. L'auteur suppose que l'excitation du cerveau retentit sur les origines (?) bulbaires des dépresseurs, et pense le démontrer par une expérience dans laquelle il a fait au préalable la section sous-bulbaire de la moelle et observé cependant la chute de la pression. On se demande comment une excitation corticale peut produire l'élargissement des vaisseaux quand la moelle est coupée, alors que l'intervention des centres vasomoteurs bulbo-médullaires est indispensable pour provoquer la vaso-dilatation générale et surtout abdominale d'où résulte la chute de la pression artérielle, comme l'ont établi Ludwig et Cyon. L'auteur admet que l'irritation corticale rencontre dans le bulbe les origines centrales des vaso-constricteurs, mais que « le nombre de ceux-ci n'est pas assez grand pour que leur action puisse faire équilibre à celle des dépresseurs et des pneumogastriques » (*Loc. cit.*, p. 157), mais il paraît oublier ce fait essentiel, que dans son expérience la transmission vaso-motrice est nécessairement interrompue par le fait de la section de la moelle.

[2] Ch. Richet. *Loc. cit.*, p. 121.

rythme des contractions cardiaques qui deviennent d'abord extrêmement fréquentes, pour se ralentir ensuite beaucoup. Richet ajoute : C'est l'excitation de la partie antérieure du gyrus sigmoïde qui a donné ces résultats ; quoique l'excitation fut loin d'être intense, l'animal a été vite épuisé ; lorsqu'il était épuisé et que la pression artérielle était très basse, l'excitation électrique, même très forte, n'avait presque plus d'action.

Dans cette nouvelle série, nous retrouvons les faits précédemment établis : la provocation d'un spasme vasculaire énergique et d'un ensemble de troubles cardiaques caractérisés par la succession de l'accélération et du ralentissement (phénomèmes que nous avons plus haut signalés comme étant probablement d'ordre épileptique) ; nous trouvons aussi dans le fait d'un épuisement rapide (soit d'une perte rapide de l'excitabilité corticale) un argument nouveau en faveur de notre interprétation, car on sait combien s'atténue facilement l'excitabilité de l'écorce à la suite des accès épileptiques d'origine cérébrale. Plus tard nous aurons l'occasion d'utiliser ces données, dans la discussion des caractères des réactions circulatoires simples et de ceux des réactions épileptiques.

Signalons rapidement les résultats de K. Balogh qui, s'occupant exclusivement de l'influence des excitations du cerveau sur les mouvements du cœur, trouve en 7 points différents de l'écorce des effets accélérateurs et au niveau d'un seul (fronto-pariétal) des effets cardiaques modérateurs.

Nous voulons surtout insister sur la question qui a particulièrement préoccupé les physiologistes allemands, celle de l'influence vaso-motrice du cerveau : ce point avait en effet un intérêt clinique incontestable, en raison des troubles circulatoires et thermiques qu'on sait exister chez les hémiplégiques et dont Eulenburg et Landois, en particulier, ont cherché l'origine dans une influence vaso-motrice corticale. La discussion de ces faits a été présentée avec détails dans les *Archives de Psychiatrie*, par Kuessner : l'auteur, après avoir rappelé les conclusions de Eulemburg et Landois qui admettent, comme on sait, l'existence de centres vaso-moteurs corticaux, paraît établir que des destructions étendues, portant sur la région au niveau desquelles ces centres avaient été localisés, ne provoquent aucun effet thermique certain[1].

[1] Voici, du reste, les propres conclusions de Küssner : 1° des destructions partielles de l'écorce cérébrale du lapin n'entraînent pas l'apparition de différences

L'inconstance des résultats thermo-vasculaires des *destructions* corticales mise en regard de la constance des excitations, n'a rien qui nous surprenne, avec l'idée que nous acceptons de la nature fonctionnelle des régions excitables : ces régions jouent par rapport aux véritables centres vaso-moteurs le même rôle qu'une surface sensible périphérique : elles servent de *point de départ* aux incitations vaso-motrices, mais ne constituent en aucune façon des centres proprement dits. Si elles remplissaient la fonction qui leur a été souvent attribuée, il est bien clair que leur suppression entraînerait un effet inverse de celui qui résulte de leur excitation. Les résultats négatifs de la destruction n'ont donc rien d'imprévu et ne doivent pas être considérés comme incompatibles avec les résultats positifs obtenus, ainsi qu'il a été dit plus haut, par leur excitation. Par la méthode des irritations électriques c'est presque toujours le spasme vasculaire qu'on provoque ; si, au contraire, à l'exemple de Brown-Sequard (1875), on pratique des irritations thermiques, on obtiendrait des manifestations d'inhibition vaso-motrice, entre autres la dilatation des vaisseaux innervés par le sympathique cervical ; mais ces effets eux-mêmes seraient des effets actifs, en ce sens qu'ils dépendraient, non d'une suppression d'organes, mais de la mise en jeu d'influences inhibitoires, agissant à distance, et exprimant, selon Brown-Sequard, une puissance d'action beaucoup plus grande encore que les premiers.

constantes de température dans les deux moitiés du corps, du moins quand elles portent sur la convexité du cerveau ; en d'autres termes, il n'y a pas là de centres vaso-moteurs ; 2° en examinant les tableaux des températures comparatives (jointes au travail de l'auteur), on peut se convaincre que les courbes ne diffèrent en rien chez les animaux opérés et chez les animaux sains.

L'opposition des résultats obtenus par Küssner d'une part et par Eulenburg et Landois, d'autre part, semble s'expliquer par ce fait, sur lequel insiste avec raison le premier de ces auteurs, que la température des membres chez un même animal varie beaucoup d'un instant à l'autre et peut différer entre deux membres symétriques de plusieurs degrés centigrades, ainsi que l'avaient fait remarquer déjà plusieurs expérimentateurs, Masius et Van Lair, notamment, dans leur rapport sur les Vaso-moteurs (Congrès de Genève, 1877). Si on se contente, comme l'ont fait Eulenburg et Landois, d'explorations très courtes, il peut arriver qu'on constate une élévation notable de la température, précisément dans l'un des membres opposés au côté du cerveau sur lequel a porté l'opération et qu'on se croie autorisé, dès lors, à attribuer cette augmentation de température à une paralysie vaso-motrice résultant de la destruction de centres corticaux. Mais si l'on poursuit l'exploration pendant un temps suffisant, et à plusieurs reprises, pendant les jours qui suivent l'opération, on sera frappé de l'inconstance des résultats ; on trouvera, par exemple, complètement renversé le rapport précédemment observé dans la température des deux membres symétriques.

Les travaux dont nous venons de rendre compte établissent, à n'en pas douter, l'influence du cerveau sur l'appareil circulatoire; mais le sens de cette influence, sur le cœur en particulier, ne ressort pas nettement de toutes ces recherches. L'irrégularité, l'inconstance des réactions, paraissent être la règle : le cœur s'accélère ou se ralentit, la pression s'élève ou s'abaisse; au cours d'une même expérience, tous ces effets se confondent; aucune loi ne semble pouvoir être formulée.

C'est avec cette incertitude dans l'esprit que nous avons à notre tour abordé la question : notre attention s'est presque aussitôt fixée sur les troubles circulatoires liés aux accès épileptiques et nous avons momentanément abandonné l'étude des effets produits sur le cœur et les vaisseaux par les excitations simples du cerveau. On verra comment nous y avons été ramené et quels résultats nous a fournis l'analyse détaillée des nombreuses courbes recueillies depuis plusieurs années.

En étudiant les troubles circulatoires qui accompagnent les accès épileptiques provoqués par l'excitation corticale, nous avons été frappé des différences qu'ils présentent suivant le degré d'extension des accès et suivant que les convulsions affectent la forme tonique ou clonique : le relevé d'un grand nombre d'expériences dans lesquelles on avait enregistré simultanément les mouvements convulsifs, les variations de la pression artérielle et celles de la fréquence du cœur, nous a permis de fixer les rapports des modifications circulatoires avec les formes et les phases des attaques : nous sommes ainsi arrivé à quelques formules très simples qui se déduiront des exemples que nous donnerons tout à l'heure.

Cette première recherche nous a conduit à nous demander si la plupart des effets circulatoires observés à la suite des excitations du cerveau chez des animaux curarisés et ne pouvant, par suite, présenter d'accidents convulsifs, n'étaient pas de nature épileptique et ne correspondaient pas aux manifestations cardio-vasculaires d'accès tronqués, dans lesquels les muscles volontaires ne réagissaient plus à cause de la curarisation : il est, en effet, très remarquable que, même en l'absence de convulsions extérieures, la succession des modifications circulatoires reste identique à celle qu'on observe quand les convulsions se produisent : nous en fournirons bientôt la preuve.

Dès lors on arrive à supposer que dans la plupart des expériences où les auteurs ont examiné, chez des animaux curarisés, les troubles circulatoires déterminés par les excitations corticales, on a eu affaire, non point à des réactions organiques simples, mais à des réactions d'ordre épileptique, liées d'une manière très indirecte aux excitations du cerveau. Ainsi s'expliquerait l'irrégularité apparente des effets observés et les divergences dans les résultats : les troubles cardio-vasculaires varient, en effet, suivant la forme des accès provoqués, même quand ceux-ci sont en partie masqués par la curarisation.

Il est facile de légitimer les propositions précédentes en exposant, dans l'ordre même où a été poursuivie notre étude, les résultats des expériences : nous avons à examiner : 1° les troubles circulatoires, dans les différentes formes d'accès provoqués chez les animaux non curarisés, qui présentent des réactions complètes, motrices volontaires, respiratoires et organiques ; 2° les troubles circulatoires observés chez les animaux curarisés dont les attaques se réduisent aux accidents organiques.

C'est seulement quand nous aurons cette base de discussion qu'il sera possible d'aborder la dissociation des effets cardiaques et des effets vaso-moteurs, de rechercher s'il existe des modifications circulatoires d'origine corticale indépendantes des accidents épileptiques et de juger la question des centres corticaux cardiaques et vaso-moteurs. Il y a là, comme on voit, la matière d'une longue étude ; nous l'abrègerons autant que possible, en insistant cependant sur tous les points qui nous paraîtront dignes d'attention : depuis des années, ce sujet nous préoccupe et nous avons fait tous nos efforts pour arriver à une solution ; d'autre part, et surtout, aucune étude de ce genre n'a été faite encore malgré l'intérêt de la question[1].

[1] Cette série de leçons a été faite en février et mars 1885 ; à cette époque M. Vulpian n'avait pas encore présenté à l'Institut les notes dans lesquelles il étudie les réactions internes de l'épilepsie corticale ; l'examen des modifications circulatoires fait par M. Vulpian l'a conduit, du reste, à des conclusions qui diffèrent de celles que nous avons tirées de nos expériences poursuivies depuis 1878, et que nous résumerons à la suite de l'exposé de nos observations personnelles.

Dans la note du 30 mars 1885, M. Vulpian, indiquant les réactions circulatoires de l'*épilepsie interne* observée sur des animaux curarisés, s'exprime ainsi :

« Les mouvements du cœur se modifient, comme on peut en juger facilement en prenant des tracés du mouvement du sang dans une carotide ; *ils se ralentissent* et deviennent *irréguliers*. Les collines respiratoires des traces offrent plus d'éléva-

I. — *Modifications circulatoires accompagnant les convulsions épileptiformes produites par l'excitation corticale.*

Il faut ici distinguer tout d'abord deux types d'attaques : *les attaques complètes,* successivement toniques et cloniques ; et *les attaques incomplètes,* exclusivement cloniques ; nous aurons ensuite l'occasion d'insister sur *les attaques anormales*, cloniques d'abord, puis toniques, ou dans lesquelles une période tonique s'intercale entre deux phases cloniques.

1° *Grandes attaques généralisées, complètes (tonico-cloniques).* — Si l'on enregistre simultanément les réactions convulsives générales et les variations de la pression dans le bout central d'une artère avec le manomètre à mercure, il est facile de se rendre compte des rapports qui existent entre les différentes phases de l'attaque et les troubles circulatoires : la courbe manométrique permet d'apprécier,

tion. Les modifications des mouvements du cœur peuvent durer plus d'une minute.

« La pression intra-carotidienne du sang *s'élève beaucoup* : elle peut monter de 9 à 20 centimètres, et probablement plus haut encore, lorsqu'on évalue cette pression à l'aide du manomètre à mercure. Cette élévation, comme les autres symptômes précédemment indiqués, ne se produit que deux on trois secondes après que l'on a électrisé, pendant deux secondes environ, un des points excitables du cerveau, et elle dure plus d'une minute, puis la pression s'abaisse et revient à son degré primitif. »

Passant ensuite à l'examen des effets circulatoires obtenus par l'excitation de la substance blanche sur des chiens chloralisés, M. Vulpian expose dans les termes suivants les résultats de ses expériences (C. R. *Ac. sc.*, 27 avril 1885). Quelques instants après que les excitateurs ont été enlevés, on a vu la *pression artérielle s'abaisser très notablement* pendant quelques secondes; puis elle est remontée à sa hauteur primitive. Les petites collines qui correspondent sur le tracé (pression carotidienne avec manomètre, Hg.) aux *mouvements du cœur*, étaient devenues *à peine visibles* pendant l'abaissement de la pression, puis elles se sont élevées de nouveau, sont devenues bientôt plus saillantes qu'avant l'électrisation, et après cinq à six secondes, elles ont repris leurs premiers caractères. Au moment où les pulsations du sang carotidien étaient devenues plus fortes, elles étaient aussi un peu moins fréquentes qu'au début du tracé.

La *dépression artérielle* des premiers moments de l'attaque « *a eu pour cause évidente l'affaiblissement considérable des mouvements cardiaques* et *non pas une modification* de l'action des *nerfs vaso-moteurs* ».

Nous avons cru devoir citer tout d'abord les résultats obtenus par M. Vulpian, bien que nous ne puissions en aborder la discussion dans la rédaction de ces leçons qui étaient terminées à l'époque où le savant maitre a publié ses recherches.

en effet, non seulement les variations de la pression moyenne, mais aussi les changements de la fréquence du cœur. Le relevé méthodique

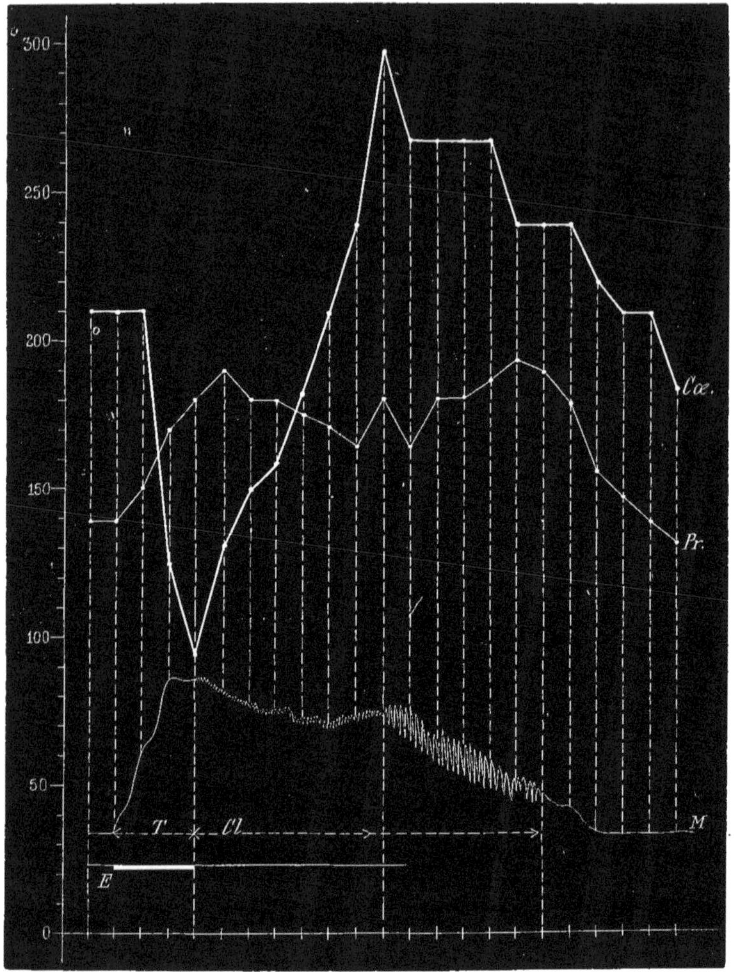

Fig. 62. — Diagramme représentant les rapports des changements de la fréquence du cœur (*Cœ.*) et des variations de la pression artérielle (*Pr.*) avec les différentes phases d'un accès épileptique *M* provoqué par l'excitation corticale *E*; pointage de trois en trois secondes (ligne O).

Pendant la période tonique *T* le cœur se ralentit (de 210 à 95 par minute) ; malgré ce ralentissement du cœur la pression s'élève de 140 à 190 mm Hg (Spasme vasculaire)

Pendant la période vibratoire *Cl*, la fréquence du cœur augmente de 95 à 300 par minute, la pression oscille autour de 170 mm Hg. ; puis, à mesure que les secousses se dissocient, la fréquence du cœur diminue, la pression se maintenant à un niveau moyen de 160 à 170 mm ; quand l'accès est terminé, le cœur prend une fréquence un peu inférieure à la normale et la pression redescend au-dessous de son point de départ.

d'un très grand nombre de courbes nous a montré qu'au cours

d'une même attaque, les battements du cœur changent de fréquence de la façon suivante : pendant la phase tonique généralisée, un ralentissement plus ou moins notable se produit, mais il est rapidement remplacé, dès que le tétanos se dissocie et que commence la période vibratoire et clonique, par une accélération qui peut atteindre un chiffre très élevé ; cette augmentation de fréquence s'atténue ensuite quand les secousses s'espacent davantage ; mais souvent on voit le cœur rester un certain temps plus accéléré que normalement, alors que l'attaque convulsive est terminée. Voilà donc un premier point acquis et dont la connaissance repose sur l'analyse d'un nombre de faits considérable ; il peut se formuler ainsi : *Ralentissement du cœur pendant la phase tonique générale ; accélération pendant les convulsions cloniques.*

Un coup d'œil sur la figure schématique précédente (fig. 62), représentant le résultat d'une expérience du 18 février 1878, permettra de saisir les rapports énoncés plus haut : on y voit la fréquence du cœur tomber de 210 à 95 pendant les quelques secondes que dure la période tonique d'une grande attaque ; dès que s'établit la dissociation des secousses, le cœur s'accélère et arrive en 21 secondes au chiffre de 295 : à ce moment l'attaque commence à se calmer ; les secousses s'espacent, et le cœur, tout en restant accéléré pendant que dure encore l'accès, revient graduellement à sa fréquence initiale après la fin de l'attaque.

Ce résultat est identique quand, au lieu d'être prolongé comme dans le cas précédent, l'accès est court, à la condition qu'il soit tonico-clonique et généralisé : on en voit un exemple dans la figure 63, fournie par l'expérience n° 78 : les détails donnés plus haut suffisent pour la lecture de cette nouvelle courbe.

Voyons maintenant quelles modifications subit la pression artérielle dans les mêmes périodes où se produisent le ralentissement du cœur d'abord, son accélération ensuite. Ici le résultat est moins constant pour une raison facile à saisir : quel que soit l'état des vaisseaux (et nous pouvons dire par anticipation qu'ils se resserrent énergiquement), si le cœur présente un ralentissement très accusé, la pression ne peut pas manquer de subir une chute notable, exactement comme cela se produit quand on excite le bout périphérique du pneumogastrique ; si, au contraire, le ralentissement du cœur n'a pas été poussé très loin, la pression peut ne pas s'abaisser dans les artères, grâce au resserrement des vaisseaux phériphériques ; elle peut même s'élever très notablement. Les deux cas s'observent : celui qui est figuré dans le diagramme n° 62 montre une élévation de pression assez importante, de 140 à 190 millimètres, précisément pendant la période de ralentissement du cœur et malgré ce ralentis-

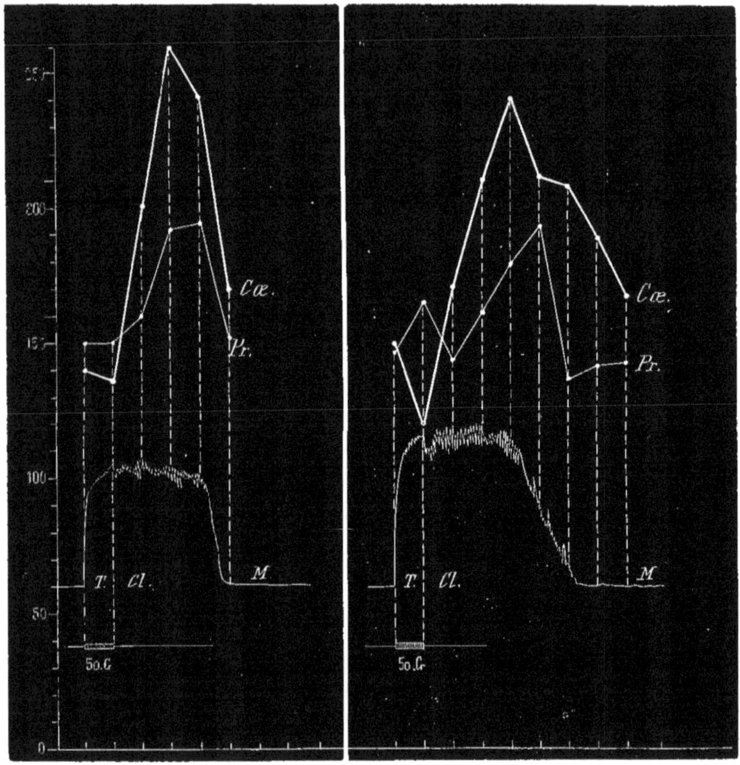

Fig 63. — Diagramme des variations de la fréquence du cœur et de la pression artérielle pendant les phases tonique (*T*) et clonique (*Cl*) de deux accès épileptiques complets (*Pour la signification des courbes, voir la légende détaillée de la figure* 62).

sement ; même fait dans la figure 2 du diagramme 63 ; au contraire, la pression reste à son premier niveau dans le cas n° 1 du même diagramme ; on trouvera, enfin, dans le résumé des expériences (voy. *Appendice*) l'indication d'un certain nombre de cas dans lesquels la pression a subi au même moment une chute plus ou moins profonde. Ces différences ne présentent aucune importance fondamentale ; il n'y faut pas voir d'irrégularités sans signification : celles-ci ont leur raison d'être dans le degré du ralentissement du cœur, dans le degré du resserrement simultané des vaisseaux, et aussi dans l'efficacité plus ou moins grande de l'effort thoraco-abdominal qui se produit pendant la phase de contracture ; aucune conclusion relative à l'état des

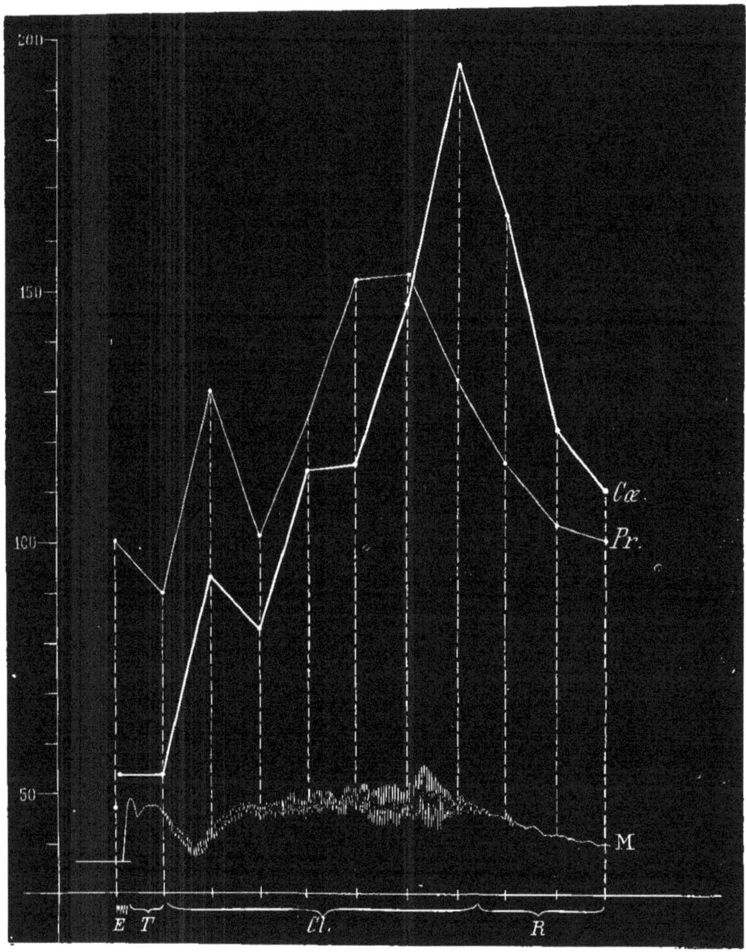

Fig. 64 — Diagramme montrant la grande augmentation de fréquence de cœur (*Cœ. de 55 à 1[illegible] par minute*) dans la phase clonique (*Cl*) d'un grand accès épileptique (*M*), et l'élévation parallèle de la pression artérielle (*Pr*) qui de 100mm Hg monte à 150. Le cœur redescend vers sa moyenne normale et la pression retombe à son chiffre initial après l'accès (période de repos *R*).

vaisseaux périphériques ne doit être tirée des différences indiquées, ainsi que nous le verrons plus tard.

Quand la période clonique succède à la période tonique et que le cœur s'accélère, la pression peut s'élever et s'élève ordinairement jusqu'à un certain chiffre; mais ici encore l'état du cœur est à considérer: on sait qu'un cœur très accéléré ne fournit qu'un débit peu important à chaque systole et ne contribue pas, dès lors, à élever notablement la pression dans les artères; si même l'accélération est poussée très haut, elle devient une cause de dépression. Ceci explique comment, malgré les apparences, on peut ne point observer de grande élévation de pression pendant la phase clonique; de même on comprend que la pression puisse au contraire s'élever à des chiffres notables (fig. 64) si le cœur l'entretient en même temps que les vaisseaux se resserrent. De là, des variétés fréquentes dans la valeur des changements de pression, variétés qui ne tirent pas plus à conséquence dans la phase clonique que dans la phase tonique: elles expriment l'effet combiné d'influences multiples et doivent nécessairement se produire quand il y a prédominance d'action de tel ou tel facteur de la pression. Ce qu'on peut dire de plus général c'est que *la pression s'élève, à des degrés très variés, pendant la phase clonique des accès complets*[1].

[1] Mentionnons, sans nous y arrêter autrement, quelques-unes des conséquences ou des manifestations des troubles circulatoires qui viennent d'être indiqués:

1° Les hémorrhagies sont fréquentes dans le cours des grands accès; tout concourt à les favoriser : l'effort souvent violent, la poussée énergique subie par le sang artériel, le spasme vasculaire, la haute pression veineuse, etc. Indépendamment des hémorhagies qu'on voit se produire par les vaisseaux divisés dans les opérations préliminaires, quelquefois dans la substance même du cerveau tendu et faisant hernie dans l'orifice de la trépanation, il faut signaler les foyers d'apoplexie pulmonaire et les hémorrhagies gastro-intestinales; ces accidents sont particulièrement signalés dans les deux expériences du 27 et du 28 janvier 1879; s'ils ne figurent pas plus souvent dans nos relevés, c'est que l'autopsie n'a pas été dirigée dans ce sens ou qu'ils n'ont pas été notés dans les observations, car nous nous souvenons de les avoir souvent constatés. Dans les deux cas indiqués, l'hémorrhagie intestinale très abondante a provoqué une chute graduelle de pression qu'on ne savait à quelle cause attribuer; la mort est survenue en moins d'une heure. Pareils faits ne sont pas exceptionnels chez l'homme à la suite de grandes attaques.

2° Dans les expériences n°s 3, 19 et 30, on signale d'une façon spéciale ce fait, qui a été presque constamment observé dans les autres essais, que le cerveau, au lieu de présenter *dès le début* de l'attaque, les signes d'anémie qu'on s'attendrait à lui voir d'après certaines théories de l'épilepsie, se montre au contraire, turgescent, coloré en rouge vif, nullement violacé; ces changements circulatoires ne résultent pas de la poussée thoracique ni de la stase veineuse, car souvent ils précèdent l'accès et l'annoncent en quelque sorte, comme la dilatation prémonitoire de la pupille. Plus tard, les phénomènes se modifient : au cours de l'attaque on voit le cerveau faire hernie, se tendre dans la trépanation et menacer d'éclater; souvent même il se produit dans la portion herniée des hémorrhagies qui dilacèrent la substance nerveuse et la rendent inexcitable.

3° Quand on examine le fond de l'œil pendant les accès, ce que rend facile la dilatation pupillaire totale, on constate une vive congestion peripapillaire, une saillie considérable des veines; puis, après l'accès, le fond de l'œil s'anémie visible-

2° *Grandes attaques cloniques.* — L'examen des modifications circulatoires, dans les accès cloniques étendus à une grande partie du corps ou généralisés, conduit à cette remarque intéressante que

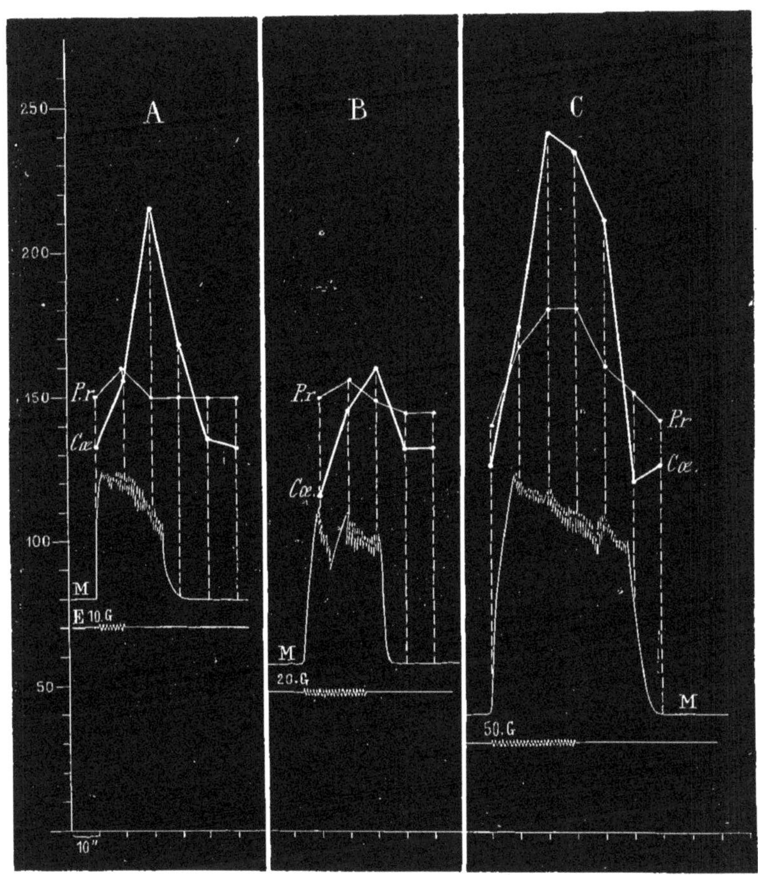

Fig. 65. — Diagramme des variations de la fréquence du cœur et de la moyenne de la pression artérielle dans trois types d'accès épileptiques tronqués, exclusivement cloniques.
A, accès hémiplégique violent, *B* accès hémiplégique peu intense, *C* accès clonique violent et généralisé.
La valeur de l'augmentation de fréquence du cœur est en rapport avec l'étendue et l'intensité des convulsions cloniques.

le cœur et la pression artérielle (pour ne pas dire les vaisseaux, point dont nous nous occuperons spécialement) subissent exactement les mêmes influences que dans la phase clonique des accès complets,

ment en même temps que la tension oculaire, très accusée pendant l'attaque, tombe au-dessous de la normale. (Exp. n° 11, 29 décembre 1877).

tonico-cloniques : en réalité, un accès qui reste clonique pendant toute sa durée, doit être considéré comme un accès tronqué, dans lequel fait défaut la première période. Nous avons réuni, dans le tableau précédent, trois types d'accès cloniques : deux très courts, hémiplégiques; l'autre un peu plus long, violent et généralisé.

Dans chacun de ces trois types, on peut voir que la fréquence du cœur augmente pendant les secousses convulsives : l'accélération est à son maximum dans l'accès clonique, violent et généralisé (C, tableau 65) : le cœur passe de la fréquence 125 à la fréquence 230 environ; dans un autre accès (A), hémiplégique mais violent, le cœur s'accélère encore très notablement, de 130 à 215, moins cependant que dans l'accès précédent qui était généralisé ; dans le troisième cas (B) l'accès est encore hémiplégique, mais moins intense : le cœur passe du chiffre 115 au chiffre 155 : dans tous les cas, par conséquent, l'accélération du cœur s'est produite, mais sa valeur a varié dans le même sens que l'étendue ou la violence des convulsions : concluons donc que *l'accélération du cœur est la règle dans les accès cloniques et présente un certain rapport avec l'intensité des convulsions.*

La pression s'élève en même temps dans les artères, mais d'une quantité et pendant un temps variables; elle marche de pair avec l'augmentation de fréquence du cœur dans l'accès clonique violent et général (C, fig. 65), pour revenir, d'une façon progressive, comme la fréquence du cœur, à sa valeur première à la fin de l'accès. Dans les deux autres cas (A, B, fig. 65), l'attaque étant hémiplégique, l'augmentation de pression est moindre et plus courte ; on voit même la pression revenir à son niveau initial ou tomber un peu au-dessous dans les courts accès hémiplégiques. Pas plus que dans les grandes attaques complètes examinées plus haut, les variations de la pression ne sont soumises à une règle absolue ; elles sont influencées par l'état du cœur et des vaisseaux, ainsi que par l'état de la respiration, facteurs variables eux-mêmes : toutefois on peut dire que *l'élévation de la pression artérielle s'observe d'une façon à peu près constante, aussi bien dans les accès exclusivement cloniques que dans la période clonique des accès complets*[1].

[1] Nous n'avons ici en vue que les modifications circulatoires des accès convulsifs généralisés ou du moins assez étendus, hémiplégiques, par exemple : dans les accès partiels, localisés à un membre, sans troubles respiratoires notables, avec manifestations épileptiques très atténuées dans les autres organes (œil, glandes, etc.),

3° *Accès anormaux caractérisés par l'intercalation d'une période tonique entre deux périodes cloniques.* — Il est rare d'observer l'apparition d'une période tonique quand l'accès débute par des secousses convulsives, chez les animaux dont on excite l'écorce cérébrale; cependant cette forme existe, et, à notre point de vue actuel, elle présente un véritable intérêt : elle nous permettra de contrôler les conclusions précédemment énoncées relativement aux rapports qui existent entre les modifications circulatoires et chaque forme d'accès : ralentissement du cœur correspondant à la phase tonique ; accélération en rapport avec la phase clonique ; élévation ordinaire de la pression dans les deux périodes, sauf dans le cas où le ralentissement initial du cœur est très marqué.

Voici maintenant des types d'accès renversés, pour ainsi dire : les rapports précédemment indiqués vont-ils se renverser aussi, établissant par là la réalité de l'association que nous avons énoncée ? C'est

les effets circulatoires sont presque nuls, comme on le verra par les quelques faits résumés ci-dessous. Néanmoins l'étude des modifications qui se produisent en pareil cas ne manque pas d'importance, car elle conduit à la recherche des réactions circulatoires simples, sans convulsions concomitantes, qui résultent de l'influence modérée, non épileptogène, du cerveau. Nous y reviendrons plus tard, quand nous aurons éliminé, par un examen approfondi, les réactions circulatoires épileptiques, même chez les animaux qui ne présentent pas de manifestations extérieures de l'épilepsie, comme dans l'intoxication curarique.

Accès partiels, circonscrits à un membre ou à une portion très limitée du corps; modifications circulatoires. — Exp. n° 52. — Accès localisé au membre antérieur dont le centre cortical est excité : période tétanique à secousses presque fusionnées coïncidant avec un resserrement énergique du thorax, avec mouvements respiratoires précipités : le cœur s'accélère, la pression s'élève (modifications en rapport avec les spasmes du tronc).— Survient graduellement la période clonique, toujours locale, pendant laquelle les muscles de l'avant-bras sont agités de secousses régulières, espacées, la respiration se rétablit avec son amplitude première et le thorax se relâche : le cœur se ralentit et revient, comme la pression, à la moyenne normale. — Dans le cours de la même expérience, un nouvel accès local avec accélération de la respiration et du cœur, légère élévation de pression, a été provoqué à la suite de grands accès généralisés.

Exp. 56. — Après une grande attaque, l'excitation corticale localisée au centre du membre antérieur opposé, provoque un accès partiel : tétanisation du membre antérieur suivie de petites secousses faibles et rapides dans le membre postérieur du même côté et dans la moitié correspondante de la face ; c'est seulement à ce moment, pendant cette ébauche d'accès clonique, qu'on voit la pression s'élever de 15 millimètres sans modification de la fréquence du cœur. Quelques instants après, l'expérience est renouvelée avec le même résultat.

Exp. n° 88. — Courte attaque locale provoquée par de fortes excitations de la marginale postérieure : légère accélération respiratoire, troubles cardiaques (accélération) très peu marqués.

Exp. n° 97. — Dans le cas d'accès peu intenses et limités au membre correspondant au centre cortical excité, modifications cardiaques presque nulles, élévation notable de la pression, avec chute assez importante à la suite de l'accès.

ce que nous dira l'analyse sommaire d'une expérience (n° 55) dans

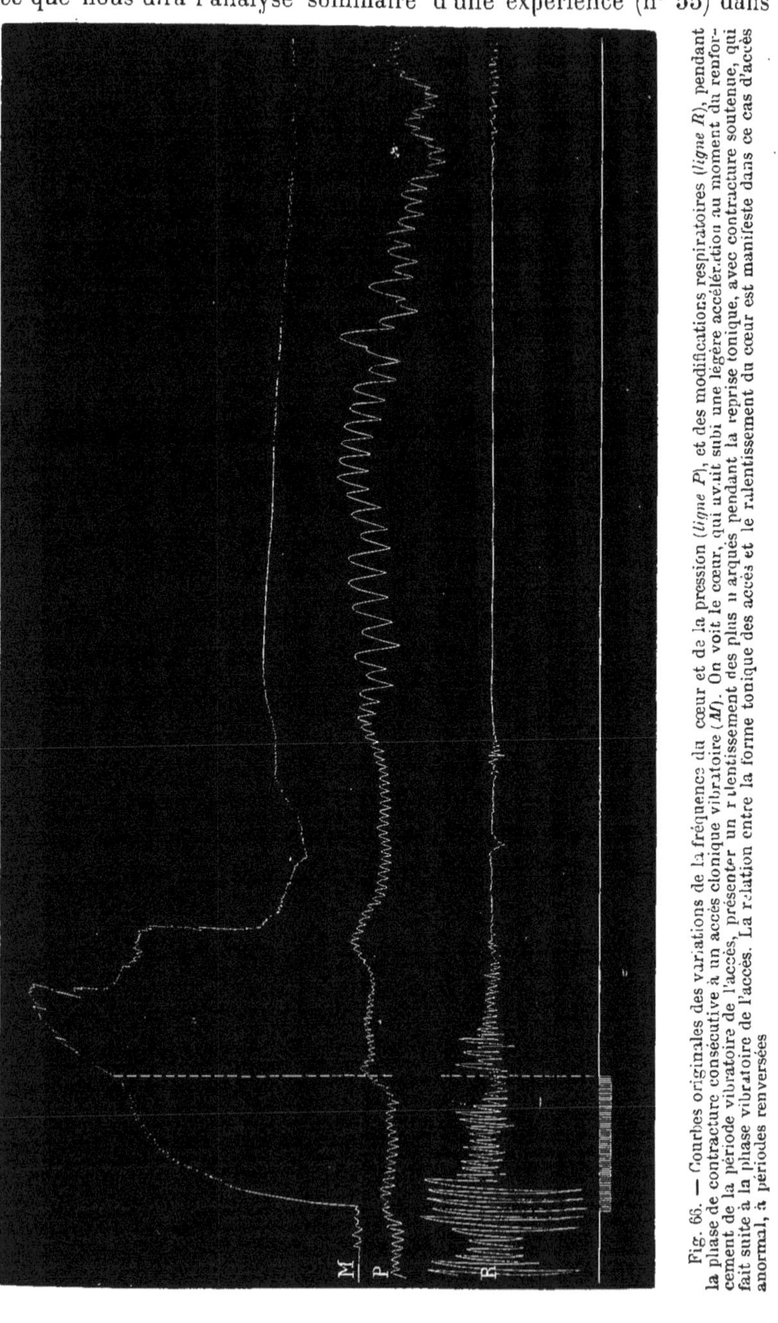

Fig. 66. — Courbes originales des variations de la fréquence du cœur et de la pression (*ligne P*), et des modifications respiratoires (*ligne R*), pendant la phase de contracture consécutive à un accès clonique vibratoire (*M*). On voit le cœur, qui avait subi une légère accélération au moment du renforcement de la période vibratoire de l'accès, présenter un ralentissement des plus marqués pendant la reprise tonique, avec contracture soutenue, qui fait suite à la phase vibratoire de l'accès. La relation entre la forme tonique des accès et le ralentissement du cœur est manifeste dans ce cas d'accès anormal, à périodes renversées

laquelle cette forme d'accès se produisit (fig. 66). Chez un animal qui avait présenté de grands accès cloniques, on vit survenir une attaque clonique d'abord, *puis tonique avec contracture générale* : le cœur légèrement accéléré au début, pendant la courte période de secousses générales, subit un ralentissement extrême à partir du moment où la contracture s'établit : on le vit tomber de 160 à 50 pulsations ; ici, par conséquent, la loi se vérifie d'une façon frappante, et cet exemple nous confirme dans la conclusion que l'accélération cardiaque est liée à la phase clonique des accès, le ralentissement à la phase tonique.

Dans d'autres cas, peut-être plus démonstratifs encore, on voit une période tonique s'intercaler entre deux périodes cloniques, l'une initiale, l'autre terminale : le cœur, accéléré au début, se ralentit pendant la contracture, pour s'accélérer de nouveau quand les secousses se reproduisent.

Tels sont les faits résultant du simple relevé des observations que nous avons faites et dans le détail desquelles nous ne pouvons entrer ici ; ils ne comportent que des exceptions apparentes sur lesquelles nous devons donner quelques courtes explications. Par exemple, il arrive très exceptionnellement que le cœur s'accélère pendant la période de contracture : dans l'un des deux seuls cas de ce genre que nous avons observés, la période tonique a succédé à une phase clonique très prolongée avec grande accélération du cœur : or, nous avons noté l'extrême difficulté de ralentir en pareil cas les mouvements du cœur par l'excitation du pneumogastique ; les influences accélératrices avaient pris une importance telle qu'elles contrebalançaient avantageusement les effets modérateurs[1] ; dans l'autre cas

[1] Le rapport entre la contracture épileptique et le ralentissement du cœur, ainsi qu'entre les convulsions cloniques et l'accélération se vérifie dans les autres formes d'épilepsie, dans l'épilepsie dite réflexe par exemple. Quant aux accidents convulsifs de certains empoisonnements, dans les épilepsies dites toxiques, dont les convulsions absinthiques constituent le type, on ne saurait établir entre eux et ceux des épilepsies nerveuses proprement dites une assimilation complète, car l'action propre des substances toxiques sur le cœur et les vaisseaux vient compliquer les résultats ; nous en dirons cependant quelques mots, ayant fait à ce propos un certain nombre d'expériences comparatives.

Rappelons d'abord les troubles cardio-vasculaires des épilepsies réflexes en prenant pour type une expérience du 28 août 1878 (n° 29) dont nous extrayons le résumé suivant : Pendant une grande attaque *vibratoire et clonique*, consécutive à l'excitation du bout central d'un pneumogastrique, l'autre nerf étant intact, le cœur a subi une notable accélération et la pression une forte élévation, tout comme cela se produit dans les accès de provenance corticale.

A la suite de l'attaque, le cœur est revenu par degrés à sa fréquence initiale et la pression a subi une forte chute pour reprendre peu à peu sa valeur première. Ce

(Exp. n° 49), un seul membre, celui sur lequel portait l'exploration myographique, était en état de contracture, le reste du corps étant agité de secousses convulsives : le fait est assez important pour que nous en donnions la reproduction graphique originale (fig. 67) en faisant remarquer combien il faut se garder de conclure

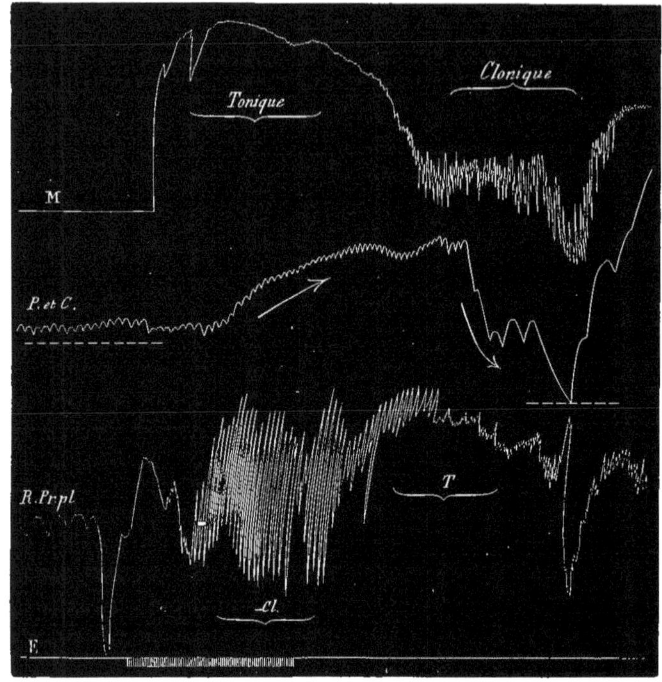

Fig. 67. — Courbes originales des rapports que présentent les variations de la fréquence du cœur et de la pression artérielle (*P et C*) pendant les phases d'un accès épileptique. Un seul membre *M* étant en état de contracture (*période tonique*), le reste du corps est agité de convulsions cloniques (*Cl. ligne Pr. pl.*) : le cœur s'accélère et la pression s'élève; puis s'établit une période *clonique* dans le membre contracturé (*M*) tandis que le reste du corps entre en tétanisation (*T*) : le cœur se ralentit alors et la pression s'abaisse.

de l'état d'une portion limitée à celui du reste du corps. On voit que, tandis que l'accès est tonique dans un seul membre (M) il est

phénomène de dépression post-épileptique se retrouve à la suite des accès corticaux.

De cette comparaison sommaire ressort cette remarque, que les troubles circulatoires sont les mêmes, quelle que soit la provenance, corticale ou périphérique, des accès. Aussi ne doit-on pas attribuer au cerveau une influence spéciale sur la marche de ces modifications circulatoires ; il ne joue que le rôle de point de départ des accès et ne leur imprime de caractères spéciaux que dans leur localisation initiale.

Les troubles circulatoires des accès d'épilepsie absinthique, déjà indiqués par

clonique dans le reste du corps et en particulier au niveau du tronc : le cœur s'accélère légèrement et la pression artérielle s'élève. A cette période succède une phase clonique dans le membre exploré, mais une contracture violente avec vibrations rapides (tétanos presque fusionné) des autres muscles et des muscles thoraciques spécialement (Pr. pl.) : le cœur subit dès lors un grand ralentissement et la pression une chute profonde.

Sauf ces deux cas, irréguliers en apparence, tous ceux que nous avons relevés au point de vue des modifications cardiaques, confirment la loi que nous avons formulée, à savoir que *le ralentissement du cœur est lié à la période tonique, l'accélération à la période clonique* des grands accès. L'énumération donnée dans la note ci-dessous[1] fixe ces points essentiels; elle est nécessairement très incomplète, car dans chaque expérience un plus ou moins grand

Magnan et que nous avons étudiés avec détail, ont été relevés dans plusieurs de nos expériences; on verra en quoi ils diffèrent de ceux des épilepsies nerveuses pures et par quels points ils s'en rapprochent.

Exp. n° 46. (8 janvier 1879). Chat. — Injection de 30 gouttes d'essence d'absinthe dans la jugulaire ; ralentissement réflexe du cœur et arrêt respiratoire par irritation endo-cardiaque. En moins de deux secondes, début d'une grande attaque, secousses violentes du tronc, puis tétanisation générale durant 20 secondes ; la contracture s'atténue peu à peu, quelques secousses se produisent et le repos est devenu complet en moins d'une minute. Le cœur a présenté une *légère accélération au début* (*phase clonique*), *puis un ralentissement progressif* (*de* 210 *à* 80), *pendant toute la durée de la contracture croissante et décroissante ;* il s'est accéléré subitement à partir de la fin de l'accès.

Exp. n° 47 (2e exp. du 8 janvier 1879). Chien. — Injection de 30 gouttes d'essence d'absinthe dans la veine fémorale. Début de l'attaque 20 secondes après par la contracture du cou et des membres; la contracture va croissant sans troubles cardiaques; c'est seulement quand elle a atteint son maximum que le cœur se ralentit légèrement; le ralentissement s'accentue à mesure que l'accès se prolonge en s'atténuant; il s'exagère à la fin des convulsions ; le pneumogastrique est devenu absolument inexcitable. L'action propre de l'absinthe sur les appareils nerveux cardiaques, introduit un élément étranger dans la question et sépare les accidents circulatoires des convulsions absinthiques de ceux des accès épileptiformes corticaux ou réflexes.

Il en est de même dans les convulsions provoquées par la pénétration d'une solution saturée de carbonate de soude dans le sang; malgré sa dilution, la solution alcaline provoque une contracture générale violente avec grand ralentissement du cœur (par exemple dans l'exp. n° 56) ; nous n'invoquerons pas plus ce résultat en apparence conforme à notre conclusion générale, que ne doit être invoquée contre elle la marche différente des troubles cardiaques dans l'accès absinthique de l'exp. n° 47, et cela pour la même raison : le produit étranger introduit dans le sang exerce son action sur les appareils cardiaques qui ne subissent plus, dès lors, l'influence exclusive des centres nerveux mis en état de surexcitation fonctionnelle par l'état épileptique provoqué.

[1] Exp. nos 20, 23 — Accès tonico-cloniques avec ralentissement et accélération successives du cœur, ou tout au moins notable accélération pendant la phase clonique.

Exp. nos 27 et 48. — Accélération notable pendant les secousses convulsives. Pen-

nombre d'essais ont été faits ; mais elle est suffisante : pour plus de détails, on pourra se reporter à la rédaction des expériences dans l'Appendice de ces leçons.

dant la période tonique de l'exp. n° 48, forte élévation de pression qui s'accentue pendant la période clonique.

Exp. n° 50. — Accès complets : ralentissement pendant la phase tonique, accélération pendant la phase clonique. Accès exclusivement cloniques, grande accélération (plusieurs exemples).

Exp. n° 52. — Accès complet, tonico-clonique : ralentissement du cœur (dans le rapport de 3 à 1), suivi d'accélération. Accès anormal (intercalation d'une phase tonique entre deux phases cloniques) : le ralentissement se produit entre deux phases d'accélération. Quelquefois le *début* de la tétanisation s'accompagne d'accélération du cœur, mais le ralentissement survient ensuite quand s'accentue la période tonique. La pression s'élève souvent malgré un notable ralentissement du cœur.

Exp. n° 55. — Grands accès cloniques avec accélération du cœur : la pression s'élève dès le début d'un accès clonique, avant que le cœur ne commence à s'accélérer. (Indépendance réciproque de la pression et du cœur.) Accès anormal, clonique d'abord avec légère accélération du cœur ; tonique ensuite, avec grand ralentissement qui dure autant que la contracture générale.

Exp. n° 56. — Accès complets tonico-cloniques : ralentissement pendant la phase tonique ; accélération pendant la phase clonique (plusieurs cas).

Exp. n° 65. — Accès seulement cloniques : accélération notable du cœur.

Exp. n° 66. — Accès cloniques avec grande accélération ; l'influence accélératrice est telle que les mêmes excitations du pneumogastrique, qui produisaient un grand ralentissement du cœur dans l'état de repos, ne modifient plus la fréquence pendant les convulsions ; elles ont même semblé l'augmenter, ce qui rentrerait dans la série de certains phénomènes d'inversion que nous avons étudiés ailleurs.

Exp. n° 69. — Accès tonico-clonique : ralentissement suivi d'accélération. Accès exclusivement clonique, accélération seule.

Exp. n°s 77, 78, 79. — Reproductions nombreuses des faits précédents.

Exp. n° 88. — Grands accès cloniques avec accélération du cœur qui se renforce au moment où les convulsions se généralisent.

Exp. n° 90. — Accès anormal : clonique d'abord, tonique ensuite : l'accélération du cœur, très accentuée pendant la première phase, se continue pendant la seconde ; le cœur, sous l'influence d'incitations accélératrices très fortes, ne peut être ralenti que difficilement par l'excitation du pneumogastrique (2e cas de ce genre).

VINGTIÈME LEÇON

(25 février 1885)[1]

PART DES TROUBLES RESPIRATOIRES DANS LES MODIFICATIONS QUE SUBIT LA CIRCULATION PENDANT LES ACCÈS ÉPILEPTIQUES.

L'indépendance des modifications circulatoires par rapport aux troubles respiratoires se démontre par la reproduction des mêmes modifications chez les animaux curarisés.

L'effort thoracique et abdominal agit cependant d'une façon évidente sur la circulation; l'arrêt respiratoire prolongé et tétanique intervient aussi dans ces modifications en déterminant l'état asphyxique du sang (période tonique).

Les violentes secousses thoraco-abdominales contribuent à provoquer l'accélération du cœur et peuvent avoir une part dans la dépression artérielle qui fait souvent suite aux attaques.

MESSIEURS,

Il ressort des expériences sur les sujets curarisés, soumis à une insufflation régulière (voy. *XXIe Leçon*), que les accidents circulatoires des accès épileptiques ne sont pas subordonnés aux troubles de la respiration : ces accidents étant semblables chez les animaux dont la respiration peut être modifiée par les convulsions et chez ceux qui sont soumis à la respiration artificielle, on peut conclure à l'indépendance des troubles circulatoires.

Nous pensons cependant qu'il y a lieu de se demander dans quelle mesure les modifications de la respiration, tout en ne produisant pas les changements observés dans la circulation, interviennent pour les influencer.

La respiration, comme nous l'avons vu (p. 149), se modifie de plusieurs manières :

[1] Cette leçon a été accompagnée de nombreuses expériences de démonstration sur les variations respiratoires de la circulation générale et de la circulatien pulmonaire.

1° Dans les grands accès, pendant la période tonique, la respiration s'arrête en expiration, dans l'attitude de l'effort, pendant un temps qui dépasse souvent plusieurs secondes : on peut supposer, qu'en pareil cas, l'arrêt respiratoire agit mécaniquement (effort) et chimiquement (asphyxie) sur le cœur et les vaisseaux.

Il est bien certain que l'effort thoraco-abdominal n'est point la cause du ralentissement du cœur qui accompagne la période tonique : s'il influençait les mouvements du cœur, ce serait plutôt pour les accélérer, ainsi qu'on peut facilement s'en assurer sur soi-même en tâtant son pouls pendant un effort soutenu. Mais l'arrêt de la respiration, pour peu qu'il se prolonge, surtout s'il s'accompagne (comme cela est le cas pour la contracture épileptique) d'énergiques contractions musculaires, amène assez rapidement un certain degré d'état asphyxique du sang ; par ce mécanisme indirect, il peut dès lors intervenir pour *exagérer*, (non pour produire) [1] le ralentissement du cœur qui survient au même moment, et sous des influences que nous aurons à rechercher.

D'autre part, l'influence de l'effort sur la circulation artérielle peut résulter à la fois de son action mécanique bien connue (poussée du sang vers la périphérie) et de l'effet vaso-constricteur du sang insuffisamment oxygéné : la combinaison de ces deux facteurs se manifeste par l'augmentation de pression qui accompagne toujours la période tonique, si le cœur n'est pas trop ralenti ; elle s'ajoute à l'influence vaso-motrice indépendante, d'origine centrale, dont nous nous occuperons bientôt d'une façon spéciale.

[1] L'état asphyxique du sang, dans l'arrêt respiratoire tétanique de la période tonique, n'est pas la *cause* du ralentissement du cœur qui se produit à ce moment, comme le montrent les expériences dans lesquelles on observe le ralentissement indiqué, *dès le début* de la contracture, alors que la respiration commence seulement à se suspendre : tous les faits que nous avons relevés sont concordants sur ce point. Mais, d'autre part, il est clair qu'à mesure que l'arrêt respiratoire se prolonge, l'état asphyxique du sang s'accentue, sans arriver cependant jamais à un degré très prononcé ; dès lors, bien que peu active en pareil cas, l'influence cardiaque modératrice du sang insuffisamment oxygéné, s'ajoute à l'influence modératrice centrale pour contribuer à ralentir les mouvements du cœur. On le démontre en exagérant les troubles asphyxiques par la clôture de la trachée au moment où l'on va provoquer un accès : dans ces conditions, les troubles cardiaques restent de même sens, mais s'exagèrent très évidemment ; le ralentissement, modéré dans l'accès ordinaire, augmente du double ou davantage pendant la période tonique ; l'influence du sang asphyxique se fait même sentir sur les modifications cardiaques de la phase clonique en atténuant, ou même en supprimant l'accélération du cœur qui est la règle dans cette période ; ces effets ont été souvent provoqués dans nos recherches, par exemple dans l'expérience n° 23. (Voy. *Appendice*.)

2° Les troubles respiratoires ne sont pas toujours, comme nous l'avons vu, caractérisés par l'arrêt complet pendant la période tonique : très souvent le thorax, tout en se resserrant, reste animé de mouvements qui prennent le type d'expirations successives énergiques avec faibles inspirations intermédiaires : en pareil cas, l'influence mécanique des modifications respiratoires se fait sentir de la façon la plus nette sur la pression artérielle : on voit la moyenne de pression s'élever, phénomène en rapport avec l'attitude expiratrice, et subir des renforcements à chaque expiration nouvelle [1].

3° Pendant la phase clonique généralisée, le thorax et l'abdomen participant aux secousses des membres, on voit la respiration se faire par saccades rapides, et, quoique profondément troublée, ne s'accompagner d'aucun trouble asphyxique appréciable : la précipitation même des mouvements peut intervenir pour exagérer l'accélération cardiaque de cette période; d'autre part, elle joue sans doute un rôle dans la dépression qui s'observe quelquefois à ce moment : nous aurons à rechercher, à propos des réactions vaso-motrices indépendantes, si la grande chute de pression qu'on voit survenir dans ces conditions ne relève pas surtout d'une influence vaso-dilatatrice; mais, si même celle-ci existe, l'influence dépressive des mouvements respiratoires rapides ne paraît pas contestable : elle résulte, du reste, d'autres expériences spéciales sur les rapports de la respiration avec la circulation [2].

[1] L'expérience n° 26 est particulièrement démonstrative à cet égard ; nous avons déjà reproduit (p. 151) la courbe des modifications respiratoires qui se sont présentées dans ce cas, en supprimant, pour simplifier, la courbe des changements de la pression artérielle. Celle-ci suivait exactement, dans ses grandes variations, les ondulations respiratoires, de telle sorte qu'il suffit de superposer par la pensée les deux tracés de la pression et de la respiration.

[2] La dépression rapide accompagnant la phase clonique des grands accès, a été notée dans trois des expériences où nous avons spécialement étudié la courbe des variations de la pression artérielle : dans la première de ces expériences (n° 50), il est noté que la pression carotidienne, ayant subi une énorme élévation dans les réseaux périphériques (spasme vaso-moteur) pendant la période tonique, présenta une dépression notable dans la phase clonique; ici, il est logique de supposer qu'à une vaso-constriction énergique a succédé le phénomène habituel de la surdilatation. Mais, dans les deux autres cas, l'influence dépressive des mouvements respiratoires rapides semble plus sûrement établie. (Exp. n° 56.) Après une brève période de contracture, pendant un court accès clonique avec mouvements respiratoires précipités, chute très notable de pression qui n'est pas subordonnée aux troubles cardiaques, ni à un resserrement excessif des vaisseaux dans la période précédente, pression s'étant à peine élevée : ici l'influence respiratoire (sans exclure le phénomène vaso-dilatation) paraît évidente. — Mêmes faits dans un autre essai de la même expérience.

VINGT ET UNIÈME LEÇON

(2 mars 1885)

TROUBLES CIRCULATOIRES DES ACCÈS ÉPILEPTIQUES MASQUÉS PAR LA CURARISATION. (ACCÈS ORGANIQUES, ÉPILEPSIE INTERNE).

Démonstration de l'état épileptique larvé au moyen des curarisations partielles, et chez les animaux curarisés à la limite : identité du sens des modifications circulatoires provoquées par de fortes excitations corticales, qu'il y ait ou non convulsions externes.

Les troubles circulatoires d'ordre épileptique résultent de modifications cardiaques et vaso-motrices réciproquement indépendantes : la pression artérielle peut s'élever malgré un notable ralentissement du cœur, et en l'absence de toute modification cardiaque, à la suite de la section des pneumogastriques ou à la suite de l'atropinisation; la comparaison de la pression centrale et de la pression périphérique dans une artère conduit à la conclusion que les changements de pression résultent d'effets vaso-moteurs; l'opposition des courbes manométriques et des courbes volumétriques établit le fait plus sûrement encore.

La vaso-contriction paraît être la principale, sinon l'unique réaction vasculaire d'origine corticale ; toutefois on observe quelques faits de vaso-dilatation, notamment des phénomènes de surdilatation post-épileptique.

MESSIEURS,

L'étude détaillée qui vous a été présentée dans l'une des précédentes leçons (voy. *XIXe Leçon*) nous a conduits à cette conclusion générale que, dans les grands accès provoqués par l'excitation du cerveau, *le ralentissement du cœur est lié à la période tonique, l'accélération à la période clonique;* nous avons vu, en outre, comme faits confirmatifs, que quand les attaques sont exclusivement cloniques, le cœur ne se modifie que dans le sens de l'accélération; enfin, nous savons aussi que dans les accès anormaux, caractérisés par l'intercalation d'une période tonique entre deux phases cloniques, le ralentissement du cœur s'intercale également entre deux périodes d'accélération.

Chez les animaux curarisés, les excitations corticales provoquent des modifications circulatoires dont la signification est, au premier abord, très difficile à préciser : ce qu'on en peut dire (et ce qu'en ont dit les expérimentateurs qui ont déjà poursuivi cette recherche), c'est que le cœur subit des variations que ne semble régir aucune loi, qu'il se ralentit ou s'accélère, ou bien diminue d'abord de fréquence pour précipiter ensuite ses battements ou enfin s'accélère pour se ralentir ensuite. Longtemps nous avons aussi constaté, sans nous les expliquer, ces réactions variées, et, à l'époque où nous avons publié nos recherches sur les excitations du cerveau, même dans notre étude sur l'épilepsie corticale, en 1883, nous n'avions pas encore la clef de ces résultats incohérents en apparence; c'est seulement après avoir déterminé les rapports des troubles circulatoires avec les formes et les phases des accès convulsifs, que nous avons été frappés de retrouver les mêmes types d'effets circulatoires chez les animaux curarisés. Revenant alors sur nos expériences dont les résultats avaient toujours été enregistrés, nous avons retrouvé de nombreuses courbes qui ont été soumises à une analyse détaillée. En même temps, dans le courant de l'année 1884, nous avons poursuivi des recherches de contrôle dont les conclusions ont été absolument conformes à l'hypothèse énoncée plus haut, à savoir que les effets cardiaques des fortes excitations corticales, chez les animaux curarisés, sont presque toujours de nature épileptique et manifestent, en l'absence de convulsions externes, l'état épileptique réduit à ses manifestations organiques[1] : les troubles cardiaques et les variations de pression se retrouvent identiques à ceux qu'on observe au cours des accès complets. Nous dirons même qu'on peut reconnaître, malgré la suppression des convulsions, les attaques tonico-cloniques, à la succession du ralentissement et de l'accélération du cœur ; les attaques exclusivement cloniques, à l'apparition de la seule accélération; les attaques anormales, au renversement des modifications cardiaques.

[1] Cette dernière série d'expériences, exécutée du mois de novembre 1884 au commencement de février 1885 et à laquelle a très assidûment collaboré notre ami le Dr G. Poupinel, a été montrée à de nombreux assistants parmi lesquels nous citerons les Drs Bouland, Démosthènes (de Cracovie), Adamkiewicz (de Cracovie), Gilles de la Tourette, R. Dubois, Gley, Rondeau, Mendelssohn (de Pétersbourg), etc.

Dans l'exposé des faits qui suivent, on verra la justification de ces propositions, qui pourraient paraître hasardées si elles n'étaient légitimées par des expériences très précises.

Une première preuve à donner de la nature épileptique des réactions circulatoires provoquées, chez les animaux curarisés, par des excitations corticales assez fortes pour produire des convulsions quand les muscles réagissent, est fournie par les expériences de curarisation volontairement ou accidentellement incomplètes, et mieux encore de *curarisation partielle*.

Voyons en premier lieu quelques faits de cette dernière série.

Dans une expérience remontant déjà à plusieurs années[1], nous nous étions proposé de rechercher s'il ne serait pas possible de conserver un membre comme témoin des attaques, chez un animal curarisé, pour étudier avec plus de certitude diverses manifestations organiques. Dans ce but on établit d'abord une circulation artificielle de sang défibriné dans un membre postérieur, puis l'animal fut curarisé : les excitations corticales produisirent, en même temps que des accès convulsifs complets, tonico-cloniques, limités au membre préservé de l'action du curare, les modifications circulatoires suivantes : grand ralentissement du cœur en rapport avec la période tonique, accélération évidente pendant la période clonique ; chute modérée de la pression subordonnée au ralentissement du cœur, puis élévation notable pendant la phase d'accélération. A l'époque où fut faite cette première expérience, nous ne nous préoccupions que d'établir l'indépendance des troubles circulatoires de l'attaque par rapport aux convulsions générales et aux accidents respiratoires ; l'expérience répondait en effet, à ce but, mais elle renfermait aussi cet autre enseignement que n'avons compris que plus tard, à savoir que *l'état épileptique provoqué se traduit par les mêmes manifestations organiques, qu'il y ait ou non convulsions extérieures.*

Depuis ce premier essai, nous avons souvent répété des expériences analogues sans prendre la peine inutile de soumettre un membre à une circulation artificielle : ou bien on s'est contenté de préserver une patte de l'action du curare par la compression de ses artères, en opérant assez rapidement pour que les terminaisons nerveuses soumises à l'anémie n'aient pas perdu leur activité ; ou bien on comparait les réactions circulatoires chez l'animal curarisé complètement

[1] Expérience n° 21, 12 février 1878 (avec MM. Boursier, Hirigoyen et Lagrolet).

et chez le même sujet curarisé à la limite, ou dont le curare s'éliminait suffisamment pour permettre à quelques secousses générales de

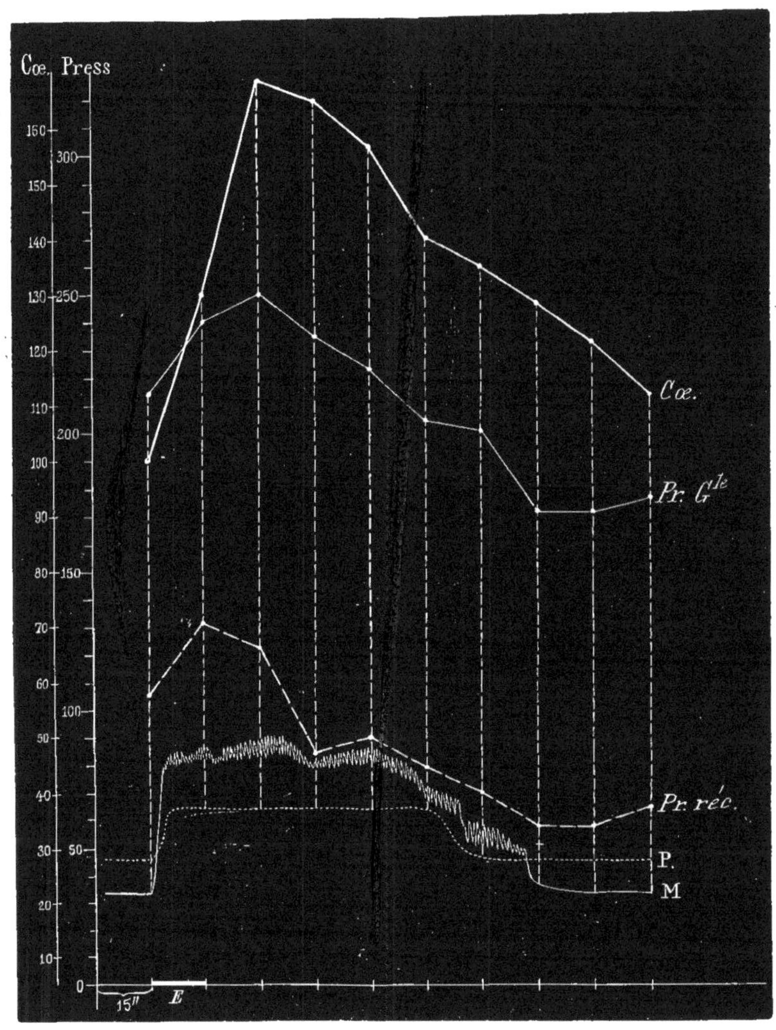

Fig. 68. — Diagramme des variations de la fréquence du cœur (*Cœ*), des modifications de la pression dans le bout central (*Pr. Gle*) et dans le bout périphérique (*Pr. réc.*) de la carotide et des changements du diamètre de la pupille (*P*), dans leurs rapports avec l'état épileptique provoqué. (*M*) chez l'animal curarisé, par l'excitation corticale (*E*).

Grande accélération du cœur (de 100 à 170), avec élévation de la pression directe (de 215 à 250 mm. Hg.) et de la pression récurrente (de 105 à 130) au début d'un accès masqué par le curare et manifesté par la dilatation totale et soutenue de la pupille. On suppose l'attaque prenant fin quand la pupille revient à son diamètre normal et on figure la courbe probable de l'accès clonique.

servir de témoins d'attaques ; bref, en multipliant les essais, nous avons acquis la certitude que les réactions du cœur et des vaisseaux sont les mêmes, toujours d'ordre épileptique, quand on soumet le cerveau à des excitations épileptogènes suffisantes à provoquer soit l'accès complet sur l'animal intact, soit l'accès réduit à ses manifestations

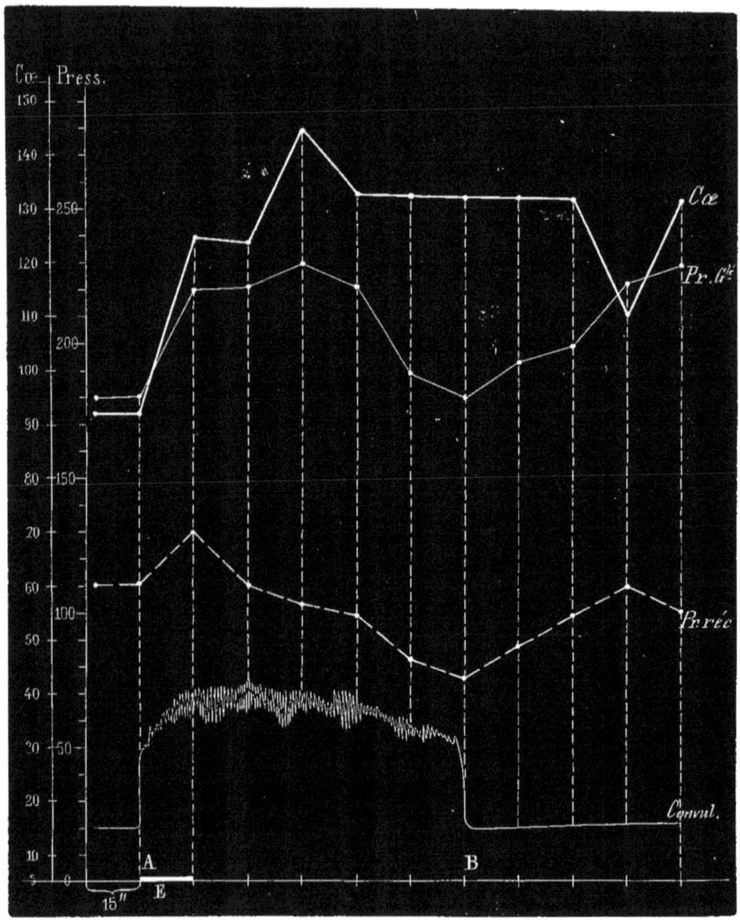

Fig. 69. — Diagramme des variations de la fréquence du cœur, de la pression artérielle directe et récurrente dans leurs rapports avec les convulsions cloniques chez le même animal qui a fourni les courbes de la figure 68, mais après élimination du curare (retour des convulsions provoquées).

Accélération du cœur de 92 à 145 pendant la première partie d'un grand accès clonique; moyenne de fréquence encore très élevée (132) pendant la seconde partie de l'accès. La pression artérielle centrale (carotidienne) monte de 100 à 225 mm. Hg. pendant que le cœur subit son maximum d'accélération et redescend ensuite lentement à sa valeur initiale dans la seconde partie de l'accès, pour subir une surélévation après que les convulsions ont cessé. La pression récurrente carotidienne, à la suite d'une légère augmentation initiale, tombe graduellement au-dessous de sa moyenne, bien que la pression centrale reste élevée (action vaso-motrice locale).

organiques chez le même animal curarisé. Dans les cas où les convulsions étaient supprimées par le curare, nous avions, dans l'état de la pupille un excellent témoin d'attaque, ainsi qu'on le verra dans la leçon spécialement consacrée à l'étude des réactions oculo-pupillaires des excitations corticales.

Pour établir sur de nouvelles preuves les conclusions précédentes, nous emprunterons à une expérience deux courbes comparatives, montrant l'identité de sens, sinon l'identité de forme, des modifications circulatoires chez l'animal complètement curarisé et chez le même animal à la suite de l'élimination du curare, (fig. n°s 68 et 69). Dans la première de ces figures (obtenues en reportant sur les mêmes ordonnées les chiffres qui correspondent aux valeurs successives de la fréquence du cœur et de la pression artérielle à la suite d'excitations épileptogènes du cerveau), nous constatons que, sous l'influence des excitations corticales, le cœur subit une grande accélération de (100 à 170) et qu'il reste accéléré, quoique à un moindre degré, dans les instants suivants : en présence de ce résultat, et sachant déjà que l'accélération du cœur portée à un tel degré et soutenue aussi longtemps, est la manifestation d'un accès à forme clonique, nous n'hésitons pas à affirmer que nos excitations ont en effet provoqué l'état épileptique, et que, si les convulsions avaient pu se produire, elles eussent pris le type clonique. Cette déduction se confirme par l'examen des réactions cardiaques survenues un peu plus tard, après que le curare eût été éliminé et en même temps qu'un grand accès clonique fut provoqué par l'excitation du cerveau : les résultats sont consignés dans le tableau n° 69 où nous avons pu, cette fois, représenter d'après les courbes, et non plus supposer, l'attaque dans ses rapports avec les variations circulatoires : en comparant les effets cardiaques de part et d'autre, on voit que la fréquence du cœur s'est élevée dans ce second cas de 92 à 145, et, tout comme dans le premier, qu'elle est restée assez grande pendant toute la durée des convulsions et un peu au-delà.

Nous pourrions poursuivre le parallèle en examinant les changements subis dans les deux cas la pression directe et dans la pression récurrente : il suffit d'appeler l'attention sur la similitude des variations pendant et après la curarisation, en l'absence et en présence de convulsions cloniques[1].

[1] Le résumé des expériences relatives à cette question peut être présenté dans quelques notes sommaires. Nous avons donné quelques détails sur les expériences n° 21 (du 12 février 1879), et n° 72 (du 12 novembre 1884), exécutées avec M. Poupinel. Cette dernière renferme d'autres renseignements sur lesquels nous aurons à revenir à

Les modifications circulatoires qui accompagnent les accès épileptiques complets (avec convulsions externes) et les accès limités aux réactions organiques, résultent de troubles cardiaques et vaso-moteurs réciproquement indépendants.

Après avoir étudié avec détail les modifications de la circulation dans les attaques convulsives et dans les attaques épileptiques limitées par la curarisation aux seuls accidents organiques, il est temps d'aborder une question réservée jusqu'ici, celle de l'intervention réciproquement indépendante du cœur et des vaisseaux dans les changements que subit la pression artérielle.

Quand on voit, en effet, varier dans un sens ou dans l'autre la pression artérielle, en même temps que le cœur manifeste par des changements de fréquence les troubles fonctionnels qu'il subit, on doit toujours se demander quelle part revient au cœur lui-même dans les variations observées et quelle part aux vaisseaux contractiles. Cette dissociation n'est pas toujours facile à opérer ; elle est surtout délicate dans les cas où, comme dans les accès convulsifs, d'autres facteurs (respiration, mouvements généraux, etc.) interviennent pour ajouter

propos de l'analyse spéciale des effets vaso-moteurs. Rappelons seulement les autres essais pratiqués à la suite du précédent.

Exp. nº 74, 17 novembre 1884. — Excitations, sur un chien modérément curarisé, de plusieurs points des circonvolutions motrices. Accès presque exclusivement organiques; quelques secousses des membres attestent leur existence et leur forme clonique; la dilatation pupillaire habituelle accompagne l'accès; dans un cas, la fréquence du cœur augmente de un tiers, et la pression articielle s'élève de 120 à 290^{mm} Hg. — Dans l'essai suivant, mêmes modifications circulatoires, quoique plus atténuées : élévation de pression de 135 à 260^{mm}; accélération du cœur plus régulière, mais moins grande.

Exp. nº 75, 17 novembre 1884. — Même étude fournissant de plus cette notion que le cœur se ralentit au début pour s'accélérer ensuite, comme il le fait dans le cas d'accès tonique d'abord, puis clonique; c'est un accès complet masqué par le curare : du reste, la dilatation pupillaire est à son maximum dans la période initiale de ralentissement du cœur qui correspond à la phase tonique ; elle se resserre par degrés dans la période suivante; accélération du cœur pendant la phase clonique. Absence de ces réactions quand on excite la substance blanche.

Exp. nº 76, 21 novembre 1884. — Sur un chien incomplètement curarisé, l'excitation corticale assez forte provoque en même temps la *contracture* incomplète des membres antérieurs, la dilatation pupillaire totale et le ralentissement du cœur avec légère élévation de pression (accès tonique). — Dans un autre essai, accélération du cœur (de 70 à 132), et grande élévation de pression (de 175 à 300); dilatation pupillaire maxima (accès clonique).

Exp. nº 88. — Avant la curarisation, troubles cardiaques et variations de pression habituels aux accès cloniques; après la curarisation, mêmes modifications circulatoires.

leur influence propre à celles des organes circulatoires, ou pour contre-balancer plus ou moins complètement les effets des modifications fonctionnelles du cœur et des vaisseaux. C'est ici qu'apparaît tout l'intérêt de l'assimilation précédemment établie entre les troubles circulatoires de l'épilepsie complète, convulsive et de l'épilepsie tronquée par le curare dans ses manifestations : cette assimilation étant admise, il ne reste plus qu'à se préoccuper du rôle du cœur et de celui des vaisseaux, les influences surajoutées des perturbations respiratoires et des convulsions se trouvant écartées ; mais, même en analysant les modifications de la circulation dans les formes convulsives, il est possible de dégager avec une netteté suffisante la part des vaisseaux et celle du cœur, de démontrer que les deux appareils cardiaque et vaso-moteur interviennent chacun pour leur compte, obéissant tous deux à des influences nerveuses centrales indépendantes.

En insistant sur la dissociation des effets vaso-moteurs et des effets cardiaques, nous chercherons surtout à mettre en évidence les premiers qui sont moins apparents.

L'existence indépendante d'influences vaso-motrices se déduit d'un certain nombre de preuves dont les plus décisives sont les suivantes :

1° *Malgré le ralentissement même notable du cœur*[1], pendant la période tonique des accès, la pression peut s'élever d'une quantité souvent importante : c'est évidemment à une influence vaso-motrice constrictive, assez énergique pour contre-balancer les effets dépresseurs du ralentissement cardiaque, qu'est dû ce phénomène, car on le retrouve, indépendamment de tout effort expiratoire et de toute convulsion, au début des grandes attaques masquées par le curare.

[1] L'élévation de la pression artérielle, bien que le cœur fût ralenti, a été observée dans plusieurs expériences, par exemple dans les cas classés sous les n°s 50, 52 56, 73, 75.

Citons quelques faits empruntés à ces expériences.

Exp. n° 50. — Excitations corticales provoquant d'abord des mouvements simples, localisés, avec accélération du cœur et augmentation de pression ; survient un accès tonico-clonique pendant la première période duquel la fréquence du cœur tombe de 150 à 90 ; au même moment, la pression qui s'était élevée de 40^{mm}, au début des excitations, reste élevée malgré le ralentissement du cœur.

Exp. n° 52. — Pendant une grande période tonique, le cœur s'étant ralenti des deux tiers, la pression commence par tomber de 200 à 150^{mm} ; mais, bien que le cœur reste lent, elle se relève graduellement et arrive à 230^{mm}, valeur qu'elle conserve tant que le ralentissement du cœur persiste et malgré ce ralentissement.

On retrouve les mêmes résultats dans les autres cas, qu'il est inutile dès lors d'analyser ; il suffit de les signaler.

2° *En l'absence de toute modification cardiaque* qu'on pourrait supposer de nature à élever la pression dans les artères (par exemple, sans accélération du cœur, ou bien avant l'apparition de

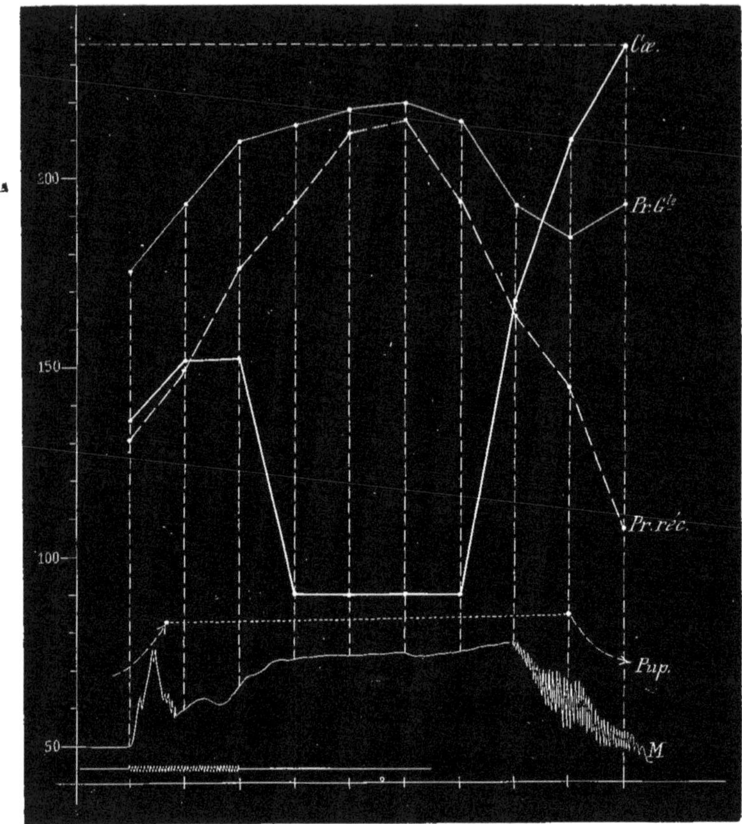

Fig. 70. — Diagramme dont les courbes ont la même signification que celles des figures 68 et 69, mais qui montre d'une façon spéciale l'indépendance des changements de la pression artérielle par rapport aux changements de la fréquence du cœur : ici, en effet, on voit le cœur (*ligne Cœ*) subir un profond ralentissement (de 150 à 80 au moment de la contracture générale, alors que la pression artérielle directe (*ligne Pr. G^{le}*) s'élève de 175 à 220 et la pression récurrente (*ligne Pr. réc.*) monte de 130 à 215 : l'élévation très notable de la pression résulte donc d'effets vaso-moteurs et n'est point subordonnée aux modifications cardiaques.

l'accélération), on voit la pression subir une ascension souvent très notable : ici encore la provenance vaso-motrice de l'augmentation de pression apparaît évidente[1].

[1] C'est le cas des expériences n°s 49, 55, 56, 77.

Dans plusieurs essais de l'expérience n° 49, les accès ont été exclusivement cloniques, et le cœur, ayant atteint un certain degré d'accélération, n'a pas augmenté

3° Quand l'influence cardiaque a été mise hors de cause par la

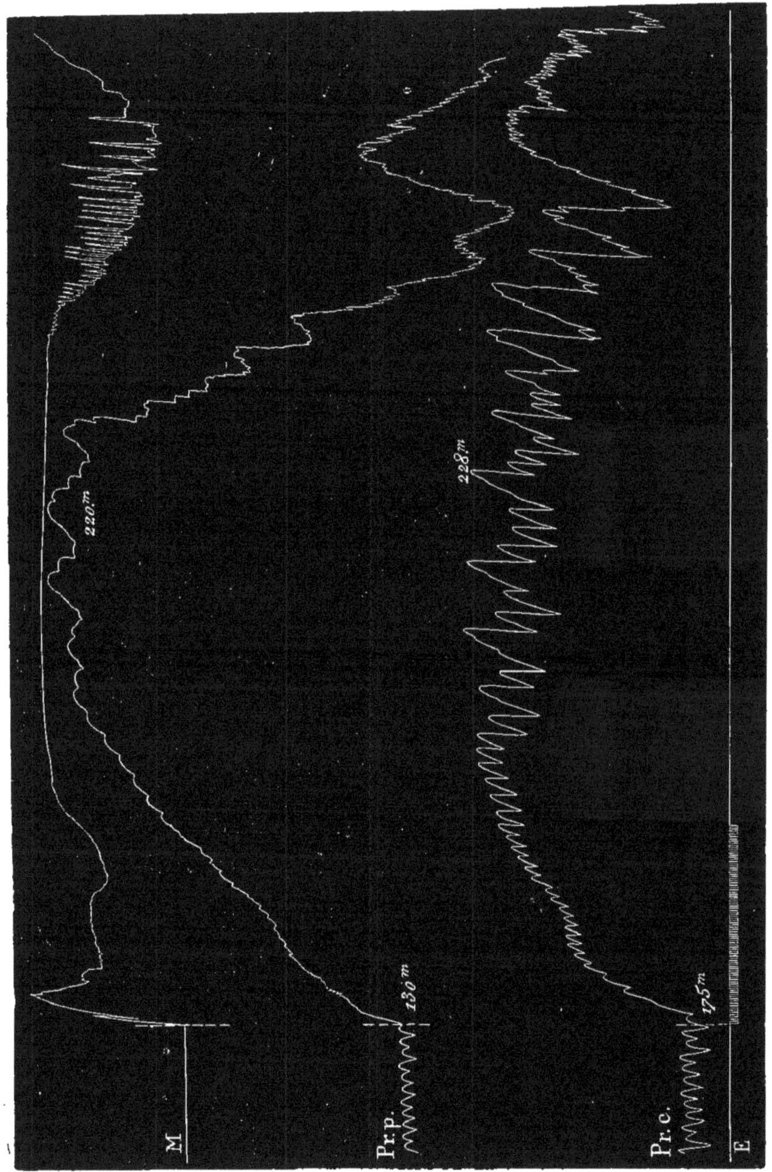

Fig. 71. — Courbes originales qui ont fourni le schéma de la figure 70 ; elles mettent en évidence l'action vaso-motrice des excitations corticales, la pression *récurrente* carotidienne (*Pr. p.*) s'élevant d'une quantité beaucoup plus grande (de 130 à 220 mm.) que la pression directe (*Pr. c.*) explorée dans le bout central de la même artère et qui ne monte que de 53 millim. Hg. (de 175 à 228) au lieu de 90 millimètres. L'action vaso-motrice se déduit encore, dans cette figure, de cet autre fait que la pression s'élève notablement malgré un ralentissement très marqué du cœur pendant la phase tonique de l'accès épileptique *M*.

double section des pneumogastriques (Exp. n° 26) ou mieux encore à la suite de l'action isolante de l'atropine sur l'appareil nerveux cardiaque (Exp. n°s 76, 77), les modifications de la pression ne sont plus attribuables qu'aux effets vaso-moteurs[1].

4° La comparaison des variations de la pression dans le bout central et dans le bout périphérique d'une artère établit la provenance vaso-motrice des variations observées, en excluant du même coup la participation d'influences centrales : quand on voit, par exemple, la pression récurrente subir une élévation plus importante que la pression centrale (fig. 71), on peut être assuré que la portion terminale, contractile, de l'artère explorée, a subi l'influence vaso-motrice. Ce résultat a été obtenu à plusieurs reprises, qu'on explorât le bout périphérique d'une carotide ou celui d'une autre artère, de la fémorale[2].

de fréquence : malgré l'absence de modifications cardiaques, à chaque nouvelle attaque, la pression subit une ascension régulière, puis décroît à la fin de l'accès, pour s'élever de nouveau quand une nouvelle attaque est provoquée.

Dans l'expérience n° 55, on relève un type d'accès dans lequel la fréquence du cœur n'augmentant qu'*assez tardivement* au cours d'un grand accès clonique, la pression artérielle s'élève, *dès le début de l'accès*, indépendamment, dès lors, de l'influence cardiaque. Dans les instants suivants, le cœur s'accélérant d'une façon notable, la pression subit au contraire une chute relative momentanée.

[1] Exp. n° 26. — Chien. Deux pneumogastriques coupés. Accès généralisé tonique, puis clonique provoqué par l'excitation corticale : pendant la courte période de contracture produite par le passage des courants, la pression reste fixe ; pendant la phase de tétanisation épileptique généralisée, élévation de 45 millim. ; chute graduelle pendant la période de dissociation des secousses. Le cœur séparé des centres n'a pas présenté de modifications de fréquence.

Exp. n° 76. — Sur un chien qui venait de présenter associés les troubles cardiaques et vaso-moteurs, on put isoler les réactions vaso-motrices au moyen de l'atropine. Injection directe dans le poumon de 2 milligr. et demi de sulfate d'atropine ; en moins d'une minute, les effets circulatoires de l'atropine sont manifestes : le cœur a triplé de fréquence, la pression s'est élevée de plusieurs centim. Hg. Quand le nouveau régime circulatoire s'est établi, on répète les excitations de la marginale antérieure qui avaient provoqué les réactions cardiaques de l'accès épileptique masqué par le curare : on observe une élévation de pression de 80^{mm} Hg., sans aucune modification cardiaque. — Après un quart d'heure de repos, on renouvelle l'excitation sur la circonvolution voisine : brusque et grande augmentation de pression, sans accélération du cœur.

[2] La méthode indiquée ici peut en effet fournir des renseignements très précis sur l'état des vaisseaux périphériques : si la portion terminale d'une artère vient à se resserrer, non seulement elle exprime son contenu dans le manomètre et en élève le niveau, mais elle oppose à l'écoulement du sang qui lui arrive par les collatérales un obstacle plus ou moins complet.

En pratique, ce qu'il importe de considérer, *c'est la valeur comparative des variations dans les deux bouts de la même artère :* si la pression, très inférieure d'abord dans le segment périphérique, s'élève d'une quantité plus grande que la pression dans le bout central, on a la certitude que ce segment périphérique s'est contracté et n'a pas seulement subi l'influence d'un apport sanguin sous forte pression. Dans l'expérience n° 50, par exemple, on relève une augmentation de la pres-

5° Enfin, sans insister sur les résultats fournis par l'examen comparatif des pressions artérielle et veineuse dans une extrémité, pas plus que sur d'autres recherches toutes confirmatives de l'existence d'un spasme vasculaire, nous devons signaler comme dernière preuve, le fait de *l'opposition des courbes de la pression artérielle et du volume d'un organe.* Quand la pression s'élève dans une artère et qu'un organe riche en vaisseaux contractiles, le rein, par exemple, diminue de volume, la seule interprétation logique de cette opposition des variations manométriques et volumétriques est que le tissu

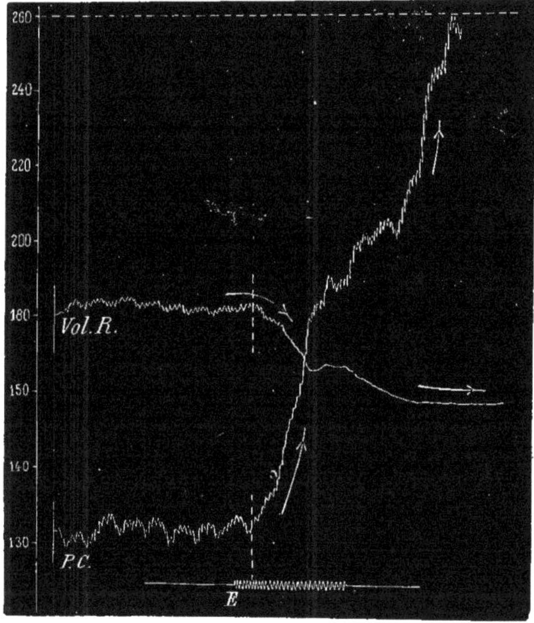

Fig. 72. — Opposition des courbes de la pression artérielle (*P. C.*) et du volume du Rein (*vol. R.*), sous l'influence des excitations corticales *E*. On voit la courbe manométrique s'élever très rapidement (de 130 à 260 millim. Hg.), tandis que le rein se resserre énergiquement sans que le cœur subisse de ralentissement, l'animal étant atropinisé. La provenance vaso-motrice de cette grande élévation de pression artérielle est établie par la diminution simultanée du volume du rein.

vasculaire en se resserrant (dans l'organe exploré comme dans le reste du corps) a créé l'augmentation de pression qu'on observe dans l'artère.

Si la variation artérielle était de provenance centrale (cardiaque ou

sion récurrente de 80 millim. (elle passe de 135 à 215), tandis qu'au même moment l'augmentation de la pression centrale n'est que de 50 millim. (celle-ci s'élève de 175 à 225). — Dans l'expérience n° 55, on voit de même, dans un cas, l'élévation de la pression récurrente représentée par l'écart de 45 millim. (70 à 115), tandis que l'élévation de la pression centrale n'est que de 40 (150 à 190).

respiratoire), il est évident que le tissu vasculaire en subirait passivement l'influence et se laisserait distendre par l'afflux du sang lui arrivant sous plus forte pression. Nous avons longuement étudié les phénomènes de ce genre dans des leçons antérieures sur les réactions vaso-motrices des irritations aortiques et cardiaques (1883-1884) : nous n'y reviendrons pas ici, nous contentant d'attirer l'attention sur la valeur décisive de cette constatation[1] et de donner l'un des nombreux types observés dans les expériences relatives aux effets vaso-moteurs des excitations corticales épileptogènes (fig. 72).

Il résulte évidemment de l'ensemble des faits énoncés ci-dessus (p. 194-199) que des réactions vaso-motrices sont provoquées par les excitations épileptogènes du cerveau et se traduisent par l'augmentation de la pression dans les artères, si aucune influence antagoniste n'intervient avec une efficacité suffisante pour masquer cet effet.

Mais, le phénomène étant établi, on doit se demander s'il en est des vaisseaux comme du cœur, et si, aux deux phases d'une grande attaque tonico-clonique correspondent deux changements d'état des vaisseaux contractiles : la vaso-constriction dans un cas, la vaso-dilatation dans l'autre. Ce qui résulte de plus net des expériences que nous avons exécutées à propos de la recherche des effets vaso-moteurs épileptiques, c'est que, *dans toutes les formes et à toutes les phases de l'attaque, le resserrement des vaisseaux est la règle* ; on le retrouve aussi bien dans la phase tonique, associé au ralentissement du cœur, que dans la phase clonique combiné à l'accélération.

Cependant, quelques faits nous engagent à émettre une réserve relative à la production possible, à coup sûr non constante, d'une vaso-dilatation dans la pédiode clonique de l'accès[2] ; nous ajouterons

[1] Exp. n° 73. — Chien curarisé, préparé pour l'examen comparatif des variations de la pression carotidienne (manomètre à mercure) et des changements de volume du rein (modèle de Roy, modifié). Les excitations corticales provoquent, en l'absence de mouvements convulsifs (curare), une légère accélération du cœur avec élévation rapidement croissante de la pression : le rein diminue de volume quand la pression artérielle s'élève, preuve de la provenance vaso-motrice de l'élévation de la pression.

Exp. n° 74. — Beaucoup plus détaillée, aboutissant à la même conclusion.

[2] Dans l'expérience n° 50, qui est particulièrement instructive à ce sujet, on a constaté tout d'abord que, pendant la phase clonique, le cœur s'accélérant, le pression artérielle subit une chute notable, après s'être élevée aussi bien dans le bout central que dans le bout périphérique de la carotide. Quand l'accès s'est généralisé, il a pris d'emblée la forme clonique : on a assisté alors à ce phénomène remarquable d'une élévation de la pression artérielle générale, tandis que la pression recurrente s'abaisse rapidement; la chute est importante : de 155 à 100^{mm} Hg. — La même expérience a fourni plusieurs exemples de cette modification qui paraît bien

que l'étude des phénomènes circulatoires post-épileptiques nous engage à accepter l'existence d'un relâchement vasculaire dans les moments qui font immédiatement suite à l'accès et au spasme des vaisseaux qui l'accompagne [1].

résulter d'une vaso-dilatation. Il resterait à savoir si ce phénomène n'est pas localisé au bouquet carotidien : hypothèse vraisemblable, car on ne s'expliquerait pas l'élévation ou même la conservation de la moyenne de pression aortique si tous les vaisseaux périphériques étaient le siège d'une semblable modification.

L'expérience n° 56 présente aussi une chute de pression notable pendant la période clonique, sans ralentissement du cœur et hors de proportion avec le resserrement vasculaire précédent, la pression s'étant à peine élevée.

Dans un autre cas de la même expérience, on voit la pression tomber au-dessous de sa moyenne normale pendant la phase clonique, après s'être élevée de beaucoup au-dessus dans la phase tonique.

[1] La dépression post-épileptique est la règle et s'explique par la suppression

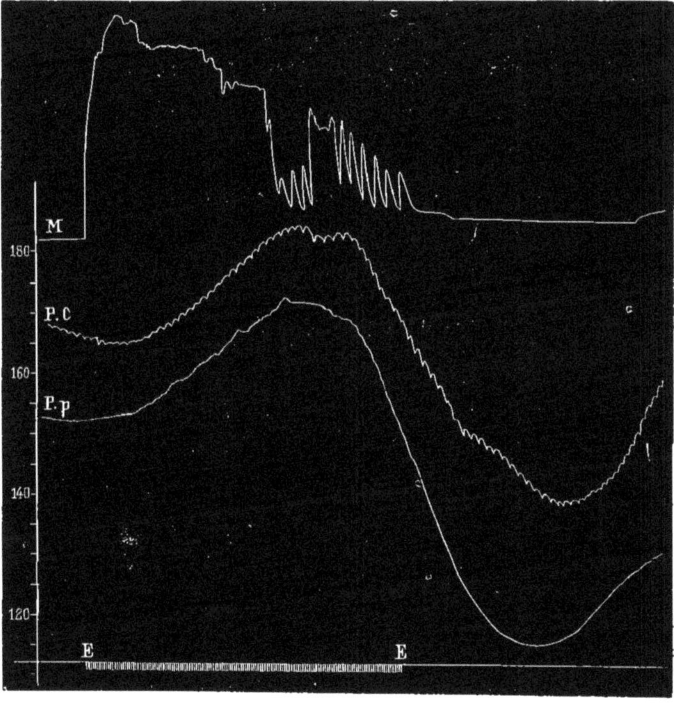

Fig. 73. — Type de dépression artérielle centrale et périphérique (*Pc.* et *P. p.*) consécutive à un court accès épileptique (*M*), à la suite d'une faible élévation de la pression dans les deux bouts de l'artère (de 165 à 190 pour le bout central, de 152 à 170 pour le bout périphérique de la carotide) ; l'absence de ralentissement simultané du cœur oblige à rapporter cette dépression à une modification vasculaire (vaso-dilatation), hypothèse que confirme la chute de la pression récurrente beaucoup plus profonde que celle de la pression directe.

même des troubles respiratoires et convulsifs, mais surtout par la cessation graduelle du spasme vaso-moteur ; c'est seulement avec l'état des vaisseaux qu'il faut

L'existence de modifications cardiaques indépendantes des troubles vasculaires est à peine nécessaire à établir d'une façon spéciale : autant cette démonstration était indispensable pour les effets vaso-moteurs qui ne se traduisent que par leurs conséquences sur la pression artérielle, autant elle peut paraître superflue quand il s'agit du cœur dont les troubles s'accusent directement par les changements de fréquence.

Cependant, comme la fonction cardiaque subit l'influence des grandes variations de la pression artérielle et que la coexistence d'un ralentissement avec une haute pression dans les artères pourrait laisser subsister un doute au sujet de l'indépendance des modifications cardiaques dans les accès épileptiques, il est bon de rappeler sommairement que ces troubles du cœur se produisent parallèlement aux troubles vaso-moteurs et ne sont point subordonnés aux changements de la pression. On peut voir, par exemple, les mêmes troubles du cœur se produire chez un animal dont les réactions vaso-motrices ont été supprimées par la section sous-bulbaire de la moelle, et dont le cerveau est soumis à de fortes excitations épileptogènes : les convulsions se localisent en pareil cas dans le côté opposé de la tête et du cou, faute de pouvoir se généraliser à cause de l'interruption des conducteurs médullaires ; mais l'état épileptique provoqué n'en a pas moins la même intensité que si les convulsions occupaient le corps tout entier ; cette intensité se tra-

compter quand on voit la dépression survenir à la suite d'accès larvés chez les animaux curarisés. En pareil cas, les phénomènes vasculaires se bornent-ils au simple retour des artères contractées à leur calibre moyen, ou ne se produit-il pas une surdilatation semblable à celle qu'on voit survenir à la suite du spasme vasculaire directement provoqué, par exemple, dans les réseaux carotidiens par l'excitation du sympathique cervical ? C'est à cette dernière hypothèse que nous nous rattachons, en considérant combien la dépression est parfois profonde et tombe au-dessous de la moyenne normale. Cette surdilatation elle-même ne nous paraît pas être une simple conséquence de fatigue vasculaire, car elle acquiert souvent une importance très notable, alors que la vaso-constriction qui l'a précédée était peu accusée ; nous en pourrions donner de nombreux exemples : bornons-nous à présenter (fig. 73) l'un des types de dépression post-épileptique observée à la suite d'une faible élévation de la pression centrale (P. c.) et périphérique (P. p.), pendant un court accès provoqué : malgré le peu d'importance de la vaso-constriction préalable, la chute consécutive est très profonde et plus marquée encore dans le bout périphérique que dans le bout central de la carotide. (Fig. empruntée à l'exp. n° 97.) Les expériences n° 26 et n° 50 fournissent des exemples analogues.

Peut-être faudrait-il faire rentrer dans la même série les phénomènes de ralentissement du cœur qu'on observe assez souvent à la suite des grandes accélérations qui accompagnent les accès cloniques : le cœur subirait, après une dépense notable, un repos compensateur tel, qu'au total, le travail dépensé n'aurait pas excédé la moyenne normale pour le même temps.

duit par l'importance des réactions organiques qui sont encore possibles, c'est-à-dire des réactions qui dépendent de la mise en jeu des centres restés en rapport avec le cerveau : les modifications cardiaques sont dans ce cas[1].

[1] Exp. n° 70. — Chien à moelle coupée; avant le refroidissement qui supprime les réactions, excitations corticales maxima : ralentissement du cœur en même temps que contractions toniques des muscles de la tête; accélération pendant les secousses convulsives. — Modifications de la pression presque nulles, subordonnées exclusivement aux changements de fréquence du cœur.

Exp. n° 71. — Chien à moelle coupée, entretenu chaudement dans une étuve humide : à la suite d'excitations corticales énergiques, ralentissement du cœur coïncidant avec la tétanisation des muscles du côté opposé de la tête et chute de pression simultanée; le cœur s'accélère légèrement pendant les convulsions qui s'étendent de la face au cou; la pression remonte et s'élève un peu plus haut qu'avant l'excitation.

VINGT-DEUXIÈME LEÇON

(6 mars 1885)

RECHERCHE DES EFFETS CIRCULATOIRES D'ORIGINE CORTICALE, INDÉPENDANTS DE L'ÉTAT ÉPILEPTIQUE.

Causes d'hésitation dans la détermination des effets circulatoires simples, et dans leur distinction d'avec les accidents circulatoires épileptiques. Leurs caractères; leurs variétés suivant l'intensité des excitations et le degré d'excitabilité corticale. Analogie avec le sens variable des réactions circulatoires réflexes.

Réactions vaso-motrices d'origine corticale : constance de l'effet vaso-constricteur; caractère exceptionnel et même douteux de l'effet vaso-dilatateur.

Les effets vaso-moteurs sont à leur maximum quand on excite la zone dite motrice; ils ne sont pas circonscrits à la région dont les muscles correspondent au point cortical excité : démonstration de leur manifestation dans le corps tout entier; ils ne sont même pas prédominants dans une partie du corps : on les trouve identiques dans les deux réseaux carotidiens, fait important pour la théorie de l'épilepsie.

On ne doit pas chercher à localiser des centres vaso-moteurs dans l'écorce cérébrale : les circonvolutions se comportent comme les surfaces sensibles et sont des points de départ, non des organes centraux.

MESSIEURS,

L'observation d'accidents circulatoires d'ordre épileptique, accompagnant les convulsions, accidents qui se retrouvant avec la même physionomie dans l'épilepsie masquée par la curarisation (sans convulsions externes), a pour conséquence de rendre très circonspect quand on recherche les effets circulatoires simples des excitations du cerveau. Pour se débarrasser de la complication que devait nécessairement introduire dans les résultats, la production de troubles respiratoires et de mouvements généraux, les expérimentateurs ont opéré sur des animaux curarisés : on n'a point songé que le curare pouvait simplement masquer l'état épileptique en en supprimant la manifestation la plus évidente, l'accès convulsif, sans empêcher cependant cet état d'exister et d'entraîner dès lors des réactions circulatoires complexes, tout autres que celles dont on poursuivait la démonstration. En cherchant à approfondir cette étude, nous sommes arrivé à n'accepter qu'avec grande réserve, comme réactions circulatoires simples, tout ce qui rappelle les types de réactions circulatoires épileptiques : cependant nous ne mettons pas en doute l'existence d'effets cardiaques et d'effets vaso-moteurs non épileptiques, produits par les excitations modérées du cerveau ; le tout est de les bien préciser et de pouvoir les distinguer à coup sûr des effets d'ordre épileptique. On est conduit à éliminer de nombreux résultats observés chez les animaux curarisés, très souvent suspects d'invasion épileptique organique, et à préférer, comme moins ambigus, les résultats des expériences exécutées sur des animaux dont l'appareil moteur volontaire est intact ; ici, du moins, on peut être assuré qu'il n'y a pas d'état épileptique en l'absence de convulsions, et, s'il reste une difficulté relative aux complications apportées par les mouvements provoqués, cette difficulté peut être assez facilement tournée.

I. — *Effets cardiaques simples, indépendants de l'état épileptique et liés aux excitations du cerveau.*

En mettant à part tous les cas dans lesquels une manifestation convulsive, même localisée, ou bien un phénomène organique tel que la dilatation pupillaire persistante chez un animal curarisé, pourrait faire penser à la provocation d'un état épileptique, on se trouve en présence d'un nombre très restreint d'exemples de réactions cardiaques simples ; cependant, les types ainsi obtenus, avec élimination des cas même seulement douteux, suffisent encore pour établir la conviction et permettre d'affirmer, qu'en dehors de tout état épileptiforme, les excitations de certaines régions du cerveau peuvent déterminer des effets cardiaques caractérisés par des changements de fréquence. Ces réactions simples sont très différentes de celles que nous avons examinées jusqu'ici : elles consistent en une modification régulière, soit modératrice, soit accélératrice, et non dans l'association irrégulière de ces deux effets ; que l'un ou l'autre apparaisse, il survit en décroissant aux mouvements simples qui se sont produits sous l'influence de l'excitation, ou bien, si l'animal a été curarisé, la modification persiste un temps variable après l'excitation.

Le sens de la réaction cardiaque ne peut être prévu et n'affecte aucun rapport avec le siège de l'excitation, bien que celle-ci ne se montre efficace que quand elle atteint la zone dite motrice ou se propage jusqu'à elle. Il ne nous paraît pas résulter des expériences que certains territoires de cette zone provoquent plus spécialement les effets modérateurs que les effets accélérateurs. Ici, comme dans le cas d'excitation des nerfs sensibles, on peut voir apparaître des troubles cardiaques fort différents suivant des conditions dont quelques-unes peuvent être déterminées : aux excitations énergiques et brusques correspond d'ordinaire l'effet modérateur, tandis que l'accélération cardiaque est la conséquence habituelle d'irritations moins énergiques et plus soutenues. Encore faut-il rappeler que telle dose d'excitant qui est modérée pour un nerf ou une surface sensible est intense pour un autre : le laryngé supérieur, par exemple, est infiniment plus excitable que le sciatique, et les excitations faibles du sciatique qui provoquent l'accélération du cœur peuvent, si on les transporte au laryngé, déterminer le ralentissement ou l'arrêt. Il se peut encore qu'au moment de l'excitation le cœur soit dans un état de résistance marqué aux influences modératrices ou accélératrices, suivant qu'il se trouve stimulé dans un sens ou dans l'autre : le sens de la réaction variera dès lors, bien que l'excitation reste comparable dans une série d'essais successifs. Enfin, nous savons que le degré d'excitabilité de l'écorce est fort variable au cours d'une même expérience, de telle sorte qu'une excitation qui au début se montrait à peine efficace pour provoquer un léger degré d'accélération, peut devenir suffisante pour déterminer plus tard un notable ralentissement, et réciproquement. En présence de toutes ces causes de variation et même d'inversion des effets cardiaques, il n'y a point à s'étonner que le sens des réactions ne puisse être déterminé d'avance et que toutes les affirmations relatives à l'influence modératrice ou accélératrice de telle ou telle portion de la zone excitable soient, suivant le cas, confirmées ou trouvées fausses dans les expériences de contrôle.

Nous considérons, au point de vue spécial des réactions cardiaques, comme au point de vue des autres réactions organiques, la surface excitable du cerveau comme comparable à une surface sensible [1] et

[1] L'analogie entre le mode d'intervention des surfaces excitables du cerveau et celui des surfaces sensibles périphériques ne doit pas être déduite de l'identité des effets cardiaques provoqués par la mise en jeu de ces deux surfaces:

nous ne voyons aucune raison pour admettre des centres cardiaques, soit modérateurs, soit accélérateurs, en un point quelconque de l'écorce cérébrale : il y a là des points de départ de réactions et non de véritables centres.

II. — *Réactions vaso-motrices simples, indépendantes de l'état épileptique.*

Le nombre des exemples de réactions vaso-motrices simples produites par les excitations du cerveau se réduit singulièrement, tout comme celui des réactions cardiaques, quand on élimine tous les cas suspects de manifestations épileptiformes convulsives ou seulement organiques. Il en reste cependant des types assez nets pour être aussi affirmatif au sujet de l'action vaso-motrice qu'au sujet de l'action cardiaque des excitations corticales modérées. Mais, tandis que nous voyions se produire, suivant des conditions variées, des modifications cardiaques tantôt positives (accélération), tantôt inhibitoires ou négatives (ralentissement), nous sommes amenés, par la comparaison des effets que subit la pression artérielle, à ne reconnaître qu'une seule manifestation vaso-motrice simple, la réaction vaso-constrictive, au moins dans la plupart des cas. On ne peut pas nier la production possible de la réaction vaso-dilatatrice, car nous avons trop d'exemples d'inversions des effets nerveux centraux pour croire à la constance absolue du sens d'une réaction dans toutes les conditions possibles ; mais, chez les animaux non anesthésiés, tranquilles, sans morphine ni chloral, ou chez les animaux curarisés avec des doses modérées d'un curare éprouvé, nous n'avons obtenu que l'effet vaso-constricteur comme conséquence directe et immédiate des excitations corticales. Bien souvent, sans doute sont survenues ensuite des manifestations de relâchement vasculaire [1] par

on voit, à tout instant, en effet, des nerfs sensibles produire des réactions cardiaques inverses, bien que le mode d'action soit identique pour tous ; de même, aux différents instants d'une expérience, les réactions cardiaques du cerveau et de la périphérie peuvent être identiques ou absolument différentes ; nos expériences sont très précises sur ce point. (Voy. Appendice. Exp. nos 20, 52, 71, 75 et celles qui visent spécialement les réactions vaso-motrices, nos 29, 78, 89.)

[1] C'est le cas d'une des expériences dans lesquelles nous avons obtenu des réactions vaso-motrices simples ; ces exemples ne sont pas nombreux ; aussi donnerons-nous le résumé de cette observation.

Exp. n° 38 (21 septembre 1878). — Sur un chat très calme, qui venait d'être

simple cessation du resserrement initial, peut-être même des phénomènes de vaso-dilatation secondaire, faisant tomber la pression plus bas qu'avant les excitations : mais de dépression initiale, dégagée de perturbations cardiaques et d'influences respiratoires, nous n'avons point observé d'exemples.

De même que les effets cardiaques simples, les réactions vasomotrices non associées à l'état épileptique, ne se produisent que quand on excite la zone motrice ou les parties immédiatement adjacentes : les expériences montrent que si on commence l'application des excitations à une distance notable des circonvolutions motrices, on n'obtient de réactions vasculaires qu'à la condition de provoquer des accès épileptiques. A mesure qu'on se rapproche de la zone motrice les réactions simples apparaissent ; elles sont à leur maximum au niveau de la zone motrice elle-même, et particulièrement, chez le chien, sur les circonvolutions marginales antérieure et postérieure.

Les effets vaso-moteurs produits par l'excitation d'un point quelconque de la zone excitable sont *généraux;* ils ne se manifestent pas dans le territoire musculaire correspondant à tel ou tel point de la zone motrice, à l'exclusion des autres parties du corps ; ils n'affectent même pas de prédominance dans la région fonctionnellement dépendante du point excité : si la réaction motrice volontaire est limitée, la réaction vasculaire est générale.

On le démontre en comparant les effets manométriques produits simultanément dans deux régions, symétriques ou non, sous l'influence d'excitations corticales qui ne provoquent de mouvements que dans l'une de ces deux régions. Grâce à l'inscription simultanée de la pression dans le bout périphérique de l'artère principale des deux régions comparées, on peut s'assurer que les vaisseaux se resserrent au même moment et avec la même énergie dans les deux réseaux.

éthérisé pour les opérations préliminaires, l'excitation faible mais prolongée de la partie inférieure de la marginale antérieure, provoque, en même temps que la flexion des doigts, sans convulsions, une élévation graduelle de la pression (de 140 à 165^{mm}, Hg.), sans augmentation de fréquence du cœur et sans autres troubles respiratoires qu'une diminution d'amplitude à peine marquée des mouvements de la poitrine. A la suite de l'excitation, au bout d'une dizaine de secondes, la pression commence à s'abaisser ; elle tombe notablement au-dessous de son niveau pour y revenir peu à peu en une demi-minute. — Mêmes résultats produits par l'excitation de la marginale postérieure, à sa partie inférieure, avec cette différence seule, qu'on provoque l'extension des doigts avec saillie des griffes au lieu de la « patte de velours » précédemment obtenue.

La comparaison des variations de la pression latérale dans les veines et les artères, des changements de volume des extrémités, etc., conduit à la même conclusoin.

Ceci prouve qu'on ne peut chercher à délimiter dans l'écorce du cerveau des centres vaso-moteurs distincts, correspondant aux centres dits moteurs des membres.

Il y avait surtout intérêt à s'assurer que les effets des excitations corticales localisées ne retentissent pas seulement sur l'appareil vaso-moteur carotidien du côté opposé ou sur celui du même côté. On sait que dans certaines théories de l'épilepsie on fait jouer un grand rôle à l'anémie encéphalique comme cause provocatrice des convulsions : si cette théorie était correcte, il faudrait que l'excitation unilatérale ne provoquât de troubles vaso-moteurs que d'un seul

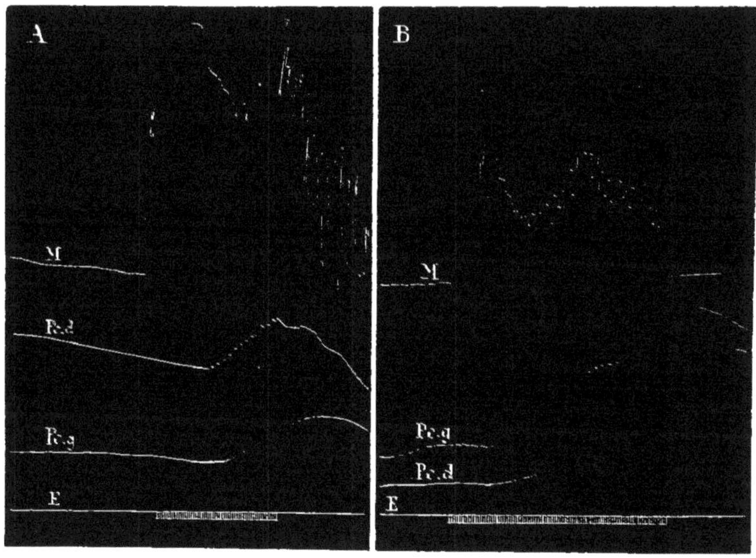

Fig. 74. — Comparaison des changements de pression provoqués dans le bout périphérique de chaque carotide par les excitations corticales : l'exploration manométrique a été pratiquée dans la carotide droite (*Pc. d.*) et dans la carotide gauche (*P. g.*) avec un manomètre métallique, aussi les courbes ne sont-elles pas rigoureusement à la même échelle, mais on constate qu'il n'y a de différence ni dans le début, ni dans la valeur du resserrement vasculaire de chaque côté, l'excitation corticale (*F*) ayant été unilatérale et appliquée à gauche pour la figure A, à droite pour la fig. B.

côté pour expliquer les convulsions localisées : d'autre part, on a prétendu que les excitations corticales se transmettent par les vaisseaux cérébraux de l'hémisphère excité : dans cette hypothèse on ne devrait observer de spasme vasculaire que de ce côté seulement ; l'expérience montre facilement le peu de valeur de ces hypothèses. Si, sur un animal peu excitable, ne réagissant pas facilement par des convulsions aux excitations un peu prolongées de l'écorce cérébrale, on enregistre simultanément les variations de la pression dans le bout périphérique de chaque carotide, on aura l'indication rigoureuse des changements qui pourront survenir dans chaque réseau carotidien aux mêmes instants. On s'assurera ainsi, comme le montrent les deux exemples de la figure ci-contre (fig 74, Exp. n° 55) que *le spasme vasculaire se produit aussi bien dans la carotide opposée que dans la carotide correspondante au côté excité; on verra aussi que la valeur de la variation de pression, exprimant le degré du resserrement, est identique de part et d'autre; on pourra constater enfin que le moment d'apparition de la vaso-constriction est le même pour les deux réseaux*[1].

Ces résultats, concordant avec ceux que nous avait fournis l'exploration comparative des effets vaso-moteurs dans les membres, établissent donc que la réaction vasculaire n'est ni exclusive, ni même prédominante dans les vaisseaux des régions fonctionnellement subordonnées, au point de vue moteur volontaire, aux points excités de la zone motrice[1].

Les remarques précédentes excluent nécessairement l'hypothèse de centres vaso-moteurs *distincts* dans l'écorce du cerveau, mais laissent subsister celle d'un centre vaso-moteur *unique*, commandant à la totalité des vaisseaux du corps et séparé en deux parties de même valeur fonctionnelle, l'une à la surface de l'hémisphère droit, l'autre à la surface de l'hémisphère gauche. Cette hypothèse toutefois, hâtons-nous de le déclarer, n'a pas plus de valeur que la première. Les raisons qui ont été déjà énoncées doivent

[1] Nous pourrions rapporter ici, à côté des résultats fournis par l'examen des effets circulatoires *périphériques*, ceux de l'exploration des réseaux *profonds*; comme il n'y a aucune particularité à signaler en ce qui concerne les viscères (rein, rate, foie, nous nous contenterons d'énoncer le fait de la généralisation des réactions vaso-motrices produites par des excitations corticales localisées. L'exploration des réseaux profonds a été faite, du reste, comparativement avec celle des réseaux superficiels; c'est ainsi que nous avons enregistré simultanément les changements de volume du rein de chaque côté et de la patte postérieure; dans d'autres cas, on a inscrit la pression latérale d'une artère viscérale (hépatique, splénique, rénale) en même temps que celle d'une artère des membres; dans tous les viscères dont nous avons pu examiner la circulation, se sont montrés les mêmes phénomènes de spasme vasculaire. Cependant au sujet du poumon nous ne pouvons conclure que par analogie, n'ayant point obtenu de résultats décisifs en explorant les variations de la pression dans une branche de l'artère pulmonaire ou dans le cœur droit; il y a là de très grandes difficultés d'interprétation que nous ne pouvons même indiquer ici.

faire renoncer à toute tentative de localisation de ce genre : la surface corticale se comporte à la façon d'une surface sensible, et ne renferme pas plus de centres vaso-moteurs que de centres organiques quels qu'ils soient ; l'écorce joue le rôle de point de départ et nullement celui d'organe producteur des réactions viscérales qu'on provoque en excitant la surface cérébrale. Les véritables centres vaso-moteurs sont, comme on le sait, contenus dans le bulbe et la moelle : ils reçoivent des incitations cérébrales comme ils reçoivent des incitations périphériques et réagissent, dans les deux cas, en vertu d'un mécanisme semblable, le mode réflexe.

Il ne s'ensuit pas qu'on doive s'attendre à trouver identiques les réactions vaso-motrices de provenance périphérique et les réactions d'origine cérébrale ; très souvent, chez un même sujet, elles sont absolument différentes, inverses même. C'est une erreur que d'appuyer sur l'analogie ou sur la différence de ces deux ordres de réactions une théorie de la nature fonctionnelle des régions excitables du cerveau : une pareille tentative conduit à cette conséquence, qu'on assimilera les régions corticales à des surfaces sensibles si les réactions sont semblables, et qu'au contraire, on établira une différence radicale dans le mécanisme des effets vaso-moteurs cérébraux et périphériques, s'ils diffèrent de part et d'autre. Or, il se trouve que, suivant les conditions des expériences sur le même sujet[1], suivant l'intensité de l'excitation, suivant l'état actuel des centres vaso-moteurs ou des appareils périphériques, la même excitation des surfaces sensibles, cutanée ou muqueuse, celle des conducteurs centripètes ou du cerveau provoquera une réaction vaso-motrice positive ou négative : de telle sorte que l'assimilation de la zone excitable à une surface sensible, vraie dans un cas, deviendrait fausse dans l'autre.

[1] Nous nous bornerons à citer seulement l'indication des expériences assez nombreuses que nous avons faites à propos de la comparaison des réactions circulatoires corticales et périphériques, renvoyant à l'Appendice de ces leçons pour l'exposé détaillé des résultats. (Voy. Exp. n°s 29, 52, 71, 78, 89.)

VINGT-TROISIÈME LEÇON

(9 mars 1885)

EFFETS OCULO-PUPILLAIRES DES EXCITATIONS CORTICALES.

Importance de l'étude spéciale des effets pupillaires.

Résumé de l'innervation de l'iris ; recherches personnelles.

Expériences de Ferrier sur la localisation des excitations corticales agissant sur l'appareil oculaire : champ restreint de la zone motrice provoquant des réactions pupillaires.

Expériences de Bochefontaine tendant, au contraire, à attribuer à presque toute la surface du cerveau un effet irido-dilatateur. Hypothèse : dans ces dernières expériences on a provoqué un état épileptique masqué par le curare et on a confondu la réaction oculo-pupillaire d'ordre épileptique avec des réactions simples.

Recherches personnelles montrant les rapports de la dilatation pupillaire totale, bilatérale, soutenue, et de l'épilepsie provoquée. Méthode de recherches. Superposition des courbes myographiques, manométriques et pupillaires. Indépendance des réactions pupillaires et des réactions vaso-motrices. La dilatation pupillaire constitue un signe précis de l'état épileptique, même sans convulsions extérieures.

Messieurs,

Nous arrivons à la troisième série des réactions organiques d'origine cérébrale que nous nous sommes proposé d'étudier, c'est-à-dire aux modifications oculo-pupillaires produites par les excitations du cerveau.

Dans les effets multiples qui s'observent du côté de l'appareil oculaire, nous examinerons à peu près exclusivement ceux que subit l'iris : non seulement ils sont les plus accusés, les plus faciles à observer, mais ils ont une signification beaucoup plus nette que les autres ; ils s'associent du reste avec d'autres modifications oculaires d'une façon très étroite : c'est ainsi qu'avec la dilatation pupillaire accentuée se produit la projection du globe de l'œil et l'écartement des paupières; le même système nerveux commande à ces trois modifications parallèles : les filets du sympathique, en effet, innervent, les fibres irido-dilatatrices, la portion musculaire de la capsule de Ténon et les fibres lisses élévatrices de la paupière supérieure. L'étude des modifications pupillaires de provenance cérébrale se présente donc, parmi les modifications oculaires, comme la plus importante à divers points de vue : c'est à elle du reste que nous nous sommes presque exclusivement attachés.

Résumé de l'innervation de l'iris. — Bien que nous supposions connue l'innervation de l'iris, il nous paraît nécessaire de rappeler, avant d'aborder l'étude des influences cérébrales sur la pupille, les relations de l'appareil musculaire irien avec les organes nerveux centraux et les conditions normales des mouvements pupillaires.

L'iris constitue une lame musculaire placée de champ à la partie antérieure de la cavité oculaire et prenant ses insertions fixes à l'union de la sclérotique et de la cornée ; il a la forme d'un diaphragme dont l'orifice central ou pupille est susceptible de s'élargir ou de se resserrer sous l'influence de deux systèmes de fibres musculaires : l'un, présidant à la dilatation pupillaire, élargit l'orifice en exerçant une traction excentrique sur tous les points de sa petite circonférence ; l'autre, produisant le resserrement de la pupille, forme un anneau contractile, confondu avec le rebord pupillaire et qui rapproche du centre tous les points de l'orifice qu'il circonscrit. Les deux mouvements d'ampliation et de retrait de la pupille sont ainsi subordonnés à l'influence des nerfs moteurs des fibres radiées (irido-dilatatrices) et des fibres sphinctériennes (irido-constrictives). Aucun doute ne subsiste sur la provenance et le trajet des filets moteurs du sphincter irien : ils sont fournis par le nerf moteur oculaire commun qui les conduit par une branche spéciale au ganglion ophthalmique (racine motrice ou grosse racine du ganglion); de là, les filets irido-constricteurs gagnent l'appareil irien par les nerfs ciliaires. On ne connaît pas aussi bien la topographie des filets nerveux irido-dilatateurs, innervant les fibres radiées : on sait bien qu'ils sont, en majorité, fournis par le cordon cervical du sympathique, qui, lui même, les emprunte à la portion cervico-dorsale de la moelle; mais quel trajet suivent-ils entre le ganglion cervical supérieur et l'iris ? S'engagent-ils, comme on l'a longtemps admis, dans le plexus carotidien pour gagner le globe de l'œil en accompagnant les artères, confondus ainsi avec les vaso-moteurs oculaires? Ou bien suivent-ils un trajet indépendant? C'est cette dernière opinion que nous avons cherché à faire prévaloir il y a quelques années: nous pensons avoir montré en 1878[1] que les filets irido-dilatateurs du sympathique cervical se détachent du ganglion cervical supérieur pour gagner le ganglion de Gasser et passer ensuite dans la branche ophthalmique du trijumeau: des dissections nombreuses et des expériences précises appuient cette conclusion.

La dissociation des fibres irido-dilatatrices et des fibres vaso-motrices telle que nous l'avons indiquée, constitue déjà un argument en faveur de l'indépendance des mouvements de l'iris par rapport aux variations de la réplétion des vaisseaux iriens : quelques physiologistes ont soutenu en effet, que la dilatation pupillaire était due au retrait des vaisseaux se désemplissant sous l'influence vaso-motrice, tandis que le resserrement de la pupille résultait d'une projection vers le centre de la petite circonférence de l'iris, par suite de la réplétion vasculaire, comme par une sorte d'érection. Mais des arguments plus directs contre la subordination des variations pupillaires aux variations circulatoires peuvent être formulés : pour ne rappeler que les principaux, on dira que la dilatation pupillaire, produite par l'excitation du sympathique cervical ou par voie réflexe, n'affecte aucun rapport de concordance avec le resserrement des vaisseaux, qu'elle le précède, qu'elle disparaît avant que les vaisseaux ne se soient relâchés ; on ajoutera que l'irido-dilatation s'obtient après la mort par hémorrhagie ; enfin on citera l'expérience qui consiste à obtenir isolément l'irido-dilatation par l'excitation de la branche anastomotique entre le premier ganglion cervical et le ganglion de Gasser, sans aucune modification vaso-motrice, expérience qui est réversible, en ce sens que l'excitation de sympathique cervical, après la section du filet sympathico-gassérien, produit le resserrement des vaisseaux sans aucun effet pupillaire.

La nature nerveuse pure de la dilatation de la pupille résulte donc à l'évidence de ces faits que nous avons indiqués avec détail dans notre étude de 1878 ; mais la solution de cette question laisse subsister un doute sur le mode d'action des filets irido-dilatateurs. Nous avons des raisons de penser que ces mêmes filets qui agissent

[1] François-Franck. — Recherches sur les nerfs dilatateurs de la pupille. (C. R. *Soc. Biologie* et *Acad. des Sciences*, 1878. — Mémoire *in extenso* dans les C. R. du Laboratoire de Marey, IV, 1878-1879.)

dans un sens *positif* sur les fibres radiées de l'iris exercent une influence *inhibitoire* sur le sphincter irien ; cette hypothèse nous paraît devoir être étendue à tous les actes musculaires analogues, dans lesquels un phénomène de mouvement ne pourrait se produire qu'à la condition qu'un appareil antagoniste fût soumis à une véritable violence : nous la retrouverons à propos de l'action vésicale des excitations du cerveau.

L'appareil irido-dilatateur, comme l'appareil irido-constricteur, est mis en activité par la voie réflexe, soit que l'excitant visuel spécifique, l'éclairage du fond de l'œil, intervienne pour provoquer le resserrement de la pupille (excitation en plus) ou la dilatation pupillaire (excitation en moins), soit que des influences excito-centrales d'une autre nature mettent en action les centres irido-dilatateurs ou constricteurs. Ces influences, étrangères à la fonction visuelle, peuvent provenir de la périphérie, des surfaces sensibles cutanées ou organiques ; mais elles peuvent aussi émaner du cerveau lui-même : dans cette dernière série rentrent les influences émotives, les impressions cérébrales actuelles ou l'évocation d'images ; cette série comprend aussi les excitations artificielles du cerveau que nous avons ici exclusivement en vue.

Résumé historique. — Laissant de côté pour le moment toute discussion relative à la signification des réactions pupillaires produites par les excitations du cerveau, nous nous bornerons à rappeler les autres résultats obtenus par les expérimentateurs, avant d'exposer ceux qui résultent de nos propres expériences.

Ferrier est le premier (et on pourrait dire le seul) qui se soit occupé avec quelque détail de l'analyse des effets oculo-pupillaires produits par les excitations corticales ; ses expériences sont très précises et méritent qu'on s'y arrête un instant.

A. *Sur le singe* (fig. 75) ; Ferrier[1] signale trois régions dont l'excitation provoque des effets pupillaires associés à d'autres réactions :

1° Région n° 12 (moitié postérieure des circonvolutions frontales supérieure et moyenne) : *yeux grands ouverts, pupilles dilatées, yeux et tête dirigés du côté opposé.*

2° Régions n°s 13 et 13' (branches antérieure et postérieure du pli courbe) : *yeux dirigés du côté opposé, avec déviation en haut* (n° 13)

[1] D. Ferrier. — Les fonctions du cerveau. Trad. fr., 1878, p. 230.

en bas (n° 13'); *contraction des pupilles et tendance à cligner des yeux.*

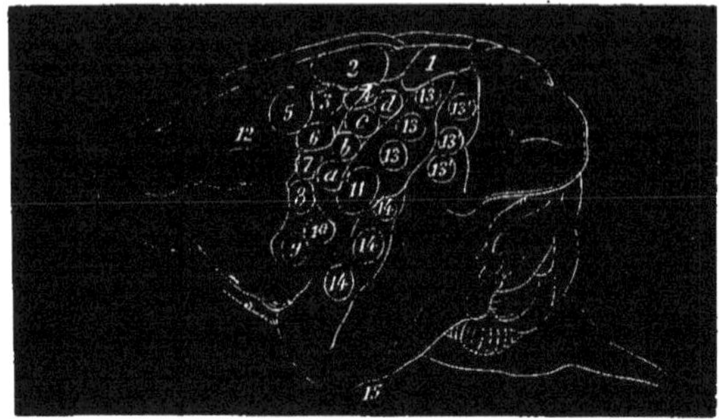

Fig. 75. — Schéma de la face externe du cerveau du singe (d'après Ferrier).

3° Région n° 14 (circonvolution temporo-sphénoïdale supérieure); *redressement de l'oreille, tête et yeux tournés du côté opposé, pupilles très dilatées.*

Donc, en ce qui concerne seulement la pupille : irido-dilatation par excitation des régions 12 et 14; irido-constriction par excitation de la région 13.

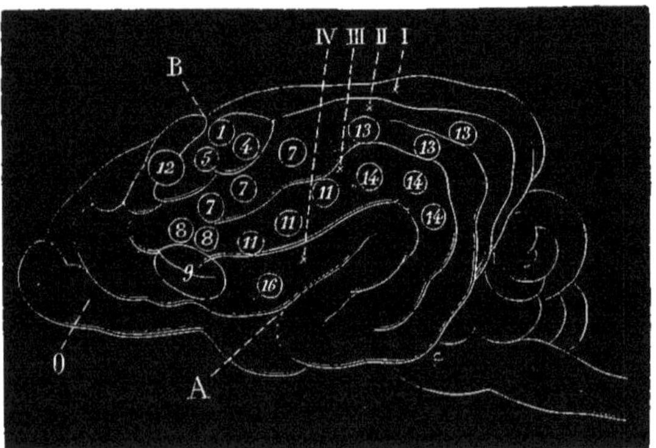

Fig. 76. — Schéma du cerveau du chien (d'après Ferrier).

B. *Sur le chien* (fig. 76;)[1].

1° Région n° 12 (branche antérieure du gyrus sigmoïde) : *ouverture des yeux avec dilatation des pupilles, les yeux et la tête se tournant ensuite du côté opposé.*

2° Région n° 13 (partie moyenne et postérieure de la seconde

[1] D. Ferrier. — *Loc. cit.*, p. 242.

circonvolution externe) : *yeux dirigés du côté opposé, les pupilles étant parfois contractées.*

3° Région n° 14 (3e circonvolution externe) : *redressement ou retrait brusque de l'oreille, sans modifications pupillaires.*

Chez le chien, par conséquent, la dilatation pupillaire n'a été obtenue que par l'excitation de la branche antérieure du gyrus sigmoïde; aucun effet pupillaire n'est signalé pour la circonvolution du pli courbe; l'irido-constriction n'est notée qu'à titre accidentel pour la seconde circonvolution externe.

Les expériences sur les chacals ont donné sensiblement les mêmes résultats.

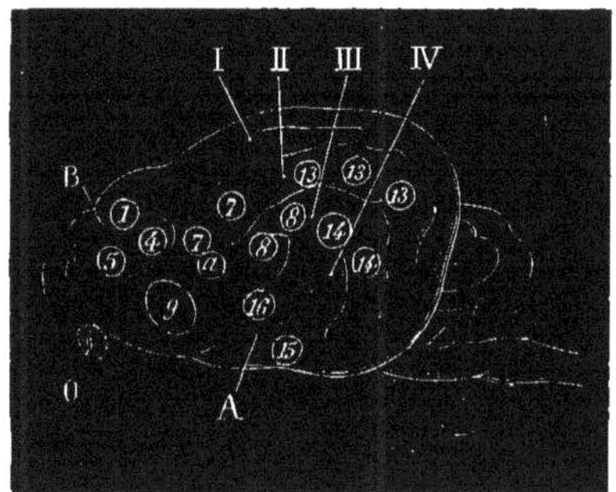

Fig. 77. — Schéma de la face externe du cerveau du chat (d'après Ferrier). *A*, Scissure de Sylvius ; — *B*, Sillon crucial ; — *O*, Bulbe olfactif coupé. — I, II, III, 1re, 2e, 3e circonvolutions externes ; — IV, Gyrus supra-sylvien.

C. *Sur le chat* (fig. 77)[1].

1° Région n° 12 : paraît faire défaut.

2° Région n° 13 (en divers points de la face pariétale de la seconde circonvolution externe) : *yeux dirigés du côté opposé, tête souvent tournée dans le même sens, parfois contraction pupillaire.*

3° Région n° 14 (3e circonvolution externe) : *oreille redressée ou abaissée brusquement, tête et yeux dirigés du côté opposé. Pas d'effets pupillaires.*

Chez cet animal, les effets pupillaires seraient donc encore plus réduits que chez le chien : Ferrier n'a pas noté l'effet irido-dilatateur (qu'au contraire nous avons souvent observé) ; c'est à peine si le resserrement de la pupille est signalé.

En regard des résultats précédents laissant cette impression que des régions peu nombreuses, peu étendues chez le singe, beaucoup

[1] D. Ferrier. — *Loc. cit.*, p. 250.

plus réduites encore chez le chien, le chacal et le chat, sont en rapport avec l'appareil oculo-pupillaire, présentons sans retard ceux qu'a formulés Bochefontaine dans ses critiques des localications cérébrales[1].

Cet auteur avait signalé déjà, dans une première note[2], les effets pupillaires directs et croisés des excitations corticales, « mais seulement à l'occasion de la faradisation de la partie antérieure d'un lobe cérébral ». Ses expériences ultérieures lui auraient montré que « l'excitation faradique de la plupart des points de la face convexe du cerveau, peut-être même de tous les points de cette région cérébrale, entraîne *la dilatation de l'orifice pupillaire* ».

Voilà donc une opposition formelle entre les résultats de deux expérimentateurs : l'un observe des effets pupillaires à propos de l'excitation de presque toute la surface du cerveau en opérant *sur le chien*, l'autre ne constate, chez le même animal, d'action sur la pupille qu'en excitant une partie limitée du gyrus sigmoïde et de la seconde circonvolution externe : il faut que les conditions d'observation soient très différentes dans les deux cas pour expliquer une pareille divergence. En l'absence de renseignements sur ce point, nous avons repris cette étude et nous n'avons pas tardé à trouver au moins l'une des raisons de la différence des résultats obtenus par Ferrier et par Bochefontaine : ce dernier, observant *toujours la dilatation pupillaire*, quel que fût le point excité et la retrouvant à propos de l'excitation de la plus grande partie des circonvolutions, a eu évidemment affaire à des réactions *épileptiques* et non, comme Ferrier, à des réactions simples : c'est là une question que nous avons à examiner à fond, de façon à justifier cette assertion ; nous profiterons de cette discussion pour étudier avec détail les réactions pupillaires épileptiques (avec convulsions générales, ou sans convulsions chez les sujets curarisés) ; cette analyse nous conduira à l'étude des réactions simples, en nous ramenant à la question de la localisation posée par Ferrier.

Recherches personnelles. — Pour les mêmes raisons qui nous ont décidé à étudier les réactions *circulatoires* d'ordre épileptique avant les réactions simples, nous examinerons ici tout d'abord les

[1] Bochefontaine. — *Arch. de Physiol.*, p. 159, 1876.

[2] Du même. — C. R. *Soc. Biologie*, 24 juillet 1875.

modifications pupillaires subordonnées à l'état épileptique provoqué par les excitations du cerveau. Nous verrons en premier lieu quels caractères présentent les effets pupillaires des attaques complètes, avec convulsions des muscles volontaires; cette détermination préalable nous conduira à la recherche des effets pupillaires de l'épilepsie limitée par le curare aux appareils organiques; nous serons alors en mesure de préciser, par exclusion, les caractères des réactions pupillaires simples, telles que les peut produire l'excitation du cerveau chez les animaux curarisés on non, évitant ainsi de tomber dans l'erreur que nous reprochons à beaucoup d'expérimentateurs et qui consiste à confondre les réactions organiques simples et les réactions épileptiques que peut produire l'excitation du cerveau.

Dans cette étude analytique nous avons, comme toujours, cherché à préciser les rapports que présentent entre eux les différents accidents de l'épilepsie provoquée et les diverses réactions motrices simples, qu'elles se produisent dans les appareils volontaires ou organiques : la seule méthode applicable à une telle recherche est celle des inscriptions simultanées des différents phénomènes qu'il s'agit de comparer. Mais l'inscription directe des modifications pupillaires n'est pas possible avec nos procédés mécaniques actuels; nous avons cherché à tourner la difficulté en employant l'inscription indirecte qui nous avait déjà rendu service dans des recherches antérieures sur l'innervation de l'iris: si l'on suit de l'œil les déplacements d'un point du rebord pupillaire, on peut traduire ces mouvements en imitant avec la main en quelque sorte ce qui se passe dans la pupille du sujet; on agit sur un appareil enregistreur qui se trouve ainsi donner, d'une façon approximative, mais suffisante à cause de la lenteur des réactions, la courbe de modifications pupillaires [1].

[1] Quelques détails sur la technique de ces expériences ne nous paraissent pas inutiles; nous les donnerons aussi brièvement que possible. L'animal est placé *en face* d'une fenêtre à vitres dépolies; on a ainsi un éclairage égal pour les deux yeux et pas trop vif; les deux pupilles sont également influencées, elles ne réagissent pas par une constriction énergique. En les examinant, on prend soin de ne pas projeter d'ombre sur l'un ou l'autre côté, afin de conserver l'égalité des conditions pour les deux yeux. Les paupières sont écartées des deux côtés (même si on se propose de n'examiner qu'un œil) avec un blépharostat articulé, dont on gradue l'écartement à volonté et qui n'a pas l'action trop énergique d'un appareil à ressort; chaque membrane clignotante est érignée avec une petite serre-fine et ramenée vers la ligne médiane du front au moyen d'un fil qui relie les deux serre-fines l'une à l'autre; le globe de l'œil est fixé par une pince à dents de souris qui mord la conjonctive dans l'angle externe de chaque œil et est attachée aux montants de l'appareil contentif. Entre les deux branches de l'ophthalmostat est tendu vertica-

Modifications de la pupille dans les accès convulsifs généralisés ou assez étendus produits par l'excitation corticale.

La dilatation pupillaire bilatérale, totale ou presque totale, avec insensibilité à la lumière, projection en avant et fixité des globes oculaires qui souvent se convulsent en bas et en dehors, écartement des paupières, congestion intense de la conjonctive et du fond de l'œil, est la règle dans les accès épileptiformes d'origine corticale, pour peu que ces accès soient violents et étendus. Dans celles de nos expériences sur l'épilepsie provoquée où l'état de l'appareil oculaire a été examiné, les phénomènes précédents se sont produits avec une constance telle, que nous pourrions dire qu'ils constituent la règle absolue, si, dans un seul cas, la dilatation pupillaire n'avait fait défaut chez un animal ayant eu déjà plusieurs grands accès accompagnés des troubles oculo-pupillaires habituels[1].

lement un fil métallique qu'on peut faire glisser transversalement, de manière à l'amener à être tangent à la petite circonférence de l'iris et perpendiculaire à son diamètre transversal. C'est en visant ce fil de réticule, qui correspond à la position de repos de la pupille, qu'on peut assez exactement se rendre compte des changements du diamètre pupillaire, de son importance, du moment de son début; nous avons trouvé ce procédé plus commode et surtout plus rapide que l'emploi des différents pupillomètres que nous avons essayés.

Dans l'examen de la pupille, on se tient prêt à signaler à distance l'instant du début de la dilatation ou du resserrement, au moyen d'un levier sur lequel le doigt viendra presser ou qu'il relèvera suivant le sens de la modification pupillaire; ce levier agit lui-même sur la membrane d'un premier tambour à air qui est mis en rapport, par un tube de caoutchouc, avec un second tambour inscripteur. On convient que la dilatation pupillaire s'exprimera par une courbe ascendante et le resserrement par une courbe descendante, l'une et l'autre s'inscrivant au-dessous des autres tracés myographiques, manométriques, etc., recueillis au même moment par les procédés habituels. Pour indiquer les phases de la modification pupillaire, s'il s'agit par exemple de dilatation, on presse sur le levier en le déprimant de plus en plus à mesure que la dilatation pupillaire va croissant, en le maintenant au même point si la pupille reste dilatée et en le laissant peu à peu revenir à sa position première quand la dilatation s'atténue et que la pupille reprend son diamètre. Avec un peu d'exercice, on arrive à suivre assez exactement les variations pupillaires : la constance même des rapports entre les courbes approximatives ainsi obtenues et les autres courbes montre que le procédé est suffisant.

[1] Ce cas s'est présenté chez un animal (chien) opéré le 5 septembre 1878. (Exp. n° 32.) — Le chien avait eu déjà une grande attaque provoquée par l'excitation corticale localisée à la circonvolution marginale postérieure : dans cette première attaque, la pupille avait présenté une dilatation bilatérale, totale.

Plusieurs accès locaux produits par des excitations ultérieures ne s'étaient accompagnés d'aucun effet pupillaire.

C'est alors que survint une reprise spontanée, violente, avec contracture et

Nos observations montrant la signification des troubles pupillaires épileptiques sont en très grand nombre ; elles renferment des renseignements précis sur les détails des phénomènes et nous permettent d'indiquer leurs caractères : nous aurons à tirer parti de cette analyse à propos des accès tronqués par le curare et à propos de la distinction à faire entre les réactions pupillaires simples et celles qui sont de nature épileptique.

Rapports entre la dilatation pupillaire et l'intensité des accès. — C'est dans les attaques violentes, à généralisation rapide, succédant très rapidement aux excitations corticales, que la dilatation pupillaire présente au grand complet ses caractères de réaction épileptique[1]. Dans les accès hémiplégiques, elle se produit aussi, mais n'arrive pas ordinairement au même degré : on voit la dilatation rester moyenne et l'iris demeurer sensible à la lumière[2]. Dans les accès localisés, dans ceux même qui occupent la face et les paupières[3], la dilatation pupillaire fait défaut ou du moins, si elle se produit, est à peine marquée.

Ces premiers faits établissent un rapport évident entre l'intensité de l'excitation nerveuse centrale épileptogène et l'importance de la dilatation pupillaire, remarque que nous avons déjà faite à propos des réactions circulatoires.

La forme des accès n'a pas la même influence : si la manifestation épileptique est d'une intensité suffisante, que les convulsions affectent le type tonique ou clonique, la dilatation pupillaire se produit dans tous les cas. On se rappelle que les modifications cardiaques sont différentes dans les deux types : le ralentissement du cœur accompagne la contracture ; l'accélération est liée aux secousses dissociées. Il résulte de là que nous n'avons aucun rapport à cher-

sans dilatation de la pupille ; un autre accès, également spontané et généralisé, ne s'accompagna pas davantage de dilatation pupillaire.

Aucun trouble d'innervation oculaire ne peut rendre compte de cette absence de réaction, car l'irritation de la dure-mère produisit un réflexe pupillaire bilatéral.

Ce n'est pas non plus à l'absence d'excitation corticale actuelle, dans les deux reprises spontanées d'accès, qu'on peut l'attribuer, car nous savons (Exp. 3 et autres) que les accès spontanés s'accompagnent tout aussi bien de dilatation de la pupille que ceux qui résultent directement de l'excitation corticale.

[1] Exp. nos 11, 22, 30, 32, 33, 72, 90.

[2] Exp. no 32 (accès no 2).

[3] Exp. no 32 (accès nos 3 et 4).

cher entre les troubles cardiaques et les changements du diamètre de la pupille : l'irido-dilatation s'associe aussi bien à la diminution qu'à l'augmentation de fréquence du cœur.

Les rapports de la modification pupillaire avec les phases successives d'un grand accès tonico-clonique découlent aussi de l'observation précédente : quand on examine comparativement ce qui se passe du côté de la pupille et du côté des muscles, on voit (fig. 78) que la dilatation pupillaire débutant avec la contracture (souvent même la précédant[1] et annonçant une attaque prochaine) s'accentue presque aussitôt et atteint très vite son maximum : qu'elle persiste au même

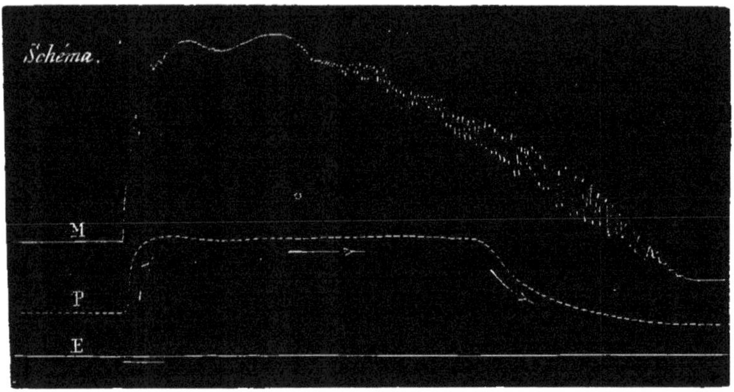

Fig. 78. — Schéma montrant les rapports de la dilatation pupillaire et des phases tonique et clonique d'un grand accès complet (*M*), provoqué par l'excitation (*E*) ; la Dilatation pupillaire (*P*) apparaît dès le début de la contracture (*flèche ascendante*), arrive très vite à son maximum et s'y maintient (*flèche horizontale*), pendant toute la phase tonique et une grande partie de la phase clonique, puis décroît (*flèche descendante*) avant la fin des secousses convulsives pour disparaître avant que l'accès ne soit terminé.

degré pendant toute la phase tonique et la plus grande partie de la phase clonique ; qu'elle commence à s'atténuer avant la fin des convulsions et diminue peu à peu : la pupille a généralement repris son diamètre normal au moment où les convulsions cessent[2]. La

[1] L'exp. n° 11, (29 décembre 1877), fournit l'un des exemples, très fréquents du reste, de cette dilatation pupillaire *prémonitoire* de l'attaque : de *fortes* excitations de la région du pli courbe sur un chien, au lieu de déterminer la réaction irido-constrictive précédemment observée avec de faibles excitations (réaction simple), détermine la dilatation de la pupille et *presque aussitôt après* on voit éclater un grand accès généralisé.

[2] La dilatation pupillaire persiste après la cessation des convulsions, soit quand le sujet est en état de mal et va être pris d'un nouvel accès, soit quand il présente des accidents de violente excitation cérébrale : nous avons souvent observé le fait chez des animaux en proie à des hallucinations consécutives aux

superposition des courbes myographique et pupillaire fournit en pareil cas un type général qui se ramène au schéma précédent, et que nous retrouverons plus loin complété par la courbe cardiaque et la courbe manométrique.

La bilatéralité de la dilatation pupillaire épileptique est constante : on voit les deux pupilles se dilater en suivant les mêmes phases et en présentant les mêmes rapports avec les périodes successives de l'attaque ; d'ordinaire l'effet est identique des deux côtés. Cependant on peut noter une légère différence : la pupille du côté opposé au côté du cerveau excité, même dans des accès généralisés, se dilate parfois la première, et reste plus longtemps dilatée ; en pareil cas, la dilatation est plus prononcée de ce même côté [1]. C'est seulement dans les expériences où le sympathique a été sectionné d'un côté que la dilatation pupillaire reste unilatérale [2], et encore se produit-il, dans la pupille correspondant à la section du sympathique, une légère dilatation, tout comme cela s'observe dans les mêmes conditions de section unilatérale du sympathique sous l'influence de violentes excitations réflexes [3].

attaques et donnant tous les signes de la fureur post-épileptoïde. L'un des types de ce genre a été fourni par l'expérience n° 22 (15 février 1878) : « A la suite de plusieurs attaques (reprises spontanées), le chien présente des hallucinations violentes ; quand on lui parle ou qu'on le siffle, il gronde, jappe sourdement, essaie de mordre et tourne la tête du côté d'où vient le bruit ; *les pupilles sont dilatées*, les conjonctives injectées. Au bout de cinq minutes, le calme se rétablit en même temps que *les pupilles reprennent leur diamètre moyen* et que la respiration se ralentit ».

[1] Par exemple, dans l'expérience n° 30 (31 août 1878), sur un chien dont les deux pupilles, également éclairées, présentaient le même diamètre avant et après les accès.

[2] Exp. n° 42, (22 octobre 1878) : dans les grands accès épileptiformes, dilatation pupillaire totale du côté opposé à la section du vago-sympathique, dilatation à peine marquée du même côté.

Exp. n° 72 12 novembre 1884 : la dilatation pupillaire, ainsi que les autres phénomènes oculaires dépendant du sympathique, ont cessé de se produire du côté de la section du sympathique cervical, et ont persisté du côté opposé : faits impliquant la provenance centrale de l'irido-dilatation et la transmission par le sympathique cervical de l'effet irido-dilatateur cortical.

[3] La conservation d'un léger degré de dilatation du côté où le sympathique est coupé comporte la même conclusion, qu'il s'agisse d'irido-dilatation épileptique ou réflexe : M. Vulpian qui a, depuis longtemps, observé la persistance d'un certain effet pupillaire réflexe malgré la section du sympathique cervical, en a justement conclu que la *totalité* des nerfs dilatateurs de la pupille n'est pas contenue dans le sympathique du cou et que d'autres filets s'engagent vraisemblablement dans les nerfs crâniens aboutissant à la cavité orbitaire. La détermination précise de ces derniers n'est pas encore établie, cependant il y a des raisons de supposer qu'ils suivent le trijumeau. En tout cas, il faut renoncer à une hypothèse émise autrefois par Vulpian et par Voisin, et que j'avais cru moi-même vérifier expérimentalement,

Les rapports des modifications pupillaires et des troubles circula-

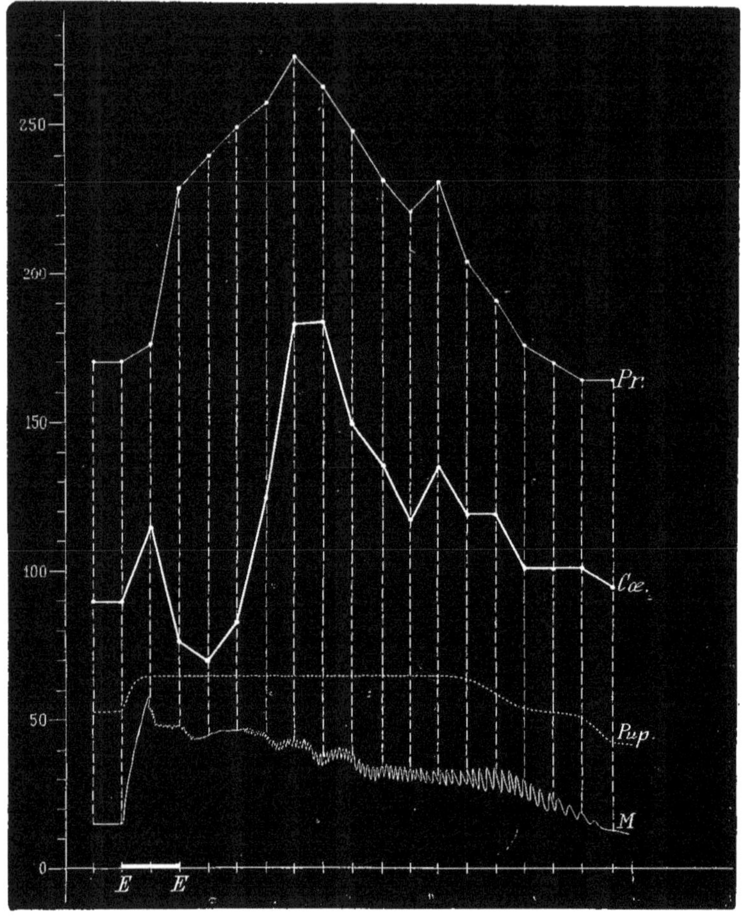

Fig. 79. — Relevé des rapports entre les changements de la fréquence du cœur (*Cœ.*), les variations de la pression artérielle (*Pr.*), les changements de diamètre de la pupille (*Pup.*) et les phases tonique et clonique d'un accès épileptiforme limité à un membre conservé comme témoin chez un chien curarisé — On voit que la dilatation pupillaire arrive à son maximum dès le début de l'accès (*M*) provoqué par l'excitation corticale (*EE*) ; elle reste à ce degré pendant la plus grande partie de l'attaque et ne commence à décroître qu'au moment où s'accentue la dissociation des secousses. Pendant toute la durée de la dilatation pupillaire, le cœur s'est modifié en se ralentissant d'abord (phase tonique, en s'accélérant ensuite (phase clonique,; il a commencé à devenir moins fréquent alors que la dilatation pupillaire persistait encore : donc, il n'y a pas de rapports entre les deux effets cardiaque et pupillaire. — Il n'en existe pas davantage entre les variations de la pression indiquant l'état des vaisseaux et les modifications de la pupille. Celle-ci avait atteint son maximum avant que la pression ne s'élevât, elle est restée au même degré pendant que les vaisseaux se relâchaient.

toires sont des rapports de simple coexistence : la dilatation pu-

à savoir que ces filets supplémentaires suivent la voie du nerf vertébral : dans mes expériences s'était glissée une erreur que j'ai reconnue depuis et qu'ont relevée

pillaire ne dépend en aucune façon des troubles cardiaques ou des changements de calibre des vaisseaux.

Déjà nous avons vu (p. 220) que la dilatation de la pupille s'observe au cours des accès épileptiques, que le cœur soit ralenti (accès toniques) ou accéléré (accès cloniques) : sa production dans deux états cardiaques opposés exclut toute dépendance par rapport aux modifications du cœur.

En ce qui concerne ses rapports avec l'état des vaisseaux, la formule est très simple à donner : la dilatation de la pupille, existant dans les deux types d'accès tonique ou clonique, coïncide avec le resserrement vasculaire qui existe aussi dans les deux cas.

Il ne s'ensuit nullement que les phénomènes pupillaires soient subordonnés aux phénomènes vasculaires ; cette dépendance n'existe pas plus dans l'état épileptique que dans les conditions de simple excitation du sympathique cervical : la comparaison des courbes pupillaires et vaso-motrice renseigne à cet égard d'une façon précise. On voit ainsi (fig. 79) que la dilatation pupillaire est à son maximum bien avant que le resserrement des vaisseaux n'ait atteint son plus haut degré et qu'elle s'atténue alors que les vaisseaux sont encore resserrés ; elle a disparu déjà depuis un instant, pour faire place au diamètre pupillaire normal, pendant que les vaisseaux reviennent peu à peu à leur calibre initial. Souvent même on observe une dilatation pupillaire totale avant que les vaisseaux n'aient commencé à se resserrer, dans les cas d'irido-dilatation prémonitoire des attaques. Pour toutes ces raisons, il est impossible d'admettre un autre rapport qu'un rapport de coïncidence entre la dilatation pupillaire et la vaso-constriction : chacune des deux réactions se produit pour son compte ; la même influence centrale se traduit par des manifestations organiques parallèles et réciproquement indépendantes : nous l'avons noté déjà pour le cœur et les vaisseaux ; nous le constatons actuellement pour l'iris, les vaisseaux et le cœur ; nous le retrouverons pour les sécrétions, les contractions vésicales, etc.

La dilatation pupillaire avec ses caractères de bilatéralité, de totalité, de persistance, nous apparaît, donc, par sa constance même, comme l'un des phénomènes organiques les plus significatifs de

MM. Guillebeau et Luchsinger : le bout supérieur du nerf vertébral est sensible et la dilatation pupillaire provoquée par son excitation est réflexe ; elle est bilatérale, fait qui m'avait échappé à cause de la position donnée à la tête de l'animal dans ces expériences.

l'état épileptique provoqué par l'excitation corticale : nous aurons bientôt à en tirer parti dans ce qu'on pourrait appeler le diagnostic de l'épilepsie masquée par le curare : cette manifestation pupillaire en devient en quelque sorte le réactif[1].

Nous commençons déjà à comprendre pourquoi certains expérimentateurs ont, comme Bochefontaine, observé la dilatation pupillaire par l'excitation de presque toute la surface du cerveau : nous savons, en effet, que l'épilepsie peut être provoquée, aussi bien par l'excitation des circonvolutions extérieures à la zone motrice, que par celle des régions motrices proprement dites : la dilatation de la pupille se présente dès lors comme l'une des manifestations de l'épilepsie et non comme une réaction simple des excitations corticales. L'examen des réactions pupillaires chez les sujets curarisés le démontrera mieux encore.

[1] L'importance de la dilatation pupillaire comme manifestation épileptique ressort plus complètement peut-être de cette remarque qu'on la retrouve dans toutes les formes d'épilepsie s'accompagnant de convulsions intenses et étendues. C'est ainsi qu'en la recherchant dans l'épilepsie corticale spontanée, ou plutôt indépendante d'excitations artificielles et déterminée par l'irritation inflammatoire (Exp. 3), dans les épilepsies réflexes (Exp. n°s 29, 45, 59), dans l'épilepsie absinthique (Exp. n° 31, nous l'avons notée à chaque épreuve ; sa production dans tous ces cas d'origine différente en fait un *criterium* précieux de l'état épileptique, qu'elle permettra de déceler, même en l'absence de convulsions. C'est, du reste, un signe utilisé en clinique et qui permet souvent de donner au vertige sa véritable signification.

VINGT-QUATRIÈME LEÇON

(13 mars 1885)

EFFETS OCULO-PUPILLAIRES DES EXCITATIONS CORTICALES

(SUITE)

Dilatation pupillaire dans l'épilepsie organique, sans convulsions externes, chez les animaux curarisés : preuves de son existence; caractères qu'elle présente; rapports qu'elle affecte avec les modifications cardiaques. Confusion fréquemment faite par les expérimentateurs entre les réactions oculo-pupillaires simples et les réactions d'ordre épileptique. Nécessité de préciser les caractères différentiels des unes et des autres.

L'action irido-constrictive est toujours une réaction simple; régions corticales et centre-ovalaires au niveau desquelles on l'observe ; substitution fréquente de l'irido-dilatation épileptique à l'irido-constriction, quand on renforce les excitations qui produisaient cette dernière; raisons de cette substitution.

L'action irido-dilatrice simple, non épileptique, existe, mais ne peut être considérée comme telle que si on la retrouve en excitant la coupe des faisceaux blancs, sans provoquer d'accès convulsifs : expériences personnelles.

Doit-on admettre des centres corticaux oculo-pupillaires, les uns produisant l'irido-contriction, les autres l'irido-dilatation simple ? Réponse négative à cette question : il n'y a pas plus de centres corticaux pupillaires que de centres corticaux circulatoires.

MESSIEURS,

La dilatation pupillaire que nous venons d'étudier dans les formes convulsives de l'épilepsie corticale, se retrouve avec les mêmes caractères dans la forme larvée, sans convulsions externes, que provoquent les excitations énergiques du cerveau chez les animaux curarisés : tel est le premier point à établir ; nous verrons ensuite le parti que nous pouvons tirer de cette notion.

Le rapport de la dilatation pupillaire spéciale (voy. p. 219) avec la production d'un état épileptique larvé chez les animaux curarisés, résulte d'observations variées, mais notamment des suivantes :

1° Quand la curarisation n'est pas très profonde, on voit la pupille se dilater au moment où les secousses convulsives apparaissent sous l'influence des excitations du cerveau, et même avant;

2° Quand on a préservé un membre de l'action du curare par la compression des vaisseaux ou au moyen d'une circulation artificielle, on conserve un *témoin d'attaque* qui permet de mieux préciser les rapports de la dilatation pupillaire avec les phases de l'accès ; ce même procédé permettant aussi de fixer les rapports des variations cardiaques avec la marche des convulsions épileptiques, on tire de l'expérience complète des renseignements identiques à ceux que nous ont fournis les grands accès complets.

C'est ainsi qu'on constate que la dilatation de la pupille débute souvent avant la contracture initiale, que toujours elle l'accompagne pendant toute sa durée : dans la même période, comme nous le savons, le cœur se ralentit. On observe en outre que la dilatation de la pupille persiste, au même degré, pendant la phase clonique presque tout entière : dans la même période le cœur s'accélère.

De telle sorte que le ralentissement du cœur et la dilatation pupillaire fixe, l'accélération du cœur et la dilatation pupillaire décroissante, se produisent simultanément, les deux premières modifications correspondant à la période tonique, les deux autres à la période clonique, aussi bien dans le cas de limitation artificielle de l'attaque à un membre, que dans celui d'accès généralisé.

On note exactement les mêmes rapports entre la dilatation pupillaire et l'accès provoqué, quand, au lieu d'exciter la zone motrice, on excite les circonvolutions occipitales : dans ce cas, l'attaque est tardive (voy. p. 98) ; la dilatation pupillaire l'est aussi.

Si l'excitation de la zone motrice est répétée à un instant trop rapproché d'un accès provoqué et que la substance cérébrale se montre temporairement inexcitable, on ne produit pas plus de dilatation pupillaire que d'attaque convulsive ; quand la réparation s'est faite, après un temps de repos suffisant, on retrouve tous les effets organiques de l'accès (modifications cardiaques, vasculaires, pupillaires), en même temps que reparaissent les convulsions dans le membre témoin, ou dans tout le corps si la curarisation est incomplète.

Cette étude préliminaire des modifications pupillaires chez les sujets curarisés, manifestant encore l'état épileptique par quelques réactions motrices (membre préservé, curarisation à la limite) conduit à cette conclusion que, quand on verra, sur un animal complètement immobilisé par le curare, la dilatation pupillaire présenter les caractères précédemment décrits et s'associer de la façon indiquée avec les troubles cardiaques et vasculaires, on sera en droit de considérer cette dilatation de la pupille comme la manifestation d'un état épileptique larvé. On pourra même aller plus loin, en considérant la forme des troubles cardiaques associés à la dilatation pupillaire : on dira qu'on a affaire à une grande attaque tonico-clonique, si le ralentissement et l'accélération cardiaques se succèdent ; on admettra qu'au contraire l'accès est exclusivement clonique si l'augmentation de fréquence du cœur est seule observée. Dès lors, on peut représenter les rapports des troubles pupillaires avec les différentes phases de l'attaque, tout aussi bien chez les sujets curarisés que chez ceux qui réagissent par des secousses convulsives : on obtient ainsi des courbes schématiques dont les éléments cardiaque, vasculaire et pupillaire, sont fournis par les tracés originaux et dont l'élément musculaire est surajouté par déduction : en se reportant aux figures 70, 78 et 79 on a une idée suffisante de ces rapports chez les sujets curarisés[1].

Recherche des modifications oculo-pupillaires simples, non épileptiques chez les animaux curarisés ou non, soumis à l'excitation corticale.

Pour être considérées comme des réactions simples, indépendantes de l'état épileptique, les modifications oculo-pupillaires des excitations corticales ne doivent être associées à aucune des manifestations convulsives ou organiques de l'état épileptique, et ne présenter elles-mêmes aucun des caractères précédemment notés dans les cas d'épilepsie convulsive ou larvée.

Parmi les effets pupillaires simples, sur l'indépendance desquels le doute ne peut subsister, *le resserrement* de la pupille doit être

[1] Les détails de tous les faits qui ont été utilisés pour la rédaction de cette leçon se retrouvent dans les expériences correspondantes et particulièrement dans les Expériences n°ˢ 72, 74, 75, 76, sur des animaux curarisés. C'est à ces expériences qu'ont été en partie empruntés les tableaux schématiques, pages 221 et 223 : nous nous bornerons donc à renvoyer au compte-rendu de nos observations.

indiqué tout d'abord : il est à coup sûr sans aucun rapport avec l'état épileptique, puisque cet état se caractérise précisément par la dilatation pupillaire; il importe donc d'être fixé sur ce premier point, à savoir si certaines régions corticales provoquent l'irido-constriction : nous examinerons cette question tout à l'heure.

L'hésitation n'existe que pour la dilatation de la pupille : celle-ci peut-elle être produite par l'excitation modérée, non épileptogène, de régions corticales déterminées? S'il en est ainsi, et s'il existe réellement des zones irido-dilatatrices à effet pupillaire propre, non associé à l'état épileptique, la dilatation simple de la pupille doit présenter certains caractères négatifs et positifs. Ses caractères *négatifs* seront de n'être pas persistante, de se suspendre avec l'excitation (toute réserve faite pour la lenteur relative des actes musculaires organiques); de ne s'associer à aucune des réactions épileptiques déjà étudiées (succession du ralentissement et de l'accélération du cœur, grandes variations de la pression, mouvements généraux à type convulsif). Parmi ses caractères *positifs*, les suivants sont les plus importants : l'irido-dilatation simple doit se produire sous l'influence d'excitations brèves, durant moins d'une seconde et de faible intensité, incapables par suite (sauf conditions exceptionnelles) de provoquer l'épilepsie; elle doit ne survenir que par la mise en jeu de certaines régions de la zone excitable et surtout se reproduire (contrairement à la dilatation pupillaire épileptique) quand on excitera la coupe des faisceaux blancs sous-jacents aux régions corticales qui l'auront provoquée. Quand nous retrouverons les caractères précédents à la dilatation pupillaire d'origine corticale, et seulement dans ce cas, nous pourrons considérer celle-ci comme une réaction simple : alors se posera la question de localisation et se présentera la discussion des hypothèses relatives à la nature fonctionnelle des régions dont l'effet pupillaire spécial aura été constaté.

Nos recherches personnelles sur les effets oculo-pupillaires simples, indépendants des excitations corticales ne sont pas très détaillées; notre attention s'est surtout fixée sur les réactions épileptiques, et, il faut le dire, ce sont le plus souvent les dernières que nous avons obtenues en recherchant les autres. Il suffit en effet, comme nous l'allons voir, de répéter les excitations ou de les renforcer légèrement, pour substituer aux modifications pupillaires simples les modifications épileptiques : un pareil résultat fait bien comprendre qu'on ait souvent confondu les deux ordres de réactions.

Mais si nos expériences spéciales ne sont pas nombreuses, du moins celles que nous avons à invoquer sont assez précises pour autoriser quelques conclusions.

I. — *Effets irido-constricteurs des excitations corticales.*

On a vu (p. 216) que Ferrier avait obtenu, *sur le singe,* la constriction pupillaire par l'excitation de la circonvolution temporo-sphénoïdale supérieure (n° 14) et de celle-là seulement : notons le fait comme acquis ; nous n'avons aucun document personnel à ce sujet n'ayant pas opéré sur cet animal.

Chez le chien, Ferrier n'obtient qu'*exceptionnellement* l'irido-constriction par l'excitation de la troisième circonvolution externe (n° 13); Bochefontaine opérant sur le même animal provoque, au contraire, au niveau de cette région (comme ailleurs), la dilatation pupillaire. Nous pensons que c'est une réaction épileptique qu'il a obtenue, et croyons pouvoir le démontrer par une expérience décisive[1] : sur un chien, l'excitation faible (avec courants induits supportables à la langue, appliqués une seconde) de la partie moyenne de la troisième circonvolution externe, produit avec la plus grande netteté l'*écartement des paupières sans projection oculaire et le resserrement de la pupille :* ce résultat est observé à plusieurs reprises, en laissant un intervalle suffisant entre deux essais successifs. Peu après, on applique, aux mêmes points, des excitations un peu plus fortes et plus prolongées : le premier effet, immédiat, consiste dans l'ouverture des paupières et la constriction pupillaire ; mais presque aussitôt, *la dilatation de la pupille se substitue au resserrement*, elle s'accentue très vite, elle devient totale : un grand accès éclate. Il n'est donc pas douteux que la réaction simple, irido-constrictive, a été remplacée par une réaction d'ordre épileptique, par la dilatation pupillaire persistante.

Mais ce qui est plus démonstratif encore, c'est que dans une autre série de tentatives, le même animal ayant eu plusieurs attaques, étant devenu très excitable, d'emblée la dilatation pupillaire épileptique apparaît sous l'influence des mêmes excitations qui produisaient auparavant l'irido-constriction.

[1] Détails dans le texte de l'Expérience n° 11 (29 décembre 1877).

En présence de pareils faits, on s'explique aisément les confusions commises, mais on ne peut se refuser à admettre que certaines régions, excitées dans les conditions voulues pour ne pas provoquer d'accidents épileptiques, ont été le point de départ de réactions pupillaires simples, irido-constrictives; le resserrement pupillaire s'est associé ici à l'élévation de la paupière supérieure, exactement comme si les deux nerfs moteurs oculaires communs avaient été simultanément excités.

La troisième circonvolution externe, dans la portion qui coiffe le gyrus supra-sylvien, est la seule qui ait provoqué, chez le chien, la réaction irido-constrictive dans cette expérience, et dans une autre qui en est pour ainsi dire la reproduction exacte.

Nous sommes donc autorisé à conclure qu'en ce point se manifeste une influence oculo-pupillaire spéciale, non épileptique, quelle que soit du reste l'interprétation du fait, question qui ne nous occupe pas en ce moment. Mais pour être rigoureuse notre conclusion doit reposer en outre sur les résultats de l'excitation des faisceaux blancs sous-jacents à la région indiquée. Cette recherche a été faite avec le plus grand soin : la coupe du centre ovale, absolument dégagée de substance grise, a été excitée au-dessous de la partie indiquée de la troisième circonvolution externe; il a fallu renforcer de beaucoup les excitations pour obtenir des réactions; mais avec des courants très sensibles à la langue (n° 25 de la bobine de Gaiffe) on a retrouvé les mêmes réactions simples qu'avec les excitations faibles de la surface de la circonvolution : *écartement des paupières, constriction de la pupille*, et, à aucun moment, même avec des excitations plus fortes et prolongées, la réaction épileptique, la dilatation pupillaire avec convulsions, n'a été observée.

Le doute ne peut donc subsister : comme Ferrier, mais avec des raisons bien plus précises pour l'admettre, nous concluons que sur le chien, la troisième circonvolution externe provoque l'irido-constriction bilatérale, au moins dans les cas que nous avons observés et dans les conditions indiquées plus haut : cette réaction, en sa qualité de réaction irido-constrictive, n'a aucun caractère épileptique et se reproduit par l'excitation des faisceaux blancs sous-jacents ; elle offre en un mot les caractères positifs et négatifs que nous avons réclamés pour les effets oculo-pupillaires simples.

II. — *Effets irido-dilatateurs indépendants de l'état épileptique.*

Rappelons que Ferrier a attribué l'influence irido-dilatatrice aux points 12 et 14 chez le singe, et au point 12 seulement chez le chien; il n'a pas noté d'effet analogue chez le chat. Bochefontaine a, au contraire, signalé la dilatation de la pupille comme la conséquence habituelle de l'excitation de la presque totalité de la convexité cérébrale. Notre opinion sur ce point a déjà été exprimée et légitimée: nous pensons qu'il y a eu provocation épileptique dans les expériences de cet auteur. Reste maintenant à rechercher s'il existe réellement des effets irido-dilatateurs simples, non épileptiques et quels en sont les points de départ corticaux.

Dans une expérience sur le chien, nous avons retrouvé l'effet irido-dilatateur attribué par Ferrier à la région n° 12 (branche antérieure du gyrus), sans aucun accident épileptique et avec le caractère transitoire de la réaction simple; mais de plus nous avons observé le même effet par l'excitation de la branche antérieure de la circonvolution supra-sylvienne; les autres points de l'écorce se sont montrés inactifs au point de vue irido-dilatateur, à moins qu'on ne provoquât, par des excitations trop répétées, trop fortes ou trop prolongées, des effets épileptiques, auquel cas nous n'avions plus à tenir pour simples les réactions irido-dilatatrices.

Après la mise à nu du centre ovale, l'irido-dilatation a été obtenue encore par l'excitation de deux régions : l'une, antérieure, correspondant vraisemblablement à la région 12 de l'écorce; l'autre, postérieure, en rapport avec la branche supérieure du pli courbe.

Plus profondément, enfin, au niveau du pied de la couronne rayonnante et de la capsule interne, à la partie antérieure de cette bande de substance blanche, nous avons retrouvé les effets irido-dilatateurs simples, avec écartement des paupières des deux côtés. (voy. fig. 5, p. 22). Il semble que, dans ce carrefour des faisceaux blancs du centre ovale, les fibres irido-dilatatrices venant de la partie antérieure (n° 12) et celles qui proviennent du pli courbe, soient réunies en un seul groupe, condensé à la partie antérieure de la capsule interne. Toujours est-il que dans ce cas, dont le résultat a été très net, nous voyons deux régions corticales indépendantes et un faisceau blanc provoquer l'irido-dilatation simple, sans réactions épileptiques convulsives ou organiques, faits qui concordent avec ceux de Ferrier et n'ont aucun rapport avec ceux de Bochefontaine.

Dans une autre expérience très détaillée sur le chat (animal qui n'a pas présenté de réaction irido-dilatatrice dans les recherches de Ferrier), nous avons obtenu des résultats négatifs en ce qui concerne l'influence des régions corticales antérieures, mais positifs pour la région supra-sylvienne. L'excitation de la coupe des faisceaux blancs sous-jacents au gyrus supra-sylvien a provoqué la même réaction irido-dilatatrice que la surface de cette circonvolution; celle des points corticaux autres que la région indiquée et des autres parties du centre ovale, s'est montrée sans action oculo-pupillaire[1].

En résumé, les effets irido-dilatateurs simples des excitations corticales existent indépendamment de toute manifestation convulsive; on les reproduit par l'excitation des parties du centre-ovale sous-jacentes aux zones irido-dilatatrices corticales, sur la coupe du pied de la couronne rayonnante et de la capsule interne. Chez le chien, la branche antérieure du gyrus sigmoïde et la branche antérieure du gyrus supra-sylvien; chez le chat, la partie antérieure région supra-sylvienne et la portion adjacente de la troisième circonvolution externe, sont les points qui nous ont présenté la réaction irido-dilatatrice non épileptique.

[1] Voici le résumé de la partie de cette expérience qui a trait aux effets oculo-pupillaire :

Expérience n° 90, 4 mars 1885. Chat revenu de l'anesthésie par l'éther.

Excitations du gyrus sigmoide : mouvements des membres, aucun effet pupillaire.

Excitations de la seconde circonvolution externe : fermeture des paupières, légère rotation du globe de l'œil vers le bas; aucun effet pupillaire.

Excitations de la partie antérieure de la troisième circonvolution externe et des deux branches du pli courbe, ainsi que du sillon de séparation des deuxième et troisième circonvolutions externes : projection énergique des globes oculaires, dilatation pupillaire bilatérale, rotation des yeux vers le côté opposé.

La dilatation pupillaire simple a donc été produite par l'excitation d'une région très étendue comprenant les deux branches du gyrus supra-sylvien et la portion de la troisième circonvolution externe qui aboutit à la branche antérieure du même gyrus.

Sur la coupe blanche sous-sylvienne, mêmes effets oculo-pupillaires qu'à la surface.

Au niveau de tous les autres points de la zone excitable, aucune réaction pupillaire simple, mais dans les accès d'épilepsie provoqués par de fortes excitations, dilatation caractéristique de la pupille.

Question des centres oculo-pupillaires; dissociation des influences corticales irido-constrictives et irido-dilatatrices.

Faut-il voir dans les régions corticales dont l'excitation nous a fourni les réactions oculo-pupillaires simples, des centres irido-dilatateurs directs, ou des centres sensitifs, visuels, dont l'excitation évoque des images et par suite les réactions oculo-pupillaires correspondantes? Nous ne voulons pas aborder ici ces questions théoriques qui trouveront leur place dans la partie de ces leçons consacrée à la discussion de la nature fonctionnelle des régions excitables du cerveau; nous nous bornerons à répéter, pour cette catégorie de réactions organiques, ce que nous avons dit à propos des précédentes : que nous voyons là des points de départ localisés de réactions et non des centres, au sens propre du mot.

Nous hésiterions même à admettre, sans autres preuves que celles qui nous sont déja connues, des points de départ corticaux indépendants, spécialisés, pour l'irido-constriction et pour l'irido-dilatation : dans l'exposé des expériences précédentes, nous avons, pour la clarté du sujet, parlé exclusivement des effets irido-constricteurs dans un cas, des effets irido-dilatateurs dans l'autre; mais nous pouvons faire remarquer maintenant que la région qui avait donné lieu au resserrement pupillaire chez le premier animal, est, en partie du moins, la même qui a provoqué la dilatation de la pupille chez le second (portion antérieure de la troisième circonvolution externe).

Cette observation et quelques autres nous portent à supposer qu'il n'y a pas une spécialisation fonctionnelle corticale aussi tranchée qu'il pourrait sembler, et que les mêmes points du cerveau peuvent être l'origine d'effets oculo-pupillaires différents suivant les conditions de l'observation [1].

[1] Insistons sur ce point pour bien préciser notre pensée : nous admettrions volontiers qu'il en est de ces effets comme de beaucoup d'autres qui s'observent du côté du cœur et des vaisseaux : le sens de la réaction ne dépend pas tant de la fonction préétablie de la surface excitée, que des conditions actuelles, soit des véritables centres bulbo-médullaires, soit des organes eux-mêmes; la manifestation qu'on voit survenir peut varier, subir une inversion complète, sans qu'il soit possible d'attribuer le renversement du phénomène à une autre cause qu'à un changement d'état des organes récepteurs. En appliquant cette notion générale, dont nous avons eu

souvent l'occasion de constater la valeur[1] au cas particulier qui nous occupe, nous dirions que l'excitation d'une seule et même région corticale est capable de provoquer simultanément l'activité des deux ordres d'appareils nerveux centraux, irido-constricteur et irido-dilatateur; la manifestation qui se produit est celle qui a la plus grande facilité à survenir, soit à cause de la prépondérance d'action du sympatique sur l'oculo-moteur, par exemple, soit en raison de l'état actuel de la pupille qui, étant contractée, aura plus de tendance à se dilater. Ce qui paraît appuyer cette vue que l'excitation tend à provoquer simultanément les deux effets opposés, c'est que, quand la dilatation pupillaire se produit, elle disparaît beaucoup plus rapidement, si elle est de provenance corticale que si elle a été déterminée par l'excitation directe du sympathique (Exp. n° 90). Dans ce dernier cas, le seul effet pupillaire produit est la dilatation, sans aucune atténuation due à la coexistence simultanée du resserrement; dès lors rien n'en vient précipiter la disparition. Dans le cas d'excitation corticale, au contraire, la tendance au resserrement, vaincue par l'influence dilatatrice qui est (comme nous avons cherché à l'établir en 1878), beaucoup plus puissante à égalité d'impulsion centrale, se manifeste par le retrait pupillaire dès que son antagoniste perd de son activité.

Un autre argument, qui plaiderait dans le même sens, c'est qu'avec les excitations corticales, la dilatation pupillaire débute plus tardivement qu'avec les excitations du sympathique : nous nous en sommes assuré en pointant comparativement le moment où le rebord pupillaire commençait à s'écarter d'un point de repère : ce résultat est en contradiction avec une affirmation de Bochefontaine qui n'a, du reste, fait aucune tentative de comparaison rigoureuse. Nous voyons là le même phénomène que celui qui se produit quand on fait intervenir simultanément l'action irido-dilatatrice du sympathique et l'action irido-constrictive de la lumière : l'effet dilatateur, quoique atténué, l'emporte sur l'effet constricteur.

Un troisième fait, confirmatif de l'hypothèse précédente, c'est que la dilatation pupillaire de provenance corticale est moins complète, n'arrive pas au même degré que la dilatation produite par l'irritation directe du sympathique : il semble qu'elle ait à lutter pour se produire, contre une résistance beaucoup plus énergique que celle de l'élasticité du sphincter, celle de l'action musculaire simultanément mise en jeu.

Enfin, quand nous avons sectionné d'un côté le nerf moteur oculaire commun, c'est-à-dire les filets irido-constricteurs, nous avons vu l'excitation corticale produire beaucoup plus rapidement la dilatation pupillaire; celle-ci persistait aussi plus longtemps après l'excitation, comme si on avait supprimé en même temps, et la cause de retard dans l'apparition du phénomène et la cause d'accélération dans le retour de la pupille à son diamètre normal.

Les conséquences de la section du nerf moteur oculaire commun d'un côté ont été rendues très évidentes par la comparaison de ce qui s'est produit dans l'œil dont tous les nerfs étaient intacts.

[1] Dans les leçons du semestre d'hiver 1883-84, à propos de l'innervation viscérale, nous avons insisté sur les exemples d'inversions des réactions cardiaques, vaso-motrices, gastro-intestinales, etc., suivant une foule de conditions relatives au mode d'excitation, à l'opportunité de cette excitation, à l'état actuel des organes centraux et périphériques. Ces leçons sont restées inédites, mais un résumé de ces idées a été donné par nous dans l'article Physiologie du grand Sympathique (*Dictionnaire Encyclopédique des sciences médicales*).

VINGT-CINQUIÈME LEÇON

(16 mars 1885)

INFLUENCE DES EXCITATIONS DU CERVEAU SUR LES SÉCRÉTIONS.

1° Sécrétion salivaire : influences psychiques positives et inhibitoires; influence des excitations corticales expérimentales.

Résultats des excitations simples, non épileptogènes : expériences de Bochefontaine; question de la localisation de centres salivaires corticaux.

Résultats des excitations épileptogènes : expériences d'Albertoni ; expériences personnelles. Rapports de la salivation avec les phases des accès convulsifs; inscription de la courbe d'écoulement de la salive et de celles des mouvements généraux, des variations circulatoires, etc.; épuisement temporaire de l'appareil salivaire; mécanisme de la sécrétion de provenance cérébrale.

2° Sécrétion sudorale : influences psychiques; signification de la sudation dans les accès épileptiques; critique des conclusions de Adamkiewicz; absence de centres sudoraux dans l'écorce.

MESSIEURS,

Les développements auxquels nous a entraînés l'étude des effets circulatoires et oculo-pupillaires des excitations du cerveau, nous imposent de passer plus rapidement sur les autres manifestations organiques (simples ou épileptiques) de l'activité cérébrale. Nous avons, du reste, moins complètement étudié l'influence du cerveau sur les différentes sécrétions, sur les fonctions digestive et génito-urinaire : il reste beaucoup à faire dans cette voie et nous souhaitons que de nouvelles recherches viennent élucider ces questions insuffisamment approfondies. Le but que nous poursuivons n'est pas tant d'analyser avec détail toutes les réactions organiques des excitations du cerveau, que d'en bien connaître quelques-unes, afin d'en tirer les éléments de la discussion théorique qui doit terminer cette étude; aussi, nous arrêtant seulement à celles des manifestations organiques que nous avons personnellement examinées, ne ferons-nous que rassembler les quelques documents publiés au sujet des autres : c'est ainsi que nous traiterons avec détail la question de la sécrétion salivaire, de la secrétion sudorale et celle de l'excrétion urinaire, réservant aux notes qui accompagneront ces leçons l'indication des travaux relatifs aux sécrétions et excrétions non étudiées par nous [1].

Influence du cerveau sur la sécrétion salivaire.

Les incitations cérébrales pures (souvenirs, phénomènes d'idéation variés, émotions, etc.) agissent sur la sécrétion salivaire de deux façons différentes : elles la provoquent ou la suspendent. Sans insister sur ce fait bien connu [2], demandons-nous dans quelle me-

[1] Nous ne croyons pas nécessaire de donner au début de cet exposé le résumé de l'innervation sécrétoire, qui est beaucoup mieux connue que l'innervation pupillaire dont nous avons rappelé les points essentiels. Nous dirons seulement que le système nerveux intervient dans les sécrétions en agissant à la fois sur l'élément vasculaire (appareil sanguin) et sur l'élément épithélial (organe sécréteur proprement dit) : des expériences de dissociation précises ont montré l'action parallèle et indépendante du système nerveux sur ces deux facteurs de la sécrétion. L'influence nerveuse se traduit ici, comme ailleurs, par deux effets opposés : elle provoque ou suspend l'acte sécrétoire. Il ne s'ensuit nullement, du reste, qu'on soit engagé à déterminer des centres et des trajets nerveux spéciaux pour chacune de ces deux modalités de l'action nerveuse : les mêmes organes peuvent être influencés dans le sens positif (excito-sécrétoire) ou dans le sens négatif (inhibitoire, fréno-sécréteur) suivant les conditions actuelles des appareils nerveux centraux ou périphériques qui subissent les impressions.

[2] L'expression courante « *faire venir l'eau à la bouche* » correspond à un phénomène parfaitement exact dans lequel une émotion provoque, en effet, la sécrétion de la salive. En analysant ce fait d'observation on peut arriver à reconstruire une série logique, à l'origine de laquelle se place une impression gustative ayant déterminé, par l'intermédiaire d'un acte réflexe combiné à une sensation perçue, la réaction sécrétoire; celle-ci peut plus tard survenir indépendamment de la provocation spécifique qui, dans le principe, lui a donné naissance. Le souvenir plus ou moins conscient de la sensation primitive, fixé dans les cellules cérébrales, peut être évoqué par des associations d'idées diverses ayant leur point de départ dans des impressions visuelles, auditives, olfactives, qui rappellent l'impression gustative antérieurement perçue. Jusqu'ici, nous restons dans le domaine des faits en quelque sorte matériels, en ce sens que la réaction sécrétoire résulte de l'évocation d'une sensation produite au préalable par une impression *extérieure*. Mais, par une sorte d'éducation cérébrale, il se peut que des sensations complètement indépendantes de la sensation gustative et sans rapport appréciable avec celle-ci, le *désir de la possession* d'une façon générale, s'accompagnent d'une réaction salivaire toute semblable. Si l'on néglige les termes passés du phénomène, pour ne voir que le fait seul d'une influence cérébrale dégagée de toute influence gustative actuelle, on arrive à accepter l'action propre du cerveau sur la sécrétion salivaire. Mais, en reconstruisant la série, on voit qu'on peut toujours remonter à une impression gustative emmagasinée à l'état de souvenir dans certaines cellules cérébrales et

sure l'expérimentation directe a reproduit ces manifestations sécrétoires ou suspensives du cerveau. Dans cette recherche, nous avons encore à distinguer les effets sécrétoires simples des effets sécrétoires associés à l'état épileptique ; nous les examinerons successivement.

I. — *Réactions salivaires simples, non épileptiques, d'origine corticale.*

L'excitation du cerveau chez des animaux curarisés laisse toujours subsister un doute au sujet de la nature simple, non épileptique des réactions organiques, si on n'a pas pris soin de noter l'état de la pupille, du cœur, etc., qui peut renseigner sur l'existence ou l'absence de convulsions internes. Cependant nous acceptons, sauf ces réserves, les résultats des expériences publiées sur les effets salivaires des excitations du cerveau, par Bochefontaine [1], par exemple,

ayant mis ces cellules dans les conditions voulues pour qu'elles réagissent par une incitation sécrétoire à des impulsions tout autres que les impressions gustatives.

Des influences cérébrales d'un autre ordre, des émotions violentes, celles de la terreur par exemple, suspendent au contraire la sécrétion salivaire ; on cite cette coutume des juges de l'Extrême-Orient, qui établissaient sommairement la culpabilité d'un accusé, en constatant qu'une bouchée de riz, soumise à la mastication, restait sèche, la sécrétion salivaire ayant été suspendue : le sentiment d'une frayeur bien légitime suffisait pour produire un pareil effet suspensif. Chacun sait fort bien qu'une émotion vive venant à nous surprendre pendant le repas, en même temps qu'elle rend difficile, impossible même, l'acte de la déglutition, supprime la sécrétion de la salive ; nous humectons instinctivement le bol alimentaire en buvant, sans nous rendre compte, tout d'abord, de la nature du véritable phénomène ; c'est seulement l'impossibilité de continuer la mastication qui attire l'attention sur le fait essentiel de la suspension sécrétoire. Dans les mêmes conditions, du reste, la digestion gastrique se suspend, tandis que d'autres sécrétions, celles de l'intestin, du rein, de la peau, des glandes lacrymales peut s'exagérer comme par compensation. De tels faits montrent bien que l'intervention cérébrale peut se manifester par deux influences antagonistes, l'une positive, l'autre inhibitoire, sur les sécrétions en général, et sur la sécrétion salivaire en particulier.

[1] Bochefontaine, *Arch. Phys.*, 1876, p. 161, signale sur le chien les effets excito-salivaires des points 1 (2), 3, 4, du cerveau du chien [nomenclature de Ferrier, dans laquelle, du reste, le point 2 n'existe que sur le singe] ; de plus, celle des points 5 et 11 et des régions voisines de 10 et 17 (?) de Ferrier ; enfin ceux de la faradisation des lobes olfactifs. — L'hypersécrétion est à la fois directe et croisée, l'action directe s'étant souvent montrée plus faible que l'action croisée ; elle se maintient, quoique atténuée, après la section de la corde du tympan ; dans ce cas, l'effet s'est montré semblable à celui que produit l'excitation du bout central (?) du sympathique. — L'excitation agit à la fois sur le nerf facial et sur le sympathique. Il n'est pas spécifié dans ces expériences, si les animaux étaient curarisés ; nous le pensons cependant, car les essais relatifs aux effets circulatoires indiqués dans le

ayant eu nous-même l'occasion de retrouver quelques-uns des effets signalés, sans nous y arrêter du reste avec détail : nous étions surtout préoccupés de la salivation épileptique dont nous parlerons tout à l'heure. Bochefontaine, en 1876, a examiné l'écoulement de la salive par les deux conduits de Wharton, sous l'influence de l'excitation de divers points de la surface d'un seul côté du cerveau : il a vu la salivation augmenter des deux côtés aussi bien à la suite de l'irritation du gyrus sigmoïde que des autres points excitables, et a conclu à l'efficacité excito-sécrétoire en quelque sorte banale du cerveau ; il la compare à celle des excitations de la dure-mère et cherche à préciser les voies par lesquelles se transmet l'influence cérébrale aux glandes salivaires : la corde du tympan surtout, le sympathique également, sont les agents de transmission des incitations sécrétoires de provenance cérébrale.

On peut donc accepter les faits qui précèdent ; mais, quand on aborde leur interprétation, on se pose la même question que celle qui s'est présentée déjà à propos des autres réactions organiques des excitations corticales : s'agit-il d'influences cérébrales *directes*, de la mise en jeu de véritables centres corticaux salivaires, ou bien les effets observés résultent-ils d'actions plus ou moins analogues aux réflexes ? Sans répéter ici le raisonnement déjà présenté au sujet des influences cardiaques et vasculaires du cerveau, nous noterons que la plus grande analogie existe entre les effets salivaires des excitations corticales et ceux des excitations périphériques. De localisation corticale salivaire il ne saurait donc être question, toute l'étendue de la zone excitable pouvant servir de point de départ aux réactions indiquées ; la surface cérébrale et les faisceaux blancs sous-jacents se comportent comme une surface périphérique et comme les cordons nerveux centripètes. Tout au plus pourrait-on admettre qu'en certaines régions du cerveau les excitations provoquent quelque phénomène subjectif de gustation et entraînent l'effet salivaire réflexe qui résulterait d'une impression sapide ; mais la diffusion même des régions corticales dont l'excitation provoque les réactions salivaires, n'est guère concordante avec les résultats des expériences de des-

même travail avaient été pratiqués après curarisation. Mais dans le mémoire publié en 1883 par le même auteur, dans les *Arch. de Physiologie* (p. 29), la curarisation avait été employée ; le « déplacement » des points excitables, ou plutôt la substitution d'action salivaire d'un point à un autre, laisse supposer que des accès d'épilepsie organique ont été provoqués et ont été suivis de la perte momentanée d'excitabilité corticale que nous avons signalée.

truction circonscrite à la partie inférieure de la circonvolution temporo-sphénoïdale moyenne : Ferrier a observé sur des singes des troubles de la gustation et de la sensibilité tactile de la langue à la suite de ces lésions, et est disposé à localiser dans cette région des centres de sensibilité gustative.

II. — *Réactions salivaires d'origine corticale et d'ordre épileptique.*

Cette seconde série de réactions sécrétoires a été étudiée intentionnellement dans l'épilepsie provoquée par les excitations du cerveau; nous avons quelques raisons de supposer qu'on l'a observée également, sans s'en douter, dans l'épilepsie larvée chez les sujets curarisés : cependant n'ayant pas de preuves directes de cette confusion nous n'y insisterons pas davantage.

On s'est donc occupé déjà de la salivation épileptique, avec convulsions, et c'est surtout à M. Albertoni[1] que sont dues les notions acquises à ce sujet.

Ces notions se ramènent à ceci que la salivation épileptique résulte bien d'un phénomène de sécrétion et non d'une simple expulsion de la salive précédemment sécrétée; l'influence excito-salivaire de la corde du tympan est provoquée par les excitations épileptogènes du cerveau, conclusion qui serait conforme à celle qu'énonçait à la même époque Bochefontaine, à propos des réactions salivaires non épileptiques.

Nous avons, de notre côté, étudié le phénomène de la salivation, non dans son mécanisme nerveux qui était suffisamment connu, mais dans ses rapports avec les phases des attaques; nous l'avons retrouvé dans les accès épileptiques réflexes[2] aussi bien que dans les accès

[1] Albertoni, C. R. Labor. de Sienne, 1876, p. 19 (*Conferenza sperim.*), a recherché les conditions de la salivation dans l'accès épileptique ; il s'est assuré tout d'abord qu'il s'agit bien d'une véritable sécrétion et non d'une excrétion simple et conclut que la corde du tympan est le principal, mais non le seul agent de transmission à la glande sous-maxillaire des influences sécrétoires centrales. Il a repris ses expériences en 1879, et les a complétées en comptant les gouttes de salive fournies par une canule engagée dans le canal de Wharton, avant et après la section de la corde du tympan. Il voit d'abord que sous l'influence d'un accès provoqué par l'excitation de la marginale postérieure, la sécrétion est plus que doublée avant la section de la corde ; puis, produisant un nouvel accès après avoir coupé le nerf, il constate qu'une demi-goutte de salive seulement se présente à l'orifice de la canule.

[2] Exp. nº 45 (7 janvier 1879). — Accès réflexes ; reprises successives, à la suite

d'origine corticale [1] et avec les mêmes caractères de part et d'autre : cette identité montre déjà que, si le cerveau joue un rôle important comme point de départ de l'état épileptique et de ses conséquences salivaires et autres, il n'intervient pas directement dans la salivation elle-même : celle-ci relève de l'influence épileptique centrale sollicitée par les excitations soit périphériques, soit cérébrales.

Pour pouvoir apprécier avec quelque rigueur les rapports de la salivation avec les différentes phases des attaques, nous avons enregistré la courbe de l'écoulement salivaire, en même temps que celle des convulsions [2] : il a été facile de déterminer ainsi la marche de la salivation elle-même aux différents instants d'une attaque et dans une série d'attaques successives [3].

d'une légère friction sur la face interne d'un lambeau de dure-mère. La fig. 82, empruntée à cette expérience, est accompagnée d'une légende qui en résume les faits principaux.

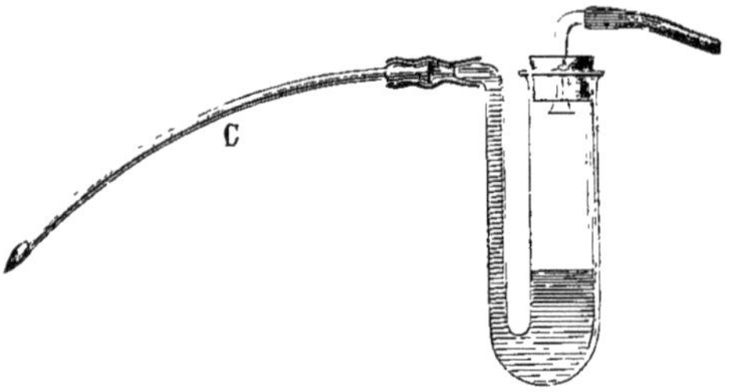

[1] Exp. n° 48 (9 janvier 1879) et n° 57 (du 5 février 1879). — Accès provoqué par l'excitation corticale : mêmes phénomènes salivaires que dans les accès réflexes.

C

Fig. 80. — Schéma de la disposition employée pour inscrire à distance les phases de l'écoulement de la salive.

[2] La courbe salivaire a été obtenue au moyen d'une sorte de tube en U (fig. 80) dont la branche étroite était mise en rapport par une canule spéciale (fig. 81) avec un canal de Wharton : c'est, sous une forme un peu différente, l'appareil déjà employé par M. Ranvier. La grosse branche du collecteur étant fermée d'un bouchon de caoutchouc traversé d'un tube de verre, communiquait avec un tambour à levier placé à côté de celui qui inscrivait les secousses musculaires. L'appareil était amorcé d'avance, afin que l'écoulement de la salive se traduisît sans retard par l'élévation du niveau dans la grosse branche du collecteur et l'expulsion d'air dans le tambour enregistreur. Le petit appareil était fixé à la peau de l'animal par un point de suture.

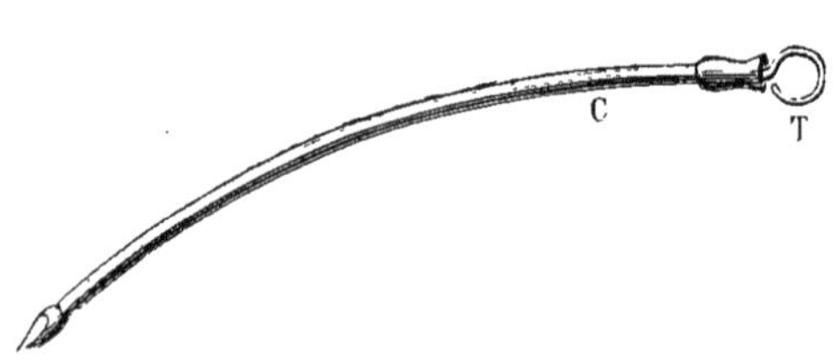

Fig. 81. — Modèle de la canule salivaire avec son mandrin *T*, qui forme une olive facilitant l'introduction de la canule.

[3] Nous ne doutons pas de la provenance centrale de l'hypersécrétion salivaire épileptique; tout au contraire, nous pensons que telle est son origine. Mais nous avons été frappés du rôle que jouent dans sa production les secousses convulsives de la langue et du plancher de la bouche. Ces excitations mécaniques, toutes locales, nous ont semblé de nature à exagérer, par voie réflexe, l'hypersécrétion d'origine

Par ce moyen on a constaté ce premier fait, que la véritable salivation ne se produit pas pendant la phase tonique des accès : on peut observer à ce moment un léger flux salivaire, mais il résulte de l'expulsion mécanique de la salive déjà sécrétée[1]. C'est seulement pendant la phase clonique que l'hypersécrétion survient ; elle subit souvent alors des renforcements qui coïncident avec les redoublements des convulsions. Ces caractères se retrouvent dans les grands accès d'origine périphérique et dans les reprises spontanées, indépendantes de toute excitation corticale.

Quand on examine la marche de la salivation et ses rapports avec les phases cloniques, dans une série d'accès successifs, on constate que plus les accès se répètent, plus le début du flux salivaire se montre

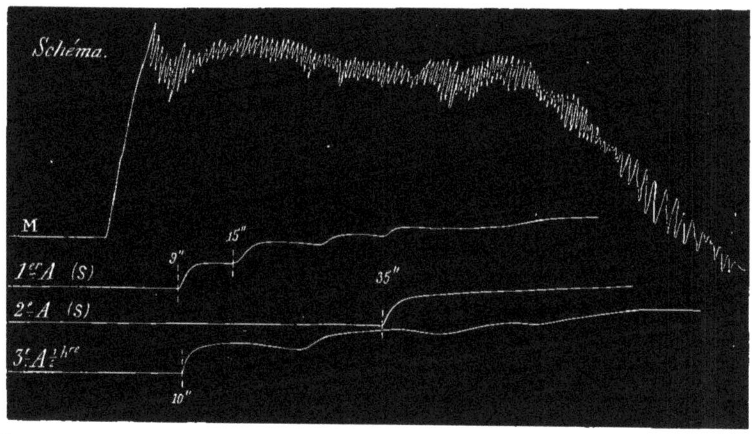

Fig. 82. — Courbes de l'écoulement salivaire dans une série d'accès cloniques : 1er A. premier accès : flux salivaire au bout de 9" ; 2e flux au bout de 15" ; série d'écoulements successifs jusqu'à la fin de l'accès. — 2e A. Second accès aussitôt après le premier : grand retard (35") du premier flux, faible abondance. — 3e A. Troisième accès 1/2 heure après le second ; reprise de l'écoulement salivaire en abondance et peu après le début de l'accès (retard 10"). (Schéma d'après trois longues courbes originales. Exp. n° 45).

centrale. Quelques tentatives d'immobilisation du plancher buccal et de la langue elle-même (section des hypoglosses, fixation de la mâchoire inférieure), de même que le fait d'absence de salivation pendant la phase tonique, paraissent en effet montrer que le point de départ périphérique intervient assez activement ; toutefois, nous pensons lui avoir accordé une importance peut-être excessive, notamment, dans un article récent (*Physiologie de l'Encéphale*) du Dictionnaire encyclopédique : ce dernier travail était rédigé au moment où nous avons repris, à l'intention de ces leçons, quelques expériences de contrôle qui nous ont montré que la part principale revient aux phénomènes d'excitation centrale dans la salivation épileptique.

[1] C'est ce qu'on voit se produire fréquemment chez les sujets qui tombent tout d'un coup dans le sommeil hypnotique, quand ils ferment la bouche et contractent les muscles des mâchoires et du plancher buccal : ce phénomène paraît donc indépendant de l'accès lui-même.

retardé; dans l'état de mal, dès la 5e ou 6e attaque, la salivation, très atténuée, ne se produit plus que tout à fait à la fin de la phase clonique; elle disparaît même complèment après un certain nombre d'accès. Cette absence de salivation tient évidemment à l'épuisement temporaire des terminaisons de la corde du tympan ou à celui des éléments sécréteurs glandulaires, car si l'on excite le nerf au voisinage de la glande, ou si l'on cherche à provoquer la sécrétion par l'irritation de la muqueuse buccale au moyen de substances sapides, aucune salivation ne se manifeste dans la période où a été constatée la disparition du flux salivaire. Après un repos suffisant, la sécrétion reparaît. En condensant dans une figure schématique les résultats graphiques d'une série de courbes d'une trop grande longueur pour être reproduites ici, on peut montrer la série des faits qui viennent d'être brièvement indiqués (fig. 82).

Influence du cerveau sur la sécrétion sudorale.

Il est d'observation courante que certaines émotions provoquent la sudation, que le travail intellectuel s'accompagne souvent de sueur localisée à la face et aux mains, que le réveil brusque, en d'autres termes le retour rapide de l'activité cérébrale, détermine fréquemment la sudation : tous ces faits supposent un rapport, que personne ne songe à nier, entre le cerveau et l'appareil nerveux sudoripare; mais la nature de ce rapport a été diversement comprise. Pour les uns, l'influence cérébrale est directe et on est autorisé à admettre des centres corticaux sudoraux; pour les autres, et nous nous rangeons absolument à cette manière de voir, il ne s'agit là que d'influences indirectes, analogues aux influences réflexes, et identiques à celles qui régissent les autres sécrétions. Les expériences n'ont en effet conduit à aucune conclusion favorable à une localisation cérébrale des organes nerveux sudoraux. On a bien observé (Adamkiewicz) une sudation abondante sur les membres de deux sujets atteints d'épilepsie partielle, et à l'autopsie desquels une lésion a été constatée sur les circonvolutions motrices; mais ces faits n'autorisent en aucune façon la déduction de l'auteur qu'il existe un « centre sudoral cérébral » confondu avec la zone motrice. D'autant moins que, dans les expériences auxquelles l'ont conduit les observations précédentes, Adamkiewicz n'a pu provoquer la sudation par l'excitation de la zone motrice; il n'en a obtenu l'apparition qu'en excitant le cervelet sur de jeunes chats : sa conclusion, assez imprévue, est qu'il existe « un centre sudoral encéphalique siégeant *primitivement* sur le vermis et *se déplaçant avec le temps* pour se fixer dans la zone motrice ». Les expériences de Vulpian (Leçons sur le Jaborandi), celles de Bloch (Thèse de Paris, 1880), les nôtres, n'ont conduit qu'à des conclusions négatives au sujet de l'action du cerveau sur la sudation [1]. Nous avons bien observé quelquefois une sécrétion, peu abondante du reste, sur la pulpe des pattes de chats rendus épileptiques par l'excitation corticale; nous avons même noté que cette sudation se localisait dans les membres convulsés, mais nous ne croyons pas qu'on puisse tirer de ces résultats la conclusion qu'Adamkiewicz a tirée d'observations analogues faites chez l'homme : ici, comme dans le cas de sécrétion salivaire épileptique, la sécrétion est, en grande partie, sous la dépendance des secousses convulsives, et, du reste, n'est pas plus d'origine *cérébrale* que celle qui accompagne les mouvements énergiques qu'on exécute volontairement.

[1] Voir, pour les détails historiques et critiques, notre article *Sueur* du Dictionnaire encyclopédique.

VINGT-SIXIÈME LEÇON

(20 mars 1885)

INFLUENCE DES EXCITATIONS DU CERVEAU SUR LES SÉCRÉTIONS[1]

(SUITE)

Sécrétions urinaire, gastro-intestinale et biliaire : faits expérimentaux peu démonstratifs; importance beaucoup plus grande des faits d'observation clinique; manifestations actives et suspensives des influences psychiques. Discussion des résultats formulés par les expérimentateurs; défaut d'une distinction suffisante entre les modifications sécrétoires et excrétoires, surtout au sujet de l'appareil biliaire.

Excrétion urinaire : influence des émotions sur les contractions vésicales. Discussion du mécanisme de l'évacuation de la vessie; expériences montrant la diminution de la résistance du sphincter cervico-uréthral au moment où se contracte le corps de la vessie; objection à la théorie de la contraction simultanément croissante des muscles expulseurs et sphinctériens. Indépendance des mouvements vésicaux par rapport aux variations circulatoires. Irrégularité des réactions vésicales produites par les excitations du cerveau; conditions de l'inconstance des réactions. On ne doit point admettre de centres corticaux commandant aux contractions vésicales.

MESSIEURS,

Le réservoir urinaire est constitué par un appareil musculaire assez compliqué : il possède un système sphinctérien cervico-uréthral, dont l'action est antagoniste de celle des fibres musculaires du corps de la

[1] Nous réservons pour les notes additionnelles ci-dessous quelques renseignements sur l'influence qu'exerce le cerveau sur la sécrétion urinaire et sur quelques autres (sécrétions gastro-intestinales, sécrétion biliaire), que nous n'avons pas personnellement étudiées. Les faits énoncés dans ces notes ont été publiés dans l'article *Encéphale* du *Dictionnaire encyclopédique*, après avoir été communiqués dans le cours de ces leçons ; à ce titre, ils trouvent leur place ici et nous pouvons en emprunter l'exposé à l'article indiqué, qui n'a paru qu'au moment où nous achevions la rédaction de cette leçon (novembre 1886).

Sécrétion urinaire. L'expérimentation n'a donné que des résultats à peu près négatifs au sujet de l'influence du cerveau sur la sécrétion rénale. Si nous pre-

vessie : ils'agit de savoir si une excitation nerveuse centrale provoque simultanément la contraction des deux appareils musculaires vésicaux, les mettant ainsi en lutte l'un contre l'autre et ne déterminant l'expulsion du contenu vésical que par la prédominance d'action des

nons, par exemple, les quelques faits expérimentaux publiés par Bochefontaine (1876), nous voyons que la comparaison de la quantité d'urine fournie par un uretère, avant, pendant et après les excitations corticales, ne permet de noter aucun changement important; l'auteur en convient lui-même et reconnaît que « ces expériences ne seraient pas suffisantes pour dire ce que peut faire l'excitation du cerveau sur les reins » (*Loc. cit.*, p. 166). Du reste, si même une différence notable était constatée, il faudrait encore faire la part des modifications vaso-motrices, que nous savons être très influentes sur la sécrétion rénale et qui, comme il a été établi précédemment, se manifestent avec une grande intensité sous l'influence des excitations cérébrales. Mais, à défaut d'expériences décisives, nous avons, pour établir l'action du cerveau sur la sécrétion rénale, l'observation des faits quotidiens qui montrent combien la quantité et la qualité de l'urine peuvent être influencées par la simple activité cérébrale et par certaines lésions du cerveau.

Les émotions, le travail intellectuel, etc., augmentent en général la quantité d'urine sécrétée, de même que ces manifestations d'activité cérébrale déterminent, comme nous le verrons, la contraction du réservoir vésical. On ne connaît guère les altérations qualitatives de l'urine qui peuvent résulter de simples troubles fonctionnels du cerveau.

Sécrétions gastro-intestinales. De nombreux faits, d'une grande importance clinique, établissent l'influence des troubles de la fonction cérébrale sur la sécrétion des sucs gastriques et intestinaux. Les émotions violentes et brusques s'accompagnant d'un sentiment de frayeur, paraissant produire la suspension des sécrétions de l'estomac et de l'intestin grêle, en même temps qu'elles exagèrent celles du gros intestin ; celui-ci, se contractant sous la même influence, des selles diarrhéiques peuvent se produire, pendant que le travail digestif est interrompu dans l'estomac et dans l'intestin grêle. Les troubles cérébraux résultant de préoccupations répétées, de chagrins, de travail excessif, influencent à leur manière la fonction sécrétoire gastro-intestinale. Ce sont surtout des modifications qualitatives des sécrétions qui se produisent, d'où les formes rebelles de dyspepsie gastro-intestinale et toutes leurs conséquences, dilatation de l'estomac, insuffisance de l'absorption, troubles nerveux généraux, dépression nutritive. Ces exemples, que nous ne pouvons multiplier davantage, établissent cliniquement l'action du cerveau sur la sécrétion gastrique et intestinale, démonstration que les expériences directes n'ont pas, à notre connaissance, fournie à l'heure actuelle. Les seules qui aient eu pour objet l'examen des effets produits sur la sécrétion du suc gastrique, sont celles de Bufalini (Siena, 1878). En excitant sur des lapins et des cobayes la même région corticale qui provoque des mouvements des mâchoires, l'auteur a vu augmenter la sécrétion de la muqueuse de l'estomac attiré au dehors. Peut-être s'agit-il là encore d'une sécrétion réflexe, analogue à la salivation dont le point de départ se trouve en partie dans le mouvement même des parois buccales ? On aurait ici la reproduction du phénomène qui se produit normalement sous l'influence des excitations bucco-linguales. Dans ces expériences, il n'est pas fait mention de l'influence suspensive du cerveau sur la sécrétion gastrique

Sécrétion biliaire. D'après quelques expériences de Bochefontaine, il semblerait que les excitations corticales tendent plutôt à suspendre la sécrétion biliaire : « la faradisation de la circonvolution frontale qui limite le sillon crucial, a suspendu presque complètement, à plusieurs reprises, l'écoulement de la bile... » « Au lieu d'activer le fonctionnement du foie, elle a sur lui une action d'arrêt... » (*Arch. Phys.*, 1876, p. 166). Le résultat apparent de l'expérience est en effet celui

fibres expulsives. C'est ainsi que plusieurs auteurs comprennent le mécanisme de l'évacuation de l'urine : ils admettent que le corps de la vessie se contracte en même temps que le sphincter vésical subit une dilatation de vive force; Mosso et Pellacani[1] se sont fait les défenseurs de cette théorie. Les expériences sur lesquelles s'appuie cette conception du mécanisme de l'évacuation vésicale, ne nous ayant pas semblé suffisamment démonstratives, nous avons repris, à propos de l'étude des effets vésicaux produits par les excitations corticales, l'examen spécial de ce point qui restait douteux pour nous : les résultats de ces recherches seront indiqués plus loin.

Rappelons tout d'abord que l'influence du cerveau sur la vessie est établie par ce fait d'observation que les émotions vives, les surprises cérébrales, provoquent le besoin d'uriner, c'est-à-dire, en analysant le phénomène, la contraction de la vessie et l'élévation de la pression du liquide à son intérieur; souvent même cette contraction

qu'indique Bochefontaine ; mais il faut se demander (bien que le fait d'une action suspensive du cerveau sur la sécrétion biliaire n'ait rien qui doive surprendre) si la suppression de l'écoulement de la bile par le canal cholédoque n'est pas la conséquence d'un spasme des canaux biliaires. On comprend difficilement, en effet, que la suspension de la sécrétion puisse se traduire instantanément par la disparition des gouttes de bile à l'orifice de la canule introduite dans le canal cholédoque, tandis que le fait concorde avec l'hypothèse d'un resserrement des voies biliaires.

Le spasme des canaux biliaires sous l'influence de troubles fonctionnels du cerveau, est un phénomène tellement commun en clinique, qu'on est autorisé à se demander si la sécrétion est réellement suspendue quand on excite le cerveau d'un animal; il suffit, en effet, pour observer le résultat cité plus haut, que les voies d'écoulement se ferment momentanément sans que la sécrétion se tarisse. Nous avons vu, en reprenant ces expériences, que l'écoulement par le canal cholédoque reparaît avec une certaine abondance à la suite de l'excitation qui l'avait un instant suspendu : il semble que la provision de bile ne soit point épuisée, comme cela devrait se produire si l'excitation cérébrale provoquait réellement l'arrêt de la sécrétion. L'ictère émotif, celui de la colère, reconnaissent certainement pour cause la résorption des pigments de la bile accumulée sous pression dans les canaux hépatiques, faute d'un écoulement suffisant par les voies naturelles ; de même la provocation de coliques hépatiques par les accès de colère, semble bien montrer que sous l'influence cérébrale l'appareil excréteur de la bile se contracte énergiquement et produit l'engagement de calculs vésiculaires dans des canaux trop étroits pour leur donner librement passage. Tous ces faits nous semblent entraîner la nécessité d'une réserve au sujet de la signification des expériences dans lesquelles on a conclu à la suspension de la sécrétion biliaire parce que l'écoulement se supprimait par le canal cholédoque. Quelques mesures manométriques de la pression dans le conduit et dans la vésicule biliaire suffiraient pour trancher la question : si la sécrétion est en réalité suspendue, le manomètre ne subira pas l'élévation de niveau qu'il présentera nécessairement dans le cas où, la sécrétion persistant, l'écoulement viendra à se supprimer par la contraction des canaux excréteurs. Ce sont là des expériences très simples à réaliser, mais que le temps ne nous a pas permis, à notre grand regret, de mettre à exécution.

[1] Mosso et Pellacani. — *Innerv. della Vesica orinaria*, 1880.

est assez énergique (ou plutôt, à notre avis, l'influence inhibitoire exercée sur le sphincter est assez complète) pour que la miction se produise involontairement; cet accident est beaucoup plus fréquent chez la femme, dont l'appareil d'occlusion ne se complète pas, comme chez l'homme, par un sphincter uréthral développé. De toute les émotions, la peur est assurément la plus active des causes de miction accidentelle : les animaux, les jeunes chiens par exemple, urinent involontairement quand on s'approche d'eux avec un geste de menace; la peur, chez l'homme produit la même conséquence. Ces faits ont grand intérêt au point de vue théorique : les troubles d'inhibition générale que provoquent les sensations de terreur, l'incapacité motrice, la flexion des jambes, la chute des objets qu'on tient à la main, le ralentissement, quelquefois l'arrêt du cœur, engagent à rechercher dans un relâchement du sphincter vésical la cause de la miction en pareil cas, tout comme ils conduisent à attribuer à la suspension d'activité tonique du sphincter anal, l'évacuation intestinale qui se produit parfois dans les mêmes conditions. Que d'autre part le corps de la vessie se contracte, comme le fait évidemment le gros intestin, tout conduit à l'admettre : les expériences faites par Mosso et Pellacani sont démonstratives à cet égard; mais elles n'excluent pas, pensons-nous, la participation toute passive du sphincter à l'acte d'évacuation vésicale, dans l'incontinence émotive.

L'étude expérimentale des effets produits par les excitations directes du cerveau sur la vessie n'a pas fait l'objet de recherches suivies : nous avons à rappeler seulement le résultat de quelques expériences de Bochefontaine (*Arch. phys.*, 1876, p. 166) et à indiquer les essais que nous avons faits nous-même pour nous éclairer sur cette question complexe.

Bochefontaine a trouvé que l'excitation de quatre points au moins de l'écorce du cerveau, situés au voisinage du sillon crucial, provoquent la contraction de la vessie, sur le chien curarisé ou incomplètement anesthésié par le chloral : « La vessie, dit-il, le plus ordinairement ne se vide pas complètement d'un seul coup, sous l'influence de l'excitation faradique passagère du cerveau ; à chaque contraction qui se produit, elle se débarrasse d'une partie de l'urine qu'elle contient. Il faut deux, trois, quatre faradisations suivies de contractions de la vessie pour que ce réservoir se vide de l'urine qu'il renferme ». Dans ces expériences on a pratiqué l'examen direct de la vessie, ce qui suffit, à la rigueur, pour savoir s'il y avait ou non réaction sous l'influence des excitations du cerveau; mais ce procédé ne permet pas de déterminer les rapports exacts des contractions vésicales avec les excitations corticales et avec les autres réactions motrices générales ou vasculaires; il ne fournit pas non plus d'indications sur la question qui nous a occupés au début de cette étude, à savoir s'il y a relâchement du sphincter en même temps que resserrement du corps de la vessie. En reprenant ces recherches, nous avons employé des moyens d'exploration plus rigoureux, l'inscription des changements de pression à l'intérieur de la vessie, soit avec le manomètre à mercure, soit avec le sphygmoscope; la cavité vésicale a été mise en rapport avec les appareils ou bien au moyen d'une sonde introduite dans l'urèthre, ou bien par une boutonnière pratiquée au sommet de la vessie et dont les lèvres étaient liées sur le tube de jonction; dans d'autres cas, nous avons eu recours à une sorte d'appareil à déversement analogue au pléthysmographe de Mosso; enfin, quand nous avons voulu étudier spécialement l'état du sphincter vésical, nous avons introduit dans la cavité cervicale une petite ampoule élastique semblable à l'ampoule laryngée décrite précédemment, en prenant soin d'ouvrir la vessie par le haut pour éviter tout effet mécanique des contractions vésicales.

Ces expériences, en même temps qu'elles montrent l'influence, assez peu constante et régulière, du reste, du cerveau sur les contractions vésicales, apportent quelques renseignements complémentaires sur l'état du sphincter vésical (portion cervico-uréthrale) pendant la contraction du corps de la vessie. Examinons tout d'abord les contractions vésicales dans leurs rapports avec les excitations du cerveau; nous rechercherons ensuite comment se comporte le sphincter dans les mêmes conditions [1].

[1] En employant les procédés d'exploration indiqués (voir Exp. nos 83, 84, 85), il est facile de distinguer dans les courbes de la pression vésicale la part qui doit être faite aux contractions des parois abdominales chez les animaux non curarisés, respirant spontanément : la pression ne s'élève guère que de 7 à 10 millimètres de mercure sous l'influence des contractions pariétales, tandis qu'une contraction vésicale spontanée la fait facilement monter de 40 millimètres. Si les contractions des parois se produisent, comme cela arrive sous l'influence des excitations corticales, en même temps que celle de la vessie, on voit la courbe manométrique se denteler au lieu de présenter la continuité d'une contraction vésicale simple; ces influences surajoutées se manifestent au maximum dans la partie inférieure, soit ascendante, soit descendante de la courbe vésicale, fait qui concorde avec ce qui a été dit de la différence dans la valeur manométrique des contractions pariétales et vésicales. Il n'y a pas de difficulté pour distinguer ces deux influences, quand les mouvements des parois sont modérés, comme ceux de la respiration ou même comme les secousses peu énergiques dues aux excitations corticales simples; mais, si un accès

Les excitations corticales provoquent, en même temps que les contractions vésicales des modifications vaso-motrices, mais il n'existe aucun rapport de dépendance entre ces contractions vésicales et le resserrement des vaisseaux produit par les excitations corticales : on devait se préoccuper de ce point, sachant combien d'autres organes à fibres lisses, l'intestin par exemple, sont sensibles aux variations circulatoires, et avec quelle facilité ils entrent en contraction sous l'influence d'un certain degré d'anémie. Ici nous n'avons pas eu à tenir compte de cette difficulté d'interprétation, ni à tenter une dissociation des phénomènes vaso-moteurs et des contractions vésicales; en effet, en recueillant simultanément les courbes de la pression artérielle et celles de la pression dans la vessie, nous avons vu le plus souvent la vessie se contracter avant que le resserrement vasculaire ne s'accusât par l'élévation du manomètre; de plus la contraction vésicale était d'habitude terminée avant celle des vaisseaux; enfin, il n'a pas été exceptionnel d'observer une contraction énergique de la vessie indépendamment de toute réaction vaso-motrice, sous l'influence de faibles excitations du cerveau, fait qui paraît d'accord avec l'observation faite sur l'homme par Mosso et Pellacani, que la vessie est un esthésiomètre beaucoup plus sensible que le cœur et les vaisseaux et ne le cédant pas à l'iris lui-même. On n'obtient pas toujours des réactions vésicales manifestes par les excitations des circonvolutions, non qu'il y ait des points d'élection en dehors desquels les excitations restent inefficaces, si l'on ne sort pas de la zone motrice, mais parce que, en réalité, ces réactions ne sont pas constantes : les excitations, successivement appliquées aux mêmes points qui ont

épileptique survient, la contracture violente et soutenue des parois abdominales peut produire un effet manométrique vésical qui ferait croire à une contraction propre de l'organe. Pour mettre tout embarras de côté, il suffit d'examiner la pression vésicale après ouverture de l'abdomen ou sur un animal curarisé. Dans ce dernier cas, qui est celui de la plupart de nos expériences, l'influence des excitations du cerveau sur la vessie s'est traduite de deux façons différentes, suivant que cet organe était au repos complet ou en état de contraction rythmique au moment des excitations corticales : dans le premier cas, on voyait survenir, quelques secondes après le début des excitations, une variation de pression qui allait croissant jusqu'à un maximum de 35 à 40 millimètres Hg., puis décroissait graduellement, de façon à fournir une courbe régulière, semblable à celle d'une secousse musculaire striée, mais beaucoup plus lente, durant en tout de 15 à 30 secondes; dans le second cas, la courbe vésicale, déjà ondulée par le fait des mouvements rythmiques, subissait une assez rapide élévation due à la superposition de la forte contraction provoquée qui interférait avec les contractions rythmiques, sans interrompre leur périodicité.

provoqué tout d'abord une ou deux contractions, peuvent rester ensuite inefficaces un certain temps, comme si la vessie devenait incapable de se resserrer à nouveau avant d'avoir pris un repos suffisant; puis, au bout de quelques instants, l'irritation corticale redevient apte à provoquer de nouvelles réactions de la vessie, et ainsi de suite. Ce n'est certainement pas dans une fatigue passagère de l'écorce cérébrale qu'il faut chercher la cause de ces oscillations dans les effets vésicaux, car les mêmes excitations qui restent inefficaces sur la vessie, continuent à provoquer des mouvements des membres, si l'animal n'est pas curarisé, ou des changements de diamètre de la pupille, si le curare a supprimé les manifestations motrices volontaires.

C'est plutôt dans l'appareil vésical que réside l'irrégularité dont il s'agit : les irritations périphériques, en effet, qui produisent si facilement le resserrement réflexe de la vessie, se montrent tout aussi inactives à certains moments que les irritations corticales. En présence de cette inconstance des effets corticaux, nous nous étions demandé, tout d'abord, si nous n'avions pas pris pour des réactions provoquées, des contractions en apparence spontanées (mais probablement psychiques ou réflexes), comme on en voit se produire de temps en temps, au cours d'une expérience, en dehors de toute incitation connue; mais le rapport de ces mouvements avec les excitations était trop fixe, quand les réactions se produisaient, pour qu'il fût possible de songer longtemps à une coïncidence : à défaut de raison plus rigoureuse, nous admettons donc que c'est dans l'appareil vésical lui-même que réside la cause de l'inconstance des réactions. Quand elles surviennent, c'est toujours sous l'influence d'irritations appliquées sur la région dite motrice, mais particulièrement au niveau des deux marginales et surtout de la marginale postérieure, non pas que nous voyions là une raison d'admettre une localisation dans l'écorce de centres vésicaux, à l'existence desquels nous ne croyons pas plus qu'à celle des autres centres organiques, mais parce que, sans doute, ces zones de la région excitable de l'écorce sont plus faciles à mettre en jeu que les autres.

Quant à l'analyse des réactions vésicales elles-mêmes, voici ce que nous pensons être autorisé à dire au sujet de l'état du sphincter, pendant que se produit la contraction du corps de la vessie, quelles que soient les conditions provocatrices. Le sphincter vésical subit réellement, comme tous les appareils musculaires organiques qui ont été étudiés à ce point de vue (le cœur, les vaisseaux, l'intestin), comme les autres sphincters (l'iris, le cardia, le pylore), deux influences nerveuses antagonistes : l'une provoque l'exagération de la contraction tonique (*influence positive*), l'autre la diminution du tonus sphinctérien, le relâchement complet du muscle, qui paraît perdre même de sa force élastique (*influence négative, inhibitoire*). L'analogie plaidait dans ce sens, et, malgré les résultats à notre avis peu démonstratifs des expériences de Mosso et Pellacani, nous n'étions pas disposés à admettre cette conclusion des auteurs italiens, que « c'est seulement par l'exagération des contractions des parois vésicales que la pressino du liquide contenu dans la cavité de cet organe devient capable de surmonter la plus grande résistance présentée par le sphincter de la vessie, et que se produit l'émission de l'urine[1] ». Ce qui revenait à dire, en d'autres termes, qu'à mesure que la tendance à l'expulsion du liquide augmente, la résistance à l'évacuation s'exagère, et qu'il faut que les muscles expulseurs l'emportent, à la suite d'une véritable lutte, sur les muscles formant sphincter. Sans revenir sur cette discussion que nous avons faite avec le détail nécessaire dans l'article *Grand Sympathique* du Dictionnaire encyclopédique, nous dirons seulement qu'en examinant les mouvements de la région cervico-uréthrale, nous avons obtenu l'indication nette de la diminution du tonus musculaire sous l'influence d'excitations nerveuses, corticales ou réflexes. La vessie était largement ouverte par son sommet, sur la ligne médiane et dans le sens antéro-postérieur, en ménageant les nerfs qui l'abordent par ses côtés latéraux et postérieurs ; une petite ampoule de caoutchouc, à parois assez résistantes pour éviter l'affaissement permanent, introduite dans la partie supérieure de l'urèthre et dans la cavité du col vésical, était maintenue en place sans ligature de la portion membraneuse de l'urèthre, afin d'éviter les réactions réflexes : on fixait le tube de l'ampoule aux parties voisines ; la cavité de l'ampoule remplie d'air communiquait avec un tambour à levier enregistreur. Or, chaque fois qu'une excitation corticale provoquait la contraction des muscles vésicaux expulseurs, ou bien le sphincter se contractait simultanément d'une façon très énergique, ou bien il se relâchait de la façon la plus évidente, décomprimant l'ampoule exploratrice et traduisant la diminution de son tonus par

[1] Mosso è Pellacani. *Loc. cit.*, p. 53.

une dépression de la courbe. Le premier phénomène peut être considéré comme correspondant au cas où la volonté intervient pour retenir dans la vessie l'urine que tendent à en expulser les contractions du corps de l'organe ; le second paraît devoir se produire quand, malgré la volonté, sous l'influence d'une émotion vive, ou volontairement si l'on cède au besoin d'uriner, la miction se produit grâce au relâchement du sphincter combiné à la contraction de la vessie. Pourquoi le sphincter s'est-il tantôt resserré, tantôt relâché sous l'influence des excitations corticales? C'est ce que nous ne saurions dire, n'attachant pas, du reste, grande importance à cette détermination, car il reste bien acquis que nous ne pouvons avoir la prétention de réaliser les conditions si délicates des incitations cérébrales, avec nos procédés grossiers d'excitation artificielle; il suffit que le fait du relâchement ait été constaté pour nous autoriser à considérer le sphincter vésical comme capable de céder méthodiquement, bien loin de résister progressivement, ainsi qu'on l'a dit, à l'effort expulsif des contractions de la vessie.

VINGT-SEPTIÈME LEÇON

(23 mars 1885)

LÉSIONS DESTRUCTIVES LOCALISÉES DU CERVEAU ; TROUBLES DU MOUVEMENT QUI EN RÉSULTENT CHEZ L'HOMME ET CHEZ LES ANIMAUX.

Comparaison des faits anatomo-cliniques et des résultats expérimentaux : l'observation clinique fournit des renseignements beaucoup plus précis.

Analyse des troubles moteurs observés chez les animaux. Critique des procédés employés pour produire des lésions destructives localisées. Résultats différents des lésions suivant l'espèce animale; les troubles du mouvement sont d'autant plus complexes et persistants que le sujet est plus élevé dans la série; ces troubles portent surtout sur les mouvements intentionnels; ils se localisent d'autant plus que la lésion est plus circonscrite; chez le singe, ils se montrent permanents comme chez l'homme. Les lésions de l'écorce et celles de la substance blanche (centre ovale, capsule interne) ne produisent d'accidents paralytiques que quand elles portent sur le faisceau moteur.

Analyse des effets produits chez l'homme par les lésions circonscrites du cerveau; règles de la méthode anatomo-clinique. Détermination des régions corticales et centre ovalaires dont les lésions ne produisent pas de troubles moteurs; détermination des régions actives de l'écorce, du centre ovale et de la capsule interne. Concordance des faits anatomo-cliniques et des résultats des expériences.

MESSIEURS,

Toutes les leçons qui précèdent ont été consacrées à l'étude des réactions simples et épileptiformes des irritations du cerveau ; nous avons passé en revue les effets produits par les excitations artificielles appliquées au cerveau des animaux et par les lésions irritatives du cerveau chez l'homme : de cet ensemble de recherches résulte cette conclusion générale, que certaines régions du cerveau (soit de l'écorce, soit des masses blanches centrales), et celles-là seules, peuvent être le point de départ de réactions motrices simples, non convulsives; qu'en outre, dans cette portion cérébrale excito-motrice, on distingue des départements indépendants, ayant chacun une influence motrice localisée à une région du côté opposé du corps.

Il s'agit de rechercher maintenant si la suppression de ces territoires excito-moteurs entraîne la perte de la direction des mouvements volontaires, dans les parties du corps correspondantes. Ici l'analyse des résultats expérimentaux cède le pas à l'observation anatomo-clinique : autant la clinique fournit peu de renseignements quand on étudie les résultats des excitations cérébrales, autant elle abonde en documents quand on passe à l'examen des effets produits par les lésions circonscrites du cerveau. Sans être dépourvue d'intérêt, l'étude des accidents paralytiques et autres qui font suite, chez les animaux, aux opérations pratiquées sur le cerveau, est cependant inférieure à tous points de vue. La principale raison de cette infériorité de l'expérimentation sur l'observation clinique, résulte de ce fait qu'un animal d'une espèce ne peut être comparé à un animal d'une espèce très supérieure ou inférieure : chez l'un l'influence cérébrale est à peine accusée et la suppression de portions même très étendues du cerveau peut passer presque inaperçue; chez l'autre, au contraire, la division du travail est plus complète : une lésion destructive du cerveau, même très limitée, si elle intéresse une région active au point de vue moteur, provoquera des accidents paralytiques localisés et persistants. Entre ces deux catégories d'animaux prennent place les sujets à type cérébral mixte en quelque sorte, dont les lésions centrales s'accusent par des troubles du mouvement assez évidents d'abord, puis s'atténuant graduellement et finissant par disparaître. Conclura-t-on de l'un à l'autre et sera-t-on en droit de généraliser les résultats négatifs ou les résultats positifs des lésions expérimentalement produites ? Evidemment non, et cependant que de discussions inutiles ont été soulevées sur ce point ! Quand on s'adresse à un sujet occupant un rang élevé dans la série animale, les hésitations ne sont plus permises : les troubles paralytiques accusés et définitifs des lésions cérébrales qui intéressent tout ou partie du faisceau moteur, dans son couronnement cortical ou dans ses expansions centre-ovalaires, doivent établir la conviction. Chez l'homme, ces conséquences d'altérations cérébrales localisées se présentent avec la plus grande netteté : c'est donc à l'observation clinique, contrôlés par de rigoureux examens nécroscopiques, qu'il faut surtout emprunter les éléments d'une semblable étude : ce sera l'un des grands titres de Charcot que d'avoir d'emblée placé la question sur ce terrain.

Toutefois l'analyse expérimentale fournit des renseignements qui, pour être moins précis que ceux qu'on retire des faits anatomo-cliniques, ont cependant leur valeur : il y a donc lieu de s'y arrêter avant d'aborder l'examen des résultats de l'observation sur l'homme. Il le faut d'autant plus, que des questions théoriques d'un grand intérêt sont liées à l'étude de l'évolution des troubles moteurs chez les animaux : la cause de la disparition plus ou moins complète des phénomènes paralytiques du début, par exemple, soulève l'hypothèse d'une restitution fonctionnelle par l'intervention de régions primitivement sans rapports avec les mouvements de la partie paralysée ; la théorie des *suppléances* touche de trop près à la doctrine des localisations pour qu'on n'examine pas avec soin les faits qui lui ont servi de point de départ. Pour ce motif, entre autres, nous consacrerons une partie de l'étude qui va suivre à l'exposé des troubles produits par les lésions expérimentales du cerveau ; nous indiquerons ensuite les résultats essentiels des observations anatomo-cliniques.

I. — *Résultats des lésions corticales destructives expérimentalement produites chez les animaux.*

Sans nous arrêter au détail des procédés employés pour détruire les régions du cerveau dont l'excitation directe démontre les rapports avec les mouvements des muscles volontaires, rappelons qu'on a eu recours à des moyens très variés : les injections interstitielles de liquides caustiques, l'oblitération par embolie des artères cérébrales, la congélation d'une partie de l'écorce, la cautérisation, la dilacération, l'entraînement de la substance cérébrale par un jet d'eau sous forte pression, l'ablation au bistouri, tous ces procédés ont leurs avantages et leurs inconvénients[1] ; les inconvénients sont

[1] La destruction localisée de l'écorce cérébrale (et d'autres parties du cerveau), au moyen d'*injections interstitielles* de petites quantités d'un liquide caustique, a été employée tout d'abord par Beaunis (*Bull. Acad. méd.*, 1868. *Gaz. med., Paris*, 1872), puis par Fournié (C. R. *Acad. Sciences. Oct.*, *nov.* 1872, *août* 1873, et par Nothnagel (*Ctbllt. f. d. med. Wiss.*, n° 44, octobre 1872 et *Virch. Archiv.* LVII, LVIII). On se proposait d'atteindre et de supprimer des parties difficilement accessibles sans mutilations graves, d'étudier les conséquences fonctionnelles de leur destruction, tout en se réservant le moyen de déterminer facilement à l'autopsie le siège exact et l'étendue

moindres, à notre avis, dans la destruction par ablation au bistouri : c'est à elle que nous donnons la préférence et que nous nous sommes arrêtés dans nos propres expériences.

Cette méthode de destruction par ablation corticale et par sections des faisceaux du centre ovale, expose moins que les autres aux accidents immédiats et consécutifs, et permet d'agir avec précision sur des régions déterminées ; mais elle nécessite, comme les autres, de grandes précautions dans l'interprétation des troubles fonctionnels qui suivent l'opération. Il est certain, comme l'ont surtout montré Goltz et Luciani, qu'une partie de ces troubles (moteurs ou autres) relève de phénomènes irritatifs cérébraux ; Brown-Sequard va même plus loin : pour lui, tous les accidents observés à la suite des lésions

des lésions, grâce à la coloration des solutions caustiques (soude carminée, perchlorure de fer) ou bien au moyen de la teinte facilement reconnaissable du tissu altéré (acide sulfurique). L'objection qu'on peut faire à cette méthode c'est que, contrairement au but qu'on poursuit, on n'obtient pas de lésions nettement limitées ; on détermine des foyers d'encéphalite qui s'étendent et causent des destructions diffuses; de plus, on provoque des altérations surtout irritatives qui s'accusent par des accidents d'excitation au lieu de déterminer exclusivement des symptômes de suppression.

Le procédé de l'*oblitération embolique* des artérioles cérébrales, employé en différentes circonstances par Vulpian, puis par Couty, aurait le grand avantage de déterminer des altérations nécrosiques du tissu nerveux, semblables à celles qu'on observe souvent chez l'homme; mais on comprend qu'il est impossible de prévoir dans quels territoires vasculaires s'arrêteront les corps oblitérants : on lance dans une carotide, par exemple, de la poudre de lycopode par une branche collatérale; les grains sont projetés dans des directions variées et s'arrêtent en des points très différents des réseaux carotidiens; si bien qu'on obtient des lésions multiples, sans limites précises, dont le rapport avec les symptômes est souvent impossible à déterminer, et qui, au point de vue de la recherche spéciale des localisations, ne peuvent rendre que de médiocres services.

La *congélation* d'une portion de l'écorce mise à nu et soumise à l'action d'un jet de chlorure de méthyle, a l'avantage de détruire par mortification et d'éviter les hémorrhagies ; mais la réaction inflammatoire des régions voisines est souvent très violente, de sorte que ce procédé, utilisable pour l'exploration immédiate des symptômes de suppression, ne peut guère être accepté pour la recherche des troubles consécutifs.

Les *cautérisations superficielles* avec le fer rouge, le thermo ou le galvanocautère, en atténuant les chances d'hémorrhagie immédiate, auraient quelques avantages; mais, d'une part, elles paraissent agir à la surface du cerveau, comme sur les téguments cutanés ou muqueux, en provoquant à distance des réactions inhibitoires ou autres (Brown-Sequard); d'autre part, elles sont, comme la congélation, suivie de réactions inflammatoires dont il est impossible de préciser les limites.

La *dilacération* avec un faisceau d'aiguilles qui s'écartent les unes des autres dans le tissu cérébral, a été employée par Goltz; elle ne paraît offrir aucun avantage sur les autres procédés de destruction mécanique et expose aux hémorrhagies.

L'entraînement de la substance cérébrale par un courant d'eau (autre procédé de Goltz, *Pflüger's Arch.* T. XIII, XIV, XX, XXVI, XXXIV, de 1876 à 1884) atténue la réaction inflammatoire, mais ce moyen ne comporte aucune localisation des lésions ; il a de plus l'inconvénient de produire l'imbibition des éléments nerveux

cérébrales, quelles qu'elles soient, résultent d'excitations centrales produisant des réactions inhibitoires ou des effets dynamogéniques : ces accidents ne sont donc pas la conséquence de la suppression d'organes actifs. Nous aurons l'occasion de discuter ces vues à propos de la nature fonctionnelle des régions excitables du cerveau et des objections faites à la doctrine localisatrice ; bornons-nous ici à noter que le plus important des caractères différentiels entre les effets irritatifs immédiats et les troubles dépendant réellement de la suppression fonctionnelle, consiste dans la persistance de ces derniers et dans la fugacité et la variabilité des premiers. On comprend, du reste, d'après ce que nous avons dit des résultats divers des lésions cérébrales chez les animaux d'espèces variées[1], que la persistance des effets peut, elle-même, ne pas constituer un caractère d'une valeur absolue : elle n'existe que chez l'homme et

sur une grande étendue, sans assurer plus que les autres la survie des animaux : il peut être utile pour provoquer de grandes lésions diffuses, mais ne nous paraît guère applicable à l'étude des localisations.

Restent les procédés de section et d'ablation (*énucléation*) avec l'instrument tranchant. L'hémorrhagie immédiate est l'inconvénient principal de ces opérations quand on agit sur l'écorce ; elle est beaucoup moins redoutable quand on agit sur la substance blanche. Après beaucoup d'expérimentateurs, après Hitzig, *Loc. cit.*, 1874, 393. — Schiff, (*Arch. f. exp. Path.*, Bd. IV, 1874). — Hermann (*Pflüg. Arch.*) Bd. X, 1875). — Carville et Duret, (*Soc. Biol.*, 1873, 1874, et *Arch. Physiol.*, 1875). — H. Munk, *Loc. cit.* — Luciani e Leppeli, *Loc. cit.*, 1885, p. 22. Putnam, *Loc. cit.*, 1874.— Burdon Sanderson, *Loc. cit.*, 1874, nous y avons eu presque exclusivement recours, en employant certaines précautions. Quand il s'agissait, par exemple, de faire l'ablation d'une partie de l'écorce préalablement déterminée comme correspondant aux mouvements d'une région limitée du corps, nous commencions par toucher légèrement avec le thermo-cautère les plus gros vaisseaux que nous voyions faire saillie à la surface des circonvolutions; ou bien nous laissions en place le pont de pie-mère qui renfermait ces vaisseaux et avec la lame fine d'un bistouri coudé, nous pratiquions une section profonde séparant complètement des portions voisines et des faisceaux blancs sous-jacents, la partie sacrifiée. Quelquefois nous séparions seulement des circonvolutions voisines la zone d'écorce que nous savions être en rapport fonctionnel avec un membre, par exemple, en conservant ses connexions avec les faisceaux du centre ovale ; cette opération est désignée dans nos expériences sous le nom de « circonvallation » ; elle a été depuis employée par M. Marique [de Bruxelles] sous le nom de « méthode par isolement ».

[1] Les animaux destinés à servir à des observations ultérieures étaient, à la suite des opérations précédentes, pansés avec soin, et les procédés antiseptiques, employés pendant l'opération elle-même, étaient appliqués au pansement. Souvent la guérison complète était obtenue en quelques jours, avec ou sans accidents inflammatoires ; mais souvent aussi la mort survenait par méningo-encéphalite, surtout chez les chats ou chez les chiens âgés et mal nourris ; il faut dire, du reste. que les conditions dans lesquelles se trouvaient les animaux opérés, confinés dans des cabanes sombres, froides et mal aérées, ou même dans une cave servant de calorifère, étaient aussi défectueuses que possible. Nous avons souvent, pour ces raisons, renoncé à tenter la conservation de nos animaux ; aussi, le nombre de nos expériences suivies est-il très réduit par rapport à celui des observations extemporanées.

certains animaux supérieurs où elle mérite alors le nom de permanence. En tenant compte de ces réserves, nous allons passer en revue les résultats des lésions circonscrites, soit de l'écorce, soit du centre ovale, dans les cas où ces effets présentent quelque intérêt.

La destruction, même étendue en surface et en profondeur, des lobes cérébraux, chez les *batraciens, reptiles* et *oiseaux*, ne provoque que des troubles nuls ou à peine appréciables de la motilité volontaire. Chez les mammifères, les conséquences des lésions sont de plus en plus manifestes à mesure qu'on examine des sujets plus élevés dans la série : on peut dire, d'une façon générale, que chez ces animaux, les lésions n'atteignant pas le faisceau dit moteur (zone corticale excitable et ses prolongements dans le centre ovale) ne déterminent aucun trouble appréciable du mouvement, tandis que les lésions destructives de la zone motrice ou des faisceaux blancs qui en dépendent, ont pour effet de déterminer des accidents paralytiques plus ou moins accentués et durables suivant l'espèce considérée.

Les observations faites sur les rongeurs (cobayes, lapins) montrant que les accidents parétiques sont à peine marqués et, en tout cas, tout à fait transitoires, nous nous arrêterons seulement aux troubles du mouvement observés chez les chiens et les singes, animaux sur lesquels ont surtout porté les expériences.

Les chiens dont le cerveau a été lésé dans les parties qui ne sont pas directement excitables, ne présentent (sauf complications d'hémorrhagie, de méningo-encéphalite) aucun trouble de la motilité volontaire ; ils sont, au contraire, atteints d'accidents paralytiques immédiatement évidents et qui s'accentuent rapidement, à la suite des lésions destructives d'une portion quelconque du faisceau moteur ; puis, ces troubles s'atténuent, si bien qu'au bout d'un temps variable, après quelques mois, par exemple, il est difficile de distinguer l'animal opéré d'un animal sain. A cette dernière remarque, il y a cependant des réserves à faire ; nous y reviendrons après avoir rappelé la physionomie des troubles du mouvement consécutifs à la lésion. Ces accidents, bien étudiés par tous les expérimentateurs, notés d'abord par Hitzig, analysés avec soin par Carville et Duret, par Goltz, sont assez connus pour qu'on se contente d'en donner un aperçu d'après les descriptions des auteurs précédents. Carville et Duret les ont minutieusement exposés ; voici sommairement ce qu'ils en disent :

Après la destruction de la région excitable des circonvolutions d'un côté, on observe une paralysie, incomplète mais très appréciable, de la face et des membres du côté opposé à la lésion cérébrale. Les membres ne sont jamais inertes et flaccides. L'animal peut encore se mouvoir, marcher, courir; mais si l'on examine avec attention son attitude et sa démarche, on s'aperçoit bien vite qu'*il fléchit souvent sur les pattes* du côté opposé à la mutilation cérébrale, et qu'au lieu d'appuyer franchement sur le sol la pulpe des doigts, il lui arrive fréquemment de fléchir le poignet parésié et de marcher sur la face antérieure du tarse. Lorsqu'il veut tourner sur place, il tombe presque constamment du côté atteint. Au repos, il laisse les pattes parésiées dans la position où on les place : on peut les porter à droite, à gauche, les écarter ou les rapprocher du tronc sans qu'il les déplace volontairement. La paralysie est plus accentuée encore à la face. Elle n'est pas tout à fait aussi marquée que la paralysie qui résulte de la section du nerf facial, mais elle est proportionnellement plus accusée que celle des membres.

C'est dans les mêmes termes qu'on a toujours décrit ces accidents, quelle que soit l'interprétation qu'on en a donnée : Albertoni et Michieli, Lussana et Lemoigne, Luciani et Tamburini, Goltz et tous les expérimentateurs sont d'accord sur le fait.

Goltz, auquel on doit une étude très approfondie des troubles du mouvement consécutifs aux lésions du cerveau, a ajouté quelques remarques intéressantes à celles qui précèdent : il a insisté très justement sur les altérations des mouvements *intentionnels*. L'opération étant pratiquée, par exemple sur l'hémisphère droit, l'animal ne se sert plus de sa patte droite dans les circonstances où les membres antérieurs sont employés comme main : pour creuser le sol, pour gratter son museau, pour maintenir un os, il se sert exclusivement de la patte gauche; il ne donne plus que cette patte au commandement, alors qu'il avait été dressé à donner l'une ou l'autre patte, etc. Nous avons souvent noté les mêmes faits et plusieurs de nos observations renferment des détails précis à cet égard[1].

[1] Exp. n° 18 (25 janvier 1878). — Chien griffon adulte ayant subi l'ablation de presque tout le gyrus sigmoïde droit six mois auparavant; très vif, très agile, sans parésie apparente des membres gauches pendant la marche; quand on le soulève par la peau du cou, on remarque cependant que *la patte antérieure gauche pend passivement et reste flasque*, tandis que la droite est à demi fléchie; *sous l'influence de la fatigue*, quand on a fait quelque temps courir l'animal, et qu'il marche tranquillement, la patte antérieure gauche est projetée en avant d'un petit mouvement brusque et elle glisse sur le plancher du laboratoire; elle est relevée plus haut (*demarche du coq*, signalée par Goltz) ; la fermeture des yeux avec un bandeau exagère cette modification ; si on approche les deux pattes antérieures de la bouche

Voilà donc des troubles paralytiques, surtout accentués pendant les mouvements volontaires complexes, mais qui se manifestent aussi dans les mouvements associés de la marche ou de la course. Suivant les cas, ces accidents durent plus ou moins longtemps : Carville et Duret en signalaient la disparition complète au bout de quatre ou cinq jours; c'est évidemment un terme beaucoup trop court, ainsi que l'a depuis montré Goltz : dans un résumé de ses recherches qu'il a bien voulu rédiger à notre intention en 1877, l'auteur déclarait déjà qu'il existe « un *reliquat des troubles paralytiques qui ne s'efface point* ». Il faut *chercher* en effet et *provoquer* les manifestations persistantes pour les retrouver au bout d'un certain temps, mais même après plusieurs mois nous en avons observé des plus évidentes[1] : ce sont les syptômes de *mutilation* (Goltz).

Quoi qu'il en soit de cette persistance très peu marquée des acci-

du calorifère, la gauche n'est jamais retirée qu'après la droite (ce qui pourait être considéré comme une manifestation de moindre sensibilité); c'est toujours avec la patte droite que le chien cherche à déplacer le bandeau qu'on a mis sur ses yeux (trouble de motilité volontaire).

Exp. n° 25 (25 mars 1878). — Sur une chienne boule-dogue on enlève au bistouri le gyrus sigmoïde droit; l'animal présente les troubles paralytiques gauches habituels en pareil cas et qui s'atténuent graduellement, sans disparaître d'une façon complète neuf mois après (24 janvier 1879); mêmes épreuves et mêmes observations que dans l'expérience précédente.

[1] On peut avoir recours à quelques moyens détournés pour mettre en évidence certains troubles paralytiques qui semblent à peu près nuls plusieurs mois après la destruction d'une portion de la zone motrice; la chloroformisation, les hallucinations provoquées sont de ce nombre. C'est ce qu'on voit dans l'expérience suivante :

Exp. n° 43 (10 décembre 1878). — Chien dont la zone motrice droite (centre des membres antérieur et postérieur gauches) a été enlevée depuis sept mois. Les troubles de la marche, peu appréciables quand l'animal va doucement et droit devant lui, s'accusent quand il tourne brusquement; à ce moment, il y a souvent flexion du poignet gauche et glissement de la patte postérieure.

Une légère chloroformisation provoque des hallucinations persistantes sur l'animal laissé libre : ses yeux s'injectent, il grogne, fait le geste de mordre et fouille avec acharnement la peau de son dos en tournant la tête à droite; quand il fait ce mouvement, il se courbe en arc vers la droite, *perd pied de la patte antérieure gauche*, roule sur le sol, se remet sur ses pattes et recommence la même manœuvre à plusieurs reprises. Quand il est plus calme, on constate que la sensibilité est très diminuée à gauche. La chloroformisation qui avait été incomplète, étant complètement dissipée, l'animal conserve, pendant les quelques heures qu'il passe dans le laboratoire, des troubles de mouvement très accentués du côté gauche ; *il tombe souvent sur le poignet, même quand il marche lentement et traîne la patte de derrière*. Il semble que les troubles d'innervation centrale produits par le chloroforme aient mis en évidence des accidents paralytiques cérébraux normalement masqués par l'association médullaire.

Le lendemain les mêmes essais sont renouvelés avec des résultats analogues; l'hallucination a pris une autre forme ; c'est en dehors de lui, toujours vers la droite, que l'animal poursuit un ennemi imaginaire; *à chaque mouvement un peu brusque il tombe sur le côté gauche*.

dents paralytiques si accentués au début chez le chien, il reste acquis que la disparition des principaux d'entre eux est complète ou paraît telle au bout de quelques mois; la raison de la restitution des mouvements, doit être discutée à part; nous aurons à la rechercher dans l'étude des *suppléances* réservée à la partie théorique de ces leçons.

Chez le singe, comme chez le chien, les seules lésions destructives qui donnent lieu à la paralysie du mouvement, sont celles qui intéressent la zone motrice : les expériences de Ferrier, de Luciani sur cet animal sont tout à fait concluantes. Ferrier, par exemple, observa l'hémiplégie totale du côté opposé du corps, à la suite de l'encéphalite terminée par ramollissement des circonvolutions frontale et pariétale ascendantes et des extrémités postérieures des frontales; dans une autre expérience, on détruisit avec le thermo-cautère les centres corticaux, en ménageant ceux du biceps brachial et des muscles de la face, de la langue et de la joue: la main et le poignet pendaient flasques et inertes; le membre postérieur était complètement paralysé; les mouvements conservés étaient ceux du biceps brachial et de la face du côté opposé. Ceci montre déjà qu'en limitant les destructions, on localise les accidents paralytiques, et, de plus, que les lésions des points dont l'excitation électrique a montré l'influence sur certains groupes de muscles, provoquent des paralysies circonscrites à ces muscles. Ce dernier fait ressort plus nettement encore d'une autre expérience de Ferrier dans laquelle on ne détruisit que le centre du biceps (flexion avec supination de l'avant-bras) : tous les autres mouvements furent conservés; mais, quand le membre antérieur droit fut placé dans l'extension, le singe fut incapable de le fléchir; le membre pendait en état d'extension flasque quand on soulevait l'animal[1]. Ces expériences remontent déjà à 1875-1876; maintes fois répétées depuis, elles ont toujours été contrôlées, notamment en 1881, où chacun a pu voir au Congrès de Londres, les singes hémi ou monoplégiques présentés par Ferrier.

Mais les accidents paralytiques persistent-ils indéfiniment ou, comme chez le chien, s'atténuent-ils d'une façon graduelle? Ferrier s'exprime à cet égard de la façon suivante : « Quant à la durée de la paralysie motrice du singe après la lésion de l'écorce, vu l'impossibilité où l'on se trouve de prolonger les observations au delà

[1] Ferrier, *l. c.*, p. 322-326.

d'une limite relativement restreinte, on ne peut guère dire autre chose que ceci : *il n'y a pas d'apparence de réparation ou de compensation, du moins pendant le temps où l'on peut conserver les animaux vivants* ». C'est déjà une remarque capitale qu'il n'y ait pas de modification analogue à celle qui est si accusée chez le chien, et qu'on ne voie pas d'atténuation graduelle des accidents paralytiques à la suite des lésions de la zone motrice chez le singe ; ce fait étant acquis, il n'y a pas de raison de supposer que l'amélioration surviendrait plus tard, si les animaux survivaient longtemps, car les expériences montrent que les muscles flasques pendant les premières semaines, deviennent plus tard le siège d'une contracture secondaire tout à fait analogue à celle qui s'observe chez l'homme dans le cas de dégénération descendante de la moelle (Voy. *XXVIII*e *Leçon.*) La permanence des accidents paralytiques chez le singe se déduit encore des expériences plus récentes de Luciani et Tamburini[1], dans lesquelles ces troubles ont été très manifestes six mois après les accidents initiaux.

Troubles moteurs consécutifs aux lésions de la substance blanche chez les animaux (centre ovale et capsule interne).

Les détails relatifs aux effets paralytiques des lésions corticales s'appliquent exactement aux effets des lésions destructives du faisceau pyramidal dans le centre ovale et la capsule interne ; nous ne croyons pas, dès lors devoir insister spécialement sur les résultats des expériences pratiquées sur les fibres blanches : quelques faits suffiront pour être fixé à ce sujet.

La section des faisceaux blancs sous-jacents à la zone motrice produit la paralysie transitoire chez le chien, persistante chez le singe, des muscles du côté opposé du corps ; celle des faisceaux en rapport avec les régions non motrices de l'écorce ne détermine aucun trouble moteur appréciable.

La destruction du corps calleux reste également sans aucune mani-

[1] Luciani e Tamburini, *Le localiz. funzion. d. Cervello.* 1878. — Dans une expérience cependant (sur un cercopithèque), après l'ablation des circonvolutions qui provoquaient des mouvements dans les membres du côté opposé, les accidents paralytiques immédiats diminuèrent au bout de trois semaines ; trois mois après ils avaient presque complètement disparu.

festation paralytique, comme tous les physiologistes ont pu s'en assurer, depuis Magendie, Flourens, Longet, qui ont rectifié sur ce point les idées erronées répandues par Saucerotte.

Quant aux lésions de la capsule interne, elles ont fait l'objet de recherches plus détaillées et ont provoqué quelques discussions : résumons les unes et les autres. Veyssière a fait les premiers essais sérieux de lésions limitées à la capsule interne; avant lui on avait confondu les résultats des lésions du noyau caudé et de la région capsulaire; il a réussi, avec un trocart à lame élastique, à pratiquer la section capsulaire sur divers points, en poursuivant la reproduction expérimentale des lésions que Ludvig Türck et Charcot avaient observées chez l'homme atteint d'hémianesthésie croisée : tantôt Veyssière obtint l'hémianesthésie seule, tantôt l'hémianesthésie avec hémiplégie. Carville et Duret, répétant ses expériences sur le chien, sont arrivés à préciser le siège des lésions capsulaires qui produisent isolément l'hémiplégie ou l'anesthésie du côté opposé du corps. « Lorsqu'on sectionne l'expansion pédonculaire *en avant*, entre le noyau caudé et le noyau lenticulaire, on produit constamment une *hémiplégie complète* du côté opposé; lorsqu'au contraire, la section est faite *plus en arrière*, entre la couche optique et le noyau lenticulaire, c'est une hémianesthésie du côté opposé du corps qu'on observe. » Telle est la conclusion des recherches de Carville et Duret : nous verrons, à propos du trajet du faisceau pyramidal et des symptômes observés chez l'homme, qu'elle est de tous points conforme aux données anatomo-cliniques ; la portion antérieure de la capsule ferait partie du faisceau moteur, sa partie postérieure du faisceau sensitif. Laissant de côté les différences de degré que peut présenter l'hémiplégie, suivant que la section capsulaire est pratiquée au-dessus ou au-dessous de la surface ventriculaire du noyau caudé, rappelons que Nothnagel, ayant de son côté étudié les effets des lésions de la capsule interne sur le lapin, arrive à cette conclusion, que les fibres d'origine corticale s'arrêtent en grande partie dans le noyau caudé, car la section localisée de la capsule ne provoque pas de troubles paralytiques, tandis que celle du corps strié détermine l'hémiplégie croisée. Ce résultat n'a pas une portée très grande et on ne peut en tirer de conclusion générale, car on se souvient que la destruction corticale chez le lapin n'est suivie que d'accidents parétiques à peine appréciables; il n'est donc pas étonnant que chez le même animal la section de l'expansion pédonculaire ne s'accompagne pas de troubles moteurs; chez les animaux plus élevés au contraire, chez le chien (Veyssière, Carville et Duret), la section de la capsule produit la paralysie croisée en interrompant la continuité des faisceaux corticaux moteurs.

II. — *Résultats des lésions destructives localisées du cerveau chez l'homme.*

Nous n'entreprendrons pas de résumer l'évolution des progrès réalisés depuis les premières tentatives de localisation motrice dans le cerveau humain, par Foville, Pinel, Grandchamp, Dax, Bouillaud, etc., jusqu'à l'époque où la découverte expérimentale faite par Fritsch et Hitzig des effets moteurs des régions corticales circonscrites, vint fournir une base sérieuse aux déductions anatomo-cliniques. Cet historique a été fait maintes fois [1], et, du reste, il n'offre, à notre point de vue, qu'un intérêt secondaire. Ce qu'il nous importe de préciser, c'est l'état actuel de la question, tel qu'il ressort des travaux publiés depuis une dizaine d'années. Les règles de l'enquête anatomo-clinique à laquelle on s'est livré avec tant d'activité sous l'impulsion de Charcot, ont été résumées par le savant maître en quelques préceptes qu'il faut rappeler tout d'abord :

1° Rejeter toutes les observations dans lesquelles les symptômes n'ont pas été régulièrement observés pendant la vie, et les lésions minutieusement décrites après la mort;

2° Rejeter tous les cas complexes dans lesquels des lésions multiples ou diffuses peuvent prêter à des interprétations différentes. Rejeter également, comme impropres à une étude précise, tous les cas de tumeurs cérébrales, d'abcès récents, d'encéphalites, de méningites diffuses, d'hémorrhagies méningées, dans lesquels des phénomènes d'irritation ou de compression se surajoutent aux effets des destructions limitées de la substance cérébrale.

3° Ne considérer comme démonstratives que les observations dans lesquelles les symptômes observés pendant la vie peuvent être expliqués par une lésion unique, destructive, ancienne et bien limitée.

[1] On en trouvera l'indication dans l'article *Encéphale* du Dictionnaire encyclopédique que nous avons rédigé en collaboration avec Pitres; ce chapitre de notre article renferme développés les éléments fournis en grande partie par notre ami Pitres et que nous avons résumés dans cette leçon.

Les plaques jaunes sont de toutes les lésions cérébrales celles qui sont le plus favorables à l'étude des localisations.

C'est en se conformant à ces principes qu'on a pu déterminer, chez l'homme, les régions corticales et centre-ovalaires dont la destruction s'accompagne d'accidents paralytiques, et celles dont les lésions ne provoquent pas de troubles du mouvement volontaire. Examinons en premier lieu la topographie *corticale* motrice et non motrice telle que permettent de la déterminer les lésions circonscrites ; nous étudierons ensuite les régions du centre ovale qui correspondent à ces deux portions de l'écorce cérébrale.

LÉSIONS CÉRÉBRALES SANS TROUBLES MOTEURS CHEZ L'HOMME

A. — *Lésions de l'écorce (zone latente)*

Les régions de l'écorce cérébrale dont la destruction limitée n'est pas suivie d'accidents paralytiques directement subordonnés à la lésion sont les suivantes : 1° *toute la région préfontale*, c'est-à-dire toute la portion du lobe frontal située au devant d'une ligne fictive coupant les pieds des circonvolutions frontales ; 2° *toute la région pariéto-occipitale*, située en arrière d'une ligne fictive qui passerait par les pieds des lobules pariétaux supérieur et inférieur ; 3° *toute la région sphénoïdale des hémisphères*, c'est-à-dire les circonvolutions situées au-dessous de la scissure de Sylvius ; 4° *les circonvolutions de l'insula*.

Cette topographie de la *zone non motrice ou latente* chez l'homme correspond à un nombre aujourd'hui considérable de faits cliniques[1], dans lesquels les lésions étendues ou circonscrites, aiguës ou chroniques, des circonvolutions comprises dans les limites indiquées, ne se sont traduites par aucun trouble moteur ; elles ont pu déterminer

[1] Les documents anatomo-cliniques sur lesquels reposent les conclusions de cet exposé sont groupés dans les travaux suivants :

Charcot et Pitres. — Série de Mémoires dans la *Revue mensuelle de médecine*, 1877, 1878, 1883.

Grasset. — De la localisation dans les maladies cérébrales. (*Montpellier médical*, 1876) et Traité pratique des maladies du système nerveux, 1881.

Maragliano. — Sulla sintomatolog. d. les. cortic. (*Rev. sp. di Freniatria*, 1878), — Le localizz. mot. (*Ibid.*, 1878).

Exner. — Zur Frage d. Rind. Localis. b. Menschen (*Pflüg. Arch.*, Bd. XXVII). — Zur Kentniss v. feiner. Bau. d. Grosshirnrinde (*Sitz. d. K. Akad. d. Wiss. Wien*, 1881

des troubles sensitifs, sensoriels ou intellectuels, mais point de paralysie des mouvements volontaires. Tous les auteurs, cependant, n'admettent pas une aussi grande surface latente, et souvent on a figuré des points moteurs empiétant sur les territoires désignés plus haut comme indépendants des fontions motrices; cherchons à justifier les délimitations que nous indiquons pour la zone latente.

1° Nous avons éliminé de la zone motrice les pieds des circonvolutions frontales; cette portion rentrerait au contraire dans la zone motrice d'après certains auteurs. Les uns, comme Carville et Duret, Pozzi, Mathias Duval, ont transporté au cerveau de l'homme les résultats obtenus sur le cerveau du singe par Ferrier; ils ont figuré un centre moteur pour les muscles de la tête sur le pied de la première circonvolution frontale, et des centres pour les muscles de la face et des lèvres sur le pied de la deuxième frontale. Aucun fait anatomo-clinique ne légitime cette localisation. D'autres, s'appuyant sur les observations incontestées d'aphasie avec lésion du pied de la troisième frontale gauche, placent dans cette région un centre pour les muscles de la langue et des lèvres; mais l'aphasie motrice pure n'est point une affection paralytique au point de vue moteur : l'aphasique a perdu la mémoire des associations musculaires qui sont nécessaires à la parole articulée; il conserve le mouvement de la langue et des lèvres.

De même, l'agraphie pure ne résulte pas de la perte des mouvements des doigts : le cerveau ne dirige plus la main, n'en harmonise plus les mouvements; mais, pour tout autre exercice, les contractions musculaires restent possibles. Ces deux formes d'accidents sont la conséquence de troubles de mémoires spéciales et non de véritables paralysies motrices ;

2° Nous n'avons pas fait entrer davantage dans la zone motrice les lobules pariétaux supérieur et inférieur. MM. Landouzy et Grasset ont cependant placé dans ces deux points des centres moteurs de la paupière supérieure; leurs observations (concordant avec les

— Zur Kentniss d. motor. Rindenfeld (*Sitz. d. K. Akad.*. 1881). — Z. Kentn. v. d. Wechselwirk. d. Erreg. im centr.-nerv.-syst (*Pflüg. Arch.*, XXVIII, 1882).

Ferrier. — (*Loc. cit.*, voy. p. 10 [note]).

Nothnagel. — Klin. Mitheil. u. Beobacht. üb. Krankheit. d. Gehirns. (*Deutsch. Arch. f. Klin. med.* B. XIX.) — Topische Diagn. d. Gehirnkrankheit. — Berlin, 1879.

Clozel de Boyer. — De la localis. dans les malad. du cerveau. (Revue critique. *L'Année médicale*, 1878). — Etude topographique sur les lésions corticales des hémisph. cérébr. (*Th. Doct.*, Paris, 1879).

résultats de certaines expériences citées précédemment) paraissent en effet démonstratives; mais à côté d'elles on pourrait en rappeler un certain nombre qui sont négatives et autorisent l'hésitation. Charcot et Pitres ont déjà insisté sur les raisons qui les empêchent d'accepter, sans réserves formelles, la localisation proposée par Grasset et par Landouzy;

3° Il ne reste guère de doute sur l'absence de participation des lobes sphénoïdaux et des circonvolutions de l'insula à la zone motrice; une explication est toutefois nécessaire. En ce qui concerne les circonvolutions sphénoïdales, il n'y a que les faits de surdité verbale observés dans les lésions de cette région qui pourraient faire hésiter encore; mais il s'agit ici de troubles sensoriels, sans aucun caractère de paralysie motrice. Quant aux circonvolutions de l'insula, les observations de Raymond et Brodeur, concluant à leur introduction dans la zone motrice, ne nous paraissent pas suffisamment démonstratives: deux faits d'hémorrhagie sous-corticale de la région de l'insula, avec mort rapide, avant la disparition des accidents de l'ictus apoplectique, sont tout d'abord à écarter; reste un troisième fait dans lequel des attaques d'hémiplégie *transitoire* s'étant produites, le malade est mort trois jours après la troisième; rien ne prouve, comme l'ont remarqué Charcot et Pitres, que l'on ait eu affaire à une paralysie résultant de la suppression de la région de l'insula; son caractère *transitoire* est de nature à la faire considérer comme indirectement liée à la lésion *permanente* trouvée à l'autopsie.

B. — *Lésions du centre ovale sans troubles moteurs.*

Pitres a soumis à une étude approfondie[1] les symptômes moteurs produits chez l'homme par les lésions circonscrites du centre ovale; des nombreuses observations réunies dans son travail, il résulte que, parmi les lésions centre-ovalaires, toutes celles qui intéressent les faisceaux blancs dans les régions sous-jacentes à la zone latente corticale, ne se traduisent par aucun accident paralytique.

Ces régions du centre ovale, qui se montrent inactives au point

[1] A. Pitres, Rech. sur les lésions du centre ovale des hémisphères cérébraux. (*Th. Doct.*, Paris, 1876).

de vue moteur, correspondent aux faisceaux préfrontaux, occipitaux et sphénoïdaux, en d'autres termes à la projection dans l'épaisseur de l'hémisphère des fibres émanant de la zone latente corticale[1].

Mais, pour rester latentes et ne provoquer aucun trouble paralytique, ces lésions préfrontales, occipitales ou sphénoïdales du centre ovale, doivent nécessairement n'intéresser que les faisceaux des régions indiquées et ne point *empiéter* sur ceux de la région intermédiaire ou fronto-pariétale, que nous verrons bientôt faire partie du système moteur ; elles ne doivent pas davantage causer de *compression* qui retentisse sur les régions actives, ainsi que cela se produit souvent au début des hémorrhagies centrales, avant le retrait du caillot et la constitution de la lésion définitive, ou, comme on le voit encore, quand une tumeur se développe en refoulant les faisceaux des régions latentes et en augmentant la pression intra-crânienne : dans tous ces cas et dans d'autres encore, on n'a plus affaire à la lésion circonscrite, à effet local, la seule qui doive être prise en considération quand on veut discuter, selon les règles anatomo-cliniques la question de la localication dans le centre ovale.

LÉSIONS CÉRÉBRALES AVEC TROUBLES MOTEURS CHEZ L'HOMME

A. — *Lésions corticales (zone motrice).*

Nous n'admettons comme utilisables dans la détermination de la

[1] Pour faciliter la description du siège des lésions du centre ovale, Pitres a proposé une division par tranches méthodiques qui a été adoptée dans la nomenclature anatomo-pathologique, et qu'on connaît sous le nom de « coupes de Pitres ».

Une première coupe verticale, parallèle au sillon de Rolando et passant à 5 centimètres en avant de ce sillon, sépare du reste du cerveau la région *antérieure ou préfrontale* qui correspond à la portion préfrontale non motrice de l'écorce.

Une seconde coupe parallèle à la première et passant à 1 centimètre en avant de la scissure perpendiculaire interne, isole du reste de l'hémisphère la portion occipitale qui correspond à la région occipitale non motrice de l'écorce.

La portion intermédiaire à ces deux coupes (région fronto-pariétale) constitue la masse motrice du cerveau que nous aurons à étudier tout à l'heure.

Les observations I à IX et LV à LXXXIII de la thèse de Pitres fournissent des exemples précis de lésions, latentes au point de vue moteur, et intéressant les faisceaux préfrontaux ; les observations XIV à XVII et XCI à XCII, montrent l'absence de paralysie dans les lésions des lobes sphénoïdaux ; les observations X à XIII et LXXXIII à XC témoignent du défaut de troubles moteurs dans les lésions des faisceaux occipitaux.

portion motrice de l'écorce cérébrale chez l'homme [1] que les faits cliniques répondant à la règle posée par Charcot et que nous rappelons ici :

« Ne considérer comme démonstratives que les observations dans lesquelles les symptômes observés pendant la vie peuvent être expliqués par une lésion *unique*, *destructive, ancienne et bien limitée* ».

Il faut que la lésion soit *unique*, faute de quoi l'incertitude subsisterait nécessairement sur la question de rapport entre le siège de la lésion et celui des troubles moteurs; il faut qu'elle soit *destructive* et non irritative, pour avoir une réelle valeur et permettre d'attribuer la suppression de la fonction à la suppression de la région intéressée.

Il est préférable, au même point de vue, qu'elle soit *ancienne* (un foyer ocreux, par exemple, la plaque jaune type), parce qu'on ne court pas le risque de confondre des accidents inhibitoires, d'ordre irritatif, avec des accidents de suppression (distinction qui chez l'homme correspond à celle des troubles d'irritation initiale et des troubles dits de mutilation chez les animaux).

Il est nécessaire enfin, et surtout, que la lésion soit *bien limitée* : nous n'avons que faire des observations où sont décrites des lésions diffuses, anciennes ou récentes, quand il s'agit de trancher une question de topographie.

Les faits anatomo-cliniques qui remplissent les conditions requises se sont accumulés depuis que la première impulsion a été donnée; de tous côtés ont paru soit des recueils, soit des observations isolées; le triage opéré, il reste un nombre considérable de documents, plus que suffisant pour fournir une base solide aux propositions générales suivantes :

1° *La zone motrice corticale comprend, chez l'homme, la circonvolution frontale ascendante, la circonvolution pariétale ascendante et le lobule paracentral ;*

[1] Nous avons déjà donné dans les leçons traitant de l'épilepsie corticale, quelques indications sur le siège des lésions *irritatives* suivies d'accidents convulsifs ; nous n'y reviendrons pas ici, nous bornant à faire remarquer que ces lésions siègent dans les mêmes points que les lésions *destructives* à effet paralytique, dont il est question ; ajoutons que, souvent une lésion, irritative d'abord, devient ensuite destructive. Les observations et les expériences montrent, en effet, très souvent, la succession des accidents convulsifs et paralytiques due à l'évolution d'une même altération corticale.

2° *Les lésions destructives des parties de l'écorce qui recouvrent cette région des hémisphères cérébraux provoquent des troubles paralytiques dont la gravité et la distribution sont en rapport direct avec l'étendue et la profondeur des lésions corticales provocatrices;*

3° *Si ces lésions sont étendues, il en résulte une hémiplégie totale du côté opposé du corps; si elles sont bornées à une partie seulement de la zone motrice, l'hémiplégie est partielle; si elles sont très limitées, la paralysie n'atteint qu'un membre ou même qu'un groupe musculaire*[1].

[1] Nous pouvons légitimer ces propositions, sans entrer dans de longs détails qu'on trouvera dans les publications spéciales de Charcot et Pitres, de Cl. de Boyer, etc., en reproduisant ici le résumé que nous avons donné, avec Pitres, dans l'article *Encéphale* du Dictionnaire encyclopédique :

a. *Hémiplégies totales provoquées par des lésions étendues de la zone motrice corticale.* Lorsqu'une lésion destructive atteint toute la zone motrice corticale, elle détermine une hémiplégie totale du côté opposé du corps. Cette hémiplégie présente les caractères habituels de l'hémiplégie d'origine cérébrale. Elle frappe à la fois le membre inférieur, le membre supérieur et certains muscles de la face; la langue n'est pas complètement immobile, mais sa pointe est déviée vers le côté paralysé; les muscles du cou, de la tête, du tronc paraissent épargnés.

b. *Monoplégies associées provoquées par des lésions partielles de la zone motrice corticale.* Sous le nom de monoplégies associées, on a décrit deux formes cliniques d'hémiplégies partielles. Dans l'une, la paralysie porte sur les deux membres d'un côté du corps, la face conservant sa motilité normale; dans l'autre, la paralysie porte sur une moitié de la face et sur le membre supérieur correspondant, le membre inférieur conservant l'intégrité de ses mouvements. MM. Charcot et Pitres ont étudié avec soin ces deux variétés d'association paralytique d'origine corticale et démontré, par l'étude d'observations anatomo-cliniques nombreuses, les rapports existant entre les monoplégies associées et la topographie des lésions corticales qui sont susceptibles de les provoquer. De l'ensemble des documents réunis par ces observateurs, on peut tirer les deux conclusions suivantes :

1° Les lésions destructives limitées de l'extrémité inférieure des circonvolutions ascendantes, donnent lieu à des paralysies associées de la face et du membre supérieur du côté opposé à la lésion cérébrale (variété brachio-faciale);

2° Les lésions destructives limitées de l'extrémité supérieure des circonvolutions ascendantes, donnent lieu à des paralysies associées des deux membres du côté opposé à la lésion cérébrale (variété brachio-crurale).

c. *Monoplégies pures, provoquées par des lésions limitées de la zone motrice corticale.* Lorsque les lésions destructives de la zone motrice corticale sont très limitées, et ne mesurent pas, par exemple, plus de 1 à 2 centimètres de diamètre, elles peuvent produire et produisent souvent des *monoplégies*, c'est-à-dire des paralysies isolées de la face, du membre supérieur ou du membre inférieur. On comprend, sans qu'il soit utile d'y insister, l'intérêt qui s'attache à l'étude de ces monoplégies d'origine corticale. Les faits dans lesquels un ramollissement limité a détruit un point circonscrit des circonvolutions, et détermine consécutivement la paralysie permanente d'un membre ou d'un groupe musculaire isolé, ont la valeur de véritables expériences physiologiques. Si, dans les faits de ce genre, on arrive à découvrir un rapport constant entre la destruction de certains points de l'écorce et la perte de certaines fonctions motrices, on est en droit de conclure, qu'à l'état normal, il existe également un rapport entre

B. — *Lésions de la substance blanche avec troubles moteurs chez l'homme.*

1° *Lésions du centre ovale.* — Quand elles atteignent la région intermédiaire, fronto-pariétale, limitée par les deux coupes préfrontale et occipitale, les lésions du centre ovale déterminent la paralysie croisée, persistante, souvent accompagnée, au début, de contracture primitive, et plus tard, de contracture secondaire.

La paralysie qui résulte des altérations hémorrhagiques ou autres, interrompant la continuité du faisceau moteur dans le centre ovale, est plus ou moins étendue, suivant que la lésion occupe elle-même une étendue plus ou moins grande : dans les vastes déchirures hémorrhagiques, par exemple, on voit survenir l'hémiplégie croisée, complète, restant définitive dans les deux membres et dans la moitié de la face du côté opposé ; mais, si les lésions sont circonscrites, les troubles moteurs le sont aussi et, au lieu d'une hémiplégie, c'est une monoplégie qui se produit. Ce dernier point étant acquis et établi sur de nombreux faits cliniques, on arriva à se demander s'il serait possible de subdiviser le centre ovale, dans sa portion fronto-pariétale, en fascicules indépendants, correspondant chacun à l'un des départements moteurs qu'une analyse semblable avait permis d'établir dans l'écorce du cerveau : cette tentative a été

l'intégrité anatomique de ces points de l'écorce et l'intégrité de la fonction compromise par leur destruction.

Or, les observations de monoplégies d'origine corticale, publiées dans ces dernières années, sont assez nombreuses et assez concordantes, pour qu'on soit d'ores et déjà autorisé à décrire, dans la zone motrice corticale, un certain nombre de divisions secondaires, dont la destruction pathologique provoque nécessairement des paralysies motrices, limitées à certains points déterminés du côté opposé du corps. Ces divisions secondaires sont encore peu nombreuses. Néanmoins, nous connaissons aujourd'hui, chez l'homme, trois centres moteurs corticaux distincts, dont l'existence est établie sur des faits bien positifs : ce sont les centres de la face, du membre supérieur et du membre inférieur.

La région de l'écorce, dont la destruction provoque la paralysie du côté opposé de la face, occupe l'extrémité inférieure des deux circonvolutions ascendantes et plus spécialement de la frontale ascendante.

Les centres moteurs corticaux pour le membre supérieur du côté opposé, siègent dans la partie moyenne de la zone motrice et plus spécialement dans la région moyenne de la frontale ascendante.

Les centres corticaux pour le membre inférieur du côté opposé, siègent dans l'extrémité supérieure des circonvolutions ascendantes et dans le lobule paracentral.

faite et avec succès, surtout par Pitres ; elle constitue la partie la plus originale de son travail. C'est à ses recherches que nous allons emprunter les éléments de la topographie du centre ovale chez l'homme, en ayant soin de rappeler que la fasciculation de cette même masse blanche a été établie déjà, chez les animaux, par un procédé différent, celui de l'excitation localisée. (Voy. p. 16-22.)

Pour pouvoir classer les faits anatomo-cliniques, il était nécessaire de posséder une nomenclature des diverses régions du centre ovale : l'homogénéité de la substance blanche, l'absence de points de repère fixes, rendait une telle détermination presque impossible avec les procédés descriptifs ordinaires. La méthode des coupes a été utilisée par Pitres, qui a pu établir ainsi plusieurs subdivisions dans la masse blanche fronto-pariétale [1] ; en reportant ensuite, sur les schémas obtenus de cette façon, les points occupés par les lésions circonscrites dans les observations de monoplégies, et en groupant méthodiquement les faits, Pitres est arrivé à montrer que chaque paralysie partielle a son point de départ indépendant, aussi bien dans le centre ovale qu'à la surface du cerveau, et que la localisation corticale se poursuit dans l'épaisseur des masses blanches centrales chez l'homme tout comme chez les animaux. Les conclusions de son travail de 1877, qui ne reposaient encore que sur un petit nombre de faits précis, ont été depuis confirmés par les observations qui se sont multipliées : nous nous bornerons cependant à énoncer, avec la même réserve qu'il l'a fait lui-même, le résultat de ses études : « Les lésions des faisceaux frontal et pariétal inférieurs donnent lieu à des troubles de la motilité de la face, comme celles du tiers inférieur des circonvolutions ascendantes ; les lésions des faisceaux frontal et pariétal moyen et supérieur provoquent des paralysies dans les membres du côté opposé, comme les lésions des deux tiers supérieurs des circonvolutions ascendantes [2] ».

2° *Lésions capsulaires.* — Les lésions destructives du tiers antérieur de la capsule interne ne déterminent ni troubles de la motilité, ni troubles de la sensibilité ; celles du tiers postérieur donnent lieu à des paralysies sensitivo-sensorielles (hémianesthésie) : seules, les lésions

[1] Voy. la description détaillée des éléments contenus dans les coupes *pédiculo-frontale, frontale, pariétale, pédiculo-pariétale.* (Pitres, *Loc. cit.*, p. 34 et planche I, fig. 3, 4, 5, 6.)

[2] Voy. la Leçon suivante sur la constitution du faisceau pyramidal.

du tiers moyen provoquent des paralysies motrices persistantes. On retrouve donc, dans la mince bande de substance blanche qui fait suite au centre ovale et qui le relie à la région pédonculaire, les grandes divisions de la surface corticale et du centre ovale : ces divisions se groupent dans la portion moyenne de la capsule interne.

Les faits de destruction du tiers postérieur de la capsule donnant lieu à l'hémianesthésie sans paralysie motrice, sont établis cliniquement et expérimentalement ; les observations de destruction du tiers antérieur, sans troubles sensitifs ni moteurs, ont été particulièrement étudiées par Brissaud ; on ne compte plus les observations d'hémiplégie complète à la suite de la destruction du tiers moyen de la capsule interne.

Mais ici, encore, malgré la réduction qu'ils éprouvent au niveau du défilé capsulaire, les faisceaux, dissociés dans le centre ovale, restent fonctionnellement indépendants et peuvent être isolément lésés, déterminant ainsi des monoplégies, au lieu de l'hémiplégie totale qui fait suite à la destruction en bloc du tiers moyen de la capsule : on comprend combien doivent être rares les faits de ce genre, en raison de la faible étendue de la région ; cependant de telles observations existent et les plus démonstratives d'entre elles méritent d'être rapportées [1].

[1] Nos expériences sur la dissociation des fascicules moteurs de la capsule interne au moyen des excitations localisées (voy. *IIIe leçon*, p. 21) paraissent, au premier abord, en opposition avec ce fait clinique que les hémiplégies, produites par les lésions de la capsule interne, sont presque toujours totales. Nous nous sommes autrefois expliqués sur ce point dans une note présentée en commun avec M. Pitres, à la Société de Biologie (décembre 1877); nous reproduisons ici la partie de cette communication relative au point dont il s'agit :

« Les altérations pathologiques qui atteignent la capsule sont, dans l'immense majorité des cas, des lésions grossières : ce sont des hémorrhagies ou des foyers étendus de ramollissement. Dans de telles conditions, l'hémiplégie est totale parce que la lésion est trop étendue pour ne léser qu'un seul des faisceaux fonctionnellement distincts qui entrent dans la composition de la capsule interne. Il est très vraisemblable qu'une lésion limitée de la capsule, qui ne dépasserait pas le volume d'une lentille ou d'un pois, donnerait lieu à une paralysie dissociée du côté opposé du corps. Mais les cas de ce genre doivent être excessivement rares : il n'en existe peut-être pas un seul exemple précis dans la littérature médicale.

« L'existence de plusieurs faisceaux fonctionnellement distincts dans la capsule interne ne diminue donc en rien l'importance de la loi posée par M. Charcot, d'après laquelle les lésions centrales, avec extension à la capsule interne, détermineraient toujours une hémiplégie *totale* du côté opposé du corps. En revanche, nos résultats physiologiques permettent de comprendre un certain nombre de faits qui n'avaient pas reçu jusqu'à ce jour d'explication plausible. On sait qu'il n'est pas rare de voir, dans les hémiplégies totales, une prédominance très marquée de la paralysie dans la face ou dans un des membres. Tel malade, qui est condamné par l'inertie complète ou la rigidité du membre inférieur à ne pas sortir de son lit,

MM. Charcot et Brissaud ont observé plusieurs cas de monoplégie faciale produite par la lésion localisée aux faisceaux *antérieurs* du tiers moyen de la capsule interne ; la dégénération descendante longeait le bord interne de la face inférieure du pédoncule cérébral et s'arrêtait dans la protubérance ; les pyramides et la moelle étaient intactes.

D'autres observations tendent à montrer que la destruction de la partie moyenne de la capsule est suivie de monoplégie brachiale, la face et le membre inférieur restant ou devenant indemnes [1] ; mais, en général, les lésions capsulaires, toutes circonscrites qu'elles puissent être, sont encore assez étendues pour intéresser l'ensemble des faisceaux moteurs et produire l'hémiplégie complète.

peut encore exécuter certains mouvements, relativement étendus, avec le membre supérieur du même côté ; tel autre, dont le membre supérieur est absolument inerte ou fixé par la contracture secondaire dans une flexion permanente, peut encore marcher sans trop de difficulté. Les cas de ce genre coïncident le plus souvent avec des lésions centrales atteignant la capsule interne et s'expliquent vraisemblablement par ce fait que tous les faisceaux qui entrent dans sa composition ne sont pas altérés au même degré. L'analyse de quelques observations recueillies l'année dernière (1876) dans le service de M. Charcot, semble même indiquer q e la paralysie prédomine dans le membre supérieur quand la lésion est plus marquée dans les portions antérieures du tiers moyen de la capsule interne, et dans le membre inférieur, quand les lésions siègent surtout dans les portions postérieures de la région motrice de la capsule interne. »

Les cas de ce genre, sans s'être multipliés depuis 1877, époque à laquelle nous formulions les remarques précédentes, ont été publiés cependant en nombre suffisant pour qu'on puisse établir, même cliniquement, la subdivision des faisceaux moteurs capsulaires.

[1] Depuis que cette leçon a été faite, un cas très démonstratif de monoplégie brachiale à la suite d'une lésion circonscrite de la capsule interne a été publiée en Angleterre :

MM. H. Bennet et Campbell ont communiqué à la Société de médecine de Londres, dans la séance du 13 avril 1885 (*The British Med. Journ.*, 18 avril 1885), un cas de monoplégie brachiale gauche, sans troubles de la sensibilité, survenue chez un vieillard de quatre-vingts ans à la suite d'une attaque apoplectiforme. Le malade survécut six semaines. Pendant les premiers jours, on nota un peu de paralysie faciale et quelques troubles de la parole, mais ces accidents se dissipèrent rapidement et la paralysie du membre supérieur gauche persista seule jusqu'à la mort. A l'autopsie, on trouva un foyer de ramollissement du volume d'un haricot situé à la partie supérieure de la région moyenne de la capsule interne droite. Les fibres des régions antérieure et postérieure de la capsule étaient intactes. (*Semaine médicale*, 22 avril 1885.)

VINGT-HUITIÈME LEÇON

(28 mars 1885)

LÉSIONS DESTRUCTIVES LOCALISÉES DU CERVEAU : TROUBLES TROPHIQUES QUI EN RÉSULTENT (PERTE D'EXCITABILITÉ ET DÉGÉNÉRATION DESCENDANTE DES FAISCEAUX BLANCS). — CONSTITUTIÓN DU FAISCEAU PYRAMIDAL.

I. Perte d'excitabilité localisée du centre ovale et de la capsule interne consécutive à la destruction totale ou partielle de la zone motrice. Faits expérimentaux montrant que le centre ovale cesse de réagir aux excitations à partir de la 96ᵉ heure après la lésion corticale; au même moment, le bout périphérique d'un nerf moteur sectionné en même temps que l'écoree, a été lésée a perdu son excitabilité. La perte d'excitabilité centre-ovalaire est d'autant plus circonscrite que la lésion corticale a été plus limitée; elle est totale, si toute la zone motrice a été détruite; elle ne se produit pas, si les lésions ont porté sur la zone latente.

La perte d'excitabilité de la capsule interne est moins complète que celle du centre ovale au même moment, mais elle se manifeste plus tard au même degré que dans le centre ovale : l'influence du corps strié peut être invoquée pour expliquer cette persistance relative de l'excitabilité capsulaire.

Ces faits concordent rigoureusement avec ceux qu'a révélés l'excitation localisée des faisceaux blancs et fournissent la contre épreuve des résultats des excitations.

II. Troubles trophiques, caractérisés par la dégénération descendante fasciculée et résultant des lésions corticales qui portent sur la zone motrice : parallèle des observations anatomo-cliniques et expérimentales. Détermination du trajet sous-bulbaire du faisceau moteur; variétés de la décussation des pyramides antérieures; passage des fibres motrices dans le fascicule postérieur du faisceau latéral de la moelle. Données complémentaires fournies par les études récentes de Brissaud sur la constitution du faisceau pyramidal au niveau de la capsule interne (fascicule géniculé). Synthèse du faisceau moteur.

Discussion de la nature des rapports qui existent entre les cellules corticales dites motrices et les fibres du faisceau pyramidal : mécanisme de la dégénération descendante.

MESSIEURS,

Les conséquences des lésions destructives de la zone motrice corticale produites par un procédé quelconque, ne se bornent pas aux accidents paralytiques que nous venons d'étudier chez les animaux et chez l'homme; elles se manifestent en outre : 1° *par la perte de l'excitabilité directe* des faisceaux descendants du centre ovale, facile à constater chez les animaux et qui existe évidemment aussi chez l'homme ; 2° *par la dégénération descendante fasciculée* de tout l'appareil conducteur émanant de l'écorce : cette altération a été observée aussi bien chez l'homme que chez les animaux.

Ni la perte d'excitabilité, ni la dégénération descendante confirmée histologiquement, ne s'observent à la suite des lésions destructives de la zone latente corticale : remarque qui vient corroborer les conclusions déduites des résultats des excitations et des destructions localisées.

L'étude de ces deux ordres de conséquences des destructions corticales motrices se relie directement à celle du trajet central, cérébro-médullaire, des incitations corticales : elle prépare la détermination anatomique du faisceau pyramidal (faisceau dit moteur, mieux faisceau descendant), que nous aurons à préciser, en groupant tous les faits qui s'y rapportent, aussi bien ceux que nous allons examiner maintenant, que ceux qui ont été antérieurement exposés (topographie des fascicules moteurs d'après les effets des excitations et des destructions circonscrites).

Il y a donc grand intérêt, même à ce seul point de vue, à exposer les résultats que nous appelons provisoirement *trophiques* des lésions corticales limitées à la zone motrice : c'est ce que nous avons cherché à faire dans les deux paragraphes suivants.

I. — Perte d'excitabilité localisée du centre ovale et de la capsule interne consécutive a la destruction totale ou partielle de la zone motrice.

A. — *Centre ovale.*

Les destructions et ablations partielles ou totales de la zone motrice corticale entraînent la perte d'excitabilité des faisceaux blancs du centre ovale, au bout d'un temps à peu près exactement égal à celui qui est nécessaire pour qu'un nerf moteur, séparé de la moelle, cesse de réagir aux excitations.

Tel est le fait essentiel qui se dégage des expériences exécutées d'abord par Albertoni et Michieli, en 1876 [1], l'année suivante par

[1] Albertoni è Michièli (Sui centri cereb. d. movim. *Lo sperim.*, fév. 1876).

nous-mêmes. Les physiologistes italiens avaient montré que la substance blanche du centre ovale cesse d'être excitable, dans la portion qui constitue la gerbe motrice, après l'ablation de l'écorce correspondante ; nous avons étudié le même fait avec détail et précisé la marche de la perte d'excitabilité centre-ovalaire, ainsi que le moment où cette excitabilité disparaît[1]. On voit qu'après une diminution progressive de la réactivité motrice, les faisceaux blancs, séparés de l'écorce, sont complètement inexcitables vers la 96e heure à dater de l'opération : c'est au même moment que, sur le même

[1] Voici le relevé sommaire de quelques-unes de nos expériences qui montrent : 1° le fait de la perte d'excitabilité centre-ovalaire après la destruction de la zone motrice ; 2° le rapport entre le siège des faisceaux devenus inexcitables et le siège de la partie détruite dans la zone motrice.

Exp. n° 3. — Deux jours après l'ablation d'une portion circonscrite de la zone motrice (centre cortical pour le membre antérieur gauche), l'excitation de la coupe des faisceaux blancs, après ablation du bourgeon cérébral, provoque des réactions motrices déjà moins énergiques que l'avant-veille.

Quatre jours pleins après l'opération (97e heure), perte complète d'excitabilité de la portion sous-jacente au centre cortical enlevé, les parties voisines ayant conservé toute leur action. A ce moment, l'excitation de la capsule interne provoque encore des réactions.

Exp. n° 4. — Trois jours après l'ablation avec une curette (sans cautérisation préalable de l'écorce) du centre cortical droit pour le membre antérieur gauche, l'excitation forte de la coupe des faisceaux blancs mis à nu, produit de faibles mouvements dans le membre antérieur, tandis que de faibles excitations de la partie voisine, encore munie de substance grise, provoque d'énergiques réactions dans le membre postérieur.

Le quatrième jour, à la 96e heure exactement après l'ablation corticale, de fortes excitations du centre ovale décortiqué donnent encore de très légers mouvements dans le membre antérieur ; à la 100e heure, les réactions sont plus réduites encore ; à la 112e heure, l'excitabilité de la substance blanche est absolument abolie dans le centre ovale ; elle persiste encore, quoique atténuée, dans la capsule interne.

Or, dès la 97e heure, le bout périphérique du nerf sciatique (qui avait été sectionné au même moment que la décortication des faisceaux blancs avait été pratiquée) ne déterminait plus la moindre secousse dans les muscles de la patte.

Exp. n° 12. — Quatre jours après l'ablation de la portion excitable de l'écorce sur un chat, l'irritation électrique assez intense du bourgeon cérébral ne provoque aucune réaction motrice. — Même perte d'excitabilité des surfaces de section du centre ovale et du pied de la couronne rayonnante.

Ce n'est qu'au niveau de la capsule interne qu'on retrouve des traces d'excitabilité, fait constaté dans nombre d'autres expériences, comme si la capsule recevait un appoint de fibres motrices, n'ayant pas subi l'action trophique de l'écorce, et émanant du corps strié.

Exp. n° 18. — Six mois après l'ablation du gyrus sigmoïde d'un côté, la coupe du centre ovale est absolument inexcitable, tandis que les parties voisines des circonvolutions sont hyperexcitables.

Exp. n° 53. — Après la destruction par hémorrhagie de la région sigmoïde herniée, 98 heures après l'opération, perte d'excitabilité du bourgeon cérébral et de la coupe des faisceaux blancs ; cette inexcitabilité n'est pas absolue et ne s'étend qu'aux faisceaux des membres ; la face et le cou réagissent. On peut même provoquer une attaque hémiplégique du côté opposé, malgré la suppression des centres corticaux des membres.

animal, se manifeste l'inexcitabilité du bout périphérique du nerf sciatique coupé en même temps qu'on pratiquait l'ablation de l'écorce.

Si cette ablation a été partielle et n'a porté, par exemple, que sur la portion d'écorce dont l'excitation provoquait des mouvements localisés dans un membre, on retrouve. sur la coupe des faisceaux blancs du centre ovale, tous les points excitables correspondant aux autres régions du côté opposé du corps : seul, le membre, qui est en rapport avec le fascicule nerveux dépendant de la portion détruite, reste sans réactions : c'est là évidemment la meilleure preuve de l'indépendance fonctionnelle des faisceaux conducteurs et de la localisation motrice dans le centre ovale ; cette démonstration fait la contre-partie de celle que fournissent les excitations localisées[1].

B. — *L'excitabilité des faisceaux blancs, complètement perdue dans le centre ovale à la suite de la destruction de la zone motrice, ne l'est que partiellement au niveau de la capsule interne. — Signification du fait.*

Les excitations qui restent absolument sans effet sur les coupes

[1] Nous devons répondre ici à une critique dont nos expériences ont été l'objet de la part de Couty (*Arch. Phys.*, 1881, nº 4, p. 518); on jugera de la valeur des objections par la citation suivante :

« Il faut considérer, dit l'auteur, comme une conclusion inexacte, due à une observation insuffisante, l'affirmation d'Albertoni et Michieli, de Franck et Pitres, qu'un cerveau abrasé *cesse d'être excitable* au 3ᵉ ou 4ᵉ jour. »

Couty ajoute cependant tout aussitôt : « Il est très vrai que la perte de la sensibilité à l'électricité est quelquefois *aussi tardive*(?) » Nous n'avions pas dit autre chose, aux termes près. Notre conclusion ne serait donc pas *inexacte;* c'est l'interprétation du fait, reconnu exact par notre contradicteur lui-même, qui est sans doute fautive ; voyons ce qu'il en dit : « Ce qui fait la perte d'excitabilité *corticale* (?) ce n'est pas une dégénérescence sous-jacente consécutive et lente que personne n'a jamais constatée au 4ᵉ ou 6ᵉ jour, c'est l'*état de désorganisation de la substance électrisée.* »

Rappelons que nous n'avons point parlé de perte d'excitabilité *corticale* en pareil cas, pour cette bonne raison que nous avions enlevé l'écorce et que nous excitions les faisceaux blancs : nous ne pensions point dès lors à attribuer à la dégénération sous-jacente la perte d'excitabilité des parties absentes. Couty aura mal lu nos communications ou se sera reporté à quelque compte-rendu de journal rédigé à la légère, comme il arrive trop souvent.

Enfin l'auteur ajoute qu'il a vu qu'il suffisait d'enfoncer les électrodes plus profondément pour retrouver *plus ou moins bas* dans le cerveau ou *vers les pédoncules* des fibres très excitables.

Nous en avions dit autant à propos de la persistance de l'excitabilité capsulaire, et nous avions cherché, soit dans l'irrigation indépendante de la capsule, soit et surtout dans ses rapports avec le corps strié, la raison de la persistance (qui n'est du reste que *partielle* et *temporaire*) de la réactivité motrice de cette région.

du centre ovale, un certain temps après la destruction de l'écorce, déterminent encore des réactions quand on les applique à la coupe de la capsule interne [1]. Ces réactions sont, il est vrai, beaucoup plus faibles que celles qu'on détermine, au même moment, par l'excitation du centre ovale de l'hémisphère opposé laissé intact, mais elles existent, et la raison de leur production au niveau de la capsule, alors qu'elles font défaut plus haut, doit être recherchée.

On pourrait penser que, conformément à certaines descriptions anatomiques, le système de projection cortical s'arrête dans le corps strié et que celui-ci émet un nouveau système de fibres constituant la capsule interne [2]. Ainsi s'expliquerait la perte d'excitabilité des faisceaux centre-ovalaires et la conservation d'activité des faisceaux capsulaires, dans les conditions énoncées ci-dessus. Cette hypothèse est en opposition avec le fait suivant, qui est décisif : à la suite de la destruction de la zone motrice, la dégénération descendante est *continue*, de l'écorce à la moelle ; elle ne s'arrête pas au niveau du corps strié, comme elle devrait le faire, si celui-ci était l'aboutissant des fibres motrices corticales et le point de départ des fibres capsulaires [3].

Il faut cependant admettre qu'une raison toute locale de persistance d'excitabilité intervient ici : le faisceau descendant subit à son passage au niveau du corps strié une influence trophique nouvelle, ou bien il reçoit un renfort de fibres qui s'ajoutent à celles provenant de l'écorce. Cette dernière explication n'est pas vraisemblable, puisqu'à un moment donné, plus tardivement, l'excitabilité capsulaire elle-même disparaît et que la dégénération des fibres qui constituent la capsule interne est totale à la suite de lésions corticales ou centre-ovalaires suffisantes ; il n'y aurait pas de raison pour que l'intégrité anatomique et fonctionnelle ne se maintienne pas indéfiniment, si le corps strié fournissait les fibres de la région capsulaire [4]. Nous

[1] Voy. les Exp. n°s 3, 4, 12, résumées dans la note de la page précédente.

[2] Voy. *IIIe Leçon*, p. 21-22. Réactions spéciales de la capsule interne et inexcitabilité du corps strié proprement dit.

[3] Voy. le paragraphe suivant consacré à l'étude de la dégénération descendante.

[4] La notion d'un arrêt des fibres motrices corticales dans le corps strié mériterait d'être discutée avec détail, parce qu'elle sert de base à quelques théories de la restitution des mouvements à la suite des destructions corticales ; elle a, du reste, un rapport direct avec le sujet qui nous occupe ici, puisque nous cherchons à déterminer le trajet du faisceau moteur. L'une des raisons principales à faire valoir contre cette opinion, c'est que l'ablation du noyau caudé faite en respectant la continuité des fibres capsulaires (Carville et Duret, *Arch. Physiolog.*, 1875, p. 428), n'empêche pas la transmission des excitations motrices ayant leur

inclinons beaucoup plutôt à penser que l'influence trophique du corps strié se manifeste sur les tubes nerveux qui subissent son contact, comme se manifeste celle des appareils ganglionnaires intercalés sur le trajet des nerfs, si ceux-ci ont été coupés entre ces appareils et les centres nerveux supérieurs. [Ainsi s'expliquerait le maintien temporaire de l'excitabilité du faisceau descendant, au niveau de la capsule interne.

Ce fait, quelque interprétation qu'on lui donne, ne saurait donc modifier la conclusion qui découle des résultats précédemment exposés et de ceux dont il sera question tout à l'heure, à savoir que les incitations motrices sont transportées dans les centres nerveux par un appareil de conducteurs distinct des autres parties, et constitué, lui-même, par des fascicules juxtaposés et indépendants les uns des autres, en rapport chacun avec un département limité de la zone motrice[1].

II. — Dégénération descendante fasciculée du cerveau, du pédoncule, du bulbe et de la moelle, consécutive aux lésions destructives localisées a la zone motrice. — Topographie du faisceau pyramidal.

Nous devons simplement utiliser ici, pour fournir un appoint à la démonstration des localisations motrices dans la substance blanche, les faits cliniques et expérimentaux qui établissent l'existence de dégénérations descendantes localisées, consécutives aux lésions destructives de la zone motrice. L'étude détaillée de cette

point de départ dans l'écorce; la section des faisceaux de la couronne rayonnante supprime, au contraire, toute réaction motrice ayant l'écorce pour origine, à la condition que cette section soit pratiquée assez loin de l'écorce pour parer aux chances de propagation des courants en profondeur. Dans le premier cas, *si la capsule interne est intacte*, les accidents paralytiques ne se produisent pas et la dégénération descendante n'a pas lieu; tandis que les troubles fonctionnels et anatomiques surviennent fatalement, chez les animaux supérieurs, à la suite des destructions corticales profondes et des grandes lésions centre-ovalaires. Le corps strié ne constitue donc pas le centre de convergence des fibres motrices corticales puisque sa destruction ne supprime pas la transmission et que, malgré sa présence, les accidents paralytiques surviennent si l'écorce ou le centre ovale est détruit.

[1] D'après Nothnagel (*Arch. f. path. Anat.*, LX, p. 129-149 et LXII, p. 201-214), les impulsions motrices volontaires émanant de l'écorce cérébrale, auraient tout d'abord le corps strié pour aboutissant (noyau lenticulaire) et seraient ensuite transmises à la périphérie. Le même auteur, dans le tome LXXI du même recueil, avance que si on lèse la partie *antérieure* (?) de la capsule sans toucher au noyau lenticulaire, il ne se produit pas de paralysie motrice (?). Ce fait est en contradiction formelle avec les résultats connus des destructions localisées à la capsule interne.

question nous entraînerait beaucoup trop loin ; malgré le vif intérêt qu'elle présente à cause de la précision des résultats, nous nous bornerons à en donner un exposé sommaire, renvoyant pour les détails aux travaux spéciaux [1].

On n'a bien compris les rapports entre les dégénérations descendantes et certaines lésions du cerveau qu'à partir du moment où, l'étude des localisations cérébrales étant à l'ordre du jour, il a pu être établi que les seules lésions du cerveau qui sont suivies de dégénération secondaire, sont celles qui occupent les circonvolutions motrices ou siègent sur le trajet des faisceaux qui en émanent. Bouchard [2] avait déjà cependant pressenti, en 1866, l'importance du *siège* des lésions cérébrales, et le peu de valeur relative de leur *étendue* ; mais, à cette époque, on ne pouvait aller plus loin, la question des localisations n'étant pas encore à l'étude. Charcot le premier, en 1875, a nettement formulé les points essentiels du sujet [3] : étudiant les conditions productrices des dégénérations secondaires

[1] Quelques renseignements bibliographiques auront certainement leur intérêt, car nous n'avons pas trouvé ces documents groupés d'une façon complète dans les différentes publications que nous avons dû analyser pour la rédaction de cette partie de notre travail.

Le mémoire de A. Pitres (*Progr. méd.*, n° 7, 1877), la thèse de R. Issartier (*Doct.*, Paris, 1878. *Des dégén. second. de la moelle*) et le dernier mémoire de Charcot et Pitres (1883, *Rev. mens.*) renferment des matériaux critiques qu'on pourra utilement rapprocher des indications suivantes, dont un certain nombre sont empruntées au récent mémoire de Langley et Sherrington (*Journ. of Phys.*, Cambridge, vol. V, n° 2).

P. Schiefferdecker. — Ueb. Deg., Reg. u. Archit. d. Rückenmark (*Arch. f. path. Anat. u. Phys.*, LXVII, p. 542).

Binswanger. — *Tageblatt* d. 52 *Naturf. versamml.*, S. 379, 1879, et *Arch. f. Anat. u. Phys.*, 1880, p. 435-437.

François-Franck et Pitres. — *Gaz. méd.*, Paris, n° 12, 20 mars 1880.

Forel. — Corresp.-Bltt. f. Schw. Aerzte, n° 19, p. 626. Oct. 1880 (*Anal. Rev. de Hayem.*, XXI, 1, p. 17.

Singer. — *Sitzungsb. d. Wien. Akad. Hf.* III. 1881, p. 390.

Lowenthal. — *Arch. f. d. ges. Phys.* Bd. 31, p. 350. 1883.

Schäfer. — *Journ. of Phys.*, Cambridge, IV, p. 316, 1883.

V. Monakow. — *Arch. f. Psychiatrie.* XII, 535, 1882.

Gudden. — *Corresp.-Bltt. f. Schw. Aerzte.* II.

Ferrier et Yeo. — *Proceed. Roy. Soc.* XXXVI, n° 229. 1884.

Langley et Sherrington. *Journ. of Phys.* V. n° 2, p. 49.

Moeli. — *Arch. f. Psych. u. Nerv. Krank.* Bd. XIV. H. 1. 180.

[2] Bouchard. — *Arch. gén. méd.* 1866, p. 142.

[3] Les observations d'atrophie du pédoncule et de la pyramide, observées sur le chien en 1875, par Carville et Duret (*Arch. Phys.*, p. 136) et par Déjerine (C. R., *Soc. Biol.*, 27 nov. 1875), importantes à d'autres titres, ne présentent pas d'intérêt au point de vue des localisations : dans le cas de Déjerine, il s'agit de l'atrophie de tout un lobe cérébral ; dans celui de Carville et Duret, d'un kyste du centre ovale ayant détruit la substance blanche sur une grande étendue.

dans les cas de lésions corticales, il dit : « Parmi ces conditions, il en est une capitale relative au siège du foyer cortical et qui mérite d'être relevée tout particulièrement. Il résulte de mes observations que les ramollissements superficiels (plaques jaunes) étendus, lorsqu'ils occupent soit le lobe occipital, soit les parties postérieures du lobe temporal ou encore le lobe sphénoïdal, soit enfin les régions antérieures du lobe frontal, ne sont pas suivies de scléroses fasciculées consécutives, tandis qu'il est de règle que celles-ci surviennent au contraire lorsque le foyer intéresse les deux circonvolutions ascendantes (pariétale et frontale ascendantes) et les parties attenantes du lobe pariétal et du lobe frontal [1]. » Vulpian, l'année suivante, revient sur la conclusion négative qu'il avait tirée autrefois de ses expériences avec Philipeaux [2], et reconnaît que, dans ses expériences, l'absence d'atrophie descendante tenait sans doute à ce que les destructions corticales chez le chien n'avaient pas porté sur le gyrus sigmoïde [3] : il eut en effet l'occasion d'observer depuis, l'atrophie descendante dans le pédoncule et la pyramide antérieure du même côté que la lésion du gyrus sigmoïde et dans le faisceau latéral de la moelle du côté opposé.

La clinique et l'expérimentation se trouvaient donc d'accord pour montrer le rapport des lésions corticales localisées à la zone motrice et de la dégénération descendante cérébro-médullaire. Tous les travaux exécutés depuis 1876, soit en clinique, soit en physiologie, ont confirmé, en les développant et en y apportant d'intéressants détails, les conclusions de Charcot et de Vulpian. Pitres, en 1877, établissait définitivement sur des observations précises les deux points essentiels de la question [4] : « Les lésions destructives, disait-il, même très étendues de l'écorce des hémisphères cérébraux, ne déterminent pas de dégénération descendante de la moelle lorsqu'elles siègent en dehors de la zone motrice corticale. — Les lésions destructives, même peu étendues de l'écorce des hémisphères cérébraux, donnent lieu à des dégénérations secondaires de la moelle lorsqu'elles siègent dans la zone motrice corticale ».

L'année suivante, nous avons publié, avec Pitres, dans la thèse de

[1] Charcot. — Leç. sur les localisations. 1875, p. 156, et R. Issartier, *Th. Doct.* Paris, 1878, p. 7.

[2] Philipeaux et Vulpian. — *Arch. Phys.*, 1869, p. 661.

[3] Vulpian. — *Arch. Phys.* 1876, p. 814.

[4] A. Pitres. — *Progrès médical*, n° 7, 1877.

Issartier (*Loc. cit.*, p. 48), un fait très net de dégénération descendante observée chez un chien auquel le gyrus sigmoïde avait été enlevé depuis plusieurs mois ; en 1880, nous avons donné une relation plus complète de nos expériences, et, depuis cette époque, un grand nombre de faits confirmatifs ont paru, soit en France, soit à l'étranger.

La topographie des faisceaux moteurs a pu être, grâce à tous ces documents, fixée d'une façon satisfaisante ; les données anatomiques fournies par Flechsig ont reçu ainsi la confirmation des études anatomo-pathologiques. On a pu suivre le trajet des faisceaux moteurs dans la capsule interne et montrer qu'ils en occupent la portion située entre le genou et le tiers postérieur[1], ce tiers postérieur étant occupé par les fibres du faisceau sensitif ; dans le pédoncule, c'est la partie moyenne du *pied* ou étage inférieur qui les contient ; moins nettement dissociables dans la protubérance, ils suivent les pyramides antérieures du bulbe, puis, subissant au niveau du collet bulbaire une décussation plus ou moins complète, ils se déjettent en arrière et vont former le fascicule postérieur du faisceau latéral de la moelle : tous les détails de ce trajet ont été nettement présentés par M. Charcot, dans ses leçons de 1879[2].

Quelques points spéciaux, d'une grande importance physiologique et clinique [et dont il y aura grand parti à tirer dans l'interprétation des variétés que peuvent présenter les accidents moteurs de provenance corticale], doivent maintenant attirer notre attention.

Nous avons dit tout à l'heure qu'au niveau du collet du bulbe, le faisceau pyramidal subissait « *une décussation plus ou moins complète* ». C'est qu'en effet, ainsi que l'a bien montré Flechsig[3], l'entrecroisement peut être *complet*, comme on l'admet généralement, mais il est fréquemment aussi *partiel*, c'est-à-dire qu'une partie de chaque pyramide antérieure se prolonge dans la moitié correspondante de la moelle. Le rapport entre la quantité de fibres qui passent du côté opposé et la quantité de celles qui restent du même côté (faisceau pyramidal croisé et faisceau pyramidal direct) est très

[1] Nous verrons plus loin que les études plus récentes de Brissaud autorisent à faire rentrer dans le groupe des faisceaux capsulaires descendants ceux qui occupent le genou même de la capsule.

[2] Charcot. — Leçons sur le faisceau pyramidal (*Progrès médical*, nos 14, 19, 20, 1879).

[3] Flechsig. — *Cbllt. Med.*, nos 36, p. 561, 1874. Du même : *Die Leitungsbahnen im Gehirn und Rückenmark*. Leipzig. 1876.

variable ; quelquefois encore le faisceau pyramidal direct peut exister d'un côté et faire défaut de l'autre côté.

Si l'on tient compte de toutes les variétés qui peuvent se présenter, on s'explique les anomalies apparentes d'un certain nombre de faits cliniques et les résultats différents des examens histologiques de moelles fournies par des sujets porteurs de lésions corticales unilatérales et en apparence identiques. C'est ainsi que Pitres a pu récemment[1] publier une série de faits de dégénérations secondaires *bilatérales* correspondant à des lésions destructives unilatérales du cerveau (zone motrice ou centre ovale) chez l'homme. Il a vu la sclérose secondaire occuper systématiquement les deux cordons latéraux de la moelle, la sclérose devenant brusquement bilatérale au-dessous de l'entre-croisement des pyramides ; quelquefois les trainées sclérosiques étaient exactement symétriques, parfois plus intenses du côté hémiplégique ; les cordons de Goll étaient en général épargnés ou ne présentaient que des altérations légères. Ces scléroses bilatérales paraissent dépendre d'une anomalie assez fréquente (Pitres en a observé dix cas sur quarante examens) dans l'entre-croisement des pyramides : les fibres se prolongeaient en partie dans le cordon latéral d'un côté, en partie dans l'autre cordon.

En relevant avec détail les nombreux cas de dégénération secondaire observés sur les animaux et dont on trouve plus haut les indications bibliographiques, il serait facile de dresser une sorte de tableau des variétés que présente, dans les différentes espèces et sur les sujets d'une même espèce, le trajet du faisceau pyramidal[2].

[1] Pitres. — *Arch. Phys.* 15 février, 1884. Observations communiquées en 1880, (*Soc. An. Phys.* Bordeaux, I, p. 97 ; en 1881 (*Soc. Biol.* 25 juin) ; la même année, à la *Soc. Anat.* Paris, 30 novembre.

[2] Nous empruntons à notre article *Encéphale* du Dictionnaire encyclopédique le résumé des études comparatives de la dégénération descendante chez les animaux employés d'habitude pour les expériences, en rappelant que, chez les vertébrés autres que chez les mammifères, la dégénération cortico-médullaire n'a jamais été observée à la suite des destructions étendues ou localisées du cerveau :

« 1° *Chez les lapins et les cobayes*, la destruction isolée des lobes occipitaux n'est suivie d'aucune altération secondaire appréciable. Quelques semaines ou quelques mois après cette destruction, on trouve, à l'autopsie, les pédoncules et la protubérance sans aucune asymétrie ; les pyramides antérieures du bulbe ont leur volume et leur coloration normale ; les cordons médullaires ne présentent ni atrophie, ni sclérose : leur intégrité paraît complète.

« La destruction des régions excitables des circonvolutions donne lieu au contraire à une dégénération descendante qu'il est facile de suivre dans le pédoncule, dans la protubérance et dans la pyramide antérieure du côté correspondant à la lésion cérébrale. Au-dessous de la partie inférieure du bulbe cette dégénération cesse

Mais, au point de vue qui nous occupe, toute la question est de bien montrer que l'étude des dégénérations descendantes fournit la preuve de la localisation (toute variable qu'elle puisse être dans la portion médullaire) des faisceaux moteurs de provenance corticale. Cette démonstration est suffisamment établie par ce qui précède, pour que nous passions à l'examen d'un point complémentaire dont l'intérêt sera facile à saisir : il s'agit de la participation d'une portion de la capsule interne, jusqu'ici laissée en dehors de la constitution du faisceau pyramidal, à la formation de ce faisceau, et de la provenance frontale des fibres de cette partie de la capsule.

C'est aux études de Brissaud[1] que nous sommes redevables de cette conception plus complète du faisceau cortical descendant : en résumant les points essentiels de son travail, nous donnerons une idée suffisante du progrès qu'il réalise.

d'être appréciable : elle ne se propage pas dans les faisceaux blancs de la moelle épinière, quelle qu'ait été d'ailleurs la durée de la survie de l'animal en expérience.

« *Chez les chiens et les chats*, les lésions destructives des lobes occipitaux ne provoquent pas de dégénérations descendantes.

« Les lésions destructives des circonvolutions qui avoisinent le sillon crucial, donnent lieu à une dégénération très appréciable occupant la partie moyenne et interne de la face inférieure du pédoncule cérébral, la protubérance et la pyramide antérieure du bulbe du côté correspondant à la lésion cérébrale. Cette bande de dégénération ne se termine pas au niveau de l'extrémité inférieure du bulbe, ainsi que cela se produit chez les lapins et les cobayes : elle se prolonge dans la moelle épinière où elle occupe le centre du faisceau latéral du côté opposé à la lésion cérébrale. Quelquefois, mais rarement, la dégénération occupe symétriquement les deux cordons latéraux, bien que la lésion provocatrice ait été unilatérale. Jamais, dans aucune des expériences pratiquées jusqu'à ce jour, la portion interne des cordons antérieurs (faisceau pyramidal direct de Flechsig, faisceau de Türck) n'a été trouvée altérée.

« L'aire de la surface occupée sur les coupes transversales de la moelle par le faisceau dégénéré, est proportionnellement très limitée et de beaucoup inférieure à l'aire des faisceaux dégénérés au niveau des pédoncules ou de la protubérance. Les choses se passent comme si la majeure partie des fibres altérées dans leur structure à la suite de la lésion cérébrale, s'arrêtaient dans le pédoncule et la protubérance.

« *Chez les singes*, on n'a jamais constaté de dégénération descendante d'origine corticale qu'à la suite de la destruction totale ou partielle de la région rolandique. Les lésions destructives des lobes préfrontraux, pariéto-occipitaux, temporaux, ne paraissent pas susceptibles de provoquer des altérations secondaires s'étendant vers la moelle.

« Les dégénérations qui succèdent aux lésions de la région rolandique suivent les mêmes voies que chez le chien. Elles traversent la capsule interne, l'étage inférieur du pédoncule, la pyramide antérieure du côté correspondant. Au dessous du bulbe, elles passent dans le cordon latéral du côté opposé de la moelle. La seule différence qui mérite d'être signalée c'est que chez le singe le faisceau dégénéré de la moelle est proportionnellement beaucoup plus développé que chez le chien. » (François Franck et Pitres, *Loc. cit.*, p. 221-222.)

[1] Brissaud. — De la contracture post-hémiplégique. *Th. Doct.*, Paris, 1880.

En examinant la disposition des bandes de dégénération que présente, chez des sujets porteurs de lésions localisées des hémisphères, la partie *interne* du pédoncule cérébral, Brissaud a été conduit à admettre trois catégories de dégénérations pédonculaires internes dont chacune correspond à un siège différent d'altération capsulaire :

1er Type : *Dégénération de la partie la plus interne du pédoncule.* — Cette altération correspond à une lésion de la partie la plus antérieure et la plus interne du segment antérieur de la capsule. S'il reste une mince bandelette de substance blanche sur la partie interne du pédoncule, « cela signifie, » dit l'auteur, « qu'il reste dans le segment antérieur de la capsule interne un faisceau de fibres saines entre cette lésion de la capsule et le noyau caudé... »

2e Type : *Dégénérations pédonculaires situées entre le faisceau le plus interne du pédoncule et le faisceau pyramidal.* — Ces altérations correspondent à la dégénération de la partie moyenne du segment antérieur de la capsule.

3e Type : *Intermédiaire entre le type de dégénération interne et la dégénération du faisceau pyramidal.* — Cette dernière forme est la plus intéressante : elle s'observe chez les aphasiques qui ne sont restés que momentanément paralysés des membres. « Le grand intérêt que présente cette situation toute particulière de la dégénération pédonculaire consiste précisément en ce que les lésions correspondantes de la capsule occupent une localisation assez constante, qui n'est ni le segment antérieur, ni le segment postérieur, mais la région désignée par Flechsig sous le nom de *genou* de la capsule interne. »

Dans ce dernier cas, la lésion est si proche voisine de celle du faisceau pyramidal, qu'on n'est pas autorisé à différencier anatomiquement et fonctionnellement les fibres capsulaires passant par la région du genou et celles de la partie postérieure immédiatement adjacente ; il faudrait donc joindre aux fibres capsulaires situées entre le genou et le tiers postérieur ou sensitif de la capsule, celles qui passent par le genou proprement dit : on aurait ainsi une topographie plus complète du faisceau pyramidal au niveau de la capsule.

C'est déjà un premier point important ; mais, ce qui nous intéresse davantage, c'est de connaître la provenance corticale et la destination ultérieure de ces fibres surajoutées au faisceau pyramidal classique.

Dans les observations de Brissaud (Obs. IV, V, VI), l'altération cérébrale correspondant à la dégénération du genou capsulaire et du « faisceau géniculé » pédonculaire, occupait la région frontale et particulièrement la troisième circonvolution (aphasiques) : il suit de là que l'expansion capsulaire formant la partie antérieure du faisceau pyramidal est en rapport avec les régions corticales antérieures. On a ainsi une notion topographique précieuse à joindre à celles qu'on possédait déjà et la constitution du faisceau cortical descendant se trouve déterminée d'une façon plus complète.

D'autre part, les fibres du fascicule géniculé s'arrêtent certainement dans les noyaux bulbaires, au lieu de descendre, comme le font celles du faisceau pyramidal proprement dit, jusque dans le fascicule postérieur du faisceau latéral de la moelle.

Grâce à ces données, on peut concevoir maintenant le trajet, l'origine et la terminaison des fibres pyramidales antérieures qui établissent la relation entre certaines parties des régions frontales de l'écorce et les noyaux faciaux du bulbe.

III. — Les fibres du faisceau pyramidal proviennent-elles de l'écorce cérébrale et les cellules de cette écorce exercent-elles sur les fibres une influence qu'on puisse assimiler a une influence trophique ?

En présence des faits de dégénération descendante du faisceau pyramidal consécutive à la destruction du couronnement cortical de ce faisceau, on est conduit à attribuer aux cellules des régions de l'écorce dont la destruction entraîne l'altération régressive des fibres sous-jacentes, une influence trophique analogue à celle des cellules des cornes antérieures sur les tubes nerveux moteurs.

Telle a été en effet la conclusion de la plupart des auteurs qui se sont occupés de la question des dégénérations descendantes : on peut se faire une idée variable du mode d'intervention des cellules nerveuses dans les actes nutritifs dont les tubes nerveux sont le siège, interpréter diversement ce qu'on appelle l'influence trophique [1], mais il est difficile d'écarter l'hypothèse d'une telle influence.

[1] Le mécanisme de la dégénération descendante est, en effet, compris de façons très différentes, tout comme l'est, du reste, celui de la dégénération des nerfs sectionnés : pour les uns, il s'agit d'un processus irritatif initial, entraînant secondai-

L'étude du développement du faisceau pyramidal a paru fournir à cette conception un appui des plus sérieux : on sait que Flechsig[1], examinant le degré de développement du faisceau, à différents niveaux, chez le nouveau-né, a trouvé les tubes nerveux développés entre l'écorce et le pédoncule, tandis que leur évolution était beaucoup moins avancée au delà de l'étage inférieur du pédoncule : de là il concluait à la provenance corticale du faisceau pyramidal. On voit que, dans le développement progressif, les cellules corticales paraissent jouer un rôle formateur, comparable à l'influence trophique qu'elles exercent sur les mêmes tubes nerveux après leur développement complet[2].

rement des altérations régressives; pour les autres, c'est d'une suppression d'action nerveuse trophique qu'il s'agit. (Voy. à ce sujet l'article *Nerfs* du Dict. Encyclopéd. par Renaut. Novembre 1876.)

Nous rappellerons ici les idées défendues par Brown-Sequard au sujet du mécanisme des dégénérations descendantes : elles forment le corollaire de son interprétation des influences corticales motrices ou autres.

Brown-Séquard n'admet, pas plus pour la nutrition des fibres nerveuses, l'action trophique des cellules corticales, qu'il n'admet l'influence motrice dans les cellules. S'il y a dégénération descendante, « ce n'est pas toujours, dit-il, par transmission de la lésion qui gagne graduellement par continuité d'altération le long des mêmes fibres ; mais par une influence partant d'en haut et agissant seule sur certaines parties de la longueur des fibres altérées. *C'est une influence exercée par ces fibres sur les vaisseaux du voisinage qui entraîne une altération de nutrition*, car il n'y a souvent aucun trajet continu dans la lésion.

« Les faits ne sont pas toujours tels; dans beaucoup de cas, au contraire, l'altération semble s'étendre le long du trajet des fibres.

« Les pathologistes ont été portés à considérer la dégénérescence secondaire des pyramides antérieures et du cordon latéral de la moelle comme due à une lésion de même nature (que celle du bout périphérique du nerf sectionné), l'altération d'un prétendu centre trophique dans le cerveau étant alors considérée comme la cause de la dégénérescence. Mais cela n'est pas exact. Les pyramides antérieures, ainsi que Deiters l'a montré, envoient leurs fibres dans des cellules, et l'on sait parfaitement que les cellules arrêtent la propagation de la dégénération que nous trouvons dans les fibres. » (*Leç. Coll. roy. Méd. Dublin.* — *Nov.* 1876.)

[1] Charcot. — *Progrès médical.* N° 29, p. 559, 1879.

[2] Les idées émises par Flechsig pourraient trouver une confirmation dans les observations récentes de M. Hervouet (de Nantes), qui a observé le défaut de développement des circonvolutions en même temps que l'atrophie du faisceau pyramidal. Voici le résumé de son travail publié dans les Archives de Physiologie (n° 6, p. 105, 1884.)

Autopsie d'une enfant idiote de trois ans et demi. — Défaut de développement des régions cérébrales antérieures : *Atrophie* du faisceau pyramidal direct et croisé ou plutôt développement très imparfait.

Rien dans l'état du cerveau n'autorise à croire à une sclérose descendante.

C'est donc d'un défaut de développement qu'il s'agit.

L'auteur a, du reste, étudié l'état du faisceau pyramidal dans la première enfance sur des sujets sains et arrive aux conclusions suivantes :

Il faut rappeler, cependant, que le mode suivant lequel se développent l'une par rapport à l'autre les deux substances blanche et grise de l'appareil cortico-capsulaire, est compris d'une façon absolument opposée par Flechsig et par Parrot.

« En effet », dit ce dernier[1], « tandis que pour M. Flechsig les fibres pyramidales prendraient naissance dans la substance corticale de la zone motrice, et de là descendraient dans la capsule interne, puis dans le pédoncule et la protubérance, pour moi, au contraire, c'est du pédoncule et du noyau opto-strié que l'on voit le faisceau de fibres blanches s'élever peu à peu jusqu'aux circonvolutions ascendantes et au lobe paracentral, c'est-à-dire jusqu'au système de Rolando. »

On pourrait répondre à ceci, qu'il n'est pas nécessaire que l'organe nerveux cellulaire central qui paraît tenir sous sa dépendance la nutrition des tubes nerveux soit *le premier en formation :* l'action trophique peut émaner de cellules développées à la suite des tubes nerveux, comme cela semble se produire pour le ganglion intervertébral.

Question de l'atrophie localisée de l'écorce à la suite des amputations anciennes des membres.

L'influence trophique des éléments corticaux sur les tubes nerveux du faisceau pyramidal étant acceptée ou non, les faits de dégénération descendante, à la suite d'une lésion destructive de l'écorce, portant sur la zone motrice, n'en restent pas moins acquis, quelle que soit l'interprétation qu'on en donne.

Mais la réciproque, pour ainsi dire, la subordination de l'intégrité anatomique des centres corticaux à l'intégrité des conducteurs périphériques, n'est pas, comme on l'a cru, aussi nettement établie : on a supposé, dès le début des études anatomo-cliniques relatives

1° Au-dessous de trois ans et demi le faisceau pyramidal n'est pas complètement développé;

2° Vers quatre ans il se rapproche sensiblement de l'état adulte, sans cependant l'égaler encore;

3° Il n'a pas strictement, sur une coupe transversale, la configuration qui lui est assignée en anatomie pathologique, ce qui tient sans doute à ce que, en clinique, toutes les fibres d'origine cérébrale ne sont pas intéressées dans une dégénération systématique vulgaire.

[1] Parrot. — *Arch. Physiolog.* 1879, p. 520.

à la question des localisations cérébrales, que la dégénération *ascendante* neuro-médullaire, étudiée par MM. Vulpian et Philipeaux, Dickinson, Hayem, et qui est consécutive aux amputations anciennes des membres ou aux résections nerveuses, remonterait jusqu'à la zone motrice : les centres moteurs correspondant aux membres enlevés devraient subir une sorte d'atrophie par propagation ou par défaut d'action. Avant d'examiner les faits invoqués en faveur de cette hypothèse, faisons remarquer que la nécessité d'une telle conséquence de l'atrophie ascendante ne se fait nullement sentir. Si certains points de la zone motrice influencent la nutrition des tubes nerveux qui constituent le faisceau moteur, il ne s'ensuit pas que l'altération préalable de ces tubes nerveux doive forcément provoquer l'atrophie des points dont ils dépendent. Quoi qu'il en soit, les observations établissent-elles qu'une telle atrophie existe dans les conditions indiquées? Ecartons tout d'abord les faits étrangers à la question et qui ont été introduits à tort dans la discussion : les malformations des membres, les atrophies congénitales ou acquises, appelées à témoigner pour ou contre l'atrophie corticale secondaire, n'ont rien à voir ici, car on ne peut affirmer si la lésion du cerveau est en pareil cas cause ou effet. En se bornant aux cas d'amputation ancienne des membres, on se trouve en présence d'observations favorables et d'observations contraires à l'hypothèse : nous en avons cité sept du premier groupe et six du second, dans l'article Encéphale (p. 259-260); toutes sont également détaillées et précises, de telle sorte qu'il ne faut pas considérer, jusqu'à plus ample informé, la question comme tranchée; nous arrivons même à nous demander s'il y avait lieu de la poser. En tout cas, les faits contraires à l'hypothèse de l'atrophie corticale localisée, consécutive aux amputations anciennes des membres ou à la résection des nerfs moteurs, ne sauraient plus être invoqués contre la doctrine des localisations cérébrales.

IV. — Détermination des rapports fonctionnels du faisceau pyramidal avec les cellules motrices bulbo-médullaires[1]

Les études relatives à la topographie des dégénérations descendantes ont montré, comme nous l'avons vu plus haut, que les fibres du faisceau pyramidal occupent, dans la moelle, le fascicule postérieur du faisceau latéral. Mais quelle est leur répartition terminale ? Telle est la question que nous devons nous poser maintenant.

On avait dit d'abord d'une façon plus ou moins explicite (Huguenin) que ces fibres se continuent, après leur entrecroisement bulbaire, avec les origines des nerfs moteurs bulbo-médullaires du côté opposé.

Il est aujourd'hui établi que, dans le bulbe aussi bien que dans la moelle, ces fibres se mettent en rapport avec les cellules des cornes antérieures (ou avec leurs représentants bulbaires), et ne sont nullement en continuité directe avec les nerfs moteurs.

On doit les considérer comme des éléments *afférents* à ces cellules motrices, comme des conducteurs d'incitations émanant du cerveau (écorce et corps striés), mais non comme des éléments originaires des nerfs moteurs.

Cette donnée, qui repose toute entière sur des faits cliniques et anatomo-pathologiques incontestables, sera utilisée plus tard, à un autre point de vue, quand nous aurons à nous expliquer sur la *signification* physiologique du faisceau moteur cortico-médullaire.

Nous ne croyons pas avoir à discuter, dans cette partie de notre étude, exclusivement consacrée à détermination du *trajet* des conducteurs moteurs, l'hypothèse de MM. Lussana et Lemoigne, qui considèrent certaines portions de la substance blanche (système pédonculaire) comme pouvant jouer le rôle de véritables centres. Nous nous bornerons à rappeler le passage qui traduit leur opinion :

« Nous trouvons actuellement dans la science », disent les auteurs[2],

[1] Une erreur de classement nous a fait réunir les XXVIIIe et XXIXe leçons; la XXIXe leçon, qui a été omise, commence au paragraphe IV et constitue dès lors la seconde partie de la XXVIIIe. Le sommaire placé en tête de cette dernière résume du reste les points traités dans la leçon non classée; cette omission n'a donc en réalité aucune importance; elle devait cependant être signalée.

[2] Lussana et Lemoigne. (*Archiv. Phys.* 1877, p. 387.)

« une doctrine dominante, d'après laquelle la substance grise serait la seule vraiment *active*, tandis que les fibres *blanches* ne seraient que passivement *conductrices*, aussi bien dans les nerfs que dans le myélencéphale... Cette doctrine subsiste encore par le simple motif, pensons-nous, que personne ne s'est jamais avisé d'en douter : c'est un dogme traditionnel accepté sans discussion, qui tombe nécessairement en présence des faits... Pour nous la substance blanche ou fibreuse constitue des *centres* nerveux qui ont *une part active* dans l'innervation motrice (pédoncules), sensitive (moelle allongée), visuelle (lame optique), instinctive et intellectuelle (cerveau). »

Arrêtons-nous seulement à l'étude de l'influence que le faisceau descendant exerce sur les cellules motrices bulbo-médullaires et qui se traduit par une série de faits *physiologiques et cliniques.*

Faits physiologiques. — 1° Signalons tout d'abord la production même de mouvements, quand le faisceau moteur est excité à son origine corticale ou sur son trajet encéphalique : on ne saurait comprendre ces mouvements que par l'action intermédiaire de cellules motrices provoquées à l'action par les fibres blanches afférentes. La *lenteur relative* de la transmission des excitations motrices dans la moelle, sous l'influence de l'excitation des fibres du faisceau moteur, plaide dans ce sens : on sait en effet que, toutes les fois qu'un élément cellulaire est interposé entre une fibre nerveuse afférente et une fibre efférente motrice, la transmission est retardée d'une façon sensible ;

2° La production de mouvements *bilatéraux*, qui surviennent fréquemment malgré la localisation des excitations corticales aux centres moteurs d'un seul côté du cerveau, entraîne la nécessité de l'intervention (bulbaire ou médullaire suivant le cas) de la substance grise motrice :

a. Nous avons vu, en effet, que cette bilatéralité des mouvements ne résulte pas du passage de l'excitation des centres corticaux d'un côté aux centres corticaux homologues du côté opposé : l'ablation de ces derniers n'empêche pas le mouvement bilatéral de se produire (voy. *p. 62*) ;

b. Ce n'est pas davantage en se transmettant d'un hémisphère à l'autre, par les commissures médianes, et en allant agir sur telle ou telle partie motrice de l'hémisphère opposé, que l'excitation corticale unilatérale provoque des mouvements bilatéraux : la séparation complète des deux hémisphères par la section des commissures médianes (corps calleux, commissure blanche) n'empêche pas les mouvements bilatéraux de se produire (voy. *p. 62*);

c. Ces mouvements ne résultent pas non plus d'une association croisée, s'opérant dans la protubérance, car, après avoir fait la section médiane antéro-postérieure de la protubérance, nous les avons vus persister (voy. *p. 63*);

d. Ils ne peuvent point être mis sur le compte d'une action à la fois directe et croisée de la zone motrice de l'hémisphère excité. Il y a deux raisons péremptoires pour éliminer cette hypothèse qui est, à première vue, très séduisante, et paraît d'accord avec d'autres points de la théorie des mouvements de provenance cérébrale. La première raison est que, chez l'animal qui a fait l'objet de ces expériences, le chien, l'entrecroisement bulbaire est total (ou du moins tel chez la plupart des sujets, car quelquefois nous avons observé une sclérose descendante bilatérale). La seconde raison est la suivante : dans toutes les expériences où nous avons comparé l'un à l'autre les deux mouvements provoqués, l'un du côté opposé à l'hémisphère excité, l'autre du côté correspondant, nous avons observé que ce dernier apparaissait plus *tardivement* que le premier. C'est le contraire qui devrait se produire, dans l'hypothèse d'une action motrice cérébrale à la fois directe et croisée : le mouvement direct devrait tout au moins survenir en même temps que le mouvement croisé, s'il ne le précédait (voy. *p. 63*).

Ces deux séries de faits expérimentaux, tout démonstratifs qu'ils soient en faveur de l'interposition des éléments médullaires moteurs sur le trajet des fibres du faisceau descendant, doivent être cependant confirmés par une autre série d'arguments empruntés à la clinique.

Faits cliniques. — On sait depuis les travaux de L. Türck, de Bouchard et surtout de Charcot et ses élèves, de Brissaud en particulier, que les lésions destructives des parties motrices du cerveau (écorce et tractus moteurs) sont suivies, au bout d'nn temps variable, d'une contracture dite post-hémiplégique, dont les relations avec la dégénération descendante du faisceau moteur ont été très minutieusement étudiées par E. Brissaud[1].

[1] E. Brissaud. — De la Contracture permanente des hémiplégiques. *Th. Doct.*, Paris 1880.

Or ce faisceau, qui occupe dans la moelle la partie postérieure du cordon latéral, est en rapport immédiat avec les cornes antérieures de la substance grise. On admet que le processus pathologique dont le cordon dégénéré est le siège constitue une cause d'irritation permanente des cellules motrices, lesquelles provoquent l'état de tonus excessif des muscles avec lesquels elles se trouvent en relation.

Souvent on a pu établir, dans le cas où la contracture n'était pas appréciable, que les malades étaient en *imminence de contracture* (état de contracture *latente* de Brissaud), en provoquant par des excitations réflexes, mécaniques ou électriques, appliquées aux tendons ou aux muscles, une véritable contracture qui durait bien au-delà du temps de la réaction réflexe ordinaire.

Ces faits montrent bien l'influence qu'exercent, dans les conditions pathologiques, les fibres du faisceau moteur sur les cellules des cornes antérieures, et ils impliquent de leur part une influence de même sens, mais maintenue dans les limites physiologiques, à l'état normal. Brissaud a très nettement exprimé ces idées dans le passage suivant :

...« Tout démontre que le faisceau pyramidal a, pour ainsi dire, comme objectif fonctionnel les cellules des cornes antérieures de la moelle. Il n'a même d'action que sur elles et par elles. Elles sont, aux différents étages de l'axe spinal, comme des postes d'arrivée, aussi indispensables à l'exécution des mouvements volontaires que la substance grise d'où il émane et qui lui donne ses commandements. En un mot il représente un des principaux excitants naturels de la substance grise... » *(Loc. cit. p. 130.)*

Mais un autre enseignement se dégage de ces études sur la pathogénie de la contracture post-hémiplégique, tout aussi bien du reste que de celles de Charcot sur la sclérose latérale amyotrophique. Ce nouveau point peut être formulé ainsi : la dégénération complète du faisceau moteur, si elle ne s'accompagne pas de lésions secondaires des cornes antérieures de la moelle, n'est pas suivie d'altérations atrophiques des nerfs moteurs ou des muscles. Par conséquent on ne peut admettre, comme cela a été fait par quelques auteurs, la continuité directe entre les fibres du faisceau moteur et celles des nerfs moteurs émanant de la moelle ; il faut reconnaître l'interposition des cellules des cornes antérieures entre ces deux ordres de tubes nerveux.

La démonstration de ce défaut de continuité résulte de cet autre fait que, quand surviennent des altérations atrophiques des cellules motrices de la moelle, non seulement la contracture fait place à la paralysie flaccide, mais les tubes nervo-moteurs et les fibres musculaires s'atrophient, tout comme dans les cas de sclérose latérale amyotrophique.

V. — Conception générale du faisceau pyramidal (faisceau moteur, descendant, cortico médullaire.)

Les faits de réactions motrices localisées, à des groupes de muscles du côté opposé du corps et produites par l'excitation circonscrite des fascicules du centre ovale et de la capsule interne ; les observations de monoplégies consécutives aux destructions partielles, soit du centre ovale, soit même de la capsule interne ; les expériences de perte localisée de l'excitabilité des faisceaux blancs du centre ovale ; les observations expérimentales et cliniques de dégénération descendante systématique consécutive aux lésions corticales circonscrites, tout cet ensemble de documents, conduit à la conception rigoureuse d'un système de conducteurs indépendants, reliant la surface excitable du cerveau aux organes cellulaires moteurs du bulbe et de la moelle : c'est ce système qu'on désigne sous le nom de *faisceau pyramidal* (anatomo-clinique,) de *faisceau moteur* (physiologie) et que nous avons souvent appelé *faisceau descendant* ou *cortico-médullaire*, dénomination qui ne préjuge point de sa nature fonctionnelle.

Nous en connaissons le couronnement cortical ; mais son point de départ dépasse certainement la limite de la zone motrice proprement dite, car une portion de ses fibres, le groupe antérieur étudié par Brissaud (v. p. 287), émane des régions *frontales* que nous n'avons pu admettre de par l'expérimentation, comme régions motrices proprement dites[1].

[1] Ici trouve place une hypothèse toute provisoire que nous avons développée dans cette Leçon et dont nous donnerons ici un simple aperçu, la mentionnant à part, afin de ne point réunir dans un même ensemble les faits démontrés et les conceptions théoriques.

On se souvient qu'à l'altération de cette partie antérieure du faisceau pyramidal et des circonvolutions qui en sont le point de départ (circonvolutions frontales) ne correspondent pas de troubles fonctionnels autres que des troubles psychiques.

Peut-être l'analyse des faits observés chez l'homme, et chez celui-là seul, permettra-t-elle, quand ces faits se seront multipliés (car leur connaissance est de date

Sur son trajet descendant 1° il entre en rapport avec des noyaux gris dont il subit l'influence et 2° nous le voyons aboutir aux appareils excito-moteurs médullaires.

1° Les ganglions centraux et les noyaux gris que rencontre le faisceau moteur lui confèrent des propriétés nouvelles, soit en agissant sur les fibres qui le constituent, soit en lui fournissant un appoint de tubes nerveux, émanant de leurs cellules. C'est ainsi qu'au niveau du corps strié, quand il fait partie de la capsule interne, le faisceau pyramidal acquiert des aptitudes motrices différentes de celles qu'on lui trouve, plus haut, dans la couronne rayonnante et le centre ovale. Nous avons lieu de supposer qu'à son passage dans le pied du pédoncule cérébral, de même que dans la traversée de la protubérance, le faisceau moteur subit aussi des modifications fonctionnelles de la part des éléments cellulaires du pédoncule, de la protubérance et même du cervelet, qui se trouve en communication avec la protubérance par le pédoncule cérébelleux moyen. Mais, malgré les tentatives qu'on a pu faire, et que nous avons faites nous-mêmes, pour nous éclairer sur ce point, les notions que nous possédons à cet égard

toute récente), de considérer cette portion *non motrice* du faisceau cérébral descendant comme l'agent conducteur des influences *modératrices*, et les circonvolutions qui lui donnent naissance comme le siège de cette faculté.

Des considérations toutes théoriques, mais néanmoins d'un certain intérêt, plaident en faveur de cette conception.

On est d'accord sur ce point que la région antérieure du cerveau présente un développement proportionnel, dans une certaine mesure, au degré de perfection de l'individu. Or, des caractères de la supériorité cérébrale, l'un des plus évidents consiste dans la faculté modératrice, envisagée dans ce qu'elle a de plus général.

Si donc nous voyons, d'une part croître en importance les circonvolutions frontales, et, d'autre, part se manifester d'une façon de plus en plus parfaite l'aptitude cérébrale modératrice, nous sommes conduits à établir un rapport entre le fait anatomique et le phénomène fonctionnel.

Au fond, la faculté modératrice correspond à l'action volontaire capable de réprimer des impulsions motrices, de les empêcher même complètement de se produire ou de les arrêter en route, pour ainsi dire. Personne ne doute que le développement de cette faculté, intellectuelle au premier chef, la volonté, ne soit dans un rapport étroit avec le développement du cerveau antérieur; la déchéance d'un individu, caractérisée par l'absence ou la perte des déterminations volontaires, malgré la conservation intégrale de tous les mécanismes d'exécution, correspond à un développement incomplet ou à des altérations régressives des circonvolutions frontales.

Nous sommes donc autorisé à présenter comme vraisemblable cette hypothèse, que des influences modératrices du cerveau prennent naissance dans l'écorce des régions antérieures, et se transmettent par cette portion du faisceau descendant, à attributions inconnues, qui occupe la partie antérieure de la couronne rayonnante et de la capsule interne, fascicule que les dégénérations descendantes ont permis de suivre plus bas, dans la bandelette la plus interne du pédoncule correspondant.

Il n'est pas dit cependant que les régions corticales préposées à l'élaboration des incitations motrices volontaires, ne puissent également commander à la répression des mouvements et être aussi le siège des influences inhibitoires dont il s'agit.

sont trop incomplètes pour qu'il y ait lieu d'y insister actuellement.

Au niveau du bulbe, se trouve la première étape motrice : c'est là que les fibres motrices faciales, celles qui président aux mouvements

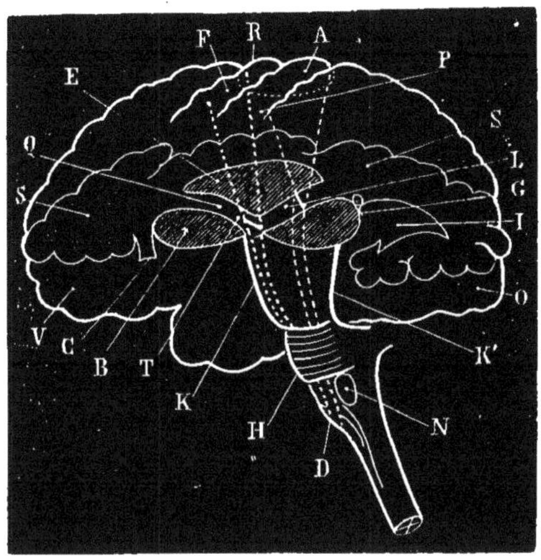

FIG. 83.

Hémisphère cérébral où l'on voit par transparence une surface de section horizontale passant par le centre géométrique de la couche optique (G) du noyau caudé (B) et du noyau lenticulaire (E). Un tronc de pyramide dont la base la plus large est formée par les circonvolutions frontale ascendante (F), pariétale ascendante (P), le lobule paracentral (A) et la scissure de Rolando (R) représente le faisceau pyramidal dans le centre ovale de Vieussens (S). La petite base du tronc de pyramide (L) occupe les 2/3 antérieurs du segment postérieur de la capsule interne, séparé du segment antérieur (Q), par le genou (T). Cette petite base répond au point de pénétration du faisceau pyramidal dans la capsule interne. Celui-ci continue son trajet dans la partie moyenne de l'étage inférieur du pédoncule dont on voit le bord antérieur en K et le postérieur en K', il traverse ensuite la protubérance annulaire (H) dans la profondeur, puis réapparait à la surface du bulbe en avant de l'olive (N) pour subir la décussation (D).

C, corps calleux; I, ventricule latéral; V, lobe frontal; O, lobe occipital.

Figure dessinée par le Dr E. Brissaud, d'après le texte de cette leçon.

volontaires de la face, de la langue, etc., viennent se mettre en contact avec les noyaux originaires des différents nerfs faciaux, de la por-

De ce que nous observons une manifestation *positive* par l'irritation de ces régions, c'est-à-dire des mouvements localisés, nous ne sommes pas en droit d'éliminer l'existence d'influences *négatives*, *inhibitoires* dans les mêmes régions.

Tant de faits d'un autre ordre montrent que, dans l'irritation d'un cordon nerveux, par exemple, on met en jeu deux influences antagonistes dont la résultante est le plus souvent un phénomène actif, que, dans le cas particulier des irritations corticales, nous ne pouvons pas, *à priori*, affirmer qu'il n'en est point de même.

D'autre part, un si grand nombre d'expériences tendent à établir que les centres médullaires, impressionnés et provoqués à réagir par des influences périphériques, manifestent les deux activités positive et négative (faits de Wundt, Beaunis, etc.), que, de cette nouvelle considération, découle encore, et plus immédiatement, la vraisemblance d'attributions semblables pour les cellules corticales, même dans la région que nous appelons motrice, parce que ses réactions dominantes sont en effet motrices.

tion motrice du trijumeau, du glosso-pharyngien, de l'hypoglosse, pour ne parler que des nerfs moteurs volontaires. Brissaud a bien montré que les fibres provenant de la région frontale, et surtout celles qui associent le centre cortical du langage articulé à ses organes périphériques, aux cellules motrices bulbaires, se retrouvent dans le tiers interne de l'étage inférieur du pédoncule.

Plus bas, dans la moelle, les fibres du faisceau moteur se groupent dans le fascicule postérieur du cordon latéral et entrent, comme nous l'avons vu (p. 293), en rapport avec les cellules des cornes antérieures, sur lesquelles elles agissent comme elles le font sur les noyaux d'origine des nerfs moteurs du bulbe.

De telle sorte qu'en définitive, le faisceau moteur, recueillant à la surface du cerveau les incitations motrices volontaires, les transmet aux organes d'exécution bulbo-médullaires : ce faisceau constitue donc, au point de vue anatomique, une commissure croisée cortico-bulbo-médullaire, et, au point de vue physiologique, un système *afférent* aux cellules motrices du bulbe et de la moelle. Il est en cela comparable aux fibres médullaires afférentes des faisceaux postérieurs de la moelle, lesquelles, au lieu d'apporter aux cellules motrices des incitations volontaires, élaborées dans le cerveau, leur apportent des incitations brutes, de provenance périphérique, qui les sollicitent à l'action par la voie réflexe pure.

Cette déduction dernière est capitale au point de vue théorique : nous aurons à l'utiliser dans l'étude de la nature fonctionnelle des régions excitables de l'écorce cérébrale.

C'est sur cette conclusion que nous terminons l'exposé des faits expérimentaux et cliniques qui devaient faire particulièrement l'objet des leçons de ce semestre : nous consacrerons les premières leçons du prochain semestre d'hiver aux discussions théoriques que soulève l'étude des fonctions motrices du cerveau, questions que nous n'avons pu aborder dans le Cours de cette année.

TRENTIÈME LEÇON

(7 décembre 1885)

ÉTUDES THÉORIQUES. — QUESTION DE L'EXCITABILITÉ PROPRE DE L'ÉCORCE DU CERVEAU

Généralités sur l'excitabilité corticale. Différents modes d'excitabilité.

Excitabilité mécanique. — Sa démonstration; ses manifestations motrices localisées dans les muscles du côté opposé du corps : expériences de Luciani, de Couty.

Réactions épileptiformes croisées des excitations mécaniques des circonvolutions motrices. Expériences personnelles.

Conditions de l'efficacité des excitations mécaniques de l'écorce cérébrale; raison de leur inefficacité habituelle; causes de la faible persistance de l'excitabilité mécanique.

Discussion du lieu d'action, cortical ou centre-ovalaire, des excitations mécaniques appliquées à la surface du cerveau : les excitations, actives quand elles portent sur l'écorce, restent sans effet quand on les applique à la coupe des faisceaux blancs.

MESSIEURS,

Nous avons dû nous borner, dans les Leçons du semestre précédent, à l'exposé des résultats obtenus par l'excitation de certaines régions du cerveau et des conséquences qui résultent de la destruction de ces mêmes régions : il faut nous féliciter que le temps ne nous ait pas permis d'aborder le côté théorique de cette étude. Depuis la fin du cours, d'importants travaux, touchant précisément cette partie théorique que nous avions réservée, ont été publiés par l'un des maîtres de la physiologie actuelle, par M. Vulpian : ils nous fourniront la matière d'une étude plus approfondie, car ils remettent en question plusieurs points que nous avions considérés comme acquis.

Le plan que nous allons suivre vous a été indiqué dès le début : rappelons ici le programme que nous nous proposons de suivre. Les questions de théorie que nous avons à passer en revue sont nombreuses et fort différentes ; elles ont été cependant presque toujours confondues dans la discussion de *la doctrine localisatrice.* On a combattu cette doctrine avec des arguments qui lui sont absolument étrangers : toutes les indécisions qui subsistent au sujet de l'excitabilité propre de l'écorce cérébrale ont été invoquées contre elle ; de même, on a fait valoir pour l'ébranler, l'incertitude qui règne encore au sujet de la nature fonctionnelle des régions dites psycho-motrices, comme si la notion d'une localisation centrale était inséparable de l'idée qu'on se fait du mécanisme intime de l'action nerveuse. Il faut, avons-nous dit, ramener un certain ordre dans cette discussion, classer les arguments dans les séries auxquelles ils correspondent logiquement et ne pas réunir dans une commune discussion les objections faites à l'*Excitabilité corticale,* les considérations relatives à la *Nature fonctionnelle* des circonvolutions et les discussions des *Localisations motrices.* De là une subdivision nécessaire dans l'étude théorique que nous allons poursuivre et trois grandes questions à examiner successivement : 1° l'excitabilité propre de l'écorce cérébrale ; 2° la nature fonctionnelle des régions excitables ; 3° les localisations motrices dans le cerveau.

EXCITABILITÉ CORTICALE [1]

L'étude de l'excitabilité corticale et des questions qui s'y rattachent doit venir en premier lieu, dans l'exposé théorique que nous abordons aujourd'hui : c'est en effet sur les résultats des excitations artificielles appliquées à la surface des circonvolutions, tout autant que sur les troubles produits par les lésions corticales, que repose la doctrine des localisations motrices dans le cerveau. Il est donc logique de chercher tout d'abord à savoir si ces excitations mettent réellement en jeu l'appareil cortical lui-même, ou bien si, comme le pensent quelques physiologistes, ces excitations ne provoquent le mouvement qu'en se transmettant, par un procédé physique ou

[1] Nous n'entendons par le terme *écorce du cerveau,* ni les cellules corticales exclusivement, ni les fibres d'union de ces cellules, mais bien l'ensemble de l'appareil cortical qui est constitué anatomiquement par l'association des cellules et des fibres. Nous ne pouvons, en effet, distinguer par aucun procédé l'élément sur lequel agit l'excitation ; quand nous disons que l'écorce est excitable, nous entendrons par là le revêtement, le manteau, qui encapuchonne les faisceaux blancs du centre ovale.

autre, à des organes nerveux moteurs situés plus profondément.

Les objections faites à l'excitabilité propre de l'écorce cérébrale visent surtout le cas particulier des excitations *électriques* qu'on accuse de franchir, sans la mettre elle-même en cause, la couche corticale revêtant la substance blanche. Mais l'excitabilité corticale ne se manifeste pas seulement sous l'influence des applications électriques : elle peut être sollicitée par des excitations *mécaniques* auxquelles le reproche de la diffusion ne peut plus être adressé. Si donc on établit que cette excitabilité mécanique existe, on aura du même coup simplifié la question de l'excitabilité corticale en général. Commençons dès lors par l'étude des faits qui paraissent établir l'action corticale des excitations mécaniques.

§ 1er. — *L'excitabilité mécanique des circonvolutions motrices peut se manifester par des réactions tout aussi bien localisées que celles qu'on provoque par l'irritation électrique, et se produisant, comme celles-ci, du côté opposé du corps.*

Sans insister sur les observations incomplètement détaillées de Eckhard[1], qui, en coupant par tranches la partie antérieure du cerveau, aurait vu des mouvements se produire, ni sur celles de Nothnagel[2] qui aurait constaté l'excitabilité mécanique du cerveau du lapin en l'irritant avec la pointe d'une épingle, nous nous bornerons à exposer les expériences beaucoup plus précises de Luciani et de Couty.

Luciani[3] insistant à nouveau (ainsi qu'il l'avait déjà fait en 1878, dans son travail relatif à l'Épilepsie) sur l'excitabilité électrique et les

[1] Eckhard. — (*Exp. Phys. d. Nervensyst.*, p. 157). Cité par Lépine (*Th. agrég.* 1875, p. 141).

[2] Nothnagel. — (*Virchow's Arch.* LVIII, p. 240.) Cité par E. Dupuy. (*London med. Times a. Gaz.*, 1877 et par Ch. Richet (*Th. agrég.* 1878, p. 68.)

[3] L'excitation mécanique s'opère au moyen d'un couteau (Raspatorium) semblable à celui qui sert à enlever l'écorce cérébrale ; on coupe le pont arachnoïdien qui relie les deux lèvres du sillon, en évitant la veine médiane, et on frotte légèrement la surface interne du gyrus. Aussitôt se produisent des mouvements complexes dans les pattes *du côté opposé* ; dans la patte postérieure quand on irrite mécaniquement la partie interne et profonde du sillon ; dans la patte antérieure quand on s'adresse à la partie superficielle. Les effets sont semblables à ceux qu'on obtient par l'excitation électrique, mais un peu moins énergiques. (Luciani. — *Congr. de Psychiâtrie. Voghera*, septembre 1883). *Orig. mith. in Ctbtt. med.*, n° 50, 1883, et *La Med. contemp.* Janvier 1884.)

réactions motrices de l'écorce qui forme les *parois et le fond* du du sillon crucial, expose, en 1833, les résultats de ses nouvelles expériences sur les effets moteurs des excitations mécaniques de la même région. On s'était contenté d'exciter, et cela sans succès, les parties superficielles de la zone motrice : Luciani excite, au contraire, les portions de l'écorce situées dans la profondeur du sillon crucial, et les trouve toujours excitables dans certaines conditions (v. p. 306).

Les faits observés par Luciani montrent la réalité de l'excitabilité mécanique, et, mieux encore, établissent une localisation correspondante aux membres antérieurs et postérieurs.

Ces observations émanent, il est vrai, d'un physiologiste localisateur et, à ce titre, elles pourraient, comme beaucoup d'autres, être acceptées à regret par les adversaires de la théorie.

Exposons donc comparativement, les résultats obtenus par l'un des physiologistes qui ont le plus vivement discuté la question de l'excitabilité corticale, par Couty.

Couty avait déjà observé, en 1878, dans le laboratoire de M. Vulpian, les effets moteurs, localisés au côté opposé du corps, des excitations mécaniques des circonvolutions. En 1879, il disait, dans une note à l'Académie des sciences [1], qu'à la suite de la ligature des artères encéphaliques, les excitations mécaniques de la surface du cerveau provoquent des réactions beaucoup plus énergiques. En 1881, dans un mémoire des Archives de Physiologie [2], il notait que l'irritation mécanique de la région *préfrontale gauche* avait produit, chez un chien opéré la veille et dont les circonvolutions étaient rouges et tuméfiées, des « contractions immédiates du *membre antérieur droit.* » Enfin, en 1883 [3], le même auteur, après avoir parlé de ses expériences sur l'excitabilité mécanique des circonvolutions « et de la confirmation que les recherches de M. Vulpian sont venues leur donner », s'exprime en ces termes : « Les phénomènes localisés (du côté opposé du corps) sont les plus difficiles à constater ; je ne les ai obtenus que 23 fois dans près de 100 examens faits sur des singes ou des chiens, une fois sur le paresseux, jamais sur d'autres animaux... Quand on les a une fois obtenus, on peut

[1] Couty. — C. R. *Ac. sc.*, 17 mars 1879.
[2] Du même. — *Arch. Phys.*, p. 495, 1881.
[3] Du même. — *Arch. Phys.*, n° 7, p. 289-92, 1883.

les reproduire 3, 4 ou 5 fois par de nouvelles excitations et il devient possible de les faire constater à d'autres. »

Nous verrons plus loin quelle interprétation peut être donnée à ces faits ; mais il ressort nettement des citations qui précèdent, ainsi que des résultats de nos propres expériences rappelées dans la xe Leçon (p. 69), que l'irritation mécanique des circonvolutions peut produire, tout comme l'excitation électrique, des réactions motrices du côté opposé du corps. M. Vulpian qui, en 1882[1], n'admettait pas l'existence de ces réactions, rappelant que, soit à l'état sain, soit après inflammation locale produite par la teinture de cantharides, l'essence de moutarde, etc., aucun mouvement ne peut être provoqué de l'un ou de l'autre côté du corps par l'excitation mécanique des circonvolutions, accorde, dans une note récente[2], que ces mouvements peuvent s'observer, mais exceptionnellement.

§ 2. — *L'excitation mécanique des circonvolutions motrices peut se traduire par des réactions épileptiformes localisées au côté opposé du corps*[3].

Les traumatismes du crâne, dans la région fronto-pariétale, réalisent quelquefois des conditions analogues à celles que nous pro-

[1] Vulpian. — C. R. *Acad. Sc.*, 17 août 1882.

[2] Du même. — C. R. *Acad. Sc.*, 11 mai 1885, p 1193.

[3] L'excitabilité mécanique, du reste, peut, ne pas se manifester par des mouvements localisés simples ou convulsifs, sans cesser pour cela d'exister. On a souvent signalé des manifestations *douloureuses*; Couty, par exemple, dit dans son travail de 1883 : « Les réactions généralisées douloureuses sont d'une étude beaucoup plus facile (que les réactions motrices localisées), et il n'y a guère de singe ou de chien élevé qui ne présente une de leurs formes, si on excite mécaniquement, avec assez de soin, ses circonvolutions... Chez presque tous, on pourra conclure à une manifestation douloureuse ». (Couty. *Loc. cit.*, 1883, p. 290.)

M. Vulpian a observé aussi des « signes non équivoques de douleur » en excitant mécaniquement les parties profondes au niveau du gyrus ou les régions sous-corticales de la substance blanche. Mais il attribue, comme on le verra plus loin, ces réactions sensitives, aussi bien que les réactions motrices, à l'irritation des faisceaux blancs. (Vulpian. *Comptes rendus*, août 1882.)

Chez l'homme, on aurait observé des phénomènes sensitifs analogues dans un cas de mise à nu du cerveau : Bartholow, le chirurgien américain dont l'observation a été citée à propos de l'épilepsie corticale (voy. p. 70), en enfonçant les aiguilles des conducteurs électriques dans le cerveau de sa malade, provoqua des manifestations douloureuses; mais dans ce cas, la dure-mère était intacte et il est plus logique de rapporter à son excitation les résultats observés.

En outre de ces signes d'excitablilité mécanique, on peut citer ceux que M. Brown-Séquard considère comme tout aussi évidents que les effets moteurs : je

duisons expérimentalement : une esquille osseuse, par exemple, déprime la substance cérébrale avec ou sans déchirure de la dure-mère; on voit survenir des accidents convulsifs localisés, mais pouvant se généraliser. Ces accidents se produisent surtout s'il existe un certain degré d'encéphalite locale, qui rend la substance cérébrale plus irritable et permet à l'excitation mécanique de devenir efficace, alors qu'elle reste sans effet moteur dans les conditions ordinaires. De tels cas rentrent évidemment dans la série de ceux que nous avons observés, avec M. Pitres, dans nos expériences sur les animaux. Nous avons vu que le lendemain, par exemple, d'une trépanation ayant mis à nu une partie de la zone motrice, quand les circonvolutions apparaissaient fortement vascularisées et tuméfiées, le *frôlement* de la partie saillante du bourgeon cérébral avec un morceau d'éponge ou d'amadou, suffisait à provoquer l'explosion d'un accès convulsif, localisé d'abord dans la partie du corps physiologiquement correspondante à la région corticale excitée (par exemple dans le membre antérieur du *côté opposé*, ce qui exclut l'hypothèse des réflexes simples); cet accès pouvait se généraliser et devenir le point de départ d'un véritable état de mal. (Voy. Xe *Leç.*, p. 69 et 70). Il arrive même quelquefois, que ces accès convulsifs peuvent être provoqués chez des animaux très irritables, avant toute trace de congestion inflammatoire, à la suite de la simple exposition de la zone motrice faite quelques instants auparavant[1].

Les faits d'excitabilité mécanique avec réactions convulsives, que nous avions observés chez les animaux, ont été constatés depuis par plusieurs expérimentateurs, parmi lesquels nous citerons encore l'un de nos critiques les plus actifs, Couty : dans son mémoire de 1883, sur le cerveau moteur[2], l'auteur tombe d'accord avec nous que les excitations mécaniques peuvent produire des accès convulsifs dans les conditions que nous avions indiquées : « La condition, dit-il qui paraît avoir le plus d'influence pour rendre facile cette étude,

veux parler des modifications circulatoires et autres dépendant d'une suspension d'action du sympathique cervical. M. Brown-Séquard conclut en disant : « Il est clair, en conséquence, que les lobes cérébraux (l'écorce comme le reste des hémisphères) sont excitables *par une cause mécanique et par la chaleur, de même qu'ils le sont, on le sait maintenant, par le galvanisme.* (Br.-Séquard. — Rech. s. l'excit. des lobes cérébraux. *Arch. Phys.*, 1875. p. 854.)

[1] François-Franck et Pitres. — *Arch. Phys.* 1883, p. 10.

[2] Couty. — *Arch. Physiol.* 1883. n° 7. p. 291.

paraît tenir aux qualités du tissu cérébral; si ce tissu est légèrement modifié, irrité, durci par une inflammation, par exemple, il suffit d'excitants légers, d'un simple attouchement, pour provoquer des réactions généralisées, ou même pour produire de véritables convulsions, comme l'ont vu avant moi Franck et Pitres, *sans dégager suffisamment la valeur de leur observation.* » Nous avions pourtant cherché à tirer parti des faits que nous avions constatés, en tenant compte des conditions particulières où ils s'étaient produits : il se peut que nous n'en ayons pas entièrement compris la portée[1].

§ 3. — *Conditions d'efficacité des excitations mécaniques corticales. — Raisons de leur inefficacité habituelle.*

Si l'on relève méthodiquement les conditions dans lesquelles les excitations mécaniques des circonvolutions de la zone motrice se sont montrées efficaces (au point de vue des réactions motrices), on constate tout d'abord la nécessité d'une assez grande activité circulatoire de la région : c'est ainsi que nous avons observé la produc-

[1] Nos expériences sur les effets épileptogènes des irritations mécaniques de l'écorce cérébrale enflammée, confirmées par celles de Couty, avaient été précédées par celles d'Albertoni ; mais celles-ci ne pouvaient réellement être considérées comme démonstratives, ainsi qu'on en jugera par le simple exposé des faits invoqués à l'appui de l'assertion d'Albertoni. (C. R. Lab. Sienne. Conf. Sperim, p. 9, 1876.)

Exp. 4. (Albertoni) : vieux chien, trépanation du crâne à gauche, au niveau de la zone excitable : la rondelle osseuse étant séparée, au lieu de la soulever, « *je l'enfonçai brusquement*, dit l'auteur, de manière à exercer une compression instantanée du cerveau sous-jacent. Immédiatement le chien fut pris de convulsions des membres et des mâchoires (accès complet) ».

De telles expériences sont évidemment trop complexes pour autoriser la conclusion que, « au moyen d'une irritation soit électrique, soit *mécanique*, portant *sur l'écorce cérébrale*, en un point *déterminé*, on peut produire d'habitude le développement d'un accès épileptique ».

En effet, l'enfoncecement brusque de la rondelle osseuse déchire la dure-mère, si sensible au niveau de la région fronto-pariétale : il n'en faut pas autant, sur certains animaux, pour produire un accès réflexe, complètement indépendant de toute intervention corticale; la douleur violente, qui accompagne nécessairement une pareille manœuvre, peut entrer en ligne de compte, tout aussi bien que l'augmentation brusque de pression intra-crânienne qui provoque toujours une réaction convulsive.

Cette critique a, du reste, été faite sensiblement dans les mêmes termes, par Luciani et Tamburini (*Sui Centri psico-mot.* Regg. Emil. 1878, p. 38-39). Nous l'avons formulée, Pitres et moi, dans notre mémoire de 1883 sur l'épilepsie corticale : elle retrouve ici sa place à propos des conditions dans lesquelles on est véritablement autorisé à invoquer les excitations mécaniques corticales comme causes prochaines des accès épileptiques.

tion d'accès convulsifs exclusivement chez les animaux dont les circonvolutions étaient turgescentes, à la suite de l'exposition à l'air ou après une série d'excitations électriques, ou bien encore le lendemain de l'opération, alors qu'un début d'encéphalite localisée avait rendu l'appareil cortical beaucoup plus excitable ; cet état inflammatoire a été également noté par Couty, dans les cas où les excitations mécaniques ont provoqué des mouvements généralisés ou même des convulsions. Luciani et Tamburini considèrent comme nécessaires, pour que les excitations corticales soient efficaces, même à produire des mouvements simples, les conditions suivantes :

1° L'animal, lors de la mise à nu du cerveau, doit avoir perdu peu de sang et s'être peu excité ; 2° il doit être vigoureux et adulte ; 3° l'anesthésie par la morphine ne doit pas être très profonde, celle du chloroforme doit être sur le point de disparaître ; 4° il faut que l'excitabilité électrique existe, condition absolue.

Ce dernier mode d'activité est en effet essentiel, comme l'a bien indiqué Couty : « Sur tous les animaux qui ont présenté des mouvements localisés (par l'excitation mécanique), j'ai constaté, dit-il (*Loc. cit.*, 1883, p. 291) que la zone fronto-pariétale était *très sensible* à l'électricité... Cette relation est tellement constante, que si l'on trouve sur un animal normal une sensibilité *exagérée* à l'électricité, on peut prévoir à l'avance, comme je l'ai fait plusieurs fois, la facilité d'observer l'irritabilité mécanique... » Il ajoute que « les états qui exagèrent l'excitabilité des centres nerveux... comme la ligature des quatre artères, la curarisation au début, facilitent par la suite (par suite ?) les phénomènes d'excitabilité mécanique ». C'est dans le même sens qu'agit la strychnisation modérée : Luciani et Tamburini, qui ont fait des expériences avec la strychnine, mais non dans le but spécial de favoriser l'activité des excitations mécaniques, ont aussi observé la plus grande impressionnabilité de l'écorce aux irritations mécaniques chez les animaux strychnisés.

Luciani a soin, du reste, d'insister sur ce fait que le défaut ordinaire d'excitabilité mécanique tient au choix défectueux de la région sur laquelle on agit : c'est tout particulièrement dans l'intérieur même du sillon crucial, et non à la surface des circonvolutions motrices, qu'il faut faire agir l'excitant mécanique.

Malgré tout, il reste acquis que, le plus souvent, si l'état de réactivité des circonvolutions n'est pas exagéré par une influence excitante quelconque, les irritations mécaniques restent sans effet moteur.

C'est la raison de cette impuissance habituelle qu'a cherchée Vulpian : il l'attribue à la faiblesse même de l'excitabilité expérimentale des régions sur lesquelles on opère ; mais il a seulement en vue la substance blanche, comme nous l'allons voir. Cette excitabilité des organes nerveux cérébraux est, en effet, beaucoup moindre que celle des nerfs périphériques, ainsi qu'il résulte des expériences comparatives très précises de Vulpian sur les fibres du centre ovale et sur celles du nerf sciatique [1]. On comprend dès lors pourquoi l'hyperexcitabilité des circonvolutions a paru être la condition essentielle aux expérimentateurs qui ont eu l'occasion d'étudier l'influence des irritations mécaniques, (Couty, François-Franck et Pitres). C'est sans doute parce que cette condition se trouve réalisée beaucoup plus habituellement dans la région abritée de l'écorce qui forme le fond et les parois du sillon crucial, qu'on obtient facilement (*toujours*, disent Luciani et Tamburini) des réactions motrices par l'irritation mécanique de cette portion de la zone excitable, alors que la même irritation appliquée à la surface libre du gyrus peut rester sans effet, à ce point que beaucoup d'expérimentateurs contestent formellement l'efficacité des irritations mécaniques corticales (Lussana et Lemoigne, par exemple) [2].

Cause du peu de persistance de l'excitabilité mécanique corticale.

On ne peut manquer d'être frappé de la difficulté qu'on éprouve à reproduire les effets moteurs des excitations mécaniques corticales, après avoir déterminé des mouvements en agissant sur une région : l'écorce excitée mécaniquement ne réagit pas plus de quatre ou cinq fois (Couty) ; Luciani remarque de même qu'aussitôt après une première expérience, l'excitabilité mécanique diminue de telle façon que bientôt on ne peut plus observer de réactions. Tout au contraire, on sait que les excitations électriques peuvent se montrer en quelque sorte indéfiniment efficaces.

La raison de cette différence paraît tenir, comme l'a noté Luciani, à ce que les excitations mécaniques agissent *par destruction* du tissu nerveux. Pour se convaincre de la valeur de l'explication, il

[1] Vulpian. — C. R. Ac. Sc., 11 mai 1885, p. 1193.

[2] Lussana et Lemoigne. — *Arch. Phys.*, 1877, p. 126.

suffit en effet d'examiner la portion d'écorce sur laquelle on vient d'agir : elle est dilacérée, désorganisée et par suite a perdu toute activité physiologique.

Ce fait nous paraît avoir une réelle importance théorique qui n'a pas, à notre connaissance, été mis en lumière : nous allons chercher à en tirer parti dans l'examen de la proposition suivante.

L'excitabilité mécanique du cerveau, limitée à certaines régions, doit-elle être attribuée à l'appareil cortical ou aux fibres blanches sous-jacentes ?

Les excitations mécaniques des circonvolutions échappent évidemment aux reproches maintes fois adressées aux excitations électriques qu'on applique aux circonvolutions : elles ne diffusent pas à la surface ; elles ne s'étendent pas en profondeur ; elles ne se propagent pas par les liquides ; elles ne peuvent pas être transportées au loin par les vaisseaux ou les filets nerveux rampant à la surface du cerveau. Si toutes ces objections faites à la valeur du procédé d'excitation par l'électricité sont discutables, il n'en reste pas moins qu'elles ont une importance réelle. On ne peut, par exemple, affirmer que, si localisées qu'elles puissent être, les excitations électriques ne mettent pas en jeu tout aussi bien les pinceaux de fibres blanches pénétrant dans l'appareil cortical que les cellules nerveuses de cet appareil. Pour plaider la cause de l'excitabilité électrique corticale, on est obligé de se rejeter sur les différences des réactions obtenues en excitant simultanément l'écorce et la substance blanche et de celles que produit l'excitation limitée à la substance blanche seule.

C'est en raison de toutes ces difficultés que la démonstration de l'excitabilité mécanique corticale nous a paru mériter un examen assez détaillé. Mais encore faut-il être assuré que, dans ce cas, c'est bien l'écorce et non la substance blanche, qui est en cause dans les effets moteurs des excitations mécaniques appliquées aux circonvolutions : quelques remarques sur cette question sont indispensables.

Les excitations mécaniques, qui se montrent efficaces au point de vue des réactions motrices et des réactions sensitives, par exemple, sont évidemment des traumatismes intéressant l'appareil cortical, non à sa surface libre, mais dans son épaisseur : *elles irritent en détruisant.*

Là est précisément l'intérêt de la question : pour les physiologistes qui, comme Vulpian, Couty, etc., nient l'excitabilité propre de l'écorce cérébrale, ces irritations destructives atteignent les fibres blanches sous-corticales et ce sont ces fibres qui réagissent en provoquant les effets moteurs, tout comme dans le cas des excitations électriques. Mais s'il en était ainsi, pourquoi verrait-on disparaître les réactions motrices après quelques irritations successives? Elles devraient, non seulement se maintenir, mais s'exagérer, puisqu'après dilacération de l'écorce, l'agent mécanique exerce son effet directement sur les faisceaux blancs. Or, c'est le contraire qui s'observe : si, en effet, on opère méthodiquement, comme nous l'avons fait dans nos expériences sur les réactions épileptiformes, et qu'après avoir constaté la production de mouvements convulsifs par l'excitation mécanique de l'écorce enflammée, on enlève d'un trait de scalpel la totalité de la substance grise, on constate que des irritations plus énergiques encore restent absolument incapables, non seulement de provoquer des réactions convulsives, mais même de simples réactions motrices. Il serait, en vérité, bien singulier que l'excitation mécanique, agissant sur les faisceaux blancs quand l'écorce existe, perdît toute action sur eux quand on enlève cette écorce.

D'autre part, nous n'avons jamais obtenu de réactions motrices par l'excitation mécanique de la capsule interne, région que tous les expérimentateurs s'accordent avec nous à considérer comme beaucoup plus excitable que le centre ovale. Tout au contraire, si l'on admet, comme nous le croyons nécessaire, l'irritabilité mécanique de l'écorce proprement dite, on comprend facilement, qu'une fois cette écorce détruite, les mêmes excitations portant sur les faisceaux blancs se montrent inefficaces.

Cette manière de voir implique, en outre, que l'appareil cortical jouit d'une excitabilité normale ou acquise plus grande que celle de la substance blanche, question qui sera plus tard discutée en détail, quand nous aurons étudié l'excitabilité electrique des circonvolutions.

TRENTE ET UNIÈME LEÇON

(11 décembre 1885)

EXCITABILITÉ CORTICALE (SUITE)

Excitabilité électrique des circonvolutions motrices.

Discussion des objections fondées sur la transmission physique des courants jusqu'à la base du cerveau : 1° la diffusion en profondeur est insuffisante pour agir sur la substance blanche à partir d'une petite distance au dessous de l'écorce; faits expérimentaux de Putnam, Braun, Burdon Sanderson, Ferrier. — 2° Les excitations appliquées à la surface du cerveau ne sont pas transmises aux noyaux moteurs de la base de l'encéphale par les artères et les nerfs qui les accompagnent, contrairement aux idées défendues par Brown-Séquard et Dupuy : multiplicité des arguments qui rendent cette conception innacceptable.

Le fait de la pénétration des courants excitateurs jusqu'aux parties superficielles du centre ovale étant indéniable, l'excitabilité propre de l'écorce ne peut être établie que sur des différences entre les réactions produites par des excitations intéressant l'appareil cortical et par celles qui sont appliquées à la substance blanche. Etude détaillée des faits qui montrent ces différences : 1° la substance blanche est moins excitable que l'écorce; discussion des procédés d'excitation; 2° l'intervention de l'appareil cortical paraît indispensable à la provocation d'accès épileptiformes; discussion des objections faites à cette conclusion.

Excitabilité comparée des points symétriques des deux zones motrices et des différents points d'une même zone; ordre de la disparition de l'excitabilité des divers centres corticaux dans l'anesthésie progressive : raisons des divergences sur ces questions.

MESSIEURS,

La propagation inévitable des courants électriques, surtout des courants à haute tension comme les décharges d'induction, a été le point de départ de toutes les objections formulées contre la théorie de l'excitabilité propre de l'appareil cortical.

Ce qu'il y a intérêt à discuter avec quelque détail, ce n'est point la question même de la diffusion des courants en surface ou en profondeur : le fait est hors de doute, et ce serait plaider une cause perdue d'avance que d'argumenter à ce sujet : nous ne pourrons cependant nous dispenser de formuler de sérieuses réserves au sujet du *degré* même de cette diffusion des courants, dont nous reconnaissons volontiers l'existence. On verra que son importance a été exagérée et qu'il est facile de ramener à leur juste valeur les critiques de la théorie de l'excitabilité corticale qui sont fondées sur la propagation des excitations loin du lieu de leur application. Mais nous aurons à discuter des objections d'une toute autre valeur, et à rechercher avec le plus grand soin si l'appareil cortical doit être exclu de toute participation aux réactions motrices produites par les excitations de la surface du cerveau : c'est à l'examen des raisons invoquées en faveur de cette exclusion que sera consacrée la plus grande partie de cette leçon.

Les objections qui ont été faites à l'excitabilité électrique propre de l'appareil cortical, quoique toutes déduites du fait de la diffusion des excitations, doivent cependant être distinguées en deux séries de valeur fort inégale .

1re série : Transmission *physique* des excitations corticales par des conducteurs *inertes au point de vue fonctionnel,* jusqu'à des organes véritablement moteurs situés à la base de l'encéphale ; ces conducteurs, simples organes de transmission sont, pour les uns le tissu nerveux même des hémisphères, pour les autres les vaisseaux et nerfs de la pie-mère.

2e série : Transmission, au travers de l'écorce qui n'interviendrait en rien dans les réactions, des excitations jusqu'aux faisceaux blancs sous-corticaux, seuls excitables.

De ces deux séries, la première doit être immédiatement écartée, pour nous permettre de consacrer toute notre attention à la discussion de la seconde, qui est beaucoup plus importante.

A. — *Discussion des objections fondées sur la transmission physique des courants jusqu'à la base du cerveau.*

Cette première série d'objections comprend elle-même deux groupes de faits que nous devons examiner successivement :

1° *Les excitations corticales traversent, comme elles le feraient d'un corps bon conducteur quelconque, toute la masse hémisphérique et vont agir sur les organes moteurs basilaires.*

La critique qui vient d'être formulée repose sur ce fait, que l'exploration au galvanomètre des parties intérieures d'un hémisphère, pendant qu'on excite électriquement la surface des circonvolutions, dénote la pénétration des courants en profondeur. Carville et Duret, qui ont constaté la diffusion par ce procédé [1], ne se sont point fait illusion sur l'importance de cette pénétration des courants : ils ont bien compris qu'elle ne s'étendait pas au delà d'une certaine profondeur et n'ont parlé que d'une diffusion dans la *couche blanche sous-jacente à l'écorce*. Du reste, une autre méthode d'exploration, tout récemment appliquée à la même recherche et dont la sensibilité n'est pas contestée, la méthode téléphonique, a permis de compléter l'observation précédente : M. Dupuy, avec l'assistance de M. d'Arsonval [2], a noté que les électrodes collectrices des courants induits qui pouvaient dériver au sein de la substance blanche hémisphérique, ne conduisaient au téléphone que des influences inappréciables, puisqu'aucun son n'était perceptible. Or, on sait d'après les expériences de M. d'Arsonval, antérieurement communiquées à la Société de Biologie, que des courants induits, assez faibles pour ne point agir sur le sciatique de la grenouille, produisent des sons téléphoniques jusqu'à une limite de beaucoup inférieure à celle de leur action sur le nerf.

Tout ceci montre déjà, sans qu'il soit nécessaire d'insister autrement sur la donnée physique, que la diffusion en profondeur *doit être insuffisante* pour mettre en action la substance blanche du centre ovale, à partir d'une petite distance au-dessous de l'écorce.

Ce que le raisonnement faisait prévoir, l'expérience directe le démontre : quelques faits empruntés à divers physiologistes suffiront pour établir le peu de valeur de l'objection.

1° Une section transversale pratiquée dans l'épaisseur du centre ovale, et interrompant la conductibilité physiologique, sans inter-

[1] Carville et Duret. — *Arch. Phys.*, 1875, p. 399 et conclusion, p. 407 (reproduction d'une note de la Soc. de Biol., 20 déc. 1873.)

Dans une série, d'expériences dont ils rapportent les principaux résultats au début de leur mémoire de 1875 (*Arch. Phys.*, p. 425-427), Carville et Duret ont cherché à établir la différence entre la conductibilité physique et la conductibilité physiologique des faisceaux blancs ; leurs études ne les ont pas conduits à une conclusion positive : « En résumé, disent-ils, dans l'état actuel de la science, il nous est impossible de savoir si, lorsqu'on applique un courant sur la substance blanche d'un hémisphère cérébral, après l'ablation de l'écorce grise, les mouvements obtenus sont dus à une propriété *physique* ou à une propriété *physiologique* de la fibre nerveuse... » (*Loc. cit.*, p. 427.)

[2] Dupuy. — C. R. Soc. Biologie, 28 nov. 1885.

rompre la conductibilité physique, supprime les réactions motrices des excitations corticales (expériences de Putnam [1], de Braun [2]). A ces résultats on pourrait objecter, que la section des fibres du centre ovale, ayant rendu plus grande la résistance à la transmission, il n'est pas étonnant que le mouvement ait cessé de se produire, et que, pour être démonstrative, l'expérience aurait dû être faite en renforçant notablement les excitations appliquées à l'écorce après la section centre-ovalaire. Nous avons repris, en tenant compte de cette remarque, l'expérience de Putnam et de Braun, et constaté que, même en renforçant très notablement les excitations, aucun mouvement ne se produisait après l'interruption des fibres blanches. Dans ces expériences de contrôle, nous avons pu nous rendre compte de la raison des divergences des résultats qu'on a obtenus en pratiquant la même opération : Burdon Sanderson, par exemple [1], obtient encore des mouvements, après une section transversale des fibres blanches, faite *au-dessous* des circonvolutions, en excitant le lambeau laissé en place ; puis, ayant fait une autre section *beaucoup plus bas,* sur le trajet des mêmes faisceaux, il n'obtient plus de mouvements. En d'autres termes, les excitations corticales ne se transmettent par conductibilité physique que jusqu'à une faible distance, et si la section est faite au delà des limites de la diffusion, aucun effet moteur ne peut plus être obtenu [3].

Carville et Duret ont montré, de leur côté [4], qu'après la section des fibres de la capsule interne, l'excitation corticale cesse de provoquer des mouvements dans les membres du côté opposé.

2° Rappelons, en outre, pour supprimer plus sûrement toute hésitation, que Ferrier, entre autres expériences destinées à combattre l'objection de la transmission des excitations corticales au corps strié, a exécuté la suivante : « L'excitation de l'insula de Reil, située

[1] J.-J. Putnam. — Contrib. to the Cortex. *The Boston med. a surg. Journ.* juillet 1874.

[2] Braun. — Eckhard's Beiträge, 2e s., Bd. VII. et *Ctbllt. Med.*, n° 29, 1874.

[3] Burdon-Sanderson. — Proceed. Roy. Soc., XXII, n° 152, 1874. — Notiz. ueb. dir. Reiz. d. Corp. str. Orig. mith. (*Ctbllt. med.*, 11 jt 1874.)

[4] Carville et Duret. — *Arch. Phys.*, 1875, p. 469.

[5] Des expériences suivies ont permis à de Varigny de contrôler les conclusions de Putnam et Braun : « Nous avons constamment obtenu, dit-il (dans 7 expér.), le même résultat : inexcitabilité absolue par le courant qui agissait avant l'opération, quelquefois excitabilité temporaire par un courant plus fort, mais cette excitabilité n'était jamais durable ; si avancé que fut le réveil (chloral), elle ne tardait pas à disparaitre définitivement. » *Th. Doct.* Paris, 1884, p. 126.

immédiatement au-dessous du corps strié, ne donne lieu à aucun mouvement, tandis que les régions pariétales, plus éloignées, réagissent au même moment, d'une manière active et définie, lors de l'application du même courant[1] ». Ferrier note aussi que, pendant l'anesthésie chloroformique, les excitations corticales cessent d'être efficaces, alors que le corps strié continue à réagir : donc, si la conduction intra-hémisphérique était la cause des mouvements, ceux-ci devraient continuer à se produire, la conductibilité *physique* n'étant pas modifiée par le chloroforme.

Nous avons réuni un nombre de preuves suffisant[2] pour écarter la première objection tirée de la transmission physique des excitations corticales : examinons maintenant la seconde objection, qui a été présentée par MM. Brown-Séquard et Dupuy et sur laquelle celui-ci a insisté à plusieurs reprises, tout dernièrement encore dans une communication à la Société de Biologie.

2° *Les excitations corticales sont transportées jusqu'à la base de l'encéphale par les artères et les nerfs qui les accompagnent.*

Le transport à une assez grande distance des courants induits par les vaisseaux artériels, quand ces courants sont appliqués sur un

[1] Ferrier. — Fonct. d. cerveau. Trad. Varigny, p. 285.

[2] Le fait accidentellement observé par Carville et Duret, du défaut de réactions motrices à la suite des excitations corticales, chez un chien dont le centre ovale était creusé d'une vaste cavité kystique, peut encore être rappelé ici, bien que nous ne lui trouvions pas la signification décisive qui lui a été attribuée ; il est vraisemblable, en effet, que les fibres avaient subi la dégénération et que les conditions de transmission étaient modifiées ; d'autre part, on ne sait trop dans quel état se trouvait le système pédonculaire, bien que le corps strié « parût avoir conservé ses relations avec les parties subjacentes ». (Carville et Duret. *Arch. Phys.*, 1875, p. 136.)

Nous pensons que la question peut être facilement résolue si l'on tient compte des faits de dégénération des faisceaux du centre ovale consécutive à la destruction des territoires moteurs ; nous avons montré, il y a plusieurs années, que l'*excitabilité* des fibres blanches du centre ovale disparaît quatre jours après la destruction de l'écorce. Par suite, c'est bien d'une conductibilité *physiologique* qu'il s'agit, la conduction physique persistant après la perte des propriétés fonctionnelles.

On pourrait ajouter aux déductions tirées des faits signalés plus haut, celle que fournit l'excitation corticale chez les nouveau-nés, du moins chez la plupart d'entre eux (chiens, lapins). C'est un fait incontesté que l'excitation, même très énergique de l'écorce et de la substance blanche du centre ovale, n'est accompagnée ou suivie d'aucune réaction motrice chez les animaux nouveau-nés (Soltmann, Rouget, Tarchanoff). Chez les mêmes animaux, l'excitation directe ou réflexe des appareils moteurs de la base de l'encéphale, provoque des mouvements avec la plus grande facilité. Or, puisque ces appareils sont en état de réagir aux excitations qui sont leur transmises par leurs conducteurs afférents, pourquoi ne réagiraient-ils pas aux excitations corticales, si celles-ci leur étaient transmises par conductibilité physique ?

point de l'écorce où rampent des artères, peut constituer un fait intéressant, dont la démonstration est établie, comme nous n'en doutons pas, mais qui, à coup sûr, est bien loin d'avoir la portée et la signification qu'on lui a donnée.

« Je crois donc, dit M. Dupuy, que *tous les effets moteurs* ou autres, obtenus par la faradisation de différents points du cerveau, sont dus *à l'irritation directe conduite le long des artères et des nerfs* qui pénètrent en ces mêmes points, et pas ailleurs (où personne ne localise des centres), *vers les masses du pont de Varole, du corps strié et de la couche optique.*

« Quand on lance un courant induit, de la valeur de celui dont je me suis servi, sur les circonvolutions et *qu'on n'obtient pas de mouvement,* c'est que le point excité *n'est pas celui par où pénètre une artère avec ses nerfs ;* tous les points moteurs ou sensoriels et sensitifs sont justement ceux où sont situés ces points de pénétration des vaisseaux et des nerfs... [1] »

Une pareille hypothèse, bien qu'elle se présente sous la forme absolue d'une conclusion, ne repose sur aucun fait positif autre que la constatation, au moyen du téléphone, du transport des courants le long des artères et ne tient aucun compte d'une foule de notions contradictoires.

Nous nous bornerons à relever quelques-unes des impossibilités d'une semblable explication.

a. Comment interpréter les mouvements du côté opposé du corps, qui sont *localisés et qui varient* avec chaque point du territoire moteur cortical? Il faudrait donc admettre que l'excitation est transmise aux centres nerveux basilaires *précisément en des points correspondant à chaque groupe de nerfs moteurs de la face ou des membres,* et cela par des branches artérielles qui s'épuisent dans la substance blanche et ne font pas partie du système opto-strié. Du reste, les expériences dont il a été question dans le paragraphe précédent, montrent que les courants appliqués à la surface de l'écorce ne se manifestent pas, avec les moyens d'exploration les plus délicats (galvanomètre, téléphone), dans l'épaisseur du centre ovale au delà d'une petite distance de l'écorce.

[1] E. Dupuy. — Transport des courants électriques par les artères cérébrales. C. R. *Soc. Biol.*, p. 712, 28 nov. 1885.

Voy. en outre, du même auteur, sa Thèse de Doct., Paris, 1873, et les articles du *Med. Times a. Gazette*, 1877 (1410, 1413, 1422, 1427).

Ceci répond à l'hypothèse d'une transmission physique par les artères *plongeantes* émanant du système cortical.

Si, au contraire, on admettait que les excitations se transmettent à la base du cerveau par les branches artérielles qui rampent à sa surface, et sur le trajet desquelles on a retrouvé l'indication téléphonique des courants propagés, on se demande par quelle voie arriveraient aux noyaux moteurs basilaires les excitations appliquées à l'écorce : aucune donnée anatomique ne permet d'accepter que des courants, transmis à la base du cerveau par la sylvienne, vont précisément aboutir à des centres moteurs distincts pour chacun des points excités à la surface du cerveau.

b. Pourquoi verrait-on persister les mouvements localisés d'origine corticale, après l'ablation du corps strié dans lequel on admet que les excitations sont apportées ?

c. Pourquoi aussi disparaissent ces mêmes réactions motrices à la suite de la section du pied de la couronne rayonnante ou de la capsule interne, alors que la transmission artérielle est respectée ?

d. De quelle façon expliquer la production des mouvements, quand les artères de la région motrice sont détruites par la cautérisation, oblitérées par des embolies pulvérulentes, ou quand l'encéphale est anémié par la ligature des quatre artères, ou par un autre procédé ?

e. Si les artères sont, ainsi que les nerfs qui les accompagnent, les organes conducteurs des excitations corticales, elles devraient subir les premières les effets de ces excitations et manifester l'influence qu'elles reçoivent par une énergique constriction du côté correspondant : or nos expériences manométriques comparatives (v. p. 208) montrent que le district artériel de l'hémisphère excité ne réagit ni plus tôt, ni plus énergiquement, que tel ou tel autre département artériel.

f. D'autres remarques pourraient encore être ajoutées aux précédentes : contentons-nous de quelques-unes.

Que devient l'excitabilité mécanique de la zone motrice? Les excitations mécaniques se transmettraient-elles donc aussi par les artères? Et le défaut d'excitabilité corticale des nouveau-nés, dont les artères existent, dont les régions basilaires sont excitables : pourquoi ne voit-on pas se produire chez eux des mouvements tout aussi bien que chez l'adulte? Quelle raison donner à toutes les variations de l'excitabilité corticale, alors que rien n'est changé à la distribution artérielle et que les centres nerveux basilaires conservent leurs réactions? Enfin, la théorie rend-elle compte de l'absence de mouvements après l'ablation de la zone motrice, quand la substance blanche a perdu son excitabilité et que l'on excite un point quelconque de l'écorce, fût-il sur le trajet des artères? Nous ne comprenons pas davantage le défaut de mouvements quand on porte les excitations, en dehors de la zone motrice, sur des régions qui ont aussi leurs artères, à moins que la sylvienne ne soit la seule artère capable de transmettre les excitations corticales aux points voulus de l'appareil basilaire.

Les critiques d'une interprétation aussi invraisemblable se pressent en foule, et il n'y aurait réellement pas à s'y arrêter aussi longuement, si l'objection n'avait été présentée comme valable par des physiologistes tels que M. Brown-Séquard et ne reparaissait avec une persistance qui ne peut s'expliquer que par l'absence de toute contradiction sérieuse.

On pourra mettre en avant, en voyant que la théorie de la transmission artérielle se dérobe, la conduction par les nerfs accompagnant les vaisseaux : c'est même à ces filets nerveux seulement que M. Brown-Séquard a attribué le rôle d'organes de transmission; M. Dupuy a associé dans son explication mixte les nerfs et les vaisseaux. Mais la plupart des remarques faites à propos de ces derniers pourraient être reproduites au sujet des filets nerveux : s'il devait se produire des réactions motrices par ce procédé de transport des excitations, c'est à des réflexes du même côté qu'on aurait affaire, tout comme dans le cas d'excitations de la dure-mère; on ne voit pas non plus par quelle voie les irritations corticales iraient retentir sur les noyaux moteurs des différents groupes musculaires du côté opposé.

Bref une pareille interprétation ne soutient pas l'examen, et si le fait du transport des excitations corticales par les vaisseaux a son intérêt, à coup sûr cette notion n'a rien à voir avec la critique de l'excitabilité corticale.

B. — *Discussion des objections tirées du fait de la pénétration des excitations jusqu'à la substance blanche.*

« Les excitations électriques appliquées à l'écorce du cerveau ne font que *traverser* cette écorce et vont mettre en jeu les fibres blanches excitables sous-jacentes. *L'appareil cortical ne joue aucun rôle dans les effets produits.* »

Dans cette proposition, nous cherchons à formuler nettement l'esprit de l'objection qu'il s'agit de discuter avec toute l'attention qu'elle mérite. Elle repose sur un fait certain : la transmission en *profondeur* des excitations appliquées à la surface ; nous avons dit plus haut que cette transmission ne dépasse pas une certaine limite, mais elle s'étend sûrement jusqu'aux terminaisons sous-corticales des faisceaux du centre ovale[1]. Toute la discussion doit porter dès lors *sur la différence qui peut exister dans les réactions motrices, quand l'écorce est comprise dans le circuit d'excitation et quand elle en est rendue indépendante*, soit matériellement (ablation, destruction), soit fonctionnellement (anesthésie, réfrigation locale, épuisement temporaire). On comprend qu'une pareille étude, surtout maintenant qu'une opposition autorisée, celle de M. Vulpian, s'est produite depuis la publication de nos recherches avec M. Pitres et depuis nos dernières leçons (*décembre-mars* 1884-1885), doit attirer toute notre attention et légitime les détails qui suivent. Ce que nous cherchons à établir, c'est que l'appareil cortical tout entier (cellules et fibres d'association) intervient pour modifier les réactions motrices et ajoute quelque chose aux résultats des excitations de la substance blanche. Examinons donc avec soin les diffférences qui peuvent être observées suivant que l'appareil cortical est ou non intéressé par l'excitation.

I. — *Les réactions motrices sont-elles plus facilement obtenues quand la substance grise intervient, que quand la substance blanche seule est excitée? En d'autres termes, la substance blanche est-elle moins excitable que la substance grise ?*

Le fait a été discuté ; les résultats des expériences ont varié, surtout suivant le procédé d'examen adopté. Les uns, comme Ch. Ri-

[1] Nous ne mettons pas en doute le fait de la *pénétration* des courants ; on peut même accepter qu'ils agissent beaucoup plus énergiquement sur les fibres blanches sous-corticales en certains points des circonvolutions. Bochefontaine a fait remarquer que sur des coupes du cerveau du chien « on voit très nettement à l'œil nu, des pinceaux coniques de substance blanche pénétrer, par leur extrémité atténuée, dans la substance grise corticale et approcher de la surface du cerveau ». Ces faisceaux plongeant dans l'écorce, lui ont paru « correspondre le plus souvent aux points du gyrus sigmoïde et des autres circonvolutions cérébrales dont la faradisation détermine différents phénomènes dans les appareils de la vie animale et de la vie organique. » (Bochefontaine, *Arch. Phys.*, 1876, p. 171.)

chet[1], admettent la plus grande excitabilité de la substance blanche; mais ils opèrent sur des animaux *chloralisés* dont l'appareil cortical, comme nous le verrons plus loin, n'intervient vraisemblablement plus, étant paralysé par le chloral; tout au contraire, la couche grise, rendue fonctionnellement inerte, constituerait plutôt un obstacle à la transmission de l'excitation. On comprendrait alors que des excitations égales appliquées à la substance blanche pourraient produire des réactions motrices plus énergiques, de même que des excitations moindres détermineraient des effets aussi intenses. Les autres, François-Franck et Pitres, par exemple, concluent de leurs expériences comparatives sur les effets de l'excitation électrique appliquée successivement à la surface de l'écorce et à la coupe des faisceaux blancs sous-jacents, que ces faisceaux blancs sont moins excitables[2]. (Voy. *IVe et Ve Leçons.*)

A cette conclusion on a fait l'objection que le procédé opératoire habituel, consistant dans la suppression de l'écorce par ablation ou par cautérisation, était défectueux en ce que l'irrigation artérielle des faisceaux blancs se trouvait supprimée du même coup : l'anémie de la substance blanche entraînant la diminution d'excitabilité, il n'est pas étonnant, a-t-on dit, qu'on obtienne des réactions moin-

[1] Ch. Richet (*Th. Agrég.*, 1878, p. 74) a noté que chez un animal chloralisé, l'excitabilité de la substance blanche paraît beaucoup plus grande : « tout se passe, dit-il, comme si le chloral avait paralysé la substance grise périphérique qui oppose alors à l'électricité la résistance d'un tissu inerte interposé entre l'excitation et les faisceaux blancs seuls excitables ». Cette remarque est très juste et nous aurons à en tirer parti.

[2] Exp. n° 11. — Dans cette expérience (comme dans beaucoup d'autres où le fait n'est pas expressément décrit) on a constaté que la substance blanche est moins excitable que la substance grise : au lieu de réagir avec les excitations 5 de la bobine Gaiffe, elle ne réagit qu'aux excitations 25 G.

Exp. n° 12. — Les excitations, efficaces quand elles étaient appliquées aux circonvolutions, restent sans effet sur la coupe des faisceaux blancs sous-jacents ; elles doivent être notablement augmentées pour provoquer des réactions faibles.

Exp. n° 15.— Mêmes remarques, avec cette constatation supplémentaire que les faibles excitations, inefficaces sur le centre ovale, se montrent très actives quand on les applique à la capsule interne.

S'il fallait faire intervenir soit le traumatisme, soit des influences inhibitoires pour expliquer la moindre excitabilité de la substance blanche, on ne comprendrait pas pourquoi les faisceaux blancs, au niveau de la capsule interne, ne subiraient pas la même influence dépressive.

Exp. n° 16. — Moindre excitabilité manifeste du centre ovale que des circonvolutions.

Exp. n° 33. — Des excitations très faibles (5 G.) ont provoqué de vives réactions localisées, quand on les appliquait à la portion de l'écorce correspondant au membre antérieur opposé; les mêmes excitations et de plus énergiques (de 5 à 14 G.) ne provoquent aucune réaction, quand on les applique à la coupe de faisceaux blancs sous-jacents. A 15 seulement apparaissent de légers mouvements.

dres que celles qu'on produirait en excitant les faisceaux blancs, régulièrement artérialisés, à travers la substance grise laissée intacte. L'objection a été surtout formulée par Couty[1] et par M. Vulpian[2].

Remarquons tout d'abord que, de la part de Couty, l'observation est assez singulière : à propos d'autres expériences exécutées par nous et qui ont été exposées plus haut (voy. p. 37), le même physiologiste déclare que, si nous obtenons une diminution dans le retard du mouvement sur l'excitation en irritant la substance blanche, c'est que la mise à nu de cette dernière, en en provoquant l'anémie, en *exagère* l'excitabilité ; de sorte que, dans un cas, la même cause est considérée comme produisant un effet, dans l'autre, l'effet inverse, suivant les besoins de l'argumentation.

Les expériences de Couty avaient pour but d'éliminer la cause d'erreur que nous n'aurions pas su éviter, et d'exciter la substance blanche sans en modifier l'excitabilité par la destruction préalable de l'écorce. Il réalise l'expérience de contrôle de la façon suivante : après avoir constaté qu'avec une intensité donnée de courants induits appliqués à la *surface* des circonvolutions motrices, il obtient des réactions et qu'au-dessous de cette intensité, il n'en voit pas se produire, l'auteur *enfonce les électrodes de un à deux millimètres* dans l'épaisseur de la substance cérébrale et note que les excitations tout à l'heure inefficaces sont devenues capables de provoquer des mouvements. Donc, dit-il, « la substance blanche sous-corticale laissée intacte est plus sensible que la surface corticale. » Mais il ne s'aperçoit pas que, dans son procédé d'excitation, la substance corticale subit l'effet de courants qui la *pénètrent*, aussi bien dans la zone interpolaire que dans les points extra-polaires, et reçoit, en définitive des excitations plus énergiques que quand elle est irritée à sa *surface*.

Carville et Duret, qui avaient, avant nous, noté la nécessité d'employer des courants minima plus forts pour obtenir des mouvements en excitant la substance blanche qu'en agissant sur l'écorce, expliquaient cette différence, non en admettant la moindre excitabilité de la substance blanche, mais en supposant que la diffusion, plus grande sur la surface humide formée par la coupe des faisceaux blancs, produisait une diminution réelle de l'excitation, et entraî-

[1] Couty. — *Arch. Phys.*, 1884, n° 1, p. 49.
[2] Vulpian. — *C. R. Ac. Sc.*, 23 mars 1885.

ait, par suite, la nécessité de compenser les peres en augmentant l'intensité des courants. L'expérience qu'ils ont réalisée pour vérifier cette hypothèse est la suivante : ayant déterminé des réactions motrices avec des courants faibles appliqués à l'écorce, au lieu d'enlever cette écorce, ils la suppriment par la cautérisation, évitant ainsi la déperdition par diffusion sur une surface humide : la réaction motrice est la même qu'avant la cautérisation, bien que, dans le dernier cas, l'excitation s'adresse certainement aux fibres blanches. En répétant cette expérience, nous avons toujours relevé au contraire, une différence en moins dans la valeur de la réaction motrice ; ce résultat tient, sans doute, à ce que notre comparaison a été faite en employant l'inscription des mouvements, qui permet de constater des détails l'examen par la vue est incapable de déterminer, c'est-à-dire des différences dans l'amplitude et dans la forme des secousses musculaires [1] ; souvent même, le courant minimum qui était efficace sur l'écorce intacte, se montrait inactif quand on l'appliquait sur l'eschare : ceci, du reste, n'aurait rien de surprenant, car la surface cautérisée peut présenter des degrés de sécheresse très variables et des conditions de conductibilité par suite fort différentes. Il faudrait obtenir l'*inertie fonctionnelle* de l'appareil cortical, sans modifier ses propriétés conductrices : nous avons cherché à réaliser ce desideratum par divers procédés dont il sera question plus loin, après la discussion des objections récemment formulées par M. Vulpian.

Revenant sur la remarque, très juste comme nous l'avons dit, que les courants appliqués à la surface des circonvolutions dépassent les limites de la substance grise et vont mettre en jeu la substance blanche sous-jacente [2], M. Vulpian a entrepris la critique des expériences qui tendaient à attribuer un rôle modificateur à la substance corticale dans les réactions motrices : ses objections s'appliquent tout particulièrement aux conclusions que nous avions

[1] Je crois même avoir observé plusieurs fois que la cautérisation corticale avec le thermo-cautère produisait la perte momentanée d'action des fibres blanches du centre ovale, ou (ce qui rentrerait dans la série des cas d'inhibition étudiés par M. Brown-Séquard) la suspension d'activité des organes moteurs bulbo-médullaires.

[2] M. Vulpian avait déjà depuis longtemps, formulé ses réserves au sujet de l'excitabilité propre de l'appareil cortical, notamment dans ses leçons de 1876; il a été suivi dans cette voie par Couty dont nous avons relevé les conclusions, et par Bochefontaine (*Arch. Phys.*, 1876, p. 170-172) dont nous examinerons plus loin les objections.

énoncées avec M. Pitres [1] et qui avaient été, dans leur ensemble, adoptées, après contrôle, par MM. Bubnoff et Heidenhain [2], par M. de Varigny [3].

Dans les notes successives présentées par le savant maître à l'Académie des sciences, nous avons tout d'abord à nous arrêter sur celle qui touche à la question dont nous nous occupons actuellement, à savoir la différence d'excitabilité de l'appareil cortical et de la substance blanche du centre ovale. M. Vulpian reprend, dans cette note [4], l'objection tirée de la *mise à nu* de la substance blanche. La moindre excitabilité du centre ovale n'existe, dit-il, que dans des conditions qui sont « assurément très défectueuses, puisque la section qui met à découvert les faisceaux blancs excitables du centre ovale *diminue,* par suite de l'ébranlement traumatique, de l'hémorrhagie, etc., l'excitabilité de ces faisceaux ».

Nous rappellerons que c'est par hypothèse, et non à la suite d'une démonstration directe, qu'on admet la diminution de l'excitabilité des fibres blanches comme conséquence de l'ablation de l'écorce : aucune preuve n'a été donnée que cette diminution fût réelle. L'ébranlement traumatique produit par la décapitation des faisceaux blancs, peut-il être invoqué comme cause de diminution d'excitabilité, alors que nous voyons s'exagérer l'action motrice des nerfs périphériques à la suite de leur section ? La perte de sang elle-même, *au moins dans les conditions des expériences rapides,* ainsi que l'ont été quelques-unes des nôtres, ne peut être considérée comme une cause de diminution d'excitabilité, puisque, tout au contraire, il est admis que, dans les premiers moments de l'opération, l'hémorrhagie rend les éléments nerveux plus excitables.

Pour se mettre à l'abri des causes d'erreur qu'il signale dans les expériences antérieures, M. Vulpian cherche à exciter la substance blanche sous-corticale sans dénudation préalable ; dans ce but, il introduit un fil de cuivre revêtu de gutta percha et mis à nu seulement à son extremité libre, dans la substance blanche, *en traversant la circonvolution* qui borde en dehors le gyrus sigmoïde ; il fait pénétrer obliquement l'électrode « jusqu'à ce que son extrémité

[1] François-Franck et Pitres. — *Loc. cit.*, 1885, p. 174 et suiv.

[2] Bubnoff et Heidenhain. — *Loc. cit.*, 1881.

[3] H. C. de Varigny. — *Loc. cit.*, 1884.

[4] Vulpian. — C. R. *Ac. Sc.*, 23 mars 1885.

libre se trouve en rapport avec les *centres moteurs* des membres ». *L'autre excitateur est placé soit dans une narine, soit dans la cavité buccale.*

« Lorsqu'on opère ainsi sur un chien légèrement morphinisé ou n'ayant subi aucune intoxication préalable, on reconnaît facilement, après avoir constaté quel est le minimum d'intensité électrique suffisant pour provoquer des mouvements, en agissant sur la surface du gyrus, que les faisceaux blancs sous-jacents peuvent être mis en activité par un courant bien plus faible... » « L'excitabilité de la surface du gyrus est donc moins forte que celle des parties excitables du centre ovale de Vieussens. »

Il nous semble que, tout en pensant réaliser dans son expérience l'excitation unipolaire au niveau des faisceaux blancs au contact desquels il a conduit l'excitateur cérébral, M. Vulpian se met dans les conditions physiques d'une diffusion étendue : le courant se reconstitue en effet *à travers le lobe antérieur du cerveau tout entier*, en passant de l'excitateur cérébral à l'excitateur nasal ou buccal.

Or la substance grise, qu'on veut préserver de l'action des courants excitateurs, se trouve précisément *traversée* par des courants beaucoup plus denses que quand on applique les deux pointes des rhéophores à la *surface* d'une circonvolution et en deux points très peu distants. La *pénétration* des courants est évidemment bien moindre dans ce dernier cas, qui est le nôtre, que dans le premier où s'est placé M. Vulpian ; il n'est donc point étonnant qu'il ait observé des réactions égales avec des excitations électriques moins fortes. Nous avons eu déjà l'occasion de faire une remarque semblable au sujet des expériences de Couty, qui compare les effets des excitations de l'écorce et de la substance blanche, en appliquant dans un cas les excitateurs à la surface, en les *enfonçant*, dans l'autre cas, au travers de la circonvolution.

Tout en reconnaissant que le procédé employé par nous, celui de la mise à nu de la substance blanche, n'est point à l'abri de toute critique, nous pensons cependant que *le sens* des différences que nous avons mentionnées ne saurait être modifié par les résultats des expériences examinées plus haut ; il est possible que la *valeur absolue* des différences dont il s'agit soit exagérée par le fait même de la mise à nu du centre ovale ; mais, à cette réserve, se bornent les concessions qui nous semblent logiques ; l'important, c'est qu'une *différence* existe entre les effets d'excitations semblables appliquées à l'écorce et à la substance blanche, pour qu'il reste acquis que l'écorce intervient autrement que comme conducteur passif. Cette différence se trouve caractérisée par une activité plus grande des excitations corticales ; elle aurait pu s'accuser par un résultat inverse qu'elle n'en eût pas moins existé. Nous pensons même que ce dernier cas peut se présenter, en apparence du moins, quand l'appareil cortical a été rendu inerte au point de vue fonctionnel, et ne constitue plus, dès lors, qu'un obstacle physique à la transmission des excitations en profondeur, au lieu de jouer le rôle que nous lui reconnaissons d'un appareil de renforcement : c'est ce qui s'est vraisemblablement produit dans les expériences de Ch. Richet sur les animaux chloralisés [1].

II. — *L'intervention de l'appareil cortical est-elle nécessaire à la production des accès épileptiformes consécutifs aux excitations des hémisphères cérébraux ?*

Sans admettre que l'écorce des régions excito-motrices constitue ce qu'on a appelé l'organe central des convulsions, nous avons

[1] Nous ne reviendrons pas sur des détails déjà donnés ; mais nous rappellerons seulement deux ordres de faits qui manifestent l'intervention active de la substance corticale dans les réactions obtenues par l'excitation de la surface des circonvolutions :

1° L'analyse graphique des mouvements produits par les excitations du cerveau révèle des particularités différentes suivant que ces mouvements résultent des excitations de l'écorce ou de celles du centre ovale (voy. p. 54) ;

2° Le rôle actif de l'appareil cortical, dans la production des réactions motrices qui accompagnent les excitations corticales, peut se déduire des résultats fournis par la comparaison des retards du mouvement, suivant que les excitations portent sur l'écorce ou sur la substance blanche. *Après l'ablation de la mince couche de substance grise qui recouvre le centre ovale, le retard de la secousse musculaire sur l'excitation diminue de* 1/4 *ou* 1/3 *en moyenne* (voy. p. 36). Ce fait, que nous avons signalé en 1877, a été retrouvé depuis par tous les expérimentateurs qui l'ont recherché. Il implique que la substance grise intervient, comme dans les réflexes transversaux médullaires, pour emmagasiner en quelque sorte et retenir l'excitation.

Une objection a été faite tout récemment à notre interprétation par M. E. Dupuy (*Soc. Biolog.*, 1886, p. 54). L'auteur attribue à l'obstacle physique, représenté par la pie-mère, le retard plus grand des réactions corticales que des réactions centre-ovalaires ; il dit qu'après avoir soulevé la pie-mère et introduit les électrodes au dessous d'elle, il retrouve la même diminution du retard que quand on a supprimé l'écorce. Aucune courbe n'a été présentée à l'appui de cette affirmation, et aucun détail de technique n'accompagne la note de M. Dupuy. Les expériences de de ce genre doivent être pratiquées avec de grandes précautions, comme le savent tous ceux qui emploient d'habitude les appareils enregistreurs, et, quand on les publie, on doit les appuyer de tous les documents nécessaires. Jusqu'à démonstration plus complète, et pour des raisons multiples, nous ne croyons pas pouvoir accepter les résultats précédents comme suffisamment établis.

cherché à établir que l'intervention de l'appareil cortical était nécessaire à la production des accès épileptiformes consécutifs aux excitations électriques et mécaniques du cerveau.

Nous avons insisté à plusieurs reprises, depuis 1877, sur cette question qui a été développée dans les leçons relatives à l'épilepsie corticale (voy. *XIII*e *Leçon*, p. 99); les objections faites à nos conclusions ont été alors discutées, et nous n'y reviendrions pas, si, depuis l'époque où ces leçons ont été faites (janvier 1885), de nouvelles critiques ne s'étaient produites (Vulpian. Mars 1885). Avant de les examiner, rappellons brièvement sur quelles expériences s'appuyait notre proposition que l'épilepsie par excitation cérébrale a pour point de départ l'écorce du cerveau [1].

Chez un animal non anesthésié, ou dont l'anesthésie était complètement dissipée, nous enlevions avec le plus grand soin toute l'épaisseur des circonvolutions motrices, après avoir oblitéré les vaisseaux de la pie-mère avec le thermo-cautère. Quand l'écoulement de sang était complètement arrêté, la surface blanche du centre ovale apparaissait dégagée de tout mélange avec la substance grise, condition essentielle, comme nous le verrons plus loin : les excitations induites appliquées à cette surface, et soigneusement localisées, ne provoquaient plus d'accès convulsifs, alors que des excitations beaucoup moins énergiques, appliquées sur la portion de substance corticale qui avait été conservée du même côté ou sur la zone motrice opposée, déterminait de grandes attaques.

L'absence de convulsions consécutives à l'excitation de la substance blanche ne résultait donc ni de l'épuisement de l'animal, ni de la perte de sang, ni d'une influence inhibitoire exercée par le traumatisme sur les organes nerveux moteurs bulbo-médullaires ; on ne pouvait pas davantage l'attribuer à la diminution toute locale de l'excitabilité du centre ovale, puisque les excitations de la coupe de la *capsule interne*, tout en provoquant de violentes réactions motrices pendant le passage des courants, n'étaient pas non plus suivies d'accès convulsifs.

Tels sont les faits que nous avons étudiés précédemment avec détail. Exposons maintenant les remarques présentées à ce sujet par M. Vulpian dans la série de ses communications à l'Académie des sciences (mars-avril 1885).

[1] Ces expériences ont été résumées dans les notes qui accompagnent le texte des leçons sur l'épilepsie corticale (p. 100 et suiv.).

M. Vulpian, après avoir discuté la signification et mis en doute la valeur des expériences desquelles on avait conclu à l'excitabilité moindre de la substance blanche que de la substance grise (v. p. 323), insiste sur le fait, observé antérieurement par Bubnoff et Heidenhain et qu'il a constaté à son tour, de la provocation d'attaques épileptiformes par l'excitation des faisceaux blancs sous-jacents à la zone dite motrice. Cette objection à l'action épileptogène corticale vise, non seulement la notion de la différence d'excitabilité des deux substances corticale et centre-ovalaire, mais tend à faire reporter à la substance blanche toutes les propriétés attribuées antérieurement à l'appareil cortical.

Il y a donc nécessité d'examiner avec soin les conditions mêmes des expériences contradictoires de M. Vulpian.

« Si l'on électrise, dit-il [1], les faisceaux blancs qui émanent des points excitables du gyrus sigmoïde, chez un chien, *en pratiquant l'expérience par le procédé que j'ai indiqué,* on provoque toujours une attaque épileptiforme, violente, prolongée... Pour déterminer l'attaque épileptiforme par l'excitation de ces faisceaux, *il suffit d'un courant plus faible* que celui qui est nécessaire lorsqu'on électrise la surface du gyrus. J'ajoute que l'on produit l'attaque par l'excitation de ces faisceaux, même *lorsqu'on a préalablement détruit,* à l'aide du thermo-cautère, *toute la susbtance grise* des régions excitables du cerveau. »

Nous avons souligné les différentes parties de cette citation qui doivent être discutées :

1° Le procédé auquel fait allusion M. Vulpian et qu'il applique à l'excitation des faisceaux blancs nous est déjà connu : nous avons discuté sa valeur à propos de la question de la différence d'excitabilité des régions corticales et centre-ovalaires. Ici, tout autant au moins que dans le cas indiqué, nous croyons qu'il n'est point irréprochable : les excitations cérébrales obtenues en introduisant un pôle dans l'épaisseur du cerveau et l'autre dans une narine ou dans la bouche de l'animal, intéressent évidemment tout aussi bien l'appareil cortical que la substance blanche : l'attaque provoquée par l'excitation ne peut donc être attribuée à la mise en jeu de celle-ci plutôt que de celui-là ;

2° Qu'il suffise, pour produire une attaque dans les conditions

[1] Vulpian. — C. R. *Ac. Sc.*, 23 mars 1885.

d'excitation employées par M. Vulpian, d'un courant plus faible que quand on applique les excitateurs à la surface extérieure des circonvolutions, cela n'est point surprenant, puisque, comme nous l'avons dit déjà (v. p. 324) les courants traversent toute l'épaisseur de l'appareil cortical, avec une densité beaucoup plus grande que quand leur action pénétrante est limitée par le fait même de leur application à la surface des circonvolutions ;

3° Les attaques, par le procédé de M. Vulpian, se produisent encore, dit-il, après destruction de toute la substance grise des régions excitables du cerveau.

Cette destruction est-elle en effet aussi complète que le pense M. Vulpian? L'action destructive du thermo-cautère, que nous avons été souvent conduits à étudier nous-mêmes, ne s'étend en profondeur que si on fait des applications successives, en enlevant à mesure la lamelle carbonisée à travers laquelle on voit suinter des gouttelettes de sang. Cette destruction doit en outre porter sur la totalité de la zone excitable dont les limites ont dû être au préalable fixées par des excitations appliquées à des distances croissantes du sillon crucial. En effet, nos expériences ont montré qu'il suffit qu'un îlot de substance grise reste intact pour que les excitations électriques, qu'on pense appliquer à la substance blanche seule, continuent à être efficaces au point de vue épileptogène.

Nous nous demandons si toutes ces conditions ont été réalisées dans les expériences de M. Vulpian, non seulement sur le côté du cerveau auquel les excitations étaient appliquées, mais aussi sur le côté opposé : en raison même du mode d'application des courants induits, il est en effet à craindre que l'irritation profonde d'un côté ne retentisse sur l'autre. En procédant de même, nous avons vu avec quelle facilité on produit des mouvements bilatéraux ayant tous les caractères de ceux que détermine l'excitation *simultanée* des centres corticaux homologues [1].

Nous pensons, en résumé, que la méthode adoptée par M. Vulpian ne met pas à l'abri de l'intervention de l'appareil cortical et n'autorise point, dès lors, à dénier à cet appareil la faculté épileptogène sur laquelle nous avons, M. Pitres et moi, si longuement insisté.

[1] Voy. *IXe Leçon*. Sur les *Mouvements bilatéraux produits par une excitation unilatérale*.

M. Vulpian a ajouté aux objections que nous venons de discuter, des objections nouvelles dans une communication faite un peu plus tard à l'Académie des sciences (19 avril 1885)[1]. Examinons donc aussi ces derniers résultats : pour le faire avec quelque netteté, nous sommes obligés de rappeler certains points de l'histoire de cette question. Nous avions affirmé d'une façon très positive que les attaques épileptiformes n'étaient plus possibles quand on excitait la substance blanche sous-corticale après l'ablation, après la destruction, ou après une réfrigération suffisante de l'appareil cortical. MM. Bubnoff et Heidenhain, dans leur étude critique, dont une grande partie a été consacrée au contrôle de nos conclusions, étaient tombés d'accord avec nous, que l'excitation centre-ovalaire localisée ne produisait plus d'accès, mais à la condition que la substance grise fût détruite, non plus seulement du côté correspondant, mais aussi du côté opposé. A son tour, M. Vulpian annonce qu'il a pu provoquer des attaques « en électrisant, sur des chiens, la substance blanche d'un des lobes cérébraux, après ablation ou cautérisation de l'écorce grise des deux gyrus sigmoïdes et de la circonvolution qui borde ce gyrus [2]»: c'est faire à la fois la critique des conclusions de Bubnoff et Heidenhain et des nôtres. Nous répondrons, en ce qui nous concerne, que si les excitations sous-corticales ont été faites par le procédé déjà discuté, nous hésitons à en accepter les résultats comme valables ; nous dirons aussi qu'il nous reste quelques doutes, légitimés par les difficultés qu'on rencontre, sur le degré de destruction ou d'ablation de l'écorce dans tous les cas ; cette réserve est, du reste, logique en présence de la restriction que fait lui-même M. Vulpian : « il faut dire toutefois, remarque-t-il, que je n'ai observé qu'*exceptionnellement* ces attaques et que, lorsqu'elles avaient lieu, elles étaient plus faibles et d'une durée moindre que chez les chiens qui avaient subi d'un seul côté l'excision ou la cautérisation de la substance grise corticale des régions excito-motrices ». Il est possible que l'ablation ou la destruction ait été parfaite dans les cas *ordinaires* (absence d'attaque) et qu'il soit resté quelques fractions de substance grise dans les cas *exceptionnels*.

Passons à l'examen d'une dernière objection qu'adresse M. Vulpian

[1] Communication publiée dans le n° du 27 avril.

[2] Vulpian. — *Ibid.*, p. 1102.

à l'intervention de l'appareil cortical dans la production de l'épilepsie, objection dont la valeur est, à première vue, beaucoup plus grande que celle des précédentes : nous voulons parler de la production d'attaques, par l'excitation *cette fois localisée à la région mise en cause*, après congélation de la zone motrice. Voici dans quels termes M. Vulpian rend compte de son expérience et des résultats qu'il obtint : « Sur un chien, après avoir mis largement à découvert, des deux côtés du cerveau, le gyrus sigmoïde et la circonvolution qui le borde, j'ai soumis rapidement ces parties à l'action d'un jet de chlorure de méthyle sous pression. Toutes les régions du cerveau mises à nu ont été congelées en quelques instants jusqu'à une certaine profondeur. Un excitateur isolé a été tout aussitôt introduit du côté gauche, dans la substance blanche, au-dessous de la région congelée ; un autre excitateur a été placé à la surface de cette région, et, après avoir fait passer par ces deux excitateurs un courant faradique, saccadé, de moyenne intensité, pendant deux ou trois secondes, on a vu se manifester une très violente attaque d'épilepsie qui a duré au moins deux minutes et qui n'a différé, sous aucun rapport, des attaques provoquées par la faradisation de la surface d'un des gyrus sigmoïdes chez un chien dont le cerveau est intact... »

M. Vulpian congèle une portion seulement de la zone excitable, le gyrus sigmoïde et la circonvolution qui borde ce gyrus en dehors ; encore ne savons-nous pas à quelle profondeur s'étend la congélation ; mais, sans nous arrêter sur ce point, remarquons seulement que les régions corticales dont l'excitation peut provoquer des accès dépassent de beaucoup les limites indiquées : en se reportant aux recherches de ceux qui nous ont précédés, d'Albertoni, de Michieli, de Luciani, sans oublier celles qui furent entreprises au début de ces études par Hitzig et Fritsch, surtout par Ferrier, en consultant nos propres expériences, nous restons convaincus que la destruction fonctionnelle produite par la congélation n'a porté que sur une portion de ce qu'on a nommé (à tort du reste) la zone épileptogène, zone qui s'étend de beaucoup au delà du gyrus et de la circonvolution qui le limite en dehors. Par suite, en employant les excitations électriques comme l'a fait M. Vulpian dans ce cas particulier, c'est-à-dire en faisant plonger un excitateur au-dessous de la région congelée, tandis que l'autre reste appliqué à la surface de l'eschare, *on comprend forcément dans les cercles d'excitation des portions d'écorce encore excitables*. Nous pensons même qu'en dehors de la partie congelée, la substance corticale subit une suractivité circulatoire qui, d'après nos expériences, constitue une condition favorable à la provocation des accès.

Nous rappellerons, à propos de ces expériences, que nous avions étudié, en 1883, la suspension temporaire d'excitabilité de la zone motrice par la réfrigération passagère au moyen de pulvérisations d'éther : nous voyions alors disparaître l'aptitude épileptogène de l'écorce et se produire seules les réactions simples de la substance blanche : en d'autres termes, l'écorce n'intervenait plus que comme conducteur physique ; à mesure que la température se relevait dans la portion tout à l'heure réfrigérée, les réactions épileptiformes reparaissaient. Mais nous avions soin, en opérant sur l'écorce réfrigérée, de localiser les courants excitateurs aux régions corticales refroidies. (Voy. *XIVe Leçon.*)

L'intervention de l'appareil cortical dans la provocation de l'épilepsie partielle, paraît encore établie par la suppression momentanée des attaques quand l'écorce subit l'épuisement temporaire post-épileptique que nous avons étudié précédemment. (Voy. p. 90-91.)

L'absence de réaction ne tient évidemment pas à la perte d'activité des organes moteurs bulbo-médullaires, car l'excitation *d'autres parties* excito-motrices de l'écorce provoque, non seulement des réactions simples, mais aussi des accès convulsifs complets, auxquels participent, comme les autres, les membres correspondant aux centres épuisés.

Le défaut d'action épileptogène de l'écorce ne résulte pas davantage d'altérations hémorrhagiques ou autres au niveau de la région excitée, car cet épuisement est passager ; au bout de quelques minutes de repos, on reproduit facilement des attaques.

Nous avons déjà insisté sur ces faits et nous n'y revenons ici que pour mémoire.

De cette longue dissertation, il résulte que le rôle actif de l'appareil cortical dans les effets épileptogènes des excitations, tel qu'il ressortait de nos premières expériences, peut être encore admis malgré les critiques variés dont il a été l'objet depuis quelques années ; tout au moins les expériences invoquées en faveur de l'action épileptogène de la substance blanche sont-elles, comme nous avons essayé de le montrer, passibles d'objections sérieuses.

EXCITABILITÉ COMPARÉE DES DIVERS POINTS DE LA ZONE MOTRICE.

§ 1. — *Excitabilité comparée des points symétriques de chaque zone motrice.*

L'inégale excitabilité des deux zones motrices droite et gauche a été signalée depuis longtemps : la commission américaine de New-York l'a mentionné en 1875[1]; elle a supposé que cette différence pourrait tenir au défaut de similitude dans la disposition des sillons et des circonvolutions qui, en effet, ne sont pas toujours rigoureusement symétriques dans les deux hémisphères. Mais, bien que cette condition puisse être mise en cause, nous la croyons insuffisante : nous avons souvent observé, sans rechercher expressément le fait, et particulièrement constaté dans quelques expériences, que, malgré l'identité apparente des accidents de terrain corticaux à droite et à gauche, les réactions s'obtenaient avec des courants minima très différents [2]. De même nous avons noté [3] qu'avec une différence évidente dans la disposition des plis et des circonvolutions des deux hémisphères, l'excitabilité était la même. Il faut donc faire intervenir une autre cause que la condition anatomique invoquée par les expérimentateurs américains; peut-être la différence serait-elle attribuable à la prédominance d'action d'un hémisphère sur l'autre, si les animaux avaient l'habitude de se servir des membres d'un côté : cette hypothèse s'appuie sur le fait dont il sera question plus loin et d'après lequel les centres les plus excitables sur un même hémisphère, sont ceux qui correspondent aux muscles le plus habituellement soumis à l'influence de la volonté. D'autre part, Tarchanoff, dans ses expériences sur le cer-

[1] Report of the commission of the New-York Society (*N.-Y.*, *med. Journ.*, 1875).

[2] Exp. n° 6 (du 17 déc. 1877). — Aucun mouvement à droite par excitation de la zone motrice gauche, avec des courants qui donnent des mouvements très nets dans les deux membres gauches, quand on les applique à la zone motrice droite. La différence est évidente à la vue, mais plus certaine encore d'après les tracés ; les excitations étaient sûrement identiques, car on les appliquait avec des électrodes induites dédoublées.

[3] Exp. n° 9 (du 24 décembre 1877) et n° 78 (du 26 nov. 1884). — Identité de l'excitation minima efficace des deux côtés (électrodes dédoublées) ; même amplitude, même *retard* des mouvements (ce qui exclut la possibilité de mouvements bilatéraux pour une excitation unilatérale).

veau des animaux nouveau-nés [1], aurait constaté que chez ceux qui naissent les yeux ouverts et dont les hémisphères sont excitables dès la naissance, le cerveau gauche présente un développement plus grand des centres pour les mouvements des membres, le cerveau droit un développement plus avancé des centres pour les mouvements de la face qui servent à la mastication.

§ 2. — *Excitabilité comparée des différents points de la même zone motrice.*

De même que la différence d'excitabilité des points symétriques des deux hémisphères, la différence d'excitabilité des différents points d'une même zone motrice a été constatée par tous ceux qui ont examiné la question. Le fait se trouve nettement décrit, en particulier par Luciani et Tamburini dans leur mémoire de 1878 [2]; nous l'avons, à notre tour, étudié avec quelques détails au point de vue spécial de la détermination des centres les plus excitables [3].

Le résultat de nos recherches à ce sujet concordait absolument avec celui des expériences des auteurs italiens; ceux-ci disaient : « Nous avons généralement observé que le degré minimum du courant qui provoque une réaction] appliquée *aux centres pour les membres* ne suffit pas à la produire *dans les centres pour la tête et le cou,* mais qu'il est nécessaire, pour mettre ces derniers en activité, d'employer un degré d'excitation supérieur. » Nous écrivions de notre côté : « Le plus souvent, *chez le chien* [4], c'est l'excitation du centre pour le *membre antérieur* qui provoque les premières réactions appréciables ».

Plus récemment, M. Vulpian est revenu sur ce sujet et a proposé une explication des différences d'excitabilité des divers centres de la zone motrice [5]. Mais, contrairement à ce qui avait été dit précédemment, M. Vulpian présente comme la plus facile à

[1] J. de Tarchanoff, *Rev. mens.*, 1878.

[2] Luciani e Tamburini. — (*Riv. sp. d. Freniatr.*, IV).

[3] François-Franck et Pitres. — *Arch. Phys.*, 1885.

[4] Luciani et Tamburini notent que chez le lapin, il semble que le centre des mouvements des lèvres et des mâchoires est le plus excitable.

[5] Vulpian. — C. R. *Acad. Sc.*, 20 avril 1885, p. 1038.

mettre en jeu ce qu'il appelle par abréviation la région cérébro-*faciale;* la région cérébro-*brachiale* et la région cérébro-*crurale* sont à peu près semblables l'une à l'autre; cependant, il y a une légère différence en faveur de la première de ces deux régions.

C'est sur cette donnée de la prééminence d'activité de la région cérébro-faciale que repose l'interprétation de M. Vulpian pour les différences de réactivité des divers points de la zone motrice : « Pour expliquer cette apparente différence... il me semble, dit-il, qu'il faut tenir grand compte *de la distance qui sépare les régions cérébrales sur lesquelles portent les excitations électriques, des foyers d'origine d'où émanent, soit dans le bulbe rachidien, soit dans la moelle épinière, les nerfs mis en jeu par la faradisation du cerveau. Plus les foyers sont éloignés de la région cérébrale électrisée, plus l'excitation de cette région doit être forte pour les atteindre.* »

En d'autres termes, la réactivité serait en raison inverse de la distance des noyaux moteurs bulbo-médullaires par rapport aux centres excités.

M. Vulpian ne se préoccupe que de l'objection qu'il prévoit de la part des physiologistes qui admettent la théorie de *l'avalanche* de Pflüger, et développe avec beaucoup de logique les arguments qui lui paraissent rendre cette théorie inacceptable.

Tout en acceptant comme très valables les faits énoncés contre la théorie de Pflüger, on pourrait remarquer que cette théorie vise seulement les trajets nerveux périphériques, et qu'elle peut très bien, tout en restant juste pour un tronc nerveux, cesser de l'être quand il s'agit de trajets intercentraux avec relais cellulaires interposés. Quoi qu'il en soit, ce n'est pas sur ce point que nous voulons nous arrêter : nous tenons seulement à insister sur ce fait que pour être définitive, l'interprétation de M. Vulpian doit avoir comme point de départ absolument établi que *les points corticaux correspondant aux trajets nerveux les plus courts sont les plus faciles à mettre en jeu.*

Que voyons-nous dans les expériences de Luciani, Tamburini et dans les nôtres, sans compter celles de beaucoup d'autres physiologistes? que ce sont les centres correspondant *aux membres* qui sont le plus excitables : or, l'explication de M. Vulpian ne comporte aucune concession, et ne s'applique absolument pas aux cas dans lesquels on provoque plus facilement les mouvements des membres que ceux de la face.

Nous pensons que l'interprétation de Luciani et Tamburini s'adapte bien plus aisément aux variétés qui peuvent se présenter : les centres les plus excitables, disent-ils (*loc. cit.* p. 43), paraissent être *ceux qui correspondent aux muscles le plus habituellement mis en mouvement par la volonté*. Cette déduction repose, non seulement sur le résultat des explorations comparatives et successives des divers points de la zone motrice, mais aussi sur l'examen des régions musculaires par lesquelles débute l'accès épileptique, quand on soumet la zone motrice tout entière à l'action des courants excitateurs (Ferrier, Luciani, etc.).

§ 3. — *Ordre de disparition de l'excitabilité des divers centres corticaux dans l'anesthésie progressive.*

On sait que l'excitabilité des divers points de la zone motrice ne disparaît pas partout en même temps sous l'influence des anesthésiques : dès 1874, Hitzig a noté le fait, mais sans préciser les points les plus résistants. Luciani et Tamburini ont repris cette étude et sont arrivés à cette conclusion, que les régions qui perdent le plus rapidement leur excitabilité sont celles qui, plus excitables que les autres, sont aussi plus faciles à épuiser. Or nous venons de voir que, pour ces auteurs comme pour nous, les points les plus excitables sont ceux des membres. M. Vulpian, revenant sur ce sujet qui forme la suite naturelle des questions discutées tout à l'heure, applique son interprétation des différences d'excitabilité, au cas particulier de la disparition successive des réactions dans les différents points de l'écorce.

Lorsque les foyers d'origine des nerfs « sont engourdis à un certain degré par le chloral, des excitations d'une certaine intensité, portant successivement sur les diverses parties de l'écorce cérébrale, dites *centres moteurs*, peuvent être encore assez fortes lorsqu'elles arrivent au noyau d'origine *du nerf facial* pour provoquer des mouvements de la face, tandis que, à cause de la plus longue distance à parcourir, elles ne parviennent aux noyaux d'origine *des nerfs des membres* que trop affaiblies pour les mettre en activité [1] ».

[1] Vulpian. — C. R. *Ac. Sc.*, 20 avril 1885.

Ainsi, le point *le plus résistant* se trouve être, d'après différents auteurs cités, le *centre facial,* mais cela pour des raisons très différentes : pour les uns, Luciani et Tamburini, à cause de l'épuisement plus facile des autres centres qui sont le plus excitables (centres des membres); pour Vulpian, à cause de la moindre longueur du trajet à parcourir.

Nous n'avons pas de conclusions personnelles précises à présenter sur ce point; aussi, sans y insister davantage, poursuivrons-nous, dans la prochaine leçon, l'examen des autres questions théoriques qui nous restent à étudier.

TRENTE-DEUXIÈME LEÇON

(14 décembre 1885.)

INFLUENCES QUI MODIFIENT L'EXCITABILITÉ CORTICALE

Difficulté d'établir l'action stimulante ou dépressive des divers agents modificateurs sur l'appareil cortical, l'influence de la plupart de ces agents se faisant également sentir sur les centres bulbo-médullaires.

I. Influences à effet complexe, cérébral et médullaire. Examen sommaire des effets de la répétition des excitations corticales, des influences dynamiques agissant à distance dans un sens ou dans l'autre (stimulations périphériques légères ou intenses); des anesthésiques vrais (éther et chloroforme) de certains poisons, tels que le bromure de potassium, l'alcool, la strychine, l'atropine, l'absinthe; de de l'état d'apnée (mécanisme de son effet inhibitoire).

II. Influence de l'anémie cérébrale expérimentalement produite par les embolies pulvérulentes, par la ligature des vaisseaux, par la dérivation périphérique, par l'excitation des vaso-moteurs encéphaliques.

Messieurs,

Autant il est permis et logique d'invoquer, comme favorables à la théorie de l'excitabilité corticale, les modifications des réactions qui dépendent réellement d'agents ou d'influences dont l'effet porte sur l'appareil cortical, autant il serait illogique d'introduire dans la même série toutes les modifications qu'on peut voir survenir, sous des influences variées, dans les réactions motrices produites par les excitations appliquées à la surface du cerveau.

Ces excitations, en effet, mettent en jeu toute une série d'appareils nerveux dont plusieurs peuvent être atteints, amoindris dans leur activité, par les influences modificatrices indiquées : cette réserve s'applique particulièrement à l'action des anesthésiques, qui atténuent évidemment, non seulement l'activité de l'écorce, ce qui est incontestable, mais aussi celle des appareils excito-moteurs médullaires. En d'autres termes, de ce qu'on voit diminuer, et même disparaître, les effets moteurs simples ou convulsifs des excitations du cerveau, dans le cours de l'anesthésie, on n'est pas autorisé à conclure, sans autre examen, que l'anesthésique a porté atteinte à l'excitabilité cérébrale, son effet s'étant fait sûrement sentir sur d'autres parties du système nerveux central.

Pour qu'on soit en droit d'interpréter en faveur d'un changement d'activité *corticale* les modifications en plus ou en moins qui surviennent, sous des influences locales ou générales multiples, dans les réactions motrices produites par les excitations de la surface cérébrale, il faut donc qu'on soit assuré que ces influences agissent exclusivement sur l'appareil cortical ; tout au moins est-il nécessaire, si leur action se fait sentir en outre sur d'autres parties du système nerveux, qu'on soit en mesure de faire la part de la modification subie par l'écorce du cerveau.

Avec certains agents toxiques, les effets moteurs des excitations corticales s'exagèrent très notablement : pour la même raison, on n'est pas en droit d'attribuer l'exagération des réactions à l'excitabilité plus grande des organes corticaux, du moins sans avoir pris ses précautions pour éliminer la participation des autres régions motrices du système nerveux : c'est le cas de la strychnine, par exemple, au début de son action.

Enfin, on voit toute une série d'influences, qu'on peut dire *dynamiques*, exagérer ou diminuer les réactions motrices d'origine corticale : la douleur, par exemple, qui les atténue, les irritations cutanées légères (Bubnoff et Heidenhain), les mouvements antérieurement provoqués par des irritations étrangères au cerveau (Exner), qui rendent plus énergiques les effets moteurs corticaux. les lésions nerveuses lointaines (Brown-Séquard). Toute cette série d'influences ne doit être considérée comme excito ou fréno-corticale qu'après examen préalable suffisant.

C'est cette étude critique et cette élimination raisonnée que nous aurions à faire, avant d'admettre l'action corticale proprement dite de quelques-unes des influences dont il vient d'être question. Nous pensons qu'on a trop aisément interprété dans un sens favorable ou défavorable à la théorie de l'excitabilité corticale, suivant qu'on admettait ou qu'on repoussait cette théorie, les effets excitants ou dépressifs de toutes ces influences ; nous-même nous n'avons peut-être pas échappé à cet entraînement. Il faut donc revenir sur toutes ces questions, et, tout au moins, tenter comme nous l'allons faire, de séparer les influences dont l'effet cortical *indépendant* n'est pas suffisamment établi, de celles qui agissent certainement, sinon d'une façon exclusive, sur l'écorce du cerveau : de là deux séries dans l'étude sommaire que nous allons poursuivre. Entre les deux groupes nous intercalerons quelques documents relatifs aux effets de l'anémie cérébrale, question complexe que nous croyons devoir réserver encore.

I. — Influences a effet cérébral et médullaire.

§ 1. — *Influence de la répétition des excitations.*

Si des excitations corticales excessives, épileptogènes ou non, sont capables d'entraîner, comme on l'a vu dans une leçon précédente (p. 90), la perte momentanée de l'excitabilité de la région sur laquelle elles ont été appliquées, de même, des excitations modérées paraissent augmenter l'excitabilité de la partie irritée.

Nous avons eu l'occasion d'insister sur ces faits dans notre travail de 1885, et nous l'avons fait dans les termes suivants :

Des excitations antérieures légères, alors même qu'elles sont inefficaces, augmentent la réactivité des centres nerveux. Si, par exemple, la zone motrice d'un chien étant mise à nu, on recherche, en employant des excitations d'intensité graduellement croissante, le courant minimum capable de produire une réaction, il arrive un moment où on obtient une contraction musculaire nette quand les bobines sont à une distance déterminée. Cela étant constaté, si on laisse reposer l'animal pendant quelques minutes et si on recommence l'expérience, en employant d'emblée le même courant, on est surpris de constater que ce courant est inefficace : il faut en augmenter l'intensité pour produire une contraction appréciable. Cependant ce courant redeviendra efficace, quand le cerveau aura été soumis à quelques excitations répétées à de courts intervalles.

En analysant les faits de ce genre, on arrive à se demander s'il y a vraiment lieu d'attribuer à une modification d'excitabilité de l'appareil cortical *seul* les différences observées dans les réactions. Il se peut, en effet, que des organes moteurs, autres que l'écorce cérébrale, les noyaux bulbo-médullaires des nerfs, par exemple, aient été soumis à une sorte d'entraînement, par une série d'excitations modérées, qui ont ou non manifesté leur influence par la production de mouvements : dès lors on se rendrait très bien compte que les excitations apportées à ces organes moteurs, mis en état de réactivité exagérée par les excitations appliquées au cerveau, déterminent plus facilement le mouvement, que quand elles doivent tirer les cellules motrices de leur inertie initiale.

§ 2. — *Influences dynamiques agissant à distance.*

La réserve indiquée plus haut nous est inspirée par l'étude des faits dont la connaissance est due à Exner et à Bubnoff et Heidenhain : on va voir qu'il y a lieu de rester encore dans le doute sur la provenance corticale des modifications dont il s'agit.

Exner[1], comparant le degré d'activité motrice des excitations corticales, avant d'avoir provoqué et après avoir déterminé des mouvements réflexes de certains muscles par l'excitation électrique de la peau, constate que l'excitation corticale, inefficace auparavant, produit ensuite des réactions motrices très énergiques. Dans ce cas, il paraît logique d'attribuer l'activité plus grande des irritations corticales, *à la mise en jeu plus facile* des centres moteurs médullaires, déjà sollicités à l'action par une autre voie[2].

Les mêmes remarques s'appliquent aux résultats de quelques intéressantes expériences de Bubnoff et Heidenhain. Des courants légers, inférieurs aux courants minima, deviennent efficaces si, avant de les lancer dans l'écorce, *on passe légèrement la main sur la peau qui recouvre les muscles actionnés par le centre cortical excité*. L'hyperexcitabilité provoquée artificiellement par ce simple effleurement de la peau ne persiste que quelques secondes, mais on peut reproduire plusieurs fois de suite le même phénomène.

Ce qui montre bien quel compte il faut tenir des modifications de l'activité excito-motrice survenant, sous cette influence périphérique, dans d'autres organes que dans l'écorce cérébrale, c'est que, comme

[1] Exner. — Zur Kentn. v. d. Wechselwirk. d. Erreg. im centr. Nerv. syst., ***Pflüg.*** *Arch.*, XXVIII. 487.

[2] C'est peut-être par un mécanisme analogue que doivent être interprétés les résultats signalés récemment par Féré à la Société de Biologie : l'auteur montre, par exemple, que la répétition même des mouvements volontaires entraine l'énergie croissante de ces mouvements, mesurée au dynamomètre.

l'ont noté les auteurs précédents, on peut constater la même exagération des réactions motrices *en irritant la substance blanche du centre ovale après l'effleurement de la peau* : ici, par conséquent, comme dans le cas des expériences de Exner, on ne saurait mettre l'appareil cortical seul en cause et attribuer l'exagération des réactions motrices à une augmentation de sa propre excitabilité.

Nous en dirons autant des singuliers effets que provoquent les irritations périphériques violentes, douloureusement perçues, ou certaines lésions du système nerveux. Nous avons analysé un assez grand nombre de faits, observés par nous-mêmes ou dus à Brown-Sequard, à Bubnoff et Heidenhain, etc., qui montrent la suspension momentanée, quelquefois durable, de l'action motrice du cerveau dans les conditions indiquées. La première série de ces observations (intéressantes du reste au point de vue de la physiologie et de la pathologie humaines) a été exposée déjà dans notre mémoire publié dans les *Archives*, en 1885 : il en résultait clairement que des excitations corticales d'une intensité déterminée, capables de produire des réactions musculaires, peuvent cesser temporairement d'être efficaces, par le fait seul que l'animal en expérience a ressenti une vive sensation douloureuse dans l'intervalle de deux explorations [1].

La seconde série de faits, dont la relation avec la précédente est manifeste, nous est fournie par les expériences aussi variées qu'in-

[1] Exp. n° 10 (27 déc. 1877). — Chien bull-terrier, jeune, vigoureux. Mise à nu de la région excitable à gauche, sans hémorrhagie. Quelques minutes après, des excitations faibles (5 G.) appliquées aux centres corticaux des membres produisent des mouvements très nets du côté opposé ; ces mouvements sont forts à 10 G. — On enlève, à ce moment, un morceau d'os avec le coupe-net et on exise la dure-mère, double opération qui provoque une vive douleur. Aussitôt après, les mêmes excitations qui produisaient des réactions vives, se montrent inefficaces (5 G.); après un repos de quelques minutes, les effets de la douleur s'étant dissipés, ces excitations redeviennent efficaces et provoquent les mêmes réactions qu'auparavant.

Expér. n° 14 (du 9 janvier 1878). — Vieux chien, ayant servi, la veille, à des expériences sur la glande sous-maxillaire. Mise à nu de la circonvolution marginale postérieure droite ; détermination de la région excitable pour le membre antérieur gauche ; grande excitabilité. Au minimum de la bobine, mouvements d'extension du poignet ; à 10, mouvements généralisés, non épileptiques, cessant avec l'excitation (mouvements associés).

L'ablation d'un morceau d'os et la section d'un lambeau de dure-mère provoquent une vive douleur ; l'excitabilité corticale diminue aussitôt pour reprendre sa valeur première après quelques minutes.

Après l'ablation de la substance grise au bistouri, les excitations appliquées sur la coupe du centre ovale ne provoquent de mouvements que quand on les renforce notablement (10 G. au lieu de 1 G.). Ces différences sont enregistrées par l'inscription comparative des réactions de l'écorce et de celles de la substance blanche,

génieuses de M. Brown-Sequard, sur les influences inhibitoires et dynamogéniques des lésions nerveuses considérées comme lésions irritatives. L'auteur a montré depuis longtemps, mais particulièrement décrit en 1879[1], les effets inhibitoires croisés que les hémisections de la moelle ou la section du nerf sciatique exercent sur l'encéphale : en même temps que la diminution d'action de l'hémisphère opposé à la lésion, M. Brown-Sequard observait[2] l'exagération de l'activité excito-motrice produite par les mêmes lésions dans l'hémisphère correspondant. N'ayant pas à discuter ici le mécanisme de ces influences à distance et la signification des résultats observés[3], nous nous bornons à rappeler les faits, en les rapprochant de ceux qui précèdent, pour montrer que les variations de l'excitabilité corticale peuvent être dues, tout aussi bien à des changements dans l'activité excito-motrice médullaire, que dans la réactivité propre de l'écorce du cerveau[4].

§ 3. — *Discussion de l'action dite corticale des anesthésiques vrais (chloroforme, éther).*

La question du lieu d'action des anesthésiques mérite de nous arrêter un instant d'une façon spéciale.

L'action suspensive de l'anesthésie confirmée sur les réactions

[1] Brown-Séquard. — *Arch. Phys.*, 1879, p. 494

[2] Brown-Séquard. — C. R. *Ac. Sc.*, 24 nov. 1879 et C. R. Société Biologie, 15 janvier 1881.

[3] Nous dirons pourtant qu'il serait plus sûr de commencer par comparer l'excitabilité motrice des deux régions corticales symétriques; on sait, en effet (Voy. *XXXIe Leçon*, p. 332), que le plus souvent la zone motrice n'a pas la même excitabilité à droite et à gauche. Or, M. Brown-Séquard fait *d'abord* la lésion médullaire (hémisection transversale), *puis* met à nu les centres moteurs des deux côtés, et constate « en galvanisant ces centres, que ceux de droite (dans le cas d'hémisection droite) agissent plus énergiquement que ceux de gauche ».

Cependant, comme les résultats se sont trouvés les mêmes dans un grand nombre d'expériences (lapins, cobayes, 2 chats), il y a toute raison d'accepter la légitimité de la conclusion.

[4] J. de Tarchanoff (*Revue mensuelle*, 1878) aurait constaté que l'état d'activité des centres masticateurs, par exemple, abaisse l'excitabilité électrique des centres des membres. Il est possible que, dans ce cas encore, il s'agisse plutôt d'une suractivité des organes moteurs bulbaires, dérivant, pour ainsi dire, à leur profit, l'activité des centres médullaires ; la diminution d'excitabilité *corticale* ne serait qu'apparente. C'est de la même façon qu'on pourrait interpréter cet autre fait noté par de Tarchanoff, que l'état actif cérébral, provoqué par la vue ou l'odeur de la viande, diminue l'excitabilité de certains appareils réflexes.

motrices des excitations appliquées à la surface du cerveau, a été constatée dès le début des études expérimentales sur la question des localisations cérébrales[1] ; les physiologistes sont d'accord sur le fait, mais tous ne l'interprètent pas de la même manière. L'examen détaillé des opinions émises à cet égard prendra quelque intérêt quand nous étudierons la question de la *nature fonctionnelle* des centres corticaux ; nous aurons alors à nous demander si le fait de la disparition des réactions corticales sous l'influence des anesthésiques, a vraiment la signification que lui ont attribuée les physiologistes, en assimilant ces réactions à des réflexes. Pour le moment, nous devons seulement chercher *si l'anesthésie modifie d'une façon directe l'excitabilité propre de l'écorce, dans la période où elle épargne l'excitabilité de la substance blanche.*

Ferrier ne mettait point en doute l'influence suspensive du chloroforme sur l'activité motrice corticale, rappelant que, « dans l'ordre de la disparition successive des fonctions nerveuses sous l'influence de cet agent, ce sont les appareils corticaux qui perdent les premiers leur activité[2]... »

Carville et Duret soutinrent d'abord[3] que l'anesthésie « ne change en rien les conditions de la couche périphérique des hémisphères ; elle n'agit, disaient-ils, que par la diminution plus ou moins prononcée de l'excitabilité des parties reconnues excitables de l'encéphale (corps striés et pédoncules)... »

Ils sont revenus plus tard[4] sur cette première conclusion ; ils la déclarent « incomplète, parce que, disent-ils, il est possible que les anesthésiques diminuent en même temps l'excitabilité de la couche grise et celle des ganglions de la base et que la *première soit éteinte avant la seconde.* Nous ne tenions pas assez compte des belles expériences de Flourens, qui a démontré que les inhalations d'éther agissent *d'abord sur le cerveau...* »

Quelques-uns, comme M. Albertoni, ont bien caractérisé l'effet cortical des anesthésiques, en faisant remarquer que l'une des premières manifestations de cette influence consiste dans la disparition

[1] Hitzig. — Congrès des méd. et nat. allemands (Leipsick). *Tagebl. d. 45 Vers. deutsch. Naturf. u. Aerzte, p.* 75, 1872. — Du même. *Unters. üb. d. Gehirn.*, 1874. p. 37.

[2] D. Ferrier. — *Les fonctions du cerveau*, trad. 1878, p. 216.

[3] Carville et Duret. — C. R. *Soc. Biol.*, 3 janvier 1874.

[4] Carville et Duret. — *Arch. Phys.*, 1875.

des réactions épileptiformes: « Il est bien naturel, dit-il, qu'aucun des physiologistes qui ont excité les centres moteurs après avoir anesthésié les animaux, n'ait pu obtenir et n'ait obtenu de fait l'accès vrai d'épilepsie. Quelques phénomènes épileptiformes seulement peuvent se produire, et en employant des courants énormes[1]. »

A une période plus avancée de l'anesthésie, les réactions motrices simples elles-mêmes disparaissent. Ce fait a été noté par les premiers expérimentateurs : Hitzig le signale expressément dans son étude détaillée de 1874[2]. Mais ce ne sont pas ces troubles tardifs qui nous intéressent ici; nous voulons seulement nous assurer, qu'à un moment donné de l'anesthésie, l'excitabilité motrice du cerveau se trouve seule compromise.

Il faut dire qu'en dépit de toutes les vraisemblances, nous ne possédons pas la démonstration rigoureuse du fait et que la dissociation des modifications de l'activité corticale et des modifications d'activité médullaire est loin d'être établie. Cela est vrai, du moins, pour le chloroforme et l'éther : il semble que, tout au contraire, nous avons, dans le chloral, un agent dont l'action corticale est réellement établie comme manifestation indépendante : c'est ce qui nous a paru ressortir de la série des faits que nous avons étudiés dans la XIVe Leçon (p. 115) et sur lesquels nous n'avons pas à revenir ici; nous avons insisté alors sur la suspension d'activité de la zone motrice chez les animaux chloralisés, en rappelant les expériences sur lesquelles s'appuie cette conclusion.

[1] Albertoni. — C.-R. Lab. Sienne, 1876. *Conf. sp.*, p. 13. — L'auteur reproche à Ferrier d'avoir employé des courants induits très forts sur des animaux incomplètement anesthésiés ; il lui est arrivé, alors, de voir des convulsions épileptiformes. Mais la remarque d'Albertoni à ce sujet n'est pas juste; Ferrier avait bien compris l'influence suspensive de l'anesthésie sur la production des accès : les deux expériences de l'auteur anglais que cite Albertoni à l'appui de sa critique, montrent précisément, l'une, que l'accès *se produit* quand l'animal *n'est plus sous l'influence de l'éther*, l'autre, qu'il ne *s'en produit plus quand on injecte du chloral.*

« Quand un animal est assez profondément éthérisé pour que toute trace de mouvement réflexe disparaisse, l'excitabilité électrique du cerveau se trouve en partie conservée, en partie perdue.

« En donnant une plus forte dose d'éther, toute reaction se suspend, mais seulement pour un temps très court.

« En suspendant l'administration de l'éther, au bout de quelques secondes on peut provoquer de nouveau des mouvements. » (Ferrier.)

Il y a grand intérêt à reprendre cette comparaison avec l'inscription comparative des mouvements réflexes et des mouvements corticaux, pour apporter de nouveaux documents à la question de la nature des centres corticaux.

[2] Hitzig. — Unters. üb. d. Gehirn., p. 37, 1874.

§ 4. — *Effets des poisons dépresseurs ou excitants.*

Il est inutile d'aborder la discussion du siège d'action cortical ou autre d'une série d'agents toxiques, qualifiés de dépresseurs de l'excitabilité corticale, tels que le bromure de potassium, l'alcool, ou de stimulants de cette excitabilité comme l'atropine, la strychnine : rien ne prouve que l'effet excitant, ou atténuant exercé par ces substances sur les réactions motrices des excitations corticales, doive être attribué à leur influence spéciale sur l'écorce du cerveau.

Il y a cependant quelque intérêt à rappeler sommairement, à d'autres points de vue, les faits les plus nets observés à la suite de l'absorption ou de l'injection intra-veineuse des substances que nous venons de mentionner : nous indiquerons donc quelques résultats expérimentaux obtenus avec chacune d'elles.

1° *Bromure de potassium.* — Albertoni, dans une série de publications [1], a insisté sur la diminution très notable de l'aptitude épileptogène corticale chez les animaux qu'il avait soumis à l'usage prolongé du bromure de potassium ; l'excitabilité corticale se montra aussi très nettement atténuée pour les réactions motrices simples. Mais on sait, d'autre part, que le bromure de potassium diminue notablement le pouvoir excito-moteur des centres bulbo-médullaires ; il se peut donc que l'atténuation des effets corticaux relève en grande partie de cette cause.

2° *Alcool.* — Danillo a fait, en 1882 [2], d'intéressantes expériences sur les effets suspensifs que les injections intra-veineuses d'alcool exercent sur les accès épileptiques. La conclusion de ses recherches est la suivante : « L'alcool administré en injections intra-veineuses, d'une part, abaisse rapidement l'excitabilité de la région motrice du cerveau, et cela jusqu'à son abolition complète, et, d'autre part, donne lieu à des phénomènes d'arrêt complet et rapide des diverses périodes de l'attaque convulsive, soit d'origine spontanée, soit à la suite d'une excitation électrique. »

Ici encore, il est clair qu'on emploie les termes « *excitabilité*

[1] Albertoni. — *La Salute med. Ital.*, n° 30, janvier 1881. — *Lo Sperim.*, XLVIII, 225-260, 337-356. — *Moleschott's Unters*, XI. 473, 531.

[2] Danillo. — C. R. *Soc. Biol.*, 4 février 1882. et *Arch. Phys.*, n° 7, p. 388, 1882.

cérébrale » comme synonyme d'aptitude à produire des réactions motrices, car rien ne prouve que l'alcool (qui, du reste, agit évidemment sur le cerveau) exerce son influence dépressive sur l'appareil cortical, à l'exclusion des autres appareils intéressés dans les incitations motrices.

3° *Strychnine.* — Parmi les expérimentateurs qui ont étudié l'influence de la strychnine sur les réactions motrices d'origine corticale, citons particulièrement MM. Luciani et Tamburini dont nous rapportons les propres paroles, en nous bornant aux citations nécessaires.

Les physiologistes italiens se sont proposé « d'étudier les façons différentes de réagir des centres corticaux aux stimulants électriques (et peut-être aussi mécaniques) au cours d'une strychnisation progressive de l'animal, et avant le début des accidents tétaniques ou dans les intervalles qui séparent les accès [1] ».

« A nous, disent-ils, appartiennent les premières tentatives faites avec cette méthode, qu'il ne faut pas confondre avec les expériences de Schiff sur la strychnine et la thébaïne, dont il fait une brève mention dans un travail publié en 1876. »

La première expérience *semble* montrer un développement en surface plus grand de la zone motrice pour les lèvres et les mâchoires sur le lapin... Mais, plus loin, les auteurs remarquent qu'il suffit d'une augmentation d'excitabilité d'un centre, pour que des excitations électriques faites à *son voisinage* le mettent en action par simple diffusion.

Nous avons nous-mêmes, avec Pitres, fait en 1877, quelques expériences qui n'ont été publiées que plus tard [2], sur les différences des réactions des excitations corticales avant et après la strychnisation ; dans l'une de ces expériences (1er déc. 1877), avant la strychnine, le retard du mouvement des muscles extenseurs de l'avant-bras sur l'excitation induite du point cortical correspondant, était de 7 centièmes 1/2 de seconde; deux minutes après l'injection sous-cutanée de 4 milligrammes de chlorhydrate de strychnine, la même excitation provoquait une secousse musculaire beaucoup plus ample, avec un retard de 5 centièmes de seconde ; cinq minutes plus tard, une nouvelle excitation produisait la contraction du muscle avec un retard de 3 centièmes de seconde seulement.

[1] Luciani e Tamburini. — Sui centri. ps. mot. *Loc. cit.*, p. 41. 1878.

[2] François-Franck et Pitres. — *Arch. Phys.*. 1885, p. 32-33.

La diminution du retard et l'amplitude plus grande des mouvements impliquent-elles nécessairement une exagération de l'excitabilité corticale ? De même, l'augmentation apparente d'étendue de la zone motrice (exp. de Luciani et Tamburini) entraîne-t-elle cette conclusion, que l'excitabilité corticale est devenue plus grande sous l'influence de la strychnine? Il suffit pour légitimer les doutes qu'on peut émettre à ce sujet, de rappeler que l'effet le plus frappant de la strychnisation consiste dans l'accroissement considérable du pouvoir excito-moteur de la moelle : de telle sorte que, tout en restant constante, l'excitabilité corticale pourrait paraître exagérée à cause de la réaction plus vive des organes excito-moteurs médullaires [1].

Réciproquement, la perte d'excitabilité corticale entre deux grands accès de strychnisme nous semble n'être qu'apparente : l'épuisement réside, non dans l'écorce, mais dans la moelle qui ne réagit pas davantage aux excitations de provenance périphérique. Le cas de l'épuisement strychnique est, comme on voit, tout différent de celui de l'épuisement post-épileptique étudié précédemment (XIe Leçon, p. 90).

4° *L'atropine*, dont l'action stimulante *corticale* a été étudiée par Albertoni [2], n'agirait efficacement que chez certains animaux à excitabilité cérébrale déjà notable (le chien par exemple), tandis qu'elle ne manifesterait aucun effet chez quelques autres, comme la chèvre.

5° *L'absinthe* nous a paru diminuer très notablement l'action excito-motrice corticale. Ce fait est mentionné dans plusieurs de nos expériences, par exemple, dans l'expérience du 3 septembre 1878, sur un chien. On nota qu'à la suite de l'absorption de quelques gouttes d'essence d'absinthe par la plèvre, la zone motrice, quoique turgescente, devint inexcitable. Cet effet, s'il se confirme, présenterait un certain intérêt, en permettant de faire la part de l'appareil cortical, puisque la même substance exagère le pouvoir excito-moteur médullaire, au point de provoquer les grandes attaques épileptiformes étudiées par Magnan.

Notre observation est, du reste, tout à fait distincte de celle de Danillo, qui note la perte d'excitabilité corticale *dans la phase de résolution* de l'intoxication absinthique : nous l'avons notée dès le début de l'intoxication, *avant toute convulsion*.

[1] Voy. l'exp. n° 5 (du 15 décembre 1877).

[2] Albertoni. — *Loc. cit.*, 1881.

§ 5. — *Influence suspensive de l'état d'apnée sur certaines réactions corticales (épilepsie provoquée* [1]*).*

On doit considérer l'état apnéique comme le contraire de l'état asphyxique, ou tout au moins comme un état dans lequel, la respiration étant suspendue, aucun accident asphyxique ne se produit : les artères continuent à charrier du sang rouge, le cœur ne subit pas le ralentissement asphyxique, les pupilles ont plutôt de la tendance à se resserrer. Souvent ces suspensions respiratoires surviennent à la suite d'une série de mouvements rapides et profonds des muscles respirateurs et se maintiennent, sans aucun trouble asphyxique, bien au delà du temps voulu pour que ces derniers troubles se produisent. On peut admettre, comme on l'a fait [2], que le sang a subi une suroxygénation et s'est débarrassé antérieurement de tout son acide carbonique en excès ; mais des considérations, dans lesquelles il n'y a pas lieu d'entrer ici, tendent à faire considérer l'état apnéique comme l'une des modalités de l'arrêt des échanges entre les tissus et le sang, si bien étudié par Brown-Séquard. Sous l'influence inhibitoire de telle ou telle cause, par exemple d'une insufflation rapide ou de l'irritation des premières voies respiratoires, les échanges gazeux se suspendent, malgré l'interruption de la respiration, et l'état d'apnée se constitue.

Si tel est le mécanisme du phénomène, on est en droit de se demander dans quelle mesure la diminution des réactions corticales, reconnue par tous les physiologistes, dans l'état apnéique (Hitzig, Schiff [3]) doit être considérée comme la conséquence même de l'apnée. Ne serait-il pas beaucoup plus logique d'admettre que la même influence inhibitoire qui a provoqué l'apnée a produit la suspension d'activité des appareils nerveux moteurs ? Et, dans ce cas, en présence de la disparition des réflexes, on n'est pas suffisamment

[1] Voy. le texte des Exp. n°s 22 et 24.

[2] François-Franck. — Etude de quelques arrêts respiratoires. (*Journal de l'Anatomie*, 1877.)

[3] Schiff. — *Lez. d. Fisiol. sperim.* Florence, 1873.
« Dans l'apnée tous les actes réflexes cessent complètement ; il en est de même pour les réactions du cerveau ; l'irritation la plus énergique n'agit plus. »

autorisé à mettre la cessation des mouvements d'origine corticale sur le compte du défaut d'action de l'écorce elle-même : celle-ci est atteinte, selon toute vraisemblance ; mais les centres excito-moteurs bulbo-médullaires le sont aussi, d'où l'impossibilité de placer, d'une façon absolue, la suspension des réactions sous la dépendance de la seule cessation d'activité corticale.

II. — Influence de l'anémie cérébrale expérimentalement produite.

Des influences très puissantes, mais dont le lieu d'action reste pour nous encore indéterminé, sont celles de l'*anémie cérébrale*, produite par des procédés divers (embolies, ligatures, saignées, dérivations, etc.) ; nous n'avons pas encore de recherches personnelles suffisantes pour émettre une opinion à cet égard : nous nous bornerons dès lors à citer les faits publiés, en les accompagnant de quelques réflexions.

1° *Embolies expérimentales.* — M. Vulpian, qui a le premier employé ce procédé, résume ainsi les résultats qu'il a observés. Il part de ce fait d'observation ancienne, contrôlé par lui, que l'injection de poussières oblitérantes dans les artères lombaires produit, en un temps très court (en moins de deux minutes), la suspension des propriétés de la *substance grise médullaire;* l'injection pulvérulente doit agir de même sur la substance grise de l'écorce, quand elle est poussée dans les artères cérébrales. Or, en injectant dans les carotides de la poudre de lycopode, voici ce qu'on observe : « Nous voyons, dit M. Vulpian, que l'excitation directe de la couche grise du gyrus sigmoïde déterminait encore des mouvements dans les membres du côté opposé, *sept à huit minutes* après une injection des vaisseaux artériels de l'encéphale, à l'aide de poudre de lycopode dans l'eau, c'est-à-dire après *l'arrêt complet de toute circulation encéphalique.* Ce résultat nous donne le droit, ce me semble, de conclure que l'excitation électrique de la surface du cerveau, au niveau d'une région déterminée du gyrus sigmoïde, peut encore déterminer des mouvements dans le membre du côté opposé, même après que la substance grise des circonvolutions a perdu toutes ses aptitudes fonctionnelles, et que ces mouvements sont tout à fait semblables à ceux qu'on provoque en faradisant la surface du gyrus chez un chien dont la circulation intra-crânienne s'effectue librement[1]. »

Sans avoir répété nous-mêmes cette expérience, nous croyons qu'il serait nécessaire de s'assurer que l'identité est réelle entre les réactions des excitations avant et après l'anémie corticale. Que devient, par exemple, l'aptitude épileptogène ? La même intensité d'excitation produit-elle la même valeur de réactions motrices ? Le retard n'est-il pas diminué, comme il l'est à la suite de la suppression fonctionnelle de l'écorce, si l'anémie par embolie supprime l'excitabilité corticale, ainsi que l'admet très logiquement M. Vulpian ?

2° *Ligature des artères.* — Les mêmes remarques s'appliquent aux résultats des expériences de Couty[2]. L'auteur, admettant aussi que l'écorce, anémiée par la ligature des carotides et des vertébrales, cesse d'être excitable, trouve que les réactions des excitations sont exagérées et s'obtiennent plus facilement après deux ou trois heures d'anémie complète. Ici, par conséquent, nous voyons noté le fait de l'augmentation des réactions, alors que M. Vulpian relève seulement leur identité : ceci prouve qu'il y aurait encore à revenir sur ces études.

3° *Ablation de la pie-mère.* — Lussana et Lemoigne[3], après avoir produit l'anémie des circonvolutions en « enlevant les méninges », excitent la zone motrice avec des courants convenables : « Il ne se manifeste, disent-ils, aucun mouvement dans aucune partie du corps ». Au même moment, l'excitation pratiquée plus profondément « vers les faisceaux pédonculaires » produit des mouvements. De ces tentatives d'anémie locale, résulterait un fait différent encore des précédents : ce n'est plus l'exagération des réactions, ni leur identité, mais bien leur suppression qui s'observerait.

4° *Anémie par dérivation.* — J. de Tarchanoff aurait observé que la dérivation d'une masse de sang assez abondante, produite par l'application d'une sorte de ventouse Junod sur le train postérieur des animaux, diminue très notablement l'excitabilité corticale, qui, inversement, s'exagère par la congestion encéphalique.

5° *Anémie ou congestion par action vaso-motrice.* — Nous rap-

[1] Vulpian. — Leçons à la Faculté de Médecine (Journal *l'Ecole de médecine*, p. 440, 1875).

[2] Couty. — C. R. *Ac. Sc.*, 17 mars 1879. — *Arch. Physiol.*, 1883, n° 7. — *Ibid.*, 1884, n° 1, p. 53-55.

[3] Lussana et Lemoigne. — *Arch. Phys.* 1877, p. 127.

pellerons à ce propos que, contrairement à ce que nous avions cru autrefois, les modifications circulatoires cérébrales produites par la section ou par l'excitation du sympathique cervical, ne modifient pas la réactivité de l'écorce.

Dans les expériences du 22 mai et du 21 octobre 1878, nous n'avons trouvé aucune différence dans l'excitation minima nécessaire pour provoquer une réaction motrice, après la section du sympathique ; peut-être y a-t-il eu une légère diminution d'excitabilité dans le second cas, mais la différence est si minime qu'elle rentre dans la série des écarts qu'on observe en dehors de toute modification circulatoire provoquée ; de même pour les effets des excitations corticales, pendant le spasme vasculaire produit par l'excitation du bout périphérique du sympathique.

6° *Anémie par hémorrhagie.* — A la suite des hémorrhagies abondantes (et immédiatement après) Eckhard[1] a observé la disparition des réactions motrices d'origine corticale, avec conservation et même exagération des mouvements réflexes provoqués. Nous avons constaté le même fait, notamment dans une expérience du 5 décembre 1884, sur un chien qui venait de subir une hémorrhagie artérielle abondante et rapide : l'excitabilité corticale était absolument perdue, alors que les réflexes de la dure-mère étaient très exagérés.

Les différences signalées par les divers auteurs entre les conséquences de l'anémie du cerveau sur l'excitabilité motrice, pourraient peut-être s'expliquer par le *degré* de l'anémie produite : c'est ainsi que des expériences faites par J. Orschansky, sous la direction de H. Munk[2], montrent les faits suivants : 1° après une saignée d'environ 1/7 de la masse totale du sang, *pas de modifications* d'excitabilité ; 2° une saignée d'environ 1/5 *augmente* l'excitabilité ; 3° une saignée un peu plus grande la *diminue* ou la *supprime.*

La persistance des propriétés motrices, chez les animaux refroidis, pourrait expliquer que, chez eux, l'arrêt de la circulation ne supprime que tardivement l'excitabilité corticale, au lieu de la faire disparaître avec la rapidité signalée par M. Vulpian : Couty, ayant constaté, sur des animaux refroidis jusqu'à 30 et même 26 degrés, que « l'excitabilité corticale persiste avec tous ses caractères[3] », alors que les

[1] Eckhard. — *Allg. Ztschft. f. Psych.*, 1874.
[2] Orschansky. — *Arch. f. An. u. Phys.*, 1883, p. 297-309.
[3] Couty. — *Arch. Phys.*, 1879, p. 822.

réflexes avaient complètement disparu [1], fait remarquer que, dans ces cas, l'excitabilité corticale « paraît devenir à peu près indépendante de la quantité et de la qualité du sang, tandis que, *sur les animaux normaux,* il suffit, on le sait, pour la faire disparaître, d'une asphyxie légère, d'un arrêt circulaire général datant à peine de quelques secondes, ou d'une anesthésie un peu trop prolongée » [2].

Ces faits sont la reproduction, sur le singe, de ceux que M. Brown-Séquard[3] avait observés sur le lapin, et M. Vulpian paraît y faire allusion, quand, dans sa note citée plus bas, il fait une réserve pour les animaux *en état d'hibernation,* à propos de la rapidité avec laquelle les grandes hémorrhagies font disparaître l'excitabilité corticale.

7° *Mort par hémorrhagie.* — Toutes les expériences de M. Vulpian, résumées dans ses notes récentes à l'Académie des sciences [4], aussi bien que celles qu'il avait antérieurement publiées, montrent qu'un temps très court *après la mort* par hémorrhagie, toute excitabilité motrice a disparu chez les animaux. M. Laborde ne pense pas qu'il en soit de même chez l'homme après la décapitation : dans ses expériences, pratiquées aussitôt qu'il a été possible après la décollation (pendant le trajet du lieu de l'exécution au cimetière), il a vu, avec ses collaborateurs MM. Gley et Rondeau, des mouvements se produire *dans le côté de la face opposé au côté du cerveau excité* : ce ne seraient point des réactions par propagation physique des courants, ni même des réflexes de la dure-mère,

[1] Couty. — *Arch. Phys.* 1879, p. 809, 821.

[2] Couty. — *Ibid., p.* 822.

[3] Brown-Séquard. — *Arch. Phys.*, 1879, p. 84.

[4] Vulpian. — *Comptes rendus*, 27 avril 1885, p. 1106, et 20 juillet 1885.

Dans sa première note à l'Académie des sciences, M. Vulpian dit d'abord que, chez les animaux tués par hémorrhagie, on put faradiser la surface et la profondeur du gyrus sigmoïde, *moins d'une minute* après le dernier mouvement du cœur, sans obtenir avec un courant d'une très grande intensité, le moindre mouvement des *membres*, ni d'un côté ni de l'autre.

« Au contraire, ajoute-t-il, même avec un courant moins fort, en électrisant les mêmes parties du cerveau proprement dit, on provoquait d'assez fortes contractions de la moitié correspondante *de la face, du temporal et du masséter*... Les contractions observées étaient dues à une propagation physique des courants, de proche en proche, des points électrisés, aux nerfs et aux muscles les plus voisins. »

Dans une note spéciale, très détaillée, publiée plus tard sur le même sujet. M. Vulpian montre que les réactions motrices corticales disparaissent très rapidement, moins d'une minute après la cessation du pouls artériel, *dans les membres du côté opposé du corps.*

Il insiste sur la différence que présentent les réactions motrices *du même côté*, lesquelles seraient toujours limitées à la *face et au cou* et résulteraient de la propagation toute physique des courants. (Expérience du cerveau enlevé et remis en place, et de l'éponge mouillée remplaçant le cerveau dans le crâne.)

puisque les contractions musculaires étaient *croisées*. M. Vulpian, faisant allusion à ces expériences, dit cependant, dans sa dernière note, qu'il croit à des erreurs d'expérimentation dans les résultats obtenus sur les décapités, un certain nombre de minutes après la mort. Mais nous n'avons pas à insister ici sur ces faits, n'ayant eu en vue que la question des résultats de l'anémie et n'ayant absorbé qu'incidemment celle des effets de l'hémorrhagie suivie de mort confirmée, question que nous n'avons pas étudiée nous-même, pas plus sur les animaux que sur les suppliciés.

II. — *Série des influences qui modifient les réactions cérébrales en agissant sur l'appareil cortical.*

A côté des agents modificateurs qui viennent d'être examinés, et dont l'action corticale indépendante ne saurait être affirmée, il en est d'autres qui modifient l'excitabilité de l'écorce au point de supprimer, soit l'une de ses réactions principales (l'aptitude épileptogène par exemple), soit d'autres réactions caractéristiques, et ramènent les effets des excitations de l'écorce à ceux de la substance blanche. Cette dernière série d'influences agit localement, ou d'une façon exclusive (influences directes), ou d'une façon, sinon élective du moins évidente, sur l'appareil cortical (influences générales).

A. *Influences directes* [1]. — Parmi celles qui nous ont paru produire l'action la plus évidente sur l'excitabilité corticale, nous signalerons tout particulièrement la *réfrigération locale*, *l'épuisement cortical post-épileptoïde* (supprimant les réactions propres de l'écorce) et l'*inflammation corticale à son début* (exagérant l'excitabilité). Sans revenir sur les détails déjà donnés à propos de ces diverses influences résumons ce qu'il est essentiel d'en retenir.

1° *La réfrigération locale* (voy. *XIV*[e] *Leçon*, p. 111) par pulvérisation d'éther, quand elle a été poussée jusqu'à près de 0°, supprime la réacti-

[1] Nous avions été conduits, par l'hypothèse que la surface cérébrale se comporte à la façon d'une surface sensible, à essayer des anesthésiques locaux et notamment de la *cocaïne* ; nos tentatives n'ayant abouti qu'à des résultats négatifs, nous nous bornons à en noter l'insuccès ; nous n'avons pas obtenu la diminution des réactions qui s'observe quand la cocaïne a agi sur une surface muqueuse (conjonctive, larynx, etc.) (voy. *Expérience n° 78*); mêmes résultats avec d'autres substances telles que la cannabine, la glycérine, l'alcool, etc. : ni augmentation, ni diminution des effets, du moins pendant la durée de l'expérience elle-même.

vité épileptogène de l'écorce, tout en laissant subsister les réactions propres à la substance blanche. Pour éviter les causes d'erreur tenant au passage des courants excitateurs dans les portions non réfrigérées de l'écorce, il est indispensable d'appliquer les excitations à la surface de la région refroidie et non dans l'épaisseur du cerveau : dans ce dernier cas, les courants se reconstituent au travers de toute la masse interpolaire et on n'a plus affaire à une excitation corticale localisée (voy. p. 323).

2° *L'épuisement cortical post-épileptoïde* (voy. *XI*e *Leçon,* p. 90), caractérisé par la disparition des réactions convulsives, quand on applique les excitations à la région qui les a antérieurement déterminées, est un phénomène tout *local* (les attaques se produisant encore sous l'influence de l'excitation des parties voisines ou de la zone motrice opposée) ; il est, en outre, temporaire et disparaît après un repos suffisant.

3° *L'inflammation à son début* (voy. *XXX*e *Leçon,* p. 306) peut exagérer l'excitabilité à un point tel que la simple excitation mécanique provoque de violentes réactions convulsives.

4° *L'état irritatif de l'écorce* au voisinage d'une lésion ancienne manifeste son influence de la même façon ; bien qu'il ne s'agisse plus ici d'encéphalite aigüe, l'hyperexcitabilité corticale se traduit encore par l'extrême facilité avec laquelle sont provoquées les attaques (par exemple dans l'exp. n° 18 du 25 janvier 1878).

D'autres influences, agissant sur l'ensemble du système nerveux, paraissent cependant, comme le chloral, la morphine, l'état asphyxique du sang, modifier d'une façon spéciale l'excitabilité de l'écorce cérébrale.

1° *Action du chloral.* — Nous avons eu l'occasion de développer, à propos des influences qui suppriment l'aptitude épileptogène de l'écorce cérébrale (*XIV*e *Leçon,* p. 115), les raisons qui nous font attribuer au chloral une action, non point élective et exclusive, mais prédominante, sur l'excitabilité corticale. Depuis les leçons faites sur ce sujet, les effets de la chloralisation ont été l'objet de nouvelles recherches que nous devons indiquer ici. M. Vulpian, qui en est l'auteur, admet bien aussi que le chloral fait disparaître les réactions des excitations appliquées à la surface du cerveau, tandis que celles des excitations centre-ovalaires sont conservées ; mais il n'accepte pas que ce fait, en apparence si démonstratif, puisse être invoqué en faveur de l'excitabilité propre de l'écorce : si les excitations appliquées à la surface du cerveau restent sans effet, celles de la substance blanche étant efficaces, « cela tient, dit-il, à ce que, dans cette période de la chloralisation, les fibres de ces faisceaux de substance blanche sont elles-mêmes atteintes par le chloral *dans l'écorce grise et uniquement dans cette écorce*, c'est-à-dire dans les points où elles commencent à devenir excitables et où elles sont facilement modifiables par les agents anesthésiques[1] ».

C'est reconnaître, en réalité, que l'agent anesthésique modifie profondément l'exitabilité de l'*appareil cortical*, mais avec cette réserve, que dans cet appareil ce sont, *non les cellules* qui perdent leur excitabilité, mais les *fibrilles nerveuses blanches faisant partie du même système*[2].

2° *Action dépressive de la morphine.* — Si nous faisons une place à part à la morphine, dans la série des substances toxiques dont l'absorption est suivie d'une diminution notable des effets moteurs consécutifs aux excitations du cerveau, c'est qu'un certain nombre d'expériences paraissent rapprocher cette substance du chloral et préciser son influence corticale.

De tout temps, depuis le début des études sur les effets des excitations du cerveau, on a reconnu l'influence suspensive de la morphine sur les réactions épileptiformes d'origine corticale et son influence atténuante sur les réactions simples elle-mêmes : Hitzig a montré le fait et tous les expérimentateurs l'ont contrôlé.

Mais on pouvait toujours se demander si la morphine intervient comme agent dépresseur des réactions motrices, en diminuant l'excitabilité même de l'écorce ou en atténuant l'activité excito-motrice médullaire : quelques expériences de MM. Bubnoff et Heidenhain paraissent trancher la question dans le même sens que pour le chloral.

Ces physiologistes, ayant narcotisé de jeunes chiens, avec de fortes doses de morphine, constatent que des excitations énergiques, appliquées aux régions corticales droite et gauche, ne provoquent

[1] Vulpian. — C. R. *Ac. Sc.* 20 avril 1885, p. 1042.

[2] M. Vulpian admet cependant que, dans la chloralisation confirmée, les appareils cellulaires perdent leur excitabilité : le défaut de réaction qui s'observe à cette période, est attribué par lui à *la paralysie complète des foyers d'origine des nerfs de la face, du tronc et des membres*. De notre côté, nous pensons qu'à une période moins avancée, il en est de même de l'appareil cellulaire cortical, tandis que M. Vulpian considère comme seules atteintes les fibres blanches de l'écorce : il semble cependant plus naturel d'admettre la perte d'excitabilité des mêmes éléments aux différentes phases de l'empoisonnement chloralique.

aucune réaction motrice. Ils enlèvent alors l'écorce d'un côté, et, appliquant à la coupe des faisceaux blancs des excitations moins fortes que les précédentes, ils obtiennent des mouvements qui présentent tous les caractères des réactions d'origine cérébrale ; la contre-épreuve est fournie en répétant, sur la zone motrice restée intacte d'un côté du cerveau, les excitations faites au début : les réactions font encore défaut [1]. Il suit de là que l'appareil cortical serait rendu inerte au point de vue fonctionnel, et même plus résistant au point de vue de la transmission physique, aussi bien par la morphine que par le chloral.

3° *Action dépressive de l'asphyxie.* — L'asphyxie mécanique, à la période d'excitation cardio-vasculaire, atténue les réactions convulsives de provenance corticale et paraît agir comme influence dépressive sur l'excitabilité de l'écorce.

Nous ne connaissons pas de faits précis permettant de déterminer le sens dans lequel agit l'asphyxie sur les réactions motrices d'origine corticale ; sauf quelques indications, assez peu concordantes, du reste, dont il est fait mention dans les travaux antérieurs (Hitzig, Ch. Richet) [2], nous n'avons pas de documents étrangers à rappeler ici sur cette influence. Aussi mentionnerons-nous, avec un peu plus de détail que nous ne l'avons fait encore, les résultats de nos propres expériences. Ces résultats montrent qu'un certain degré d'asphyxie préalable atténue ou supprime les convulsions épileptiformes d'origine corticale, alors que l'excitabilité réflexe des centres bulbo-médullaires est, non seulement conservée, mais exagérée par le fait même de l'état asphyxique du sang.

Après avoir constaté, sur le chien revenu de l'anesthésie chloroformique, la provocation facile de grandes attaques par l'excitation modérée d'un point quelconque de la zone motrice corticale, on veut déterminer l'influence de l'état asphyxique du sang sur la production, la forme, la marche, la durée de l'accès : dans ce but, on ferme la canule trachéale pendant un temps suffisant pour rendre le sang noir dans les artères et pour produire un grand ralentissement du cœur ; après quoi, on renouvelle les excitations du cerveau, en les prolongeant du double, sans en augmenter l'intensité.

Pendant la durée de l'excitation on obtient un *tétanos d'excitation*

[1] Bubnoff et Heidenhain. — *Loc. cit.*, 1881, p. 108.

[2] Hitzig aurait trouvé, d'après Ch. Richet, que l'asphyxie n'exerce aucune action sur l'excitabilité (?). (Hitzig, *Unters. über. d. Gehirn*, 404, 1873. — Ch. Richet, *Th. Agrég.*, p. 83, 1878.

sensiblement le même que dans les conditions respiratoires normales ; mais, même avant la fin de l'excitation, on voit le tétanos se dissocier, loin de se soutenir et de se renforcer comme d'habitude. Dès que l'excitation cesse, au lieu de l'attaque convulsive, on n'observe que quelques grands mouvements qui se suspendent en quatre ou cinq secondes pour faire place au repos musculaire complet : l'état asphyxique du sang a donc empêché l'attaque de se produire.

On laisse la respiration se rétablir et l'oxygénation du sang se réparer en ouvrant la trachée et en suspendant l'expérience plus d'un quart d'heure ; on applique ensuite les courants excitateurs à la même région, en en diminuant l'intensité et en réduisant de moitié la durée d'application. Si l'état axphyxique du sang était réellement la cause de l'avortement de l'attaque précédente, on devait voir reparaître, dans ces conditions nouvelles, l'accès épileptique du début avec tous ses caractères. C'est, en effet, ce qu'on a observé : le tétanos d'excitation a été suivi du tétanos épileptique, lequel a, par degrés, fait place à des secousses convulsives longtemps prolongées et de plus en plus espacées.

La contre-épreuve a été obtenue en renouvelant l'expérience de l'asphyxie préalable : le cœur étant très ralenti, la pression artérielle élevée de 40 millimètres au-dessus de sa moyenne, la pupille se dilatant, on applique à la zone motrice les mêmes excitations qui, tout à l'heure, avaient produit une grande attaque : on obtient bien, une fois que l'excitation a cessé, une prolongation passagère du tétanos provoqué, mais la phase clonique fait complètement défaut ; l'attaque reste bornée à sa période initiale ; elle avorte donc, tout comme précédemment, sous l'influence de l'asphyxie poussée assez loin.

De ces faits, qui se sont reproduits dans toutes les expériences où on les a recherchés[1], il faut évidemment conclure que l'état asphyxique du sang tend à supprimer l'activité épileptogène corticale, dans des conditions où le pouvoir excito-moteur de la moelle était plutôt exagéré. Est-ce bien à l'écorce elle-même que s'adresse cette influence dépressive ou bien faut-il encore faire intervenir ici une modification d'excitabilité subie par les fibres blanches sous-corticales ? La recherche des modifications de l'excitabilité du centre ovale (dont l'irritation localisée n'a du reste jamais produit que des réactions

[1] Exp. n° 20, 1er févr. 1878 ; n° 78, 26 nov. 1884 ; n° 80, 1er déc. 1884.

motrices simples) n'a montré aucune différence qui autorise à attribuer la suppression des réactions épileptiformes à un changement dans la réactivité du centre ovale ; comme, d'autre part, les appareils cellulaires bulbo-médullaires manifestaient d'une façon évidente leur état de suractivité, on est conduit à attribuer à une diminution d'excitabilité corticale la suppression plus ou moins complète des réactions épileptiformes.

4°. — *Absence d'excitabilité corticale chez le nouveau-né.* — Les recherches de Rouget, de Soltmann[1], de Tarchanoff[2], etc., ont démontré que, chez certains animaux, l'écorce cérébrale est inexcitable pendant les premiers jours de la vie extra-utérine.

Soltmann a expérimenté sur des chiens nouveau-nés. Il résulte de ses travaux que, pendant les premiers jours qui suivent la naissance, l'excitation électrique de l'écorce grise cérébrale ne provoque aucune réaction motrice. Vers le dixième jour on commence à distinguer, au voisinage du sillon crucial, un point limité dont l'excitation détermine des mouvements dans la patte antérieure du côté opposé ; vers le treizième jour, on trouve un autre point dont l'excitation détermine des mouvements dans la patte postérieure ; vers le seizième jour seulement, on arrive à produire des mouvements dans le côté opposé de la face par l'excitation de l'écorce cérébrale.

Tarchanoff a observé des résultats analogues sur le lapin nouveau-né : l'écorce cérébrale ne devient excitable chez cet animal que vers le douzième ou le treizième jour après la naissance. Ce sont les centres moteurs de la mâchoire qui se développent les premiers. Après ceux-ci apparaissent les centres de mouvement des pattes antérieures, et, trois ou quatre jours plus tard, ceux des membres postérieurs ; de telle sorte qu'au seizième jour de la naissance, tous les centres moteurs corticaux chez le lapin sont parfaitement développés.

Mais tous les animaux ne sont pas, au point de vue spécial qui nous occupe, semblables au chien et au lapin. Tarchanoff a eu l'idée d'étudier la réactivité de l'écorce cérébrale sur les cochons d'Inde nouveau-nés, c'est-à-dire sur des animaux dont le système nerveux est plus développé au moment de la naissance que celui du chien et du lapin. Les cochons d'Inde naissent en effet avec les yeux ouverts et leur locomotion est assurée aussitôt qu'ils viennent au monde.

[1] Soltmann. — Zur elektr. Reizbark. d. Grosshinrind. *Ctbltt med.*, 1875, n° 14, p. 209.

[2] J. de Tarchanoff. — *Revue mensuelle*, oct.-nov. 1878.

Or, en opérant sur des cochons d'Inde âgés de un à cinq jours, Tarchanoff a trouvé, sur l'écorce cérébrale, des points déterminés, dont l'excitation électrique provoquait des mouvements nets et localisés dans les muscles des mâchoires, des membres antérieurs ou des membres postérieurs. L'auteur a même obtenu des réactions motrices identiques sur des fœtus de cochons d'Inde pris dans l'utérus maternel avant la parturition.

Le fait de l'inexcitabilité du cerveau chez le chien et le lapin pendant les premiers jours qui suivent la naissance, a été vérifié depuis par de Varigny[1] et par nous-même ; mais il a été contesté par Marcacci, Lemoine [2], et tout récemment encore par Joseph Paneth [3]. Ce dernier auteur attribue surtout la différence des résultats obtenus, à ce que les auteurs qui ont trouvé l'écorce inexcitable, avaient opéré sur des animaux anesthésiés par la morphine ou le chloral, ou profondément épuisés par les opérations préliminaires, par l'ouverture du crâne et la mise à nu du cerveau. La variabilité des résultats ne nous paraît pas devoir être rapportée uniquement à ces causes, car nous avons opéré sur des animaux non intoxiqués et nous avons pris les plus grandes précautions pour éviter les hémorrhagies abondantes, le refroidissement excessif, et d'une, manière générale, toutes les causes accidentelles que l'on sait capables d'abolir l'excitabilité cérébrale.

De plus, les expériences de Tarchanoff sur les lapins et sur les cochons d'Inde ont été pratiquées de la même façon et cependant elles ont donné des résultats différents : le cerveau des cochons d'Inde nouveau-nés était toujours excitable, tandis que le cerveau des lapins nouveau-nés était inexcitable.

La tentative de dissociation que nous venons de faire entre les influences qui modifient les réactions d'origine cérébrale en agissant sur *l'écorce* et celles qui, tout en intéressant l'appareil cortical, atteignent en outre d'autres organes nerveux centraux, nous fournit de nouveaux arguments en faveur de l'action propre, indépendante, de l'écorce cérébrale. Si, en effet, on établit qu'il existe des influences modificatrices de l'appareil cortical de par la différence des réactions observées quand intervient l'écorce et quand elle fait

[1] H.-C. de Varigny. — *Th. Doct.* Paris, 1884, p. 13.

[2] Lemoine. — *Th. Doct.*, Paris, 1880.

[3] J. Paneth. — Ueb. d. Erregbark. d. Hirnrinde d. neugeboren. Hunde (*Pflüger's Arch.*, 1885).

défaut, on confirme la déduction tirée déjà d'autres observations, que l'écorce ne se comporte pas, en présence des excitations qu'elle reçoit, comme un conducteur physique, inerte au point de vue physiologique, et se laissant simplement traverser par ces excitations qui vont agir au-dessous d'elle sur d'autres parties réellement actives.

En groupant ici les faits qui nous conduisent à cette conclusion, nous pourrons montrer que ces éléments de discussion, s'ils ne sont pas tous de valeur équivalente, ont du moins par leur ensemble une importance réelle. Nous les réunissons dans l'ordre où ils ont été étudiés :

1° Les excitations *mécaniques* de la surface des circonvolutions provoquent des réactions quand l'écorce est très excitable, et souvent des accès convulsifs, s'il y a hypérémie corticale. Elles n'agissent que quand elles sont appliquées à la zone motrice. Les excitations mécaniques de la substance blanche, même au niveau de la capsule interne, si excitable cependant, ne produisent jamais d'effets moteurs. (voy. p. 302.)

2° Les excitations électriques, convenablement appliquées, tout en traversant l'appareil cortical, mettent cependant en jeu cet appareil, qui traduit son intervention par le caractère spécial des réactions : la différence entre les effets des excitations de la substance blanche et de l'écorce devient dès lors démonstrative au point de vue de l'excitabilité propre de l'appareil cortical. Les principaux caractères différentiels sont les suivants : l'excitabilité corticale est beaucoup plus grande que celle du centre ovale et moindre que celle de la capsule interne (p. 29, p. 319) ; le retard des réactions corticales est de 1/4 ou 1/3 plus long que celui des réactions centre-ovalaires (p. 35) ; les caractères graphiques des secousses et du tétanos d'excitation sont différents de part et d'autre (p. 55) ; les accès épileptiques vrais ne peuvent être produits que si l'écorce intervient, qu'elle soit volontairement ou accidentellement mise en jeu (p. 99, p. 325.)

3° Certaines influences, agissant sur l'appareil cortical, telles que la réfrigération locale, l'inflammation, les excitations antérieures, modifient en plus ou en moins ses réactions propres (voy. p. 110, p. 354) ; l'écorce perd temporairement son activité par épuisement post-épileptoïde (voy. p. 90) ; l'asphyxie, la chloralisation, l'intoxication par la morphine, par l'absinthe, agissent également sur elle pour en supprimer ou en atténuer notablement l'activité propre (voy. p. 110, p. 155).

TRENTE-TROISIÈME LEÇON

(13 décembre 1885)

ÉTUDE DU MODE D'ACTION DES RÉGIONS EXCITABLES DE L'ÉCORCE; MÉCANISME DE LA RÉPARATION DES PARALYSIES

I. Classement et discussion des interprétations proposées :

1° *Théorie motrice*; ses arguments; sa critique : différence mal définie entre l'action des régions corticales motrices et celle des régions sensitivo-sensorielles; points faibles de cette théorie.

2° *Théorie sensitive* et ses variantes : centres de la conscience musculaire, — de la sensibilité tactile, — des images commémoratives; résumé des arguments invoqués en faveur de chacune de ces conceptions.

3° *Théorie mixte ou sensorio-motrice*, constituant un compromis entre les deux précédentes.

4° *Théorie dite des confluents;* expériences qui lui semblent défavorables.

5° *Théorie des influences dynamiques positives et inhibitoires*; discussion fondée sur la persistance des accidents paralytiques et sur la production des dégénérations descendantes.

La plus grande somme de vraisemblance est en faveur de la théorie considérant les régions excitables de l'écorce comme des points de départ et non comme des foyers producteurs des réactions motrices; réserves relatives à l'insuffisance des données physiologiques permettant d'interpréter les actes cérébraux.

II. Restitution partielle des mouvements à la suite des lésions corticales; discussion des diverses théories de la suppléance fonctionnelle.

Critique de la suppléance par l'hémisphère opposé à l'hémisphère lésé, — par les régions corticales voisines de la région détruite, — par les ganglions de la base; critique de la suppression des influences inhibitoires, — d'une conduction nouvelle s'effectuant par des voies indépendantes du faisceau moteur

Hypothèse d'un perfectionnement de l'action médullaire; arguments favorables à cette interprétation de la réparation motrice chez les animaux inférieurs.

MESSIEURS,

La recherche de la nature fonctionnelle des régions corticales, dont l'irritation produit des mouvements et la destruction des paralysies, reste complètement indépendante de la question des localisations motrices, que nous examinerons dans une prochaine leçon. Quelle que soit la solution adoptée au sujet du mécanisme de l'action des zones excitables de l'écorce (et quand même on se verrait conduit à déclarer que cette interprétation nous échappe encore), le principe de la localisation n'en serait nullement atteint. Nous pouvons même considérer comme d'importance secondaire les hypothèses émises à ce sujet : nous en abordons, en effet, l'étude avec des données de physiologie cérébrale évidemment insuffisantes, celles qu'a fournies l'étude du fonctionnement médullaire. Il peut y avoir, et il y a certainement, des différences essentielles entre les manifestations d'activité des cellules cérébrales et celles des cellules médullaires ; le mode d'action connu ou supposé tel de ces dernières, n'implique pas la connaissance du mode d'action des autres. Sans doute, dans les différentes hypothèses énoncées sur la nature fonctionnelle des zones excitables de l'écorce, on a tenu compte du caractère *cérébral* de cette activité corticale, en considérant les régions excitables comme des centres moteurs *volontaires,* comme des centres de *perception tactile* ou autres ; mais, au fond, il faut bien reconnaître que toutes les interprétations actuellement possibles restent absolument provisoires ; il serait même imprudent et illogique de croire qu'on a définitivement fixé une question quelconque de mécanisme cérébral et celle-là en particulier.

Les efforts tentés depuis la découverte de Hitzig et Fritsch, pour énoncer une théorie du mécanisme d'action des régions excitables n'en sont pas moins très louables ; ils ont même été le point de départ des recherches les plus approfondies, car, pour arriver à préciser ce mécanisme, on a été conduit à étudier de très près les réactions motrices des excitations corticales et les effets paralytiques des lésions destructives. Nous devons dès lors apporter une attention sérieuse à l'étude de ces questions théoriques, tout en cherchant à en présenter, sans entrer dans de trop longs détails, l'exposé historique et la critique.

Les diverses interprétations proposées peuvent se grouper en cinq séries principales que nous examinerons successivement[1] :

1° Les points excitables de l'écorce sont de véritables centres moteurs (*théorie motrice*) ;

[1] Voyez pour le développement de cette question théorique l'article *Système nerveux* (Physiologie générale) du *Dictionnaire encyclopédique* (François-Franck, 1877) et pour l'exposé sommaire des faits qui s'y rattachent, l'article *Encéphale* du même dictionnaire (François-Franck et Pitres, 1886).

2° Ce sont des centres sensitifs (*théorie réflexe*) ;

3° Ils sont à la fois moteurs et sensitifs (*théorie mixte*) ;

4° Ils ne servent que de lieu de passage aux incitations venues d'ailleurs (*théorie des confluents*) ;

5° Ils n'ont ni fonctions motrices, ni fonctions sensitivo-sensorielles : l'excitation qui leur est appliquée ne fait que les traverser et se transmet à des organes de mouvement situés plus bas ; leur destruction n'agit pas par suppression, mais par irritation à distance (*théorie de l'action à distance*, *positive et inhibitoire*).

PREMIÈRE THÉORIE. — *La zone excitable de l'écorce est constituée par la réunion d'appareils nerveux moteurs, de foyers cérébraux complets du mouvement volontaire.*

Telle est la théorie des *centres moteurs corticaux*, surtout défendue par Ferrier, à l'aide des arguments suivants :

Les effets moteurs des excitations de ces centres ont des caractères spéciaux, et notamment l'apparence *d'actes intentionnels définis* ; ces caractères « indiquent plutôt qu'ils résultent de l'excitation artificielle de l'activité fonctionnelle de centres immédiatement engagés dans la réalisation des mouvements volontaires, excitation véritablement motrice[1] ».

Ferrier, ne se contentant pas de ces preuves *logiques*, appelle à l'appui de son opinion les résultats des lésions corticales qu'il considère comme parfaitement aptes à résoudre la question. « S'il s'agit, dit-il, de centres de mouvements volontaires, la paralysie du mouvement volontaire doit suivre leur destruction ». Plusieurs expériences types sont présentées comme démonstratives, et l'auteur conclut : « En résumé, la paralysie du mouvement coïncidait toujours avec le ramollissement du centre moteur correspondant, centre déterminé par l'irritation électrique. Dans tous les cas, tant que l'observation put être continuée, la marche de la paralysie fut de mal en pis, aucun semblant d'action compensatrice ni de retour de la faculté de mouvement ne se manifestant quand le centre cortical était réellement désorganisé.

« ... Cette paralysie est absolument distincte de la *paralysie sensitive* sous quelque forme qu'elle se manifeste... Dans ces expériences,

[1] Ferrier. — *Les fonctions du cerveau*. Trad. Paris, 1878, p. 321.

la faculté motrice fut seule détruite, la sensibilité restant éveillée et intacte [1]. »

A quels signes Ferrier reconnaît-il les *réactions sensitives* et dans quelle mesure nous donne-t-il des caractères différentiels qui permettent d'éliminer les objections qui lui sont faites par les défenseurs des autres théories? Pour être fixés à cet égard, résumons son étude des réactions produites par l'excitation de la zone « sensitivo-sensorielle » et des effets produits par les destructions partielles de la même région.

Ferrier reconnaît tout d'abord que « le simple fait d'un mouvement faisant suite à l'excitation d'une région donnée ne caractérise pas nécessairement une région motrice.

« Les mouvements peuvent résulter de quelque modification consciente qui ne peut être exprimée en termes physiologiques, ou bien ils peuvent être réflexes, ou bien véritablement moteurs, dans le sens de *causés* par l'excitation d'une région qui est en relations directes avec les parties motrices du pédoncule cérébral [2]. »

La méthode des *excitations* est insuffisante à fournir la réponse aux questions précédentes ; elle a besoin d'être complétée par la méthode des *destructions localisées*. Voyons donc ce que donne la comparaison des résultats fournis par les deux méthodes.

1° *Centre auditif* (1ère circonvolution temporo-sphénoïdale). L'*irritation* de cette région provoque des réactions « ressemblant au tressaillement brusque et à l'air d'étonnement ou de surprise qui se manifestent quand un grand bruit est produit dans l'oreille opposée à l'hémisphère excité [3] ». La destruction de chaque première cir-

[1] Ferrier. — *Loc. cit.*, p. 323, 326. Résumé des expériences indiquées :

1re Expér. type. — Singe. Mise à nu et excitation de la région fronto-pariétale ; mouvements localisés provoqués. Le surlendemain, accidents spasmodiques à forme choréique dans tout le côté opposé du corps. Le 3e jour, l'hémiplégie s'établit. Le 4e jour et jusqu'à la mort, hémiplégie complète.

« Nous avons ici, dit l'auteur, un cas évident : 1° d'irritation vitale provoquant précisément les mêmes effets que le courant électrique ; et 2° de destruction par ramollissement inflammatoire, se terminant par la paralysie complète du mouvement volontaire. »

2e Expér. type. — Lésion plus circonscrite ; paralysie limitée aux centres déterminés d'abord électriquement et détruits ensuite.

3e Expér. type. — Lésion plus limitée encore (Centre du biceps. — Paralysie immédiate des mouvements de flexion du bras.)

Ferrier note, pour chaque expérience, la conservation de la sensibilité cutanée et des autres formes de sensibilité, fait qui serait capital, mais qui, comme on le verra, n'a pas été confirmé par la plupart des expériences ultérieures.

[2] Ferrier. — *Loc. cit.*, p. 261.

[3] L'*irritation* de cette circonvolution chez le singe et des régions correspon-

convolution temporo-sphénoïdale, entraînant la perte bilatérale de l'ouïe, l'animal ne réagit plus aux excitations auditives qui provoquent ordinairement une vive sensation et une réaction évidente.

2° *Centres de la sensibilité tactile* (circonvolution unciforme avec circonvolution sous-jacente de l'hippocampe).

L'*irritation* (quoique d'une localisation très difficile) de la face interne et inférieure du lobe occipital a provoqué « des signes d'inquiétude et de malaise », l'animal tournant la tête en arrière et du côté opposé, comme s'il avait conscience de quelque sensation tactile désagréable, surtout dans les membres du côté opposé. »

Ces phénomènes se sont reproduits, identiques, chez divers animaux, et conduisent à supposer qu'on avait provoqué de douloureuses sensations tactiles.

La *destruction*, obtenue par la transfixion du lobe occipital, d'arrière en avant, avec un fil de fer chauffé, a provoqué la perte de la sensibilité tactile des membres opposés et l'impotence motrice qui lui correspond [1].

3° *Centres olfactifs et gustatifs* (subiculum cornu ammonis) [2]

L'*irritation* a été suivie de phénomènes identiques chez le singe, le chien, le chat (torsion particulière de la narine et occlusion partielle de la narine *du même côté*). C'est évidemment ici l'expression extérieure ou l'indication inflexe de la provocation d'une sensation olfactive, subjective, de caractère intense.

La *destruction* de la partie inférieure du lobe tempo-sphénoïdal entraîne l'abolition de l'ouïe (fait en rapport avec l'altération de la première circonvolution tempo-sphénoïdale), et de plus le goût et l'odorat [3].

Sans poursuivre plus loin cette revue des effets liés à l'excitation et à la destruction des régions considérées par Ferrier comme sensorielles [4], demandons-nous à quels signes nous pourrons, d'après les expé-

dantes chez le chien et le chat, provoque *l'abaissement ou le redressement soudain de l'oreille opposée*, l'ouverture complète des yeux, la dilatation pupillaire ; la tête et les yeux se dirigent en même temps du côté opposé. (Ferrier. *Loc. cit.*, p. 276.)

[1] Ferrier. — *Loc. cit.*, p. 282.

[2] Une étude détaillée d'anatomie comparée des centres nerveux olfactifs a été donnée par nous dans l'article *Olfaction* du *Dictionnaire encyclopédique des Sciences médicales*, en 1882 ; on pourra s'y reporter pour la description des faits relatifs à cette question.

[3] Ferrier. — *Loc. cit.*, p. 395.

[4] Nous ne voulons pas nous engager, ne nous occupant ici que des fonctions motrices, dans l'étude même sommaire des effets produits sur la fonction visuelle

riences précédentes, différencier une région motrice d'une région sensitivo-sensorielle? Une telle distinction serait facile, en réalité, si les faits se présentaient avec la simplicité qui vient d'être indiquée : s'agit-il d'un organe cortical moteur, la réaction des excitations est le mouvement localisé dans un groupe de muscles circonscrit du côté opposé du corps, mouvement à caractère intentionnel défini ; la réaction de la lésion destructive est la perte du mouvement volontaire, sans troubles de la sensibilité. S'agit-il d'un centre cortical sensoriel, l'excitation provoque des réactions musculaires multiples, bilatérales, correspondant à des mouvements synergiques, soit de défense, soit d'attention ; la destruction est suivie de suppression de la fonction sensorielle correspondante, et surtout ne se caractérise par aucun trouble moteur, si l'ouïe, l'odorat, la gustation, la vision, sont intéressés, ou bien provoque des troubles moteurs liés à la perte de la sensibilité tactile, si les centres tactiles ont été détruits.

Ici commence la difficulté. Ces troubles du mouvement qui dépendent de la perte de la sensibilité tactile, en quoi se montrent-ils différents de ceux qui résultent de la destruction des centres moteurs? D'autre part, la paralysie par lésion destructive de ces derniers centres, est-elle aussi complètement dégagée que l'a dit Ferrier, d'altérations de la sensibilité? La difficulté n'est point tranchée, malgré tous les efforts de l'éminent expérimentateur anglais. Aussi allons-nous voir la critique s'emparer des deux points faibles qui viennent d'être signalés dans la théorie si simple et séduisante de Ferrier, et s'attacher à montrer : 1° que les réactions motrices sont la conséquence de réactions sensitives, quand Ferrier les attribue à la mise en jeu des centres moteurs ; 2° que les troubles paralytiques, consécutifs aux destructions des mêmes centres, sont le résultat de troubles de la sensibilité : la théorie suivante est fondée sur ces deux ordres d'arguments.

Deuxième théorie. — *La zone excitable de l'écorce est constituée par des appareils de sensibilité dont l'excitation provoque le mou-*

par l'excitation et la destruction des régions supra-sylvienne et occipitale. Cette question a été l'objet de controverses sans fin entre Ferrier, H. Munk, Luciani, Ferrier et Yeo, Christiani plus récemment. Le seul point qui nous paraisse établi, c'est que les lésions limitées d'un lobe pariéto-occipital peuvent donner lieu à de l'hémianopsie bilatérale homonyme et que les destructions complètes des deux lobes occipitaux produisent la cécité psychique totale ou persistante. (Voy. article *Encéphale. Loc. cit.*, p. 217-219.)

vement suivant le mode réflexe, et dont la destruction entraîne la paralysie par perte de la sensibilité consciente.

Cette formule générale comprend les variantes de ce qu'on peut appeler la *théorie sensitive* par opposition à la théorie précédente ou *théorie motrice.*

Le nombre de documents critiques ou expérimentaux publiés depuis plus de dix ans au sujet de cette théorie, est tel qu'il nous est impossible de suivre la même marche que tout à l'heure dans l'exposé des faits et des objections ; nous chercherons seulement à indiquer le sens général des uns et des autres.

La théorie sensitive comporte, avons-nous dit, plusieurs variantes : examinons-les l'une après l'autre.

1° *Les centres dits moteurs sont les organes centraux de la « conscience musculaire ».*

Les noms de Fritsch et Hitzig (de Hitzig surtout) et, à leur suite, de Nothnagel, se rattachent à cette interprétation ; elle a subi de nombreuses vicissitudes, que Schiff a relevées en 1876 dans une critique très vive à l'adresse de Hitzig[1] ; mais elle se ramène, en définitive à ceci, que les mouvements déterminés par l'excitation corticale, résultent de l'évocation de sensations musculaires et que les paralysies consécutives aux destructions sont la conséquence de la perte de ces sensations.

2° *Les mouvements provoqués sont de simples réflexes et la paralysie résulte de la perte de la sensibilité tactile.* — Schiff s'est constitué le principal défenseur de cette opinion. qu'il a développée en maintes publications et appuyée de nombreux arguments expérimentaux et critiques[2] : les réactions sont, dit-il, identiques aux réflexes, car elles disparaissent, comme ceux-ci, sous l'influence des anesthésiques, de l'apnée, etc. ; elle ne se produisent, comme les réflexes, qu'avec un retard de 7 à 11 fois plus long qu'il ne devrait l'être, si le trajet était comparable à un trajet moteur[3]; les troubles

[1] Schiff. — *Riv. sp. d. Freniatria*, fasc. I., p. 14 et fasc. III-IV, p. 266, 1876.

[2] Schiff. — Lez. d. Fis. sperim., Firenze, 1873. — *Riv. sp. d. Frenatr.*, 1876. — *Arch. f. exp. Pathol.*, III, p. 171-179. — Un exposé critique très complet des idées émises par Schiff a été donné par Carville et Duret dans leur mémoire de 1875 (*Arch. Phys.*, p. 400-413).

[3] Carville et Duret ont déjà formulé quelques critiques au sujet des caractères invoqués par Schiff pour assimiler les réactions corticales aux réactions réflexes ; il n'y a pas lieu d'y revenir en ce moment, si ce n'est pour dire que l'assimilation fut-elle juste (ce qui est fort vraisemblable), les raisons qu'en donne Schiff ne sont

moteurs sont des pseudo-paralysies résultant de la perte de la sensibilité tactile : les opérés ressemblent à des animaux rendus ataxiques par la lésion des cordons postérieurs ; ils oublient leurs membres, parce qu'ils n'ont pas la notion de leur position.

3° *Les mouvements résultent de l'évocation d'images (souvenirs) et leur paralysie de la perte des images commémoratives.*—H. Munk, se ralliant à la théorie générale dite sensitive, a interprété, d'une façon toute personnelle, les réactions des excitations corticales et les résultats des lésions destructives : pour lui, la région de l'écorce désignée sous le nom de zone motrice, n'a aucune attribution motrice directe ou réflexe ; elle est constiuée par des organes affectés au service d'une mémoire spéciale, celle des mouvements, et constitue une sorte de registre cérébral où sont consignées les notions acquises par les organes des sens ; ces notions se déposent dans un certain ordre dans des régions corticales (Fühlsphare) distinctes suivant l'organe qui a été le point de départ de l'acquisition. L'excitation

pas suffisantes : les anesthésiques peuvent tout aussi bien supprimer l'activité corticale que l'activité médullaire, en leur qualité de poisons cellulaires, et, de fait, il en est bien ainsi ; l'influence inhibitoire de l'apnée peut s'exercer sur les organes cérébraux comme sur les autres organes centraux ; le long retard des réactions ne suffit pas pour caractériser la nature réflexe d'un mouvement : il implique seulement l'interposition d'organes nerveux centraux sur le trajet de l'excitation, ainsi que nous l'avons montré en diminuant ce retard d'un tiers de sa valeur par la simple ablation de l'écorce. D'autres arguments que ceux-là peuvent être invoqués en faveur de l'analogie admise par Schiff ; citons seulement la multiplicité des réactions organiques qui dépendent de l'excitation des mêmes régions corticales, et les accidents convulsifs qu'on provoque si aisément en les soumettant à des excitations un peu énergiques.

Les troubles de la sensibilité tactile auxquels Schiff fait une si large part ont été niés très fermement par Ferrier :

« La preuve la plus concluante de l'insoutenabilité de l'hypothèse de Schiff consiste en ce fait que la sensibilité à la douleur et au toucher *est absolument intacte après la destruction de ces centres.* Personne n'a jamais constaté une absence de réaction aux excitations tactiles, qui soit de nature à indiquer la perte de la sensibilité tactile, soit chez l'homme, soit chez les singes ou les chiens... » (Ferrier, *Loc. cit.*, p. 347.)

Nous verrons cependant que les troubles sensitifs ont été reconnus et minutieusement étudiés, du moins chez le chien, par Goltz, Tripier, Luciani, Seppili ; reste à déterminer quelle part leur revient dans la pathogénie des troubles parétiques d'origine corticale. Il est évident que Schiff va beaucoup trop loin, quand il compare la démarche des animaux à cerveau lésé à celle des ataxiques : à moins de complications ou de lésions secondaires, rien ne ressemble moins à un ataxique qu'un animal qui fléchit sur les pattes, dont les membres sont flasques, qui traîne la face dorsale de son poignet sur le sol, etc. Encore Ferrier accorde-t-il qu'il y a quelque ressemblance « entre la démarche hésitante du chien privé de ses centres corticaux et celle d'un animal rendu ataxique par la section des racines postérieures », mais il déclare, avec raison, qu'il n'y a rien de semblable chez le singe et chez l'homme ; chez ceux-ci, la paralysie motrice est totale. » (*Loc. cit.*, 347.)

de ces sphères corticales provoque le mouvement par l'intermédiaire de l'évocation d'une « image commémorative »; la destruction des mêmes sphères produit la paralysie par suppression des impressions antérieures : de nouvelles acquisitions sont possibles s'il reste encore une portion de l'écorce intacte, et la restitution des fonctions motrices, peut être obtenue ainsi; avec une destruction corticale complète, la paralysie est définitive [1].

TROISIÈME THÉORIE. — *La zone excitable représente la sphère des perceptions tactiles et musculaires et des idéations motrices (théorie mixte ou sensorio-motrice).*

Vaguement indiquée par Hitzig dans ses divers travaux, et notamment dans son mémoire de 1877 [2], la théorie sensorio-motrice a été plus nettement formulée par Tamburini [3], mais développée surtout par Luciani et Tamburini en 1879 [4], puis par Luciani et Seppili [5]. Dans la théorie mixte, on ne subordonne plus, comme dans la théorie sensitive, les troubles du mouvement aux troubles de la sensibilité ; on accepte, au contraire, l'indépendance des premiers, mais on conclut que la zone dite motrice est, en même temps, constituée par des centres de sensibilité cutanée et musculaire. Cette conclusion s'appuie, de la part de Luciani et Seppili, sur des expé-

[1] H. Munk. — *Zur Phy. d. Grosshirnrinde.* — *Verhandl. d. Phys. Gerellsch.* Berlin, 23 mars 1877 et 7 avril 1877. — *Berl. Klin. Woch.*, n° 35, 1877. — *Verhandl. d. Phys. Ges.* Berlin, 12 avril 1878, n°s 9 et 10. — *Ibid.* 20 déc. 1878, n°s 3 et 5.

Tous ces travaux ont été analysés avec détail par Duret, dans le *Progrès médical* (1879) et dans l'appendice de son *Etude générale des localisations* (Caen, 1880). Ils ont fait l'objet de critiques très vives de la part de Christiani, qui leur a consacré la plus grande partie de son dernier ouvrage.

[2] Hitzig. — Ueb. d. heutig. Stand d. Frage v. d. Localis. im Grosshirn. (*Volkmann's Sammlung.* — *Klin. Vortr.* Leipzig, 1877.)

[3] Tamburini. — *Riv. sp. d. Freniatr.* Anno II, p. 298, 1876.

[4] Luciani e Tamburini. — *Riv. sp. d. Freniatr.* Anno V, 1879.

[5] Luciani e Seppili. — 3e congrès fréniatr. ital. (*Arch. p. l. Malattie nerv.* Fasc. I, 1881.)

Ces auteurs ont repris l'étude complète de la question dans un travail d'ensemble publié en 1885 sous le titre de *Le Localiz. funz. d. Cervello ;* ils exposent l'évolution de cette idée que les sensations cutanées et musculaires ont, dans le cerveau, des centres qui se confondent avec ceux des irritations motrices.

Dans cet ouvrage, ils rappellent que R. Tripier, presque en même temps qu'eux, a soutenu en France la même théorie (De l'anesthésie par lésions des circonvolutions cérébrales (*Revue mensuelle*, 1880) ; il l'avait fait même auparavant, dans une note présentée au Congrès de Genève en 1877. Tripier a vu les troubles moteurs *associés* aux troubles anesthésiques, mais non *subordonnés* à ceux-ci ; de même, Luciani a pu observer plus récemment (*La Médecine contemporaine*, Genn., 1884) la coexistence d'une véritable hyperesthésie de la peau des membres et d'une parésie évidente

riences très nombreuses dans lesquelles ils se sont attachés à l'exploration, si difficile à réaliser, des troubles de la sensibilité cutanée[1]; mais, si cette opinion peut être discutée au sujet des animaux[2], elle ne nous semble guère applicable à l'homme, les observations actuellement recueillies n'autorisant pas à considérer la zone dite motrice comme confondue avec la zone sensitive chez l'homme[3].

QUATRIÈME THÉORIE. — *Les régions au niveau desquelles l'excitation produit des mouvements et les lésions des paralysies sont de simples lieux de passage et non des centres moteurs* (*théorie dite des confluents*).

M. Vulpian, qui n'admet pas, comme nous le savons, la participation active de l'écorce aux réactions déterminées par l'exci-

des muscles de ces membres, le premier effet résultant d'une hémisection de la moelle, le second, d'une décortication du gyrus sigmoïde. L'indépendance réciproque des accidents moteurs et sensitifs se trouve donc établie par ces observations qui montrent l'*association* possible des troubles du mouvement et de la sensibilité, mais (contrairement à la théorie sensitive) prouvent que les parésies motrices corticales ne résultent pas de l'anesthésie des muscles ou de la peau. Dans le même travail, les physiologistes italiens, après une longue discussion des conclusions de Goltz (*Pflüg. Arch.*, XXXIV), exposent leurs propres expériences et concluent définitivement à la nature *mixte* de la zone excitable chez les animaux.

[1] Chacun sait combien il est difficile d'apprécier les différences de la sensibilité cutanée chez les animaux. Luciani et Seppili, considérant les procédés antérieurs comme défectueux (ceux de Goltz, de Schiff, etc.), ont reconnu la nécessité d'user d'artifice : chez les animaux remis de l'opération et ayant recouvré leur appétit, on touche avec un morceau de viande, après leur avoir bandé les yeux, les divers points de la peau; la vivacité des réactions varie avec le degré de sensibilité. (*Loc. cit.*, p. 29.) C'est, au fond, une exploration analogue à celle qu'avait employée Goltz qui interrogeait la sensibilité cutanée de ses animaux, quand leur attention à tout ce qui peut les troubler est exagérée, pendant leur repas, par exemple (Goltz, (*Pflüg. Arch.*, XXXIV).

[2] La conclusion des auteurs italiens au sujet de la constance et de la nature des troubles de la sensibilité se résume ainsi :

« Dans aucune de nos expériences d'extirpation corticale n'ont fait défaut des signes évidents de troubles *sensoriels* associés aux troubles *moteurs*. Le sens tactile s'est montré toujours le plus profondément atteint, et non rarement tout à fait paralysé; de plus, les sens thermique et dolorifique se sont montrés altérés et quelquefois abolis, dans les premiers jours qui ont suivi l'opération.

« Quant à l'abolition ou à la perturbation de ce qu'on appelle le sens musculaire (ou de la *conscience musculaire*, comme l'appelle Hitzig avec une juste réserve), si nous en acceptions, comme preuve, l'indifférence absolue ou relative de l'animal aux déplacements passifs des membres de leur position normale à des positions anormales (*incongrue*) [Hitzig, Nothnagel, Munk], nous pourrions dire que ces troubles se sont produits avec la même constance et peut-être sous une forme plus évidente que les désordres du sens cutané. » (Luciani e Seppili. *Loc. cit.*, p. 297.)

[3] Les faits cliniques ne sont pas, en effet, aussi démonstratifs que les expériences. Dans la revue qu'ils en donnent, Luciani et Seppili citent comme concordantes avec la théorie sensorio-motrice les conclusions de Tripier (*Revue mensuelle*, 1880), de Petrina (*Ztchft. f. Heilk.* Bd. II. 1881), de Exner (Wienn., 1881), de Bernhardt (*Hirngesch-*

tation de la zone dite motrice et aux troubles moteurs résultant des lésions des mêmes points, pense qu'on produit la paralysie d'un membre « non pas en enlevant le centre volontaire de ce membre, mais en interrompant, en grande partie, la communication entre ce membre et la substance grise corticale tout entière... [1] » La région dite motrice serait donc simplement le lieu de convergence des influences émanant de toutes les autres parties de l'appareil cortical, et ne jouirait d'aucune activité propre, démontrable, du moins, par nos procédés d'investigation.

Les expériences que nous avons faites à ce sujet ne visent pas, en réalité, la question de la nature fonctionnelle des centres corticaux inclus dans la zone motrice; elles ont eu seulement pour but de déterminer si cette portion du cerveau peut ou non fonctionner pour son compte, de quelque façon que ce soit, quand elle est privée de ses relations avec le reste de l'appareil cortical. Depuis longtemps nous avons cherché à nous éclairer sur ce point, M. Pitres et moi, en séparant, avec le moindre traumatisme possible, une région circonscrite, éprouvée comme motrice, des régions voisines motrices ou non : c'est ce que nous appellions les expériences de *circonvallations.* Sauf les cas où des troubles résultant de l'opération elle-même se produisaient (hémorrhagie, effets inhibitoires passagers, action destructive de la cautérisation, etc.), nous voyions se conserver les mouvements dépendant de la portion corticale circonscrite ; la paralysie motrice se produisait quand on enlevait ensuite la même région. Nous avons donc pensé que l'*isolement* n'équivaut pas à l'*ablation*, et que les points dits centres moteurs conservent tout au moins une influence directrice sur le mouvement, malgré leur séparation du reste de l'écorce [2].

wülste, Berlin. 1881) et de Lisso (*Zur Lehre v. d. Local.*, Berlin, 1882); mais ils ne peuvent invoquer comme favorable même le travail de Ballet (*Du faisceau sensitif*, 1881) qui conclut simplement à l'*empiètement* de la zone sensitive sur la zone motrice, pas plus que la dernière étude faite par Charcot et Pitres (*Rev. mens.*, 1883), qui déclarent qu'il y a exagération à admettre que les lésions destructives de la zone motrice sont toujours accompagnées de troubles correspondants de la sensibilité.

[1] Vulpian. — Journal *l'Ecole de médecine*, 1876, p. 7.

[2] Exp. n° 33. — Circonvallation *au bistouri* du centre cortical pour le membre antérieur gauche. Aucun trouble moteur important ; la région corticale isolée conserve son excitabilité et peut même devenir le point de départ de grandes attaques.

Exp. n° 34. — Circonvallation au *thermo-cautère* du centre cortical pour le membre antérieur gauche. Troubles du mouvement identiques à ceux d'une ablation ; on constate que la portion circonscrite est complètement inexcitable. S'agit-

CINQUIÈME THÉORIE. — *Les réactions motrices d'origine cérébrale sont la conséquence d'effets positifs s'exerçant à distance sur des organes véritablement moteurs; les troubles paralytiques consécutifs aux lésions ne résultant pas de la suppression des fonctions d'organes nerveux détruits, mais de l'influence suspensive, inhibitoire, produite à distance par ces lésions considérées comme irritatives.*

La première partie de cette théorie, qui est celle de Brown-Séquard et (en partie) celle de Goltz, rentre dans l'interprétation générale des réactions cérébrales réflexes précédemment étudiées (v. p. 367) et sur laquelle nous n'avons pas à revenir. Il faut seulement signaler cette particularité de l'opinion de Brown-Séquard, que les excitations corticales produisant des mouvements ne seraient pas transmises aux véritables centres moteurs par la voie des faisceaux blancs sous-corticaux, mais par les vaisseaux et les nerfs qui les accompagnent : cette hypothèse, qu'a tout récemment encore défendue E. Dupuy, a été discutée dans une leçon précédente (voy. *XXXI*e *Leçon*, p. 315); nous avons donné alors les raisons qui nous la font écarter.

Nous nous arrêterons seulement à l'examen de l'explication des paralysies consécutives aux lésions : ces accidents résulteraient, non de la suppression d'organes actifs du mouvement, mais de l'irritation violente du cerveau retentissant à distance sur les centres

il ici des effets destructeurs de la chaleur rayonnante? ou bien la cautérisation a-t-elle produit des phénomènes d'inhibition?

Exp. n° 35. — Circonvallation *au bistouri*, réservant la communication de la partie supérieure des deux marginales avec le reste de l'écorce : pas de troubles moteurs. La circonvallation étant achevée, troubles évidents des mouvements *qui ont disparu une heure après.*

L'ablation complète les fait reparaître, et, cette fois, ils sont définitifs.

Exp. n° 41. — Circonvallation au bistouri, du centre moteur pour le membre antérieur gauche, sur un chat qui se sert ensuite de sa patte avec la même dextérité qu'auparavant.

Depuis la publication de ces résultats, qui concluaient en faveur de l'action indépendante de la zone motrice (quelle que fut l'interprétation de cette action), M. Marique, dans sa thèse d'agrégation (Bruxelles, 1885), a répété ces expériences en les variant de façons fort ingénieuses ; ses conclusions sont toutes différentes des nôtres :

« Les centres moteurs, dit-il (page 104), n'ont pas de fonctionnement spontané, c'est-à-dire qu'ils ne peuvent pas donner naissance à des mouvements sans le secours des centres voisins... Le fonctionnement des centres psycho-moteurs est assuré par des excitations venant des régions sensorielles voisines et principalement du lobe occipital. »

En présence de cette divergence, il y aurait lieu de revenir sur cette étude, en se préoccupant surtout de distinguer des troubles permanents les accidents inhibitoires du début.

bulbo-médullaires (et autres) pour en produire l'inhibition fonctionnelle[1].

Il ne nous paraît pas douteux que les accidents initiaux des lésions corticales, accidents diffus, mal localisés, complexes, à la fois moteurs et sensitifs, se compliquant de perturbations profondes des réflexes médullaires, ne soient dus, en grande partie, à cette espèce de choc cérébral qu'on désigne sous le nom d'influence inhibitoire. L'éparpillement, pour ainsi dire, des troubles fonctionnels du début, plaide en faveur de cette interprétation. Sous ce rapport la clinique humaine et l'expérimentation sont parfaitement d'accord : les médecins savent très bien qu'il faut attendre que les accidents généraux ou étendus d'une attaque se soient dissipés pour se prononcer sur le siège définitif de la paralysie motrice. Après avoir frappé tout un côté ou même la totalité des muscles, elle peut se localiser à un membre du côté opposé, si le reliquat de la lésion est circonscrit

[1] M. Brown-Sequard a exposé tout d'abord ses idées sur les phénomènes inhibitoires en général, en 1858 (*Leç. Coll. des Chirurg. de Londres*) et en 1861 (*Leç., Coll. des Méd.*); depuis cette époque, il les a formulées, en les développant peu à peu, dans un grand nombre de publications. Parmi celles où sont le plus nettement exposées ses vues sur le cas particulier des paralysies par lésions cérébrales, nous citerons spécialement un mémoire des *Archives de Physiologie*, paru en 1877 et les Leçons faites au collège royal de médecine de Dublin (novembre 1876). Quelques citations donneront une juste idée de l'interprétation à laquelle se rattache M. Brown-Sequard.

La lésion... produira « des symptômes, non pas à cause de la destruction d'un organe auquel étaient dévolues certaines fonctions spéciales, mais en raison de l'irritation de parties qui ne sont pas détruites, mais qui entourent celles qui l'ont été. Cette irritation partant d'un point, s'irradie dans d'autres parties et arrête leur action, de la même façon que la galvanisation du nerf vague arrête l'activité des cellules nerveuses qui animent le cœur ». (Brown-Sequard, 1re Leç., Dublin, 1876.)

En 1877 (*Arch. Phys.*) l'auteur formulait ses conclusions en ces termes :

« I. Les symptômes, dans les affections organiques de l'encéphale, n'ont leur origine ni dans la perte d'une fonction appartenant exclusivement à la partie lésée, ni dans l'effet direct d'une manifestation de propriété spéciale de cette partie.

« II. Tout au contraire, ces symptômes n'apparaissent que comme conséquence d'une influence exercée sur d'autres parties, à une distance plus ou moins grande du siège de la lésion organique visible à l'autopsie, influence causée par une irritation transmise, soit de la partie lésée elle-même, soit des parties qui l'avoisinent. » (Brown-Sequard, *Loc. cit.*, p. 411.)

Dans une note à l'Académie des sciences (6 mai 1878), M. Brown-Sequard précise les points sur lesquels se fait sentir l'action inhibitoire de la lésion unilatérale d'un hémisphère ; la paralysie qui s'observe du côté opposé du corps ne résulte pas, dit-il, de la cessation d'action de l'hémisphère lésé, mais de l'influence inhibitoire exercée par cette lésion sur l'hémisphère opposé. Il avait soutenu les mêmes idées en 1875. (*The Boston med. a. surg. Journ.*, 29 juillet 1875.)

M. Brown-Sequard prépare, du reste, actuellement une étude d'ensemble sur l'inhibition, destinée au *Dictionnaire encyclopédique* ; on y trouvera l'exposé condensé de ses idées ; elles ont été résumées récemment par M. Rodet (de Lyon), dans sa thése d'agrégation (Paris, 1885).

dans le cerveau; de même, dans les expériences pratiquées sur des animaux élevés comme le singe, l'ictus traumatique peut déterminer d'emblée des troubles beaucoup plus étendus que ceux qui persisteront; en un mot, la théorie inhibitoire rend compte de toute la série des perturbations surajoutées constituant les symptômes initiaux. Mais peu à peu se dégagent les conséquences fixes de la lésion : ces symptômes *durables* ou même *permanents* relèvent-ils également de la même influence inhibitoire, ayant sa raison d'être dans une irritation cérébrale et se traduisant par une paralysie, localisée si la lésion est limitée, étendue si la lésion occupe une portion plus grande de la zone motrice?

Toute la question est là : pour M. Brown-Séquard et pour ceux qui, comme Couty en particulier, ont adopté son opinion, les symptômes persistants sont tout aussi bien la conséquence de l'irritation inhibitoire cérébrale que les accidents diffus et transitoires du début; pour les autres, ces symptômes sont au contraire le résultat de la suppression d'organes nerveux centraux qui, par un mécanisme ou par un autre, commandaient à la fonction disparue. Les raisons qui nous engagent à ne point nous ranger aux conclusions de M. Brown-Séquard sont les suivantes :

1° Les lésions de l'écorce siégeant en dehors de la zone motrice ne produisent pas, sauf complications, de paralysies circonscrites persistantes (voy. p. 259 et 266);

2° La localisation des paralysies, différente suivant le siège de la lésion, implique une différence d'action de la part des influences inhibitoires, différence qui n'est point admissible à moins qu'on ne reconnaisse, en même temps, que ces influences se transmettent par des conducteurs différents dans chaque cas : or nous savons que la théorie inhibitoire est exclusive de la théorie localisatrice;

3° La durée indéfinie des accidents paralytiques chez le singe et chez l'homme ne s'accorde guère avec l'hypothèse d'une influence inhibitoire. On ne peut généraliser les résultats d'observations pratiquées sur les animaux qui n'ont que des troubles passagers et qui pourraient fournir dès lors matière à discussion : chez eux, pour des raisons que nous examinerons à propos du mécanisme des *suppléances*, les paralysies sont transitoires bien que liées à des lésions persistantes: la théorie inhibitoire ne peut s'appuyer sur de tels faits, car on lui opposerait aussitôt la permanence et l'aggravation des paralysies de l'homme liées à des lésions fixes ou progressives. L'un des caractères des effets inhibitoires étant de n'être point persistants, on ne saurait attribuer à des influences de ce genre les paralysies motrices permanentes provenant des lésions corticales;

4° Ces paralysies sont si bien subordonnées à la destruction d'organes cérébraux centraux, qu'elles se transforment souvent en contractures à une certaine période de l'évolution de la dégénération descendante consécutive à ces mêmes lésions : à ce moment, l'influence inhibitoire disparaîtrait donc, pour être remplacée par une autre qui, tout en maintenant l'impotence fonctionnelle, la déterminerait par un phénomène inverse de la paralysie flaccide, par la contracture des muscles? Et plus tard, quand survient la destruction des cornes antérieures de la moelle, et que les muscles, rétractés et durs pendant la période précédente, redeviennent flasques, il faudrait admettre la réapparition de l'influence inhibitoire du début? Tout cela, alors que la marche des altérations anatomiques, dans les faisceaux et dans la substance grise médullaire rend si bien compte des formes successives des accidents, en les subordonnant, non plus aux fluctuations d'une influence insaisissable, mais à l'évolution de lésions révélées par l'examen anatomique. Ces lésions elles-mêmes, est-ce aussi l'influence inhibitoire qui les produit? Jamais on ne s'est expliqué sur ce point, et nous ne pensons pas que les partisans de la théorie inhibitoire étendent aussi loin la portée des effets suspensifs qu'ils attribuent aux lésions cérébrales.

En résumé, si l'on doit, avec Goltz et Luciani, subordonner à des influences inhibitoires, les troubles diffus initiaux que provoquent les lésions corticales même circonscrites, il est bien difficile de reconnaître à ces influences le pouvoir de provoquer et de maintenir indéfiniment les paralysies localisées; il est impossible de leur attribuer la production des dégénérations systématiques qui interviennent, pour imprimer aux muscles soustraits à la volonté, des modifications telles que la contracture secondaire se substituant à la flaccidité initiale et pouvant, à un moment donné, être remplacée elle-même par le retour de la flaccidité du début. Au contraire, l'hypothèse de la suppression d'organes cérébraux actifs permet l'interprétation de la paralysie localisée, persistante, et explique les changements apportés dans l'état des muscles par l'évolution de la dégénération descendante qui est subordonnée, comme la paralysie motrice, à la destruction des régions actives de l'écorce.

Arrivés au terme de cet exposé critique des interprétations émises sur la nature fonctionnelle des régions excitables de l'écorce, sommes-nous tenus de nous prononcer en faveur de l'une d'entre elles, ou, déclarant qu'aucune ne nous paraît satisfaisante, de présenter une nouvelle hypothèse? Une telle obligation ne peut nous incomber: nous avons dit, au début de cette étude, que les éléments d'une théorie des effets moteurs produits par les excitations du cerveau et des troubles paralytiques consécutifs aux lésions destructives, nous semblaient faire encore défaut; nous avons cherché à montrer dès lors en quoi les explications proposées sont passibles de critiques, mais ne nous sommes point engagés à substituer une opinion inattaquable à celles que nous jugions défectueuses. Tout ce que nous croyons logique de faire, c'est de marquer de quel côté paraît être la plus grande part de vérité.

Si l'on remplace la conception évidemment trop étroite des *centres moteurs* [1re théorie] par celle des territoires corticaux excitables, réagissant à la manière des surfaces sensibles périphériques; si l'on admet que ces régions représentent des *points de départ et non des centres de mouvement,* on aura réalisé un premier progrès : dans cette manière de voir qui assimile les réactions corticales aux réactions réflexes [2e théorie], on rend compte de la multiplicité des effets moteurs volontaires (mouvements simples et convulsifs) aussi bien que de la variété des réactions organiques; mais il faut conserver cette notion que le territoire excitable est subdivisible en territoires secondaires, spécialisés, en rapport avec les mouvements volontaires, tandis que l'excitation d'un point quelconque de sa surface détermine les effets organiques : pour ceux-là point de localisation, par conséquent.

Il ne s'ensuit pas que l'identité soit de rigueur entre les réactions réflexes d'origine périphérique et cérébrale : le mécanisme de production peut être le même, sans que le résultat soit semblable. C'est cependant cette identité qu'ont requise comme critérium de la théorie réflexe les partisans de la théorie motrice; frappés de cette objection, les auteurs qui avaient adopté le mécanisme réflexe pour les réactions de provenance cérébrale, se sont attachés à démontrer que les effets des excitations périphériques et ceux des excitations corticales sont les mêmes: c'est là une erreur complète. Les réactions peuvent être de sens inverse, tout comme on peut les trouver identiques, sans que ce résultat prouve en rien pour ou contre la théorie : ne voit-on pas varier, et même se renverser, le sens des effets réflexes produits par l'irritation d'un même nerf, suivant les conditions actuelles ou du sujet, ou des centres, ou de l'organe auquel aboutit le réflexe? Ne sait-on pas que, sur un même animal, la mise en jeu des centres se traduit par des réactions opposées suivant qu'elle est déterminée par un nerf ou par un autre, par celle du nerf crural par exemple, qui produit l'accélération du cœur et la vaso-constriction, ou par celle du nerf dépresseur qui provoque le ralentissement du cœur et la vaso-dilatation ? Et cependant personne ne doute que le mécanisme des réactions soit identique et se réduise à l'acte réflexe dans ces conditions diverses. Pourquoi, dès lors, faire de la ressemblance ou de la différence des réactions dans le cas d'excitation cérébrale et dans le cas d'excitations périphériques, un argument favorable ou défavorable à l'assimilation proposée ? Si nous avons une tendance aussi accusée à l'adopter, tendance que nous avons manifestée de tout temps, c'est que mieux que toute autre la théorie réflexe nous paraît rendre compte des effets multiples des excitations corticales. Pour mieux dire, nous trouvons que le seul mécanisme nerveux actuellement connu, auquel puissent être ramenées les réactions de provenance corticale, est le mode réflexe. Ce n'est qu'une assimilation, mais elle écarte la conception primitive d'organes nerveux moteurs par eux-mêmes : ces organes sont le point de départ et non la source première, l'appareil producteur, des incitations motrices; c'est aux véritables centres moteurs du bulbe et de la moelle qu'arrivent les stimulations qui en émanent : ils sollicitent à l'action, ils en déterminent le sens, mais n'en sont pas les agents d'exécution.

Que devient, avec cette manière d'interpréter les effets des réactions, l'explication des conséquences de la destruction localisée? Faut-il admettre avec les défenseurs de la *théorie sensitive* que les points de l'écorce, admis ici comme incitateurs du mouvement, sont les centres de la sensibilité tactile, de la conscience musculaire, ou des registres du souvenir ? Ou bien sont-ils à la fois, comme le veut la *théorie mixte ou sensorio-motrice* des centres de sensibilité et de mouvement ? Nous avons vu quelles objections soulevait chacune de ces interprétations particulières, déduites, soit de simples considérations spéculatives, soit d'observations directes, telles que les troubles de la sensibilité qui se manifestent dans les parties paralysées : dès lors, nous ne saurions accepter la seconde partie de la théorie sensitive, quelle qu'en soit la variante, théorie qui subordonne la perte du mouvement à la suppression de telle ou telle forme de la sensibilité consciente.

Nous ne croyons pas davantage à la réalité des influences inhibitoires des lésions destructives : accepter l'assimilation du territoire excitable à une surface sensible périphérique, n'engage pas forcément à reconnaître pour réelle l'une ou l'autre des hypothèses précédentes. Ce dont il faut savoir convenir, c'est que si nous comprenons ou croyons comprendre le mode de production des réactions d'excitation, nous restons encore dans l'ignorance au sujet du mécanisme des paralysies produites par les lésions. Nous sentons bien que ces accidents résultent de la suppression d'organes actifs, jouant un rôle capital dans l'exécution des mouvements volontaires, mais nous sommes dans l'impossibilité de définir actuellement ces organes. Ce n'est pas en donner la formule physiologique que de dire : il ne sont ni moteurs (au sens primitif du mot), ni sensitifs, ni sensoriels ; il faudrait les désigner autrement que par l'indication de ce qu'ils ne sont pas.

C'est précisément sur ce point que nous avons la conscience de notre ignorance des processus cérébraux ; nous ne pouvons les déterminer qu'en les comparant aux processus périphériques qui nous sont plus accessibles, et, quand il s'agit de les définir pour eux-mêmes et non plus par comparaison, nous nous heurtons à une inconnue.

Restitution partielle des mouvements à la suite des lésions corticales. — Question dite des suppléances.

A la question des localisations cérébrales, que nous examinerons dans la prochaine leçon, se rattache celle de la restitution des mouvements chez les animaux rendus plus ou moins complètement paralytiques par une lésion de la région dite motrice. L'étude des conditions de cette réparation se relie également à la question de la nature fonctionnelle de la zone excitable du cerveau : à ce double point de vue, elle trouve donc sa place ici.

Il faut tout d'abord chercher à préciser ce qu'on doit entendre par les termes de *Restitution fonctionnelle*.

Chez certains animaux, on peut dire chez presque tous ceux

qui servent aux expériences, la paralysie motrice, toujours incomplète comme nous l'avons vu, se dissipe d'une façon plus ou moins parfaite[1] au bout d'un temps variable : comme la lésion a été destructive et que la portion détruite ou enlevée ne se reconstitue pas, on a été conduit à supposer que quelque autre partie des centres nerveux venait *suppléer* la partie supprimée et se substituait fonctionnellement à elle. De là la théorie de la *suppléance fonctionnelle*, différemment comprise, comme nous le verrons, par les divers auteurs.

Mais faisons sans retard quelques réserves : la première, c'est que la restitution fonctionnelle ne s'observe pas chez les sujets les plus élevés en organisation cérébrale, chez l'homme[2], ni même chez le singe[3], à la condition que les troubles paralytiques soient bien le résultat d'une lésion destructive.

Ferrier, qui a particulièrement étudié cette question dès le début, a fait cette remarque des plus intéressantes que « plus les mouvements sont *sous le contrôle de la volonté,* plus est marquée et durable la paralysie résultant de la lésion des centres corticaux... ; plus les mouvements sont mécaniques et automatiques dès la nais-

[1] Quelques auteurs, Hitzig d'abord, Lépine ensuite, se sont refusés à admettre la réparation des accidents paralytiques vrais chez les animaux, restant convaincus que l'ablation de la partie du cerveau correspondant au membre primitivement paralysé avait été *incomplète*, et que, dès lors, il ne s'agissait pas d'une véritable paralysie par suppression, mais de troubles fonctionnels dus au traumatisme (Lépine, *Th. agrég.*, 1875, p. 49). Mais, aujourd'hui, les preuves de la restitution fonctionnelle à la suite des lésions totales de l'appareil cortical se sont multipliées; les recherches de tous les physiologistes, celles de Goltz, et de Brown-Sequard, en particulier, ont établi le fait sans contestation.

Le *degré* de cette restitution motrice reste seul discuté ; la réparation peut sembler parfaite, alors que certains troubles persistent indéfiniment.

[2] Il est à peine nécessaire de dire qu'on ne doit pas considérer comme mouvements restitués les mouvements des membres qui se produisent chez les hémiplégiques, en même temps que ceux des membres sains commandés par la volonté ; il s'agit dans ce cas de mouvements passifs, en quelque sorte, dus à l'association médullaire des noyaux d'origine des nerfs. Dans une thèse récente, M. Camus (*Th. Doct.*, Bordeaux, 1885. *Des mouvements involontaires chez les hémiplégiques*) a rappelé les études dont ces mouvements ont déjà été l'objet, en y ajoutant les résultats de ses propres observations poursuivies sous la direction de M. Pitres ; on trouvera dans ce travail, ainsi que dans la thèse antérieure de M. Simonneau (*Th. Doct.*, 1877) les documents relatifs à cette question.

[3] Ferrier a dit que la paralysie motrice était persistante, définitive même pour certains muscles chez le singe (*Loc. cit.*, p. 333) comme chez l'homme ; depuis cette époque, les expériences sur le singe ont montré que la réparation pouvait se faire plus complètement que ne l'avait pensé Ferrier, quoique toujours très imparfaitement (Couty, Luciani et Seppili, etc.).

sance, plus les troubles provoqués par la destruction des centres d'acquisition volontaire seront insignifiants ».

Une autre réserve doit être également formulée : elle est relative au degré de la réparation. Souvent celle-ci peut sembler parfaite, alors que certains troubles persistent indéfiniment : Tripier, Goltz, etc., ont montré, que chez le chien même, il y avait toujours un reliquat d'accidents parétiques, surtout appréciable quand l'animal devait exécuter des mouvements volontaires ; nous avons, de notre côté, constaté qu'alors même que toute paralysie semblait guérie, la perturbation persistante, produite par une anesthésie très légère ou incomplètement dissipée, mettait en évidence les troubles du mouvement en apparence supprimés depuis longtemps.

Sur un troisième point enfin, il faut s'entendre : on doit distinguer avec soin (comme l'ont surtout fait Goltz et Luciani et quelques autres physiologistes) les accidents paralytiques *immédiats,* passagers comme la cause qui les produit (traumatisme, action d'arrêt), et les troubles réellement dépendants de la lésion, accidents de « déficience », comme dit Luciani. C'est de ces derniers seuls qu'il doit être question, quand on parle de restitution fonctionnelle, car la réapparition, au bout d'un temps quelconque, des fonctions suspendues par une influence inhibitoire, n'a aucun intérêt dans la question dite de la « suppléance ».

Ces réserves faites, il est certain que les troubles paralytiques vrais, chez les animaux tels que le chien, se réparent au bout d'un certain temps : c'est l'interprétation de cette réparation que nous devons chercher.

Les hypothèses n'ont pas manqué, non plus que les discussions : nous devons classer les unes et les autres et les étudier successivement

1° *Suppléance par l'hémisphère opposé.* — Dans cette hypothèse (énoncée, croyons-nous, tout d'abord par Soltmann, puis adoptée par Broadbent et d'autres médecins), la restitution fonctionnelle résulterait de la substitution de l'action des centres moteurs intacts aux centres moteurs détruits de l'autre côté du cerveau. Carville et Duret ont bien montré le peu de valeur de cette interprétation, par leur expérience de *double ablation successive.* En enlevant la région motrice de l'hémisphère opposé à l'hémisphère lésé, on devait faire reparaître la paralysie guérie : on ne fait que produire une nouvelle paralysie dans les muscles du côté du corps opposé à la nouvelle lésion. Quelles voies, du reste, pourrait suivre cette influence supposée de l'autre hémisphère, pour réparer les accidents produits par la lésion du premier? Le corps calleux et la commissure blanche? Mais la section antéro-postérieure des commissures inter-hémisphériques, sur un chien guéri de sa paralysie unilatérale, ne fait point reparaître cette paralysie, comme elle le ferait, si les voies nerveuses sectionnées transmettaient l'influence des régions dites suppléantes[1].

2° *Suppléance par les régions corticales voisines.* — Cette interprétation est celle que Carville et Duret ont cherché à substituer à la précédente dont ils avaient fait la juste critique :

« La guérison de ce trouble moteur (la paralysie de la motricité volontaire corticale) ne peut s'expliquer que par l'*intervention d'autres points des régions motrices* qui suppléent peu à peu la partie détruite. Les expériences de Flourens et de Vulpian ont déjà établi cette loi de suppléance des points de l'écorce grise les uns par les autres[2]. »

« Dès le second jour la suppléance commence à s'établir; elle se perfectionne rapidement dans les deux ou trois jours qui suivent. Ainsi nous assistons au développement progressif de la nouvelle fonction et par conséquent *du nouveau centre fonctionnel qui se forme dans un point voisin de l'écorce grise*[3]. »

Quant au mécanisme de cette formation, voici comment le comprennent Carville et Duret :

« Les impressions périphériques peuvent ébranler l'écorce grise des régions motrices des hémisphères cérébraux, dans toute son étendue. Mais leur répétition et leur succession habituelle développent dans cette écorce des centres fonctionnels pour les mouvements volontaires. *Lorsqu'on détruit les centres, un point quelconque des régions motrices corticales vient suppléer le centre détruit*[4]. »

[1] Carville et Duret. — *Arch. Phys.*, 1875, p. 446.
L'explication proposée par Maragliano (*Riv. sp. d. Freniatria.* Regg. Emil., 1878, p. 76) se rapproche de la précédente et souffre les mêmes critiques : l'auteur suppose que ce sont les fibres *directes* du faisceau descendant qui interviennent pour rétablir les fonctions motrices, quand elles ont été suspendues par la lésion de l'hémisphère du côté opposé ; en ce cas, la paralysie devrait se reproduire aussi par la lésion de l'hémisphère sain. Du reste, chez le chien, précisément, le faisceau pyramidal ne fournit qu'un très petit nombre de fibres directes, quand il ne s'entre-croise pas en totalité.

[2] Carville et Duret. — *Arch. Phys.*, 1875, p. 438.

[3] Des mêmes. *Ibid.*, *p.* 438.

[4] Des mêmes. *Ibid*,, p. 480.

Ces centres « *se reforment dans l'écorce grise motrice du même côté, à mesure qu'on les détruit*[1] ».

Les objections théoriques et expérimentales à cette nouvelle interprétation sont faciles à formuler : pourquoi ces centres supplémentaires de formation nouvelle ne se reforment-ils pas chez l'homme dont la paralysie reste permanente ? Par quelle voie arriveraient aux faisceaux moteurs du centre ovale les influences de ces portions corticales motrices de nouvelle création ? D'autre part nous savons (voy. *XXVIII*e *Leçon*, p. 277) qu'au bout d'un temps très court (quatre-vingt-seize à cent heures) les faisceaux sont déjà inexcitables, et c'est précisément à ce moment que s'accentue la réparation : si ces faisceaux pouvaient recevoir de nouvelles excitations motrices, ils seraient dans l'impossibilité de les transmettre. Et plus tard, alors que la dégénération descendante s'en empare, comment pourraient-ils conduire les impulsions cérébrales ? Enfin, les expériences directes ne démontrent en aucune façon l'existence de ces centres de formation nouvelle, ni au voisinage, ni à distance de la partie enlevée qu'ils viendraient suppléer : ces expériences, répétées maintes fois depuis, semblent avoir été pratiquées tout d'abord par Albertoni et Michieli et par Lussana et Lemoigne dont nous ne pouvons mieux faire que de rappeler ici les conclusions :

1° Chez un chien guéri après l'extirpation des centres corticaux cérébraux, et après que tout symptôme de parésie a disparu, *si on excite par l'électricité la substance grise qui entoure la blessure, on n'obtiendra jamais aucune espèce de mouvement;*

2° Chez un chien guéri de même après l'opération, et délivré de tout symptôme de parésie, *si on enlève la substance cérébrale qui borde le point opéré, il n'est plus possible de voir se produire la paralysie primitive.*

« On ne peut donc admettre une *substitution fonctionnelle,* du moment qu'aucune des parties contiguës, épargnées par le procédé opératoire, n'est capable de produire les phénomènes auxquels donnaient lieu les expériences portant sur la portion enlevée[2]. »

[1] Carville et Duret. — *Arch. Phys.*, 1875, p. 453.

[2] Lussana et Lemoigne. — *Arch. de Physiol.*, 1877, p. 124.

Depuis cette époque, Couty a répété, avec le même insuccès, l'expérience de l'excitation des parties voisines du point lésé (*Arch. Phys.*, 1881, p. 280) ; mais il aurait reproduit la paralysie guérie par l'ablation des mêmes régions. Nous n'avons pas observé le même fait : l'excitation d'un point quelconque des circonvolutions, sur un animal opéré depuis longtemps, n'a provoqué aucun mouvement, pas plus que les extirpations nouvelles n'ont déterminé le retour des accidents disparus.

3° *Suppléance par les centres basilaires (ganglions cérébraux).* Ferrier avait déjà émis l'hypothèse que, chez les animaux comme le chien, dont la paralysie motrice guérit à peu près complètement au bout d'un certain temps après la lésion de l'écorce, il s'opère une sorte de suppléance par le corps strié : « l'activité automatique des centres secondaires d'association situés dans le corps strié et réveillée par des impressions présentes ou passées[1] » se substituerait en partie à l'influence directrice de l'écorce ; mais on constaterait la perte complète et définitive des formes d'activité acquises par l'éducation.

Un peu plus tard Luciani et Tamburini[2] ont développé la même hypothèse ; elle a été reprise avec plus de détails par Luciani et Seppilli[3] dans les termes suivants qui donnent une idée claire de l'interprétation proposée :

« Tous les faits de suppléance, disent-ils, sont facilement explicables en admettant que les fonctions des ganglions sous-corticaux (analogues à celles de l'écorce de la zone excitable) sont à un assez haut degré de développement chez le chien, à un faible degré chez le singe, à un très faible degré chez l'homme, c'est-à-dire en raison inverse du développement de la zone excitable corticale dans chaque groupe. »

L'hypothèse de Luciani et Tamburini est que « les ganglions sous-corticaux opto-striés ont la même nature fonctionnelle que la substance grise de l'écorce, et, à la suite de l'extirpation des centres de celle-ci, peuvent en assumer supplémentairement les fonctions, de manière à compenser *au moins en partie* les phénomènes paralytiques immédiatement consécutifs à la mutilation; cette hypothèse, loin d'avoir été contredite par les recherches exécutées depuis 1878, prend une plus grande valeur depuis les récentes expériences de Goltz. »

Les auteurs, tout en revenant dans « l'Epilogue » de leur travail sur la vraisemblance de l'hypothèse précédente, ne se montrent cependant pas absolument opposés à l'hypothèse d'une suppléance par les régions *corticales* respectées dans l'extirpation : « Nos recherches, disent-ils, ont mis en claire lumière cette compensation,

[1] Ferrier. — *Loc. cit.*, p. 338.

[2] Luciani e Tamburini. — *Sui centri psico-motori*, 1878, 10e conclusion.

[3] Luciani e Seppili. — *Local. funz. d. Cerv.*, p. 254, 301, 350.

soit qu'elle s'opère *par l'écorce* ou qu'elle soit due aux ganglions sous-corticaux ».

Il n'y a pas, en effet, de raison rigoureuse à invoquer pour attribuer aux ganglions centraux la fonction de suppléer les régions corticales motrices. Dans la seule expérience où Carville et Duret sont parvenus à extirper le noyau caudé sans léser la capsule interne, l'animal, atteint de paralysie du côté opposé, est mort le lendemain de l'opération : on ne saurait affirmer que les accidents observés (hémiplégie, mouvements de manége, absence de progression, etc.) n'étaient pas en rapport avec l'irritation de la paroi ventriculaire. D'autre part, dans les essais réitérés que nous avons faits avec Pitres, nous n'avons jamais obtenu de réactions motrices en localisant les excitations au noyau caudé du corps strié, sans diffusion à la capsule interne. Rien ne prouve, dès lors, que le noyau caudé intervienne, au même titre que la zone motrice dans l'incitation aux mouvements des muscles du côté opposé. Quant au noyau lenticulaire, que Nothnagel a considéré comme interposé sur le trajet des faisceaux moteurs et qu'on pourrait dès lors faire intervenir dans la théorie de la suppléance par les ganglions de la base, son excitation directe ne produit pas plus de mouvements que celle du noyau caudé ; les expériences de destruction de Nothnagel n'ont pas non plus été jugées décisives par ceux qui les ont répétées, par Carville et Duret, par exemple, qui attribuent à la lésion de la partie antérieure de l'expansion pédonculaire, les accidents observés par Nothnagel.

Nous voyons donc que rien ne paraît autoriser à faire jouer le rôle d'organes supplémentaires aux ganglions cérébraux (la couche optique étant nécessairement mise de côté) à la suite des destructions corticales.

La théorie de la suppléance, soit par l'autre hémisphère, soit par les parties voisines du même hémisphère, soit par les ganglions basilaires, ne réunissant pas les conditions de vraisemblance nécessaires, cherchons si quelque autre interprétation ne serait pas plus satisfaisante.

4° *Théorie de la suppression des influences inhibitoires considérées comme cause de la paralysie dans les lésions corticales.* — Nous avons rappelé, au début de cet exposé, la distinction qui doit être soigneusement faite, entre les troubles moteurs mal définis, étendus, qu'on peut attribuer à l'influence inhibitoire du traumatisme et les accidents persistants, localisés, liés à la suppression des appareils corticaux. Pour nous, la disparition des premiers est seule liée à la disparition de l'influence inhibitoire du traumatisme ; mais tous les physiologistes ne pensent pas ainsi, et quelques-uns, étendant la portée de l'action inhibitoire, lui accordant une durée beaucoup plus grande, admettent que la guérison des paralysies même persistantes est également due à la suppression de l'influence inhibitoire de l'irritation cérébrale. Brown-Sequard en particulier s'est fait le défenseur de cette opinion, que Goltz et Gergens avaient énoncée de leur côté et qui a été également développée par Couty.

Bien que nous ayons déjà discuté la question de la persistance de semblables influences (voy. *XXXIIIe Leçon*, p. 374), nous y reviendrons encore à propos du sujet actuel qui s'y trouve étroitement lié, sans y insister longuement, du reste.

On remarquera, d'abord, que cette interprétation n'est guère admissible, en présence des faits de persistance indéfinie des paralysies chez les sujets appartenant aux classes élevées (singe et homme) ; elle ne peut s'appliquer qu'aux cas observés chez les animaux à type cérébral moins parfait, dont les troubles moteurs s'atténuent et disparaissent même presque complètement : dès lors comment comprendre la suppression des influences inhibitoires dans un cas et leur permanence dans l'autre ? Il n'y a pas de motifs pour que l'homme subisse indéfiniment l'influence suspensive, tandis que les animaux y échappent au bout d'un temps variable. D'autre part, on pourrait rappeler ici les arguments sur lesquels est fondée la critique de ces influences inhibitoires elles-mêmes : nous n'avons pas cru pouvoir les accepter comme condition des accidents persistants, en raison de la constance, de la fixité de ces accidents chez les animaux supérieurs, à cause de la production des dégénérations secondaires : par suite, nous ne nous croyons pas engagé à discuter la part que peut prendre, dans la réparation des accidents, la suppression hypothétique d'influences dont la réalité même ne nous paraît pas suffisamment établie.

3° *Hypothèse d'une conduction nouvelle s'effectuant par des voies détournées.* — Goltz, partisan déclaré des influences d'arrêt comme cause des troubles transitoires, a émis dans l'un de ses derniers mémoires [1], cette hypothèse, qui s'éloigne un peu de la précédente,

[1] Goltz. — *Pflüger's Arch.*, t. XXXIV.

à savoir que les impulsions volontaires étant conduites dans l'intérieur des organes centraux par des voies diffuses et multiples, quand *la voie la plus courte et la plus favorable* est interrompue, les relations entre le cerveau et les organes périphériques s'opèrent par *d'autres voies plus longues et plus indirectes.* Ceci suppose, comme prémisse, le défaut de localisation [1]. Nous pensons que l'existence de voies conductrices indépendantes et groupées en un faisceau spécial, est trop bien établie (voy. p. 281 à 289) pour qu'il y ait lieu de discuter l'hypothèse du passage d'incitations motrices par des trajets nouveaux ou du moins détournés. Du reste, on peut faire à ce propos la même remarque qu'au sujet de la suppression des influences inhibitoires : pourquoi les animaux les plus élevés ne bénéficieraient-ils pas d'une semblable restitution fonctionnelle ? Chez eux cependant la multiplicité des trajets et la facilité de la création de trajets nouveaux doivent être portées au maximum, en raison de la perfection plus grande de leur organisation cérébrale.

6° *Hypothèse du perfectionnement de l'action médullaire.* — En constatant que les mouvements qui se réparent, chez les animaux dont les troubles moteurs ne sont pas persistants, sont les mouvements les moins immédiatement soumis à la volonté, les moins raisonnés, tandis que la perte des actes réellement calculés reste définitive, on est amené à attribuer aux centres médullaires la restauration partielle dont il s'agit. C'est l'hypothèse que nous avons émise en 1877 [2] et qui, depuis, a été développée par M. Marique dans un tra-

[1] L'hypothèse d'une réparation des troubles moteurs consécutifs aux lésions corticales, au moyen de la transmission d'influences cérébrales, par des voies nouvelles ou tout au moins détournées et difficiles à franchir, ne concorde guère avec la différence fonctionnelle reconnue, par Goltz lui-même, entre les parties antérieures et les parties postérieures du cerveau; les expériences d'ablations étendues qu'il a pratiquées en si grand nombre, ont conduit l'auteur à admettre que la destruction des régions postérieures portent surtout atteinte aux organes des sens, à la vue spécialement et ne déterminent, comme effets durables, aucun des troubles moteurs ou sensitifs généraux qui font suite aux lésions antérieures. Comment concilier dès lors, l'idée d'une réparation motrice s'opérant au moyen de régions reconnues sans effet sur le mouvement volontaire ? Il faudrait revenir, si on acceptait cette hypothèse, à l'opinion qu'avaient soutenue Carville et Duret, d'une suppléance motrice par des parties du cerveau restant normalement étrangères au fonctionnement moteur ; cette théorie a été déjà discutée plus haut (p. 77) et reconnue inexacte par les expériences de contrôle (effet des excitations et des destructions des régions supposées suppléantes). C'est à la suite de remarques analogues que Luciani et Seppili, éliminant l'hypothèse précédente, ont été conduits à lui substituer celle de la suppléance par les ganglions cérébraux basilaires, que nous avons discutée plus haut.

[2] François-Franck. — Article *Système nerveux* (*Phys. génér.*), *Dictionn. encycl.*, p. 592.

vail récent [1]. Nous rappelions alors l'importance de la moelle comme organe directeur de mouvements combinés, complexes, adaptés à un but défini ; nous citions les expériences de Pflüger, de Vulpian, etc., sur la grenouille décapitée qui essaie de frotter, avec la patte postérieure droite, un point de la peau du dos irrité à gauche par une goutte d'acide, quand la patte gauche a été enlevée ; nous faisions remarquer que cet acte ne s'exécute qu'à la suite d'hésitations, d'efforts de combinaisons motrices, et résulte d'un véritable travail médullaire. De tels faits, disions-nous, sont de nature à faire reconnaître à la moelle une activité directrice des plus importantes, susceptible d'être acquise par une sorte d'éducation, et qui la rend capable de suppléer dans une certaine mesure aux centres supérieurs enlevés : ce n'est là que le perfectionnement d'une propriété préexistante, et non, comme le voudrait l'hypothèse des suppléances corticales, la création de fonctions nouvelles dans des régions dont les attributions normales sont différentes. Cette activité supplémentaire a, du reste, des limites : elle permet la restitution des mouvements associés des membres dans la locomotion ; elle ne va pas jusqu'à la réparation des mouvements compliqués, véritablement volontaires. On s'explique ainsi le défaut de réparation très accusé chez l'homme et chez le singe, dont les actes moteurs sont en grande partie subordonnés à la direction cérébrale ; de même, on peut interpréter l'apparition des mouvements associés chez les hémiplégiques dont les muscles paralysés sont susceptibles d'exécuter certaines contractions, par une sorte d'entraînement médullaire, à la suite de la mise en jeu volontaire des muscles sains symétriques ; enfin, cette hypothèse explique la restitution motrice presque complète qui s'observe chez les animaux moins élevés, dont les mouvements résultent surtout d'impulsions médullaires et sont moins étroitement subordonnés aux influences cérébrales [2].

[1] Marique. — *Th. d'agrég.*, Bruxelles, 1885.

[2] L'étude comparative du faisceau pyramidal, chez les animaux et chez l'homme, poursuivie dans ces dernières années par notre ami M. Pitres, a fourni des résultats précis qui permettent de proposer une interprétation anatomique des différences observées dans les troubles moteurs des lésions corticales. Nous avons donné, mon collaborateur et moi, le résumé de ces recherches dans notre récent article *Encéphale* du *Dictionnaire encyclopédique ;* c'est ce résumé que nous reproduisons ici :

« La variabilité des conséquences des lésions destructives de la région motrice de l'écorce chez les différentes espèces animales, dépend surtout de conditions anatomiques qui sont elles-mêmes variables d'une espèce à l'autre. Le faisceau pyramidal n'a pas la même importance relative chez le singe, chez le chien et chez le lapin. Chez le singe, il est proportionnellement volumineux et assure une étroite solidarité anatomique et fonctionnelle entre la zone motrice, d'une part, et les diverses régions de l'axe médullaire, d'autre part. Par suite, les lésions de la zone motrice corticale ont un retentissement immédiat sur les fonctions motrices de la moelle entière, retentissement qui se prolonge et se perpétue par le fait de la dégénération consécutive des fibres du faisceau pyramidal. Aussi, chez cet animal, les paralysies dépendant des lésions destructives de l'écorce sont-elles complètes et définitives.

Chez le chien, le faisceau pyramidal est très grêle. La plupart des fibres qui se détachent des circonvolutions motrices s'arrêtent dans les pédoncules ou la protubérance. Un petit nombre seulement traverse les ganglions basilaires et poursuit directement son trajet jusque dans la substance grise de la moelle épinière. Aussi, chez le chien, les paralysies provoquées par la destruction des circonvolutions motrices sont-elles légères et relativement fugaces.

Chez le lapin, le faisceau pyramidal est encore plus ténu; la moelle et le cerveau sont dès lors plus indépendants l'un de l'autre dans leur fonctionnement, et les lésions cérébrales troublent à peine les fonctions des centres nerveux sous-jacents, auxquels ils ne sont pas unis par des liens aussi étroits que chez les animaux d'une organisation plus élevée. C'est dans cette voie, croyons-nous, qu'il faut chercher la raison de la gravité ou de la légèreté, de la persistance ou de la fugacité, des troubles du mouvement consécutifs aux destructions partielles du cerveau. On peut même résumer les faits connus dans la formule suivante :

« Les troubles du mouvement consécutifs aux lésions destructives de l'écorce cérébrale, sont directement proportionnels au volume du faisceau pyramidal. Ils sont nuls chez les animaux qui n'ont pas de faisceau pyramidal distinct (oiseaux, poissons); ils sont légers et passagers chez les animaux dont le faisceau pyramidal est grêle ou incomplet (lapin, chien, chat); ils sont graves et permanents chez les sujets dont le faisceau pyramidal est volumineux (singe, homme). » (*Dictionnaire encyclopédique*, article *Encéphale*, p. 225.)

TRENTE-QUATRIÈME LEÇON

(21 décembre 1885)

DES LOCALISATIONS MOTRICES DANS LE CERVEAU

I. Discussion des objections fondées sur les résultats des excitations corticales.

§ 1. Les excitations électriques diffusant en surface, on ne peut, par cette méthode, localiser des régions excito-motrices à la surface du cerveau. — Réponse à cette objection : les réactions motrices cessent de se produire quand on excite l'écorce en dehors de la zone dite motrice; elles diffèrent de siège quand on excite des points différents de cette même zone; les expériences doivent être faites en employant les courants efficaces minima et en tenant compte des variations d'excitabilité de la zone motrice; l'excitabilité mécanique de l'écorce échappe à l'objection faite aux résultats des excitations électriques.

§ 2. Les excitations électriques franchissent, sans la mettre en jeu, l'écorce du cerveau et sont transmises au loin par les artères et les nerfs : la réponse à cette objection a été déjà donnée avec détail; résumé de la discussion.

§ 3. Les points primitivement actifs peuvent devenir inactifs et leurs réactions se transportent à des points inertes auparavant : causes d'erreur dans les expériences qui ont fourni ces résultats.

§ 4. Les différents points de la zone excitable peuvent changer d'attribution au cours d'une même expérience : causes d'erreur dans les expériences; critique des faits énoncés par l'auteur de cette objection.

§ 4. L'effet moteur des excitations localisées ne se limite pas aux muscles correspondants : erreur déjà signalée à propos des réactions bilatérales et des accès épileptiformes produits par des excitations localisées.

Autres objections de moindre importance tirées des caractères différentiels du mouvement en divers points du corps, du défaut d'homologie des régions psycho-motrices, des variétés topographiques de la zone excitable, etc.

Messieurs,

La critique de la théorie des localisations cérébrales vise surtout les localisations *corticales* : ce que les adversaires de la théorie se refusent à admettre, c'est l'action excito-motrice, quelle qu'en soit la nature, d'une zone circonscrite de l'écorce cérébrale. Mais les plus décidés d'entre eux ne peuvent cependant se refuser à accepter que la provocation de mouvements localisés, par l'excitation du cerveau, s'obtient à coup sûr quand on s'adresse à certaines régions et ne s'obtient jamais quand on limite l'excitation à certaines autres ; ils ne peuvent pas davantage s'empêcher d'accorder que les lésions de ces mêmes parties s'accompagnent d'accidents moteurs spéciaux, différents de ceux qui peuvent survenir, dans certaines conditions, quand les autres régions sont lésées. Voici, par exemple, M. Goltz qui, dans ses derniers mémoires, admet que « les perturbations fonctionnelles succédant à une ablation des parties antérieures des hémisphères cérébraux diffèrent par quelques détails de celles que provoquent les lésions des parties postérieures [1] ».

D'autre part, Couty fait la remarque suivante : « La prédominance d'action des lésions fronto-pariétales sur les appareils moteurs et sur les appareils sensitifs est le seul fait qui se dégage avec netteté de l'étude des lésions corticales sur le singe et sur le chien [2]. »

Il y a donc, dans ces régions fronto-pariétales, quelque propriété physiologique particulière, incontestée même des anti-localisateurs : c'est une concession qu'ils ont été amenés à faire, après avoir protesté d'une façon absolue contre les attaques dont l'ancienne doctrine de l'homogénéité fonctionnelle de l'écorce était l'objet de la part des localisateurs. Cette concession rendrait possible une entente entre les deux camps, si tous les adversaires de la théorie s'y ralliaient ; mais quelques-uns maintiennent, dans sa rigueur, l'opinion que les éléments actifs de l'écorce sont disséminés sur toute la surface des hémisphères, au lieu d'être groupés dans une région déterminée.

M. Brown-Sequard est le représentant le plus autorisé de ces idées ; il les a nettement formulées à plusieurs reprises, mais tout particulièrement dans deux mémoires, l'un de 1875, l'autre de 1877. « ... Si nous supposons, dit-il dans la première de ces publications [3], que chacun de ces centres fonctionnels est localisé, non pas, comme le veulent les physiologistes, dans un réseau de cellules circonscrites dans un petit espace très défini, mais dans des cellules largement diffusées à travers cet organe, nous pouvons aisément expliquer tous les faits fournis par l'expérimentation et l'observation clinique. »

Dans le second mémoire cité plus haut [4], Brown-Sequard proteste

[1] Goltz. — *Pflüger's Arch.*, XXVI, 1, 5ᵉ conclusion.

[2] Couty. — *Arch. Phys.*, 1881, p. 522.

[3] Brown-Sequard. — The Bost. med. a. surg. Jˡ, 29 juillet, 1875. (*Résume in Rev. d. Sc. med.*, VIII, 1ᵉʳ fasc., p. 51.)

[4] Brown-Sequard. — *Arch. Phys.*, 1877, p. 412.

contre l'opinion qu'on lui prête et qui consisterait à nier l'existence de parties servant exclusivement à chacune des fonctions de l'encéphale :

« Je crois, au contraire, et j'ai toujours cru, au moins autant que qui que ce soit, que chaque fonction distincte s'accomplit par l'action d'éléments distincts. Mais je nie d'une manière absolue... qu'il existe des *centres* moteurs ou autres, tels qu'on les conçoit, c'est-à-dire des *agglomérations* de cellules formant une masse plus ou moins nettement délimitée, ayant toutes une seule et même fonction. Ce que les faits montrent, c'est que les cellules servant à une même fonction sont *disséminées* dans l'encéphale, de telle façon qu'une lésion peut détruire une partie quelconque de la grande masse encéphalique sans altérer d'une manière notable l'une quelconque de ses fonctions. Dans les deux manières de voir, celle de mes contradicteurs et la mienne, il est évident qu'il faut admettre que les cellules servant à une même fonction doivent communiquer l'une avec l'autre au moyen de fibres. L'existence de ces communications n'est pas plus difficile à comprendre si l'on admet que les cellules sont très près l'une de l'autre, que si l'on croit qu'elles sont à une distance assez considérable ou très considérable l'une de l'autre. »

On voit que Brown-Sequard est localisateur à sa manière : ce qu'il admet pourrait s'appeler une *localisation corticale disséminée*, si ces mots pouvaient être associés.

Pour introduire un certain ordre dans la discussion des objections faites à la théorie localisatrice, il est nécessaire de diviser ces objections en deux groupes : 1° celles qui visent les résultats obtenus par les *excitations* localisées, soit corticales, soit profondes ; 2° celles qui s'adressent aux résultats des *destructions* localisées.

1er Groupe d'objections : critique des résultats des excitations.

§ 1er. — *La diffusion en surface des excitations électriques ne permet pas de localiser des points ou zones excitables*[1].

Cette objection repose sur le fait, constaté par tous les expérimentateurs, qu'ils acceptent ou non la théorie localisatrice, que l'action

[1] Nous ne croyons pas qu'il soit nécessaire de discuter encore aujourd'hui la

des courants ne se limite pas rigoureusement aux points d'application des électrodes et à la portion inter-polaire, mais s'étend par diffusion à une certaine distance[1].

Carville et Duret ont constaté cette diffusion, en recueillant les courants à distance de leurs points d'application, avec des conducteurs qui aboutissaient à un galvanomètre.

Dupuy l'a observée, en 1873, à l'aide d'une patte galvanoscopique dont le nerf était appliqué à la surface des circonvolutions.

De ces faits on s'est trop pressé de conclure que les excitations n'étaient pas localisables, et qu'en agissant électriquement sur des points limités de la surface du cerveau, on mettait en jeu des régions beaucoup plus étendues que celles sur lesquelles on croyait agir. En effet, la réponse à l'objection est toute simple ; elle a été formulée par quelques-uns même de ceux qui avaient observé la diffusion[2] et par tous les observateurs sans parti pris[3] : il suffit de déplacer de quelques millimètres les points d'application des excitateurs, pour voir disparaître les réactions musculaires, si l'excitation était appliquée à la périphérie de la zone motrice — ou bien, pour voir se manifester, dans une autre région du corps, les mouvements provoqués, si, tout en restant dans les limites de la zone motrice, on passe d'un point excitable à un autre[4].

question de la diffusion des courants jusqu'à la dure-mère ; en 1876, Bochefontaine avait communiqué à l'Académie des sciences une note montrant que les excitations de la dure-mère pouvaient provoquer des mouvements du même côté ou des deux côtés du corps; il s'était contenté d'insister sur ce résultat, qui n'est pas douteux en effet, sans en tirer cette conclusion que les excitations dites corticales n'agissaient qu'en se transmettant à la dure-mère. Sa réserve ne fut point imitée par tous les expérimentateurs : M. Vizioli, par exemple, affirma l'année suivante, au congrès de la Société fréniatrique italienne, que la plupart des résultats des excitations dites cérébrales, sont imputables à l'excitation des méninges. MM. Luciani et Tamburini ont répondu, avec preuves à l'appui, aux allégations de M. Vizioli ; actuellement, la question ne peut plus même être soulevée.

[1] Nous avons déjà étudié la question de la *pénétration* des courants en profondeur, question qui touche à la théorie de l'excitabilité propre de l'écorce et non à celle de la localisation proprement dite (voy. *XXXI*e *Leçon*, p. 312-332).

[2] Carville et Duret. — *Loc. cit.*, p. 408.

[3] Lépine. — C. R. *Soc. Biol.*, 1875, p. 230.

[4] Hitzig s'est préoccupé de cette objection dès le début de ses recherches et, pour y répondre, il insiste sur ce fait que, pour déterminer des mouvements par l'excitation de la zone excitable du cerveau, il faut que les électrodes soient placées dans l'aire même de cette zone. Il ne se produit pas de mouvement quand les électrodes sont appliquées à quelques millimètres au delà de ses limites, à moins qu'on n'emploie des courants d'une intensité excessive.

Ferrier a développé, avec plus de détail, les raisons qui doivent faire rejeter l'objection de la diffusion des courants vers les régions centrales de l'encéphale:

Il est bien évident que, quand on emploie des courants d'une intensité excessive, leur action s'étend beaucoup au delà des limites de leurs points d'application, et conserve une valeur suffisante pour mettre en activité des parties excitables, situées à distance de celle sur laquelle on agit avec le maximum d'intensité. C'est pour cette raison qu'on pourra obtenir des mouvements du côté opposé du corps, en irritant les circonvolutions en dehors des limites de la zone motrice proprement dite, et qu'il se produira, en déplaçant les électrodes dans l'intérieur même de cette zone, des contractions occupant un grand nombre de groupes musculaires du côté opposé; dans ces conditions, on verra, en outre, survenir des réactions dans le même côté que l'hémisphère excité, c'est-à-dire ces mouvements bilatéraux dont nous avons précédemment étudié le mécanisme (voy. *IX*[e] *Leçon*, p. 59-65). Les conclusions qu'on pourrait tirer de semblables expériences seraient évidemment sans valeur et nous n'avons pas à en tenir compte dans cette discussion. Il faut surveiller l'intensité des excitations qu'on emploie, surtout quand on a recours, comme il est d'usage depuis Ferrier, aux courants induits qui sont des courants à forte tension ; le premier soin à prendre est de chercher le courant minimum qui, appliqué aux points les plus excitables de la zone motrice, au gyrus sigmoïde du chien ou du chat, par exemple, à la frontale ou à la pariétale ascendante du singe, détermine de franches réactions motrices localisées à un membre ou à un segment de membre du côté opposé du corps. Ce courant étant déterminé, on interroge les différents points des circonvolutions, en employant, soit des décharges induites en courtes séries, soit des courants de rupture seuls : les

« Les effets de l'électrisation des hémisphères, dit-il, sont définis; on peut les prévoir, ils varient selon la position des électrodes... Des surfaces qui se touchent de près réagissent d'une manière absolument différente. On ne comprend pas pourquoi, si les effets observés sont dus simplement à la conduction du courant au corps strié, nous aurions une contraction localisée et non générale des muscles du côté opposé du corps ; on comprend encore moins pourquoi des effets si divers résulteraient de la conduction à un seul et même point. Il y a certaines régions du cerveau qui ne répondent pas à l'excitation électrique, si forte qu'elle puisse être. Les régions antéro-frontales et occipitales du cerveau du singe sont dans ce cas. Avec la théorie de la conduction, l'absence de réaction est inexplicable, car ces régions ne sont pas plus éloignées des ganglions sous-jacents que ne le sont d'autres qui réagissent régulièrement et uniformément. Un fait qui achève de renverser la théorie de la conduction est celui-ci : l'excitation de l'insula de Reil, qui est située immédiatement au-dessous du corps strié ne donne lieu à aucun mouvement, tandis que les régions pariétales, qui sont plus éloignées, réagissent au même moment d'une manière active et définie lors de l'application du même excitant. » (Ferrier, *Les fonctions du cerveau*. Traduct. Paris, 1878, p. 215.)

premières produiront de brèves tétanisations, les autres de simples secousses musculaires. On pourra dès lors s'assurer qu'en dehors de la zone motrice, à un ou deux millimètres de la limite au niveau de laquelle on obtenait encore des mouvements, toute réaction disparaît; de même on verra que le déplacement des électrodes, d'un point à l'autre de la surface excitable, s'accompagne d'un changement de siège des réactions.

Souvent il arrive qu'après une série d'excitations les différents points de la zone motrice deviennent plus excitables : dans ces conditions, le courant employé cesse d'être le courant minimum, et, si on l'applique en dehors de la zone motrice, la quantité qui diffuse devient suffisante pour mettre en jeu les points hyperexcitables du voisinage : on doit alors chercher à nouveau, dans ces conditions d'excitabilité augmentée de la zone motrice, quel est le véritable courant minimum, et, en opérant comme précédemment, on pourra se convaincre qu'il y a vraiment lieu d'admettre la localisation des points excitables. Ces faits sont tellement simples qu'il n'y aurait pas lieu d'y insister, si des objections d'un autre ordre que celle qui est ici en question (v. p. 397), ne devaient précisément trouver leur réponse dans ce genre de considérations.

Toutes les réserves qui ont pu être énoncées au nom de la diffusion des courants électriques cessent, du reste, d'avoir leur raison d'être dès l'instant que l'excitabilité *mécanique* des circonvolutions de la zone motrice est acceptée comme un fait démontré : nous avons précédemment insisté sur cette question (voy. *XXX*[e] *Leç.*, p. 302), et rappelé à quelles conditions il était possible de mettre en jeu les régions excitables, en employant des moyens mécaniques. Il est clair qu'ici la diffusion ne saurait être invoquée, et, quand on voit rester inefficaces, au point de vue moteur du moins, les irritations mécaniques appliquées en dehors de la zone motrice, force est bien de reconnaître que cette zone est circonscrite, tout comme le sont les divers compartiments moteurs qu'elle renferme.

Mais s'il est nécessaire d'accepter la localisation d'une zone motrice, il est tout aussi logique d'en discuter la délimitation rigoureuse ; il est également permis de se demander jusqu'à quel point les divers centres inclus dans cette zone sont isolés les uns des autres. Assurément la méthode des excitations, quelque localisées qu'elles puissent être, ne fournit pas de certitude à cet égard: c'est dans cette voie que trouve à s'exercer la critique fondée sur la diffusion des courants. Notons seulement le fait en passant, pour marquer la limite des concessions qui peuvent être faites à la critique, renvoyant pour les détails à la leçon qui traite spécialement du degré de localisation des courants (v. *XXXI*[e] *Leçon*, p. 311).

§ 2. — *Les réactions motrices obtenues par les excitations électriques localisées à certaines régions du cerveau, résulteraient, non de la mise en jeu des éléments nerveux corticaux ou centre-ovalaires, mais du transport des excitations, jusqu'aux organes moteurs basilaires, par les artères cérébrales et les nerfs qui les accompagnent.*

Telle est l'objection récemment encore présentée par M. E. Dupuy[1] contre la théorie localisatrice ; nous l'avons vue déjà appliquée à la critique de l'excitabilité propre de l'écorce du cerveau et nous en avons, à ce propos, discuté la valeur (voy. p. 315). Elle vise en outre l'existence de régions cérébrales circonscrites soit dans l'écorce, soit dans le centre ovale et tend à attribuer à la conduction toute physique de ces excitations par les artères les réactions motrices observées. Sans revenir sur la discussion déjà faite, nous nous bornerons à demander pourquoi le siège des mouvements provoqués varie avec le siège de l'excitation, s'il s'agit réellement du transport de cette excitation par les artères ? Il n'y a aucune raison à ce que celles-ci conduisent les excitations précisément aux points voulus pour que les réactions changent ainsi de caractère. Que les régions excitables, soit dans l'écorce, soit même dans la capsule interne, correspondent à des départements artériels distincts, cela est fort possible et ne touche en rien la question discutée : le fait signalé par M. Dupuy ne nous paraît avoir aucun rapport avec l'étude des localisations cérébrales.

§ 3. — *L'action des différents points de la zone excitable n'a rien de spécifique ; l'effet moteur varie et les points excitables se déplacent.*

Cette nouvelle série d'objections conclut à la négation de toute

[1] E. Dupuy. — C. R. *Soc. Biol.*, nov.-déc. 1885.

spécialité d'action de la part des divers points de la zone motrice. Elle comporte plusieurs assertions qui doivent être successivement examinées : la première à discuter est relative au déplacement des points excitables.

1° *Critique des expériences concluant au transport des réactions d'un point à l'autre de l'écorce.* — Bochefontaine rapporte[1] que, dès 1871, on avait constaté, sur des animaux ayant servi aux leçons de M. Vulpian, la *perte d'action* de régions corticales primitivement excitables et le *transport de la même activité motrice* à des régions voisines *inertes auparavant;* il a retrouvé, plus tard, les mêmes phénomènes et les a soumis à une étude méthodique, dans le but d'en tirer parti contre la théorie localisatrice.

Disons tout d'abord que ce fait du *transport* d'un effet déterminé d'une région à une autre a été vainement recherché par plusieurs expérimentateurs : nous ne l'avons jamais noté dans nos expériences avec Pitres, bien que les essais successifs pratiqués sur un même animal aient été répétés bien des fois dans l'espace de quelques heures. Le point préalablement déterminé comme centre des mouvements d'un membre, se retrouvait avec son influence première, ou bien, si quelque condition de perte d'excitabilité était intervenue, nous ne constations jamais le passage de la propriété motrice de ce point à une autre région. Couty lui-même, quoiqu'il abonde dans le sens de Bochefontaine, ne peut accepter ce déplacement; comme il a, ainsi que nous le verrons tout à l'heure, pratiqué des essais du même genre, son opposition présente un certain intérêt : « Bochefontaine, dit-il[2], indique qu'un mouvement, disparaissant d'une zone du cerveau devenue inexcitable ou autrement excitable, *se retrouve nécessairement dans une autre région;* il semble admettre un transport de l'influence sur certains muscles, d'un point à l'autre de l'organe, comme une sorte de transfert. Cette opinion, qui cherche dans le cerveau lui-même les causes des variations des phénomènes moteurs consécutifs à son électrisation, n'est pas conforme aux faits; et très souvent il arrive sur le singe et même sur le chien que l'on ne retrouve pas un mouvement préalablement obtenu ou que l'on en produit un nouveau qui n'avait pas paru possible à un premier examen. »

[1] Bochefontaine. — *Arch. Phys.*, 1883, n° 1, p. 28.
[2] Couty. — *Arch. Phys.*, n° 7, 1883, p. 268.

Depuis les publications précédentes, de Varigny a aussi vainement cherché ce phénomène du transport d'un effet moteur d'un point à l'autre du cerveau [1].

Ce que l'on observe, en effet, c'est qu'assez souvent une région excitée antérieurement devient, pour une raison ou pour une autre, momentanément ou définitivement inexcitable : tous les expérimentateurs ont constaté ce résultat ; Bubnoff et Heidenhain y ont insisté, en 1881, d'une façon toute spéciale ; nous l'avons observé maintes fois et signalé à plusieurs reprises. C'est un fait bien établi : Bochefontaine l'a vu de son côté ; rien d'étonnant à cela.

Mais, pour affirmer qu'une autre partie de l'écorce se substitue, en quelque sorte, à celle dont l'action a disparu, il faudrait avoir, au préalable, établi que cette partie n'exerçait aucune influence du genre de celle qu'on lui voit manifester : or, en étudiant le texte même de la note de Bochefontaine, on reste assuré que *c'est toujours dans le voisinage* des points primitivement excités que se retrouvent les effets moteurs constatés au début : « On portait alors, dit l'auteur, l'excitation dans le voisinage du point inutilement électrisé, puis plus loin *sur la même circonvolution*, on tâtonnait, et enfin on retrouvait le phénomène cherché [2]. » Il se peut que les excitations initiales aient porté sur un point seulement de la zone motrice ; ce point ayant perdu son excitabilité, et les parties voisines, appartenant au même appareil, ayant conservé la leur, on peut obtenir les mêmes réactions qu'au début : c'est dans ces conditions qu'on a pu croire au transfert de l'activité motrice spéciale d'une région circonscrite à une autre région.

Cette explication est, à coup sûr, plus simple et logique, plus conforme aux notions acquises sur les variations de l'excitabilité corticale, que l'hypothèse suivante émise par Bochefontaine : « Il est possible qu'un faisceau blanc du cerveau, *ayant une fonction déterminée* (ceci implique que l'auteur admet tout au moins la localisation motrice dans la substance blanche), se subdivise en plusieurs faisceaux secondaires ou groupes de fibres nerveuses qui vont se rendre dans des points différents du centre gris cortical..... Admettons que les groupes nerveux terminaux ne fonctionnent pas habituellement tous à la fois, que *les uns conservent*

[1] C. de Varigny. — *Th. doct.* Paris, 1884, p. 48.

[2] Bochefontaine. — *Loc. cit.*, p. 42.

une excitabilité latente ou soient en repos tandis que les autres sont en pleine activité, et réciproquement, nous avons alors l'explication cherchée. » (*Loc. cit.*, p. 46.)

Nous sommes loin déjà de la conséquence théorique que faisait pressentir le début : il ne s'agit plus d'un *déplacement* des points excitables, au sens propre du mot, de *l'apparition* d'une faculté motrice déterminée en une région, cette faculté *disparaissant dans une autre*. La portée de l'objection s'atténue : ce n'est plus que d'une sorte de caprice fonctionnel des différentes subdivisions d'un même faisceau moteur qu'il est question. Même avec cette atténuation, nous croyons difficile de retrouver le fait signalé, si les expériences sont faites avec la précaution de s'assurer tout d'abord que les divers points soumis successivement aux excitations ne font pas partie d'un même appareil.

Cette réflexion s'applique *a fortiori* aux résultats obtenus par le même auteur en examinant les réactions organiques des excitations corticales. Bochefontaine constate, dans une première série d'expériences, que l'excitation d'un point A, situé à la partie interne de la marginale antérieure, provoque la salivation[1], ou bien que l'excitation d'un point B, situé sur la partie externe de la même circonvolution, produit des modifications circulatoires ; plus tard, en reprenant les mêmes essais, il s'aperçoit que le point A ne réagit plus et que la salivation est produite par un autre point A' situé sur la marginale postérieure ; il constate aussi que les troubles circulatoires résultant de l'irritation du point B ont disparu, tandis qu'on les retrouve en excitant un point B' placé lui aussi sur la marginale postérieure[2] : voilà donc de nouveaux exemples de *déplacement* des points excitables. Mais s'il y a un fait évident, c'est que la presque totalité de la zone motrice donne lieu à des réactions organiques; dès lors, il n'est pas étonnant que les points primitivement excitables ayant cessé de l'être, on retrouve les mêmes effets en excitant d'autres points. La perte d'excitabilité nous paraît être ici tout à fait comparable à cet épuisement local observé par nous à la suite des accès épileptiques, car nous pensons, ainsi que le fait a été longuement développé dans nos leçons du précédent semestre (voy. *Leçons XVI à XXVII*), que toutes les réactions intenses, déterminées dans le système organique par de fortes irritations de l'écorce, sont d'ordre épileptique.

[1] Bochefontaine. — *Arch. Phys.*, 1883, n° 1, p. 29.
[2] Bochefontaine. — *Loc. cit.*, p. 34.

Ce n'est point dans les effets *organiques* des irritations corticales qu'on peut chercher des arguments contraires à la doctrine des localisations motrices, à notre avis du moins, car nous n'acceptons, en aucune façon, la localisation de centres organiques dans l'écorce : toute la surface de la zone motrice proprement dite, et même des points qui en sont complètement indépendants, peuvent provoquer des réactions pupillaires, cardiaques, vasculaires, secrétoires, etc. Bochefontaine a eu raison, à cet égard, de présenter, en 1876[1], une vive critique des tendances localisatrices sans limites, qui conduisent à rechercher dans l'écorce cérébrale un point central particulier pour toutes les réactions qu'on voit se produire à la suite des excitations.

2° *Examen de l'hypothèse des changements d'attribution motrice des différents points de la zone excitable.* Nous désignons ainsi une variante de l'hypothèse examinée plus haut, celle des *déplacements* des points excitables : il ne s'agit plus ici du transport supposé d'une influence déterminée d'un point à un autre, mais bien d'une *substitution de fonctions* dans un même point, d'une *transformation d'action,* pour mieux dire.

L'hypothèse est de Couty : nous allons chercher sur quels faits expérimentaux elle repose.

Dans une note publiée en 1880[2], Couty affirmait que *les mêmes points* peuvent, selon la période de l'expérience, provoquer des mouvements *dans des membres différents.*

Il est revenu sur cette conclusion dans un mémoire de 1883[3], affirmant que « souvent sur le singe et même sur le chien, il arrive que l'on ne retrouve pas un mouvement préalablement obtenu ou que *l'on en produit un nouveau qui n'avait pas paru possible à un premier examen* ».

En ce cas, il faudrait dire *quels mouvements* se substituent à ceux qui ont disparu : l'objection à la théorie localisatrice aurait de la valeur si, par exemple, des mouvements *de la face* pouvaient être produits, à un moment donné, par l'excitation minima du point qui ne provoquait de mouvements que dans le membre postérieur, *celui-ci ne réagissant plus, et la production de mouvements associés*

[1] Bochefontaine. — *Arch. Phys.*, 1876, p. 169.
[2] Couty. — *Gaz. méd.*, Paris, 1880, n° 10.
[3] Couty. — *Arch. Phys.*, n° 7, 1883, p. 268-269.

ou convulsifs ne pouvant être mise en cause. Le centre des mouvements de la face est, en effet, assez éloigné de celui des mouvements du membre postérieur, pour que l'excitation ne puisse être accusée de provoquer les premiers par simple diffusion. Si, au contraire, ce sont des mouvements du membre antérieur qu'on voit se substituer à ceux du membre postérieur, ou des mouvements de flexion à des mouvements d'extension, l'objection perd toute valeur à cause de la proximité des centres de ces divers mouvements, et l'on n'est plus en droit de parler de substitution fonctionnelle.

Pour obtenir quelques éclaircissements sur ces divers points, il faut remonter à une publication antérieure de l'auteur qui forme évidemment la base de ses assertions renouvelées en 1880 et en 1883; on doit dépouiller avec soin six observations d'excitation corticale chez des singes, expériences publiées en 1879[1].

De la première expérience l'auteur tirait la conclusion détaillée suivante :

« *Possibilité pour la même région de commander tantôt un mouvement, tantôt un autre :* l'excitation du 1/3 supérieur de la frontale ascendante, par exemple, ayant déterminé d'abord la flexion des doigts de la main postérieure, produit des mouvements des deux membres (opposés), puis des mouvements de la queue, puis, après n'avoir rien produit, la même excitation fait étendre le membre antérieur et remuer la queue, elle fait redresser la queue, puis redevient sans effet. »

Voilà qui paraît bien démonstratif; mais voyons le texte de l'expérience :

Une première excitation localisée au 1/3 supérieur de la frontale ascendante produit *un mouvement localisé dans la patte postérieure opposée ;* les courants induits (n° 10 bobine du Bois-Reymond) sont *supportables* à la langue.

Une deuxième excitation, faite cinq minutes après, avec des courants beaucoup plus intenses (*n° 7 de la bobine*) *insupportables* à la langue), donne des mouvements dans les *deux membres opposés.*

Jusqu'ici rien de bien extraordinaire : on aurait pu avoir des mouvements beaucoup plus disséminés, bilatéraux, une véritable attaque, avec des excitations intenses appliquées à un point qui, excité par des courants faibles, donne des mouvement localisés dans un seul membre.

[1] Couty. — *Arch. Phys.*, 1879, p. 793.

Un peu plus tard, on constate *l'inexcitabilité* de la même région ; mais l'animal, dont le cerveau est découvert sur une grande étendue, s'est refroidi, sa température rectale est tombée à 34° ; il n'a plus de réflexes.

Ce fait n'a rien d'étonnant non plus : on sait bien que le refroidissement général supprime les réactions nerveuses.

Dans l'expérience n° 2 (p. 801), de très fortes excitations produisent d'abord des mouvements étendus à toute la moitié opposée du corps ; puis, les excitations continuant, les réactions s'atténuent ; enfin l'excitabilité corticale s'épuise et toute réaction disparaît. Ceci prouve simplement, qu'avec un point de départ très limité (le 1/3 supérieur de la frontale ascendante, dans le cas présent), on peut obtenir des réactions très multipliées, quand on emploie des courants trop énergiques : c'est ainsi qu'on procède quand on veut provoquer des accès épileptiques, mais c'est tout autrement qu'on s'y prend si l'on veut obtenir des mouvements simples, localisés. Pour démontrer la réalité de la substitution fonctionnelle, il eût fallu précisément obtenir, avec le courant minimum, d'abord des mouvements *limités*, puis, ces mouvements ne se produisant plus, des réactions dans une toute autre partie du corps, en irritant le même point, toujours facilement excitable avec le courant minimum.

C'est surtout à l'expérience n° 4, qui paraît la plus concluante de la série, que peuvent s'appliquer les remarques précédentes : l'animal présente plusieurs attaques épileptiques, il a des réactions bilatérales évidemment épileptiformes, sous l'influence d'excitations excessives, et l'auteur tire de ces effets la conclusion suivante :

La zone motrice « a été, comme étendue et comme disposition ou valeur de ses points excitables, excessivement variable aux différentes périodes de l'expérience : non seulement la même zone a servi successivement de point de départ aux mouvements les plus divers, mais, *au même moment et pour le même point, on a vu se produire les associations de mouvement les plus inattendues ;* et le plus souvent une seule excitation, la plus limitée, a déterminé, d'emblée, des contractions multiples dans les muscles d'appareils divers et éloignés, souvent même bilatéraux ».

Tout ceci correspond à la description d'accidents convulsifs ou tout au moins bilatéraux et non de mouvements simples ; par suite, il n'y a aucun parti à en tirer au point de vue d'une discussion sur la localisation motrice.

C'est encore à des conditions expérimentales anormales qu'est due, dans d'autres expériences, la production apparente de nouvelles attributions motrices dans un point limité de l'écorce : Couty[1] constate, le *lendemain* d'une première exploration électrique, que l'électrisation de la marginale postérieure, qui ne produisait la veille que des mouvements des paupières, « fait contracter les paupières *et les membres opposés*. Le membre postérieur, immobile la veille, est donc *devenu* mobile ».

Il est évident que ce résultat est la conséquence d'une exagération d'activité de la circonvolution enflammée : c'est tout comme si, sur une écorce normale, on appliquait une première fois des excitations *faibles* provoquant la contraction d'un seul groupe musculaire, et que, renforçant notablement l'excitation, on déterminât des mouvements plus étendus du côté opposé et même bilatéraux. Il ne s'ensuivrait pas qu'on dût admettre l'apparition d'un nouveau centre, mais bien une intensité d'action exagérée, provoquant des réactions plus étendues.

On voit, en résumé, qu'aucune des preuves expérimentales invoquées à l'appui de cette assertion, inquiétante, à première vue, qu'*un point de l'écorce peut changer d'attribution motrice,* ne comporte la déduction hardie qui en a été tirée. Nous avons cru devoir insister sur cette discussion, précisément parce que nous avons souvent entendu formuler comme résultats acquis les conclusions que l'auteur avait déduites de ces expériences, et qu'il y avait lieu de montrer sur quelles bases fragiles ces conclusions reposaient.

§ 4.— *Le défaut de localisation, dans un groupe musculaire ou dans un membre, des réactions produites par l'irritation d'un seul point de l'écorce, constituerait un argument contre la théorie localisatrice.* — Il s'agit ici de mouvements *bilatéraux,* fonctionnellement associés, qu'on produit par une excitation cérébrale unilatérale. Déjà nous avons eu l'occasion de nous expliquer sur le mécanisme de ces mouvements (IXe Leç., p. 59) : nous n'y reviendrons pas ici, nous bornant à citer le passage du travail critique où il en est question, pour bien montrer que ce sont des mouvements de ce genre qui sont en cause :

Expérience sur un singe (5e de la série de Couty)[2].

[1] Couty. — *Arch. Phys.*, 1881, p. 495.
[2] Couty. — *Arch. Phys.*, 1879, p. 815.

« Les mouvements (provoqués par l'excitation des circonvolutions), dans les yeux et surtout dans les membres antérieurs, sont souvent *bilatéraux,* une seule excitation droite ou gauche, faisant contracter les deux membres antérieurs; ces mouvements bilatéraux persistent après qu'on a enlevé une des zones motrices ou mieux la moitié antérieure de l'un des hémisphères, et ils sont si bien associés, liés l'un à l'autre, qu'il y a eu, au moins le plus souvent, *abduction* du membre opposé à l'excitation, et *adduction* du membre du même côté; il suffisait de porter les électrodes d'un hémisphère à l'autre pour mettre en abduction le membre en adduction ou réciproquement. »

Nous ne voyons pas en quoi la production de mouvements bilatéraux par une excitation unilatérale, peut toucher la théorie localisatrice; aussi ne discuterons-nous pas l'argument, renvoyant pour l'analyse des faits aux passages indiqués plus haut.

§ 5. — *La différence de forme des réactions motrices produites dans diverses parties du corps par une excitation localisée, serait aussi en contradiction avec la théorie localisatrice.*

Voici l'un des faits de ce genre :

Couty voit se produire sur un singe, en excitant le tiers supérieur de la frontale ascendante et le pied de la 3e frontale, des contractions de *forme très différente* dans tous les muscles du côté opposé du corps « à la face, petites secousses très répétées; au membre postérieur, grands mouvements de flexion réguliers, lents, amples; au membre antérieur, contracture tonique en extension. Ces diverses contractions *persistent 20 à 30 secondes après la fin de l'excitation* »[1].

C'est évidemment d'un *accès épileptique hémiplégique* qu'il s'agit: nous ne voyons rien d'étonnant dès lors à ce que les convulsions soient de forme différente dans les diverses régions intéressées.

Bien souvent nous avons noté, dans nos expériences avec M. Pitres, des variétés analogues, mais, étant donné qu'il s'agit de réactions convulsives, lancées par l'excitation corticale et produites par les différents organes moteurs bulbo-médullaires, nous n'avons jamais pensé qu'il y eût là matière à une objection à la théorie localisatrice.

§ 6. — « *Les prétendus centres psycho-moteurs ne sont pas situés dans des régions homologues chez les diverses espèces animales* »,

[1] Couty. — *Arch. Phys.*, 1881, n° 4, p. 500.

tel est l'un des arguments énoncés par M. Brown-Sequard[1] contre la théorie localisatrice : rappelons seulement qu'on n'est pas si bien fixé sur l'homologie des régions dans le cerveau des différents animaux (*voy. II*[e] *et III*[e] *Leçons*, p. 9 à 15) ; mais, s'il n'est pas définitivement établi que la région rolandique de l'homme et du singe soit représentée par la région sigmoïdienne du chien et d'autres animaux, ce défaut d'homologie ne comporte aucune objection au principe même des localisations : il suffit de montrer qu'une région réagit, alors que les autres restent sans manifestations motrices, pour que la différence soit acceptée entre les parties actives et les parties inertes ; au point de vue théorique, il importe peu que les anatomistes soient ou non d'accord sur la question d'homologie.

§ 7. — *Le défaut d'identité absolue dans la topographie de la zone motrice chez des animaux de même espèce a été présenté comme défavorable à la théorie localisatrice* par M. Couty : cet auteur constate que les schémas des points excitables ne sont pas superposables d'un singe à l'autre ; il oppose l'inconstance de la localisation observée par lui, à la constance rigoureuse admise par Ferrier.

Ces faits montrent simplement que la détermination des points moteurs n'est pas inflexible et qu'il peut y avoir quelques écarts dans le siège précis de ces points chez divers animaux de la même espèce. Mais ceci peut prendre de l'intérêt quand on songe au côté pratique, à l'application chirurgicale ; l'importance de ces différences topographiques est nulle au point de vue du principe même de la théorie. Au fond, les expériences qui ont conduit l'auteur à formuler l'objection précédente, sont absolument confirmatives des résultats antérieurement obtenus par Ferrier et autres : il note si bien que *certains points seuls* de la surface du cerveau peuvent provoquer des mouvements, qu'il cherche la place différente occupée par les mêmes points chez divers animaux : il le reconnaît en écrivant que les zones « *correspondant aux membres, à la face, sont pour ainsi dire constantes; leur position seule est variable*[2] ».

Il n'en faut pas davantage pour montrer, comme nous le disions en abordant cette discussion, que ceux qui nient le plus formellement la localisation motrice, sont bien obligés de concéder que *des mouvements sont produits par l'excitation de certaines régions et*

[1] Brown-Sequard. — *Soc. Biol.*, 1878. — *Gaz. med.*, Paris, n° 29.
[2] Couty. — *Arch. Phys.*, 1883, n° 7, p. 268

ne le sont pas par celles d'autres régions : c'est la base même de la théorie qui est implicitement acceptée de ses adversaires les plus déclarés.

§ 8. — « *Les prétendus centres ne sont pas proportionnels, comme étendue, au volume des nerfs qui en émanent*

Cette proposition exprime une objection de M. Brown-Sequard[1], objection dont nous ne voyons pas l'intérêt, au point de vue de la critique des localisations.

On pourrait, tout au plus, s'étonner de cette disproportion, bien qu'au fond nous n'ayons aucune raison de nous attendre à une proportionnalité rigoureuse entre l'étendue d'une région motrice et l'importance de la partie subordonnée. Il n'y a pas lieu de rechercher un rapport *quantitatif;* en physiologie nerveuse, cette détermination n'a aucune importance absolue.

Nous en dirons autant d'une objection du même ordre émise par Couty à la suite de *Pesées comparatives* d'un grand nombre de cerveaux : ici on fait entrer en ligne de compte un facteur encore plus étranger à la question spéciale de la localisation : au lieu de se borner à la comparaison des *régions* limitées qui sont en cause, on fait intervenir la masse encéphalique tout entière ! Voici du reste les propres paroles de l'auteur :

« ...Puisque sur des animaux ayant la même forme zoologique, la même nutrition, les mêmes mœurs, les mêmes habitudes fonctionnelles, le poids du cerveau ne varie pas comme le développement des os et des muscles, ou mieux comme celui du corps total, nous *devons* conclure que cet organe n'est pas en rapport direct avec ces appareils[2]. »

La conclusion paraîtra, sans doute un peu forcée.

[1] Brown-Sequard. — *Soc. Biol.*, 1878.

[2] Couty. — *Arch. Phys.*, 1883, n° 7, p. 262.

TRENTE-CINQUIÈME ET DERNIÈRE LEÇON

(28 décembre 1885)

DES LOCALISATIONS MOTRICES DANS LE CERVEAU

(FIN)

II. Discussion des objections fondées sur les résultats des lésions cérébrales irritatives et destructives.

Nécessité de prendre pour types les accidents paralytiques ou convulsifs produits chez l'homme par les lésions corticales circonscrites et de distinguer les troubles diffus du début des troubles permanents liés à la lésion elle-même. — Les expériences faites sur les animaux dont les accidents s'atténuent et disparaissent n'ont qu'un intérêt très réduit.

Discussion de la théorie de Brown-Sequard tendant à attribuer les accidents paralytiques les plus fixes à une influence irritative, au lieu d'admettre une influence destructive des lésions corticales.

Discussion des objections de Couty fondées sur la variabilité des troubles paralytiques consécutifs aux lésions corticales.

Conclusion favorable à la doctrine localisatrice.

MESSIEURS,

Les objections faites à la théorie localisatrice au nom de la clinique humaine et qui s'appuient sur l'analyse des symptômes consécutifs aux lésions corticales expérimentalement provoquées chez les animaux, sont bien plus importantes que celles qui visent les résultats des excitations. Elles reposent, en effet, sur des observations beaucoup moins sujettes à l'erreur que celles qui ont pour base les excitations corticales ou du centre ovale : ces observations se ramènent en définitive à une question de topographie cérébrale rigoureuse[1]. Les cliniciens ont bien senti toute l'importance d'une

[1] Voy. pour l'analyse des faits, les leçons consacrées à l'étude des accidents paralytiques consécutifs aux lésions cérébrales destructives (XXVIIe Leçon, p. 254) et aux convulsions produites par les lésions irritatives (XIIe Leçon, p. 92).

nomenclature précise des régions du cerveau intéressées par les lésions irritatives ou destructives : ils ont précisé, grâce à des figures exactes et à des coupes méthodiques, le siège de ces lésions, et ont fourni des documents anatomo-cliniques, dont la rigueur a été justement opposée à l'indécision des descriptions topographiques présentées par les adversaires de la théorie localisatrice. Cette méthode, appliquée depuis bien des années par M. Charcot et ses élèves, a permis au chef de l'Ecole de la Salpêtrière de formuler la loi suivante :

« Le cerveau est un ensemble d'organes, et chacun de ces organes dont la réunion constitue la masse encéphalique est doué de propriétés spéciales. La lésion d'une de ces parties entraîne la suppression des fonctions auxquelles elle présidait, et, pendant la vie, il est possible de déduire des troubles fonctionnels la localisation anatomique. »

C'est, en effet, ce qui se réalise dans les cas simples, dans les conditions typiques de l'expérience ou de l'altération localisée chez l'homme ; mais il arrive souvent qu'une lésion, plus ou moins éloignée des régions cérébrales actives, retentit sur celles-ci et en trouble le fonctionnement ; c'est dans des cas de ce genre, qu'on peut observer des accidents rappelant ceux auxquels donnent lieu les lésions localisées aux régions motrices, et qu'on peut soutenir, avec quelque apparence de raison, que le siège des altérations est indifférent, les mêmes symptômes pouvant survenir quand ces altérations occupent la zone motrice ou siègent en dehors de cette zone. Ce sont là, il faut le dire, des cas exceptionnels ; il en faut toutefois tenir grand compte et atténuer par suite la rigueur de la formule localisatrice énoncée tout à l'heure. M. Charcot a bien compris la nécessité de cette réserve, en apportant à la loi ci-dessus la restriction suivante : « Une telle précision, dit-il, n'est pas souvent réalisable, parce que, dans l'encéphale, la lésion d'une partie retentit sur les parties voisines et même sur des organes isolés et en trouble le fonctionnement. » Nous verrons cependant que la complication introduite par ces actions à distance dans l'analyse des faits pathologiques, soit expérimentaux, soit cliniques, n'est pas telle qu'on puisse la présenter comme un argument défavorable à la théorie localisatrice.

Indépendamment de ces effets à distance, dont l'étude se rattache spécialement à la recherche de la nature fonctionnelle des centres moteurs corticaux, il faut se prémunir, dans l'examen des conséquences des lésions corticales, contre une cause d'erreur qu'on n'a pas toujours évitée : on doit se garder en effet de confondre les troubles du mouvement directement liés à la destruction de certaines parties actives, avec les troubles diffus qui se produisent souvent, dès le début des accidents chez l'homme ou à la suite des opérations chez les animaux, comme les conséquences du choc opératoire ou de l'ébranlement cérébral produit par une perturbation brusque (hémorrhagie, embolie, etc.). Les physiologistes ont, comme les cliniciens, parfaitement saisi la nécessité d'une distinction entre ces deux séries d'accidents : ils ont cherché un critérium qui permît d'établir la différence et de déterminer avec certitude les symptômes qui doivent être attribués à la destruction d'organes actifs.

Goltz a particulièrement insisté sur l'importance de la distinction précédente, et, en 1877, après avoir publié ses premières études sur les accidents produits chez le chien par les destructions corticales obtenues au moyen de sa méthode des *lavages successifs*, il concluait ainsi : « Il faut surtout attacher une importance particulière aux troubles qui sont de nature *permanente*. Ceux-là seuls *dépendent de la destruction* d'une partie de la substance cérébrale : aussi les nomme-t-il *symptômes de mutilation*. Tous les observateurs antérieurs, dit-il, Hitzig et ses successeurs, n'ont tenu compte que des manifestations qui se produisent *aussitôt après les lésions* et qui sont de nature passagère [1]. »

Le caractère de la persistance (et mieux encore de la permanence) des accidents paralytiques a, en effet, une grande valeur ; mais, comme on voit souvent s'atténuer et même disparaître complètement, chez certains animaux, tels que le chien, les plus durables en apparence des symptômes consécutifs aux lésions corticales, on a dû se préoccuper de déterminer d'autres caractères différentiels. Cette recherche a été poursuivie avec un très grand soin par Goltz lui-même, qui aurait renoncé au caractère de la persistance dans la détermination des accidents paralytiques vrais, mais elle a été surtout poussée, dans ces derniers temps, par Luciani et Seppili [2]. Les physiologistes italiens désignent les troubles initiaux, diffus, passagers, sous le nom

[1] Goltz. — Résumé de ses expériences jusqu'en 1877 (*Communication écrite*).
Hitzig a cependant (et à tort à notre avis) soutenu contre Goltz que la distinction entre les troubles passagers et durables n'avait pas de valeur (*Arch. f. Anat. u. Phys.*, 1876, 692.

[2] Luciani e Seppili. — (*Loc. cit.*) 1885, p. 5 et suivantes.

de phénomènes irritatifs ou *collatéraux* (*collaterali* [Luciani]), et les troubles paralytiques vrais sous le nom de troubles *par défaut* (di deficienza [Luciani]); reconnaissant l'impossibilité de différencier au moyen d'un critérium positif les deux séries dont il s'agit, ils ont cherché à arriver au même résultat par une série de contrôles directs[1].

Toutes ces tentatives ont, sans doute, un grand intérêt, mais il faut reconnaître qu'elles perdent beaucoup de leur valeur quand, au lieu de considérer les accidents chez des animaux à type cérébral imparfait, chez lesquels s'opère toujours à un moment donné une restitution fonctionnelle presque complète, on s'adresse à des sujets supérieurs par leur organisation cérébrale, tels que le singe et l'homme. Ici la réparation des troubles de la motricité volontaire ne se produit pas quand une région corticale active a été définitivement détruite, et le caractère de permanence, le plus simple de tous, reprend toute sa valeur. Dans ces conditions de meilleure observation, on ne peut plus conclure formellement, comme l'avait fait Goltz, qu'il *est impossible de déterminer aucune paralysie durable d'un muscle quelconque par une lésion localisée du cerveau, impossible également de soustraire définitivement un muscle quelconque à l'influence*

[1] Luciani et Seppili consacrent un chapitre de leur étude d'ensemble sur les localisations sensorio-motrices cérébrales, au développement des caractères différentiels entre les symptômes « collatéraux » et les symptômes de suppression fonctionnelle. Les propositions suivantes résument leurs recherches à ce sujet :

1er critérium fondé sur les effets négatifs des extirpations des divers segments cérébraux : *les fonctions restées intactes ne dépendent certainement pas de la partie extirpée.*

2e critérium fondé sur la comparaison des effets positifs des extirpations des segments cérébraux homonymes : *constance des troubles paralytiques vrais ; variabilité des phénomènes irritatifs ou d'arrêt.*

3e critérium fondé sur la comparaison des effets positifs des extirpations des segments cérébraux hétéronomes.

4e critérium fondé sur la comparaison des effets positifs et négatifs des extirpations successives sur le même animal.

5e critérium fondé sur le fait des extirpations cérébrales les moins étendues qui sont nécessaires pour obtenir des effets déterminés de « déficience » maxima.

En outre de Goltz (p. 408) et de Luciani, Lussana et Lemoigne ont insisté, de leur côté, sur la nécessité de la distinction entre les accidents irritatifs et les symptômes de suppression fonctionnelle. Ils désignent sous le nom de *seconde période expérimentale* la période où l'animal, après plusieurs jours ou plusieurs semaines, a pu se remettre de toutes les conséquences traumatiques, irritatives, compliquées de l'opération (*Arch. Phys.*, 1876).

Quelques-uns, comme Brown-Sequard et à sa suite Couty, élargissent beaucoup la définition des troubles irritatifs : pour eux, les accidents paralytiques ou autres, même durables, au lieu d'être l'expression d'une suppression de fonctions, sont la conséquence d'une action irritative produisant des phénomènes d'inhibition ou de dynamogénie (paralysies, accidents convulsifs, contracture).

de la volonté[1]. Tous les physiologistes savent que la réparation des accidents paralytiques se fait d'autant plus vite que l'animal est moins élevé en organisation : Ferrier a depuis longtemps mis en relief l'importance de cette remarque. On voit même des animaux chez lesquels les destructions corticales ne *paraissent* troubler en aucune façon les mouvements volontaires ; mais on sait aussi que les accidents restent fixes, après la disparition des troubles de voisinage et des symptômes de compression, chez l'homme et chez le singe.

Aussi doit-on s'attacher tout particulièrement à l'analyse des faits fournis par la clinique humaine et des résultats obtenus dans les expériences de destruction chez le singe.

La discussion qui s'est poursuivie, il y a quelques années, à la Société de Biologie, entre MM. Charcot et Brown-Sequard sur les rapports entre les troubles du mouvement et les lésions du cerveau[2], les relevés de faits publiés par MM. Charcot et Pitres, constituent des documents d'une grande valeur fournis par la clinique. De même il y a intérêt à analyser les faits expérimentaux ayant eu le singe pour objet ; il faut enfin chercher si les conclusions, tirées des deux séries d'observations, par les adversaires de la théorie localisatrice, ne peuvent être soumises à une revision critique, avec les données que nous possédons actuellement.

Comme nous ne pouvons revenir sur le détail des faits, nous examinerons les conclusions opposées à la théorie localisatrice et qui sont elles-mêmes appuyées sur les observations jugées défavorables : nous présenterons à leur sujet les remarques qui nous paraîtront découler de la critique de ces mêmes faits.

Les propositions dont nous avons à faire l'examen, sont tout d'abord celles de Brown-Sequard dont l'opposition à la théorie localisatrice est, à l'heure actuelle, la plus accentuée[3].

On sait que, pour le savant physiologiste, tous les accidents, *même les plus durables,* consécutifs aux lésions cérébrales, sont produits, non par la suppression de parties ayant pour fonction de commander aux muscles qui se paralysent à la suite de l'altération cérébrale, mais par l'irritation de régions qui déterminent à distance,

[1] Goltz. — *Pflüg. Arch.*, XXVI, 1. — *Anal. in Rev. Sc. med.*, XX, I, p. 16.

[2] Brown-Sequard. — Discussion avec Charcot (Société de biologie, 4, 11, 18 déc. 1875 ; 8, 15, 22 février 1876).

[3] Brown-Sequard. — Leçons, *Brit. med. Journ.*, 4, 11 août, 2 sept. 1876. — *Rev. Sc. med.* (Rev. gén. p. Rendu), XIII, p. 298, 1879.

en vertu d'une influence inhibitoire, la perte d'action motrice. Brown-Sequard pousse, comme on voit, beaucoup plus loin que ceux qui ont, comme lui, accepté le mécanisme des influences inhibitoires, l'importance et la durée de ces influences : pour la plupart des autres physiologistes, en effet, pour Goltz notamment, pour Luciani et ses collaborateurs, seuls les accidents initiaux, passagers, plus ou moins diffus, sont imputables aux effets inhibitoires résultant du traumatisme. Cette conception de Brown-Sequard constitue la négation la plus formelle de toute tentative localisatrice *régionale* (car l'auteur admet ce que nous avons appelé la localisation *disséminée,* supposant que l'ensemble des cellules corticales, et non quelques régions spéciales, contribue à l'incitation motrice).

Voyons donc en quoi consistent, et sur quels faits s'appuient, les propositions anti-localisatrices énoncées par Brown-Sequard.

La plupart de ses objections [1] se résument en une seule, que l'auteur a présentée nettement en 1878 [2] : « *La paralysie, disait-il, ne correspond pas toujours à la destruction des régions encéphaliques qui, galvanisées, provoquent des mouvements, mais s'obtient parfois, paraît-il, en énucléant une portion voisine de la partie encéphalique excitée.* »

La valeur de cette objection peut être discutée :

1° Parce que la presque totalité des expériences établit, au contraire, qu'après avoir délimité un « centre » par l'excitation électrique, si on enlève cette région, on provoque la paralysie dans les muscles dont on déterminait le mouvement par l'excitation de ce centre ;

2° Parce que l'*énucléation* des portions voisines peut agir, ainsi que le montrent toutes les expériences où sont analysés les symp-

[1] Ces objections reprises en détail sont formulées de la façon suivante :

A. « Une lésion limitée à une moitié du cerveau peut produire des symptômes de l'un ou de l'autre côté.

B. Une lésion minime, quel qu'en soit le siège, peut produire les symptômes les plus étendus et les plus violents.

C. Une lésion portant également sur les deux moitiés du cerveau, peut produire des symptômes affectant principalement ou exclusivement un seul côté du corps.

D. Des symptômes soudains peuvent dériver d'une lésion lentement progressive.

E. Des lésions permanentes peuvent produire des symptômes périodiques ou passagers.

G. Des lésions énormes peuvent exister dans toutes les régions du cerveau sans déterminer aucun symptôme.

J. Des symptômes d'affections cérébrales peuvent reconnaître pour origine une irritation des viscères ou des nerfs périphériques.

[2] Brown-Sequard. — *Soc. Biol.*, 1878. — *Gaz. med.*, Paris, n° 29.

tômes immédiats et consécutifs passagers et permanents, en déterminant la suspension d'action de la partie véritablement active ;

3° De plus, la délimitation de zones motrices n'est pas aussi rigoureuse que le voulaient les premiers expérimentateurs ; ces zones empiètent les unes sur les autres et se pénètrent réciproquement. Dès lors, comme rien ne prouve que la délimitation par les excitations ait été absolument rigoureuse, il ne faut pas s'étonner que la destruction des parties *voisines* ait produit des troubles paralytiques.

La même objection a été formulée, en termes plus explicites encore, par Couty, qui a repris les arguments antilocalisateurs présentés par Brown-Sequard. L'auteur s'appuie sur un certain nombre d'expériences personnelles pour affirmer le *défaut de rapport entre le siège des mouvements produits par l'excitation corticale et le siège de la paralysie consécutive à la destruction de ces points*[1].

En relevant méthodiquement les faits énoncés à l'appui de cette proposition, on arrive aux résultats suivants :

1° « Sur plusieurs singes ou chiens, la paralysie s'est *limitée au membre antérieur*, quoique l'électrisation des parties abrasées ait entraîné auparavant des mouvements multiples *de la face et des membres opposés.* »

Ces faits n'ont pas la signification qui leur a été attribuée : ne sait-on pas combien il est facile, avec l'excitation électrique, même de moyenne intensité, appliquée à un point de la zone motrice correspondant au membre antérieur, de provoquer, par irritation de voisinage ou par association bulbo-médullaire, des mouvements dans d'autres parties que celle qui correspond physiologiquement au point excité ?

Dès lors l'ablation de ce point ne doit déterminer, si elle y est circonscrite, qu'une paralysie limitée aux muscles en rapport direct avec la portion enlevée.

2° « Inversement, dit Couty, j'ai obtenu deux fois, sur deux singes, une *hémiplégie légère*, en cautérisant une étroite région frontale qui, électrisée, avait déterminé des mouvements *d'un seul membre et de la face*, — ou, dans un autre cas, j'ai paralysé le *membre antérieur* en dilacérant un point dont l'électrisation avait fait mouvoir le *membre postérieur.* »

[1] Couty. — *Arch. Phys.*, n° 7, 1883, p. 271.

Cette seconde série n'est pas plus embarrassante que la première : on *cautérise* une région corticale, immédiatement voisine d'une autre région dont l'action motrice se fait sentir sur une partie du corps éloignée de celle qui obéit à la région détruite : ces deux parties se paralysent, mais parce que la lésion destructive ne s'est pas limitée au centre de l'une d'elles. Nous avons de nombreux faits de ce genre, comme aussi des faits de localisation paralytique correspondant à des localisations destructives. — La paralysie du membre antérieur correspondant à la destruction des points que l'excitation avait montré être en rapport avec le membre postérieur, n'est pas plus surprenante, mais il faudrait qu'on nous dise si le membre postérieur était ou non paralysé.

3° *Les lésions de la zone motrice peuvent ne produire aucun trouble moteur.* — Le même auteur cherche aussi à établir que les accidents paralytiques peuvent manquer à la suite des lésions circonscrites à la zone motrice. « Il n'est pas rare, dit-il, de voir des singes ou des chiens ne présenter aucun trouble appréciable après des lésions assez étendues portant sur des parties auparavant excitables[1]. »

Cette affirmation est en opposition absolue avec les résultats des expériences répétées par tous les physiologistes[2]. Il faut donc examiner de près les conditions même des expériences.

On peut relever en tableaux les chiffres donnés par Couty et qui expriment le rapport entre les troubles paralytiques et le siège des lésions.

Sur le chien : 37 cas de lésions fronto-pariétales	7 fois : paralysie prédominante du membre antérieur opposé.
	9 fois : — des deux membres opposés.
	8 fois : contracture.
	13 fois : pas de troubles nets.
Sur le singe : 25 cas de lésions fronto-pariétales	7 fois : monoplégie du membre antérieur.
	3 fois : hémiplégie des deux membres opposés.
	8 fois : hémiplégie des deux membres, avec contracture.
	7 fois : pas de troubles nets.

Comme l'auteur n'est pas parvenu, de son propre aveu, à obtenir des lésions circonscrites, il classe les lésions corticales en lésions fronto-pariétales et en lésions occipitales.

[1] Couty. — *Arch. Phys.*, n° 7, 1883, p. 280.

[2] Voy. XXVIIe Leçon, p. 259 et suiv. Quelquefois on a affirmé la destruction de la zone motrice chez des animaux qui ne présentaient aucune paralysie. Mais dans ces cas ou bien il s'agissait d'accidents réparés (chez le chien), ou bien la zone motrice qu'on croyait avoir détruite était intacte ; ce dernier cas s'est présenté

De ce relevé résulte déjà cette remarque que 43 fois sur 62 des lésions fronto-pariétales ont produit des troubles du mouvement volontaire dans les membres opposés, et dans les 20 autres cas « pas de troubles *nets* », ce qui veut dire, sans doute, que l'état des muscles différait, à un degré peu accusé, de l'état normal, mais enfin qu'il y avait un trouble moteur.

Au total ces lésions fronto-pariétales ont toujours provoqué des accidents moteurs plus ou moins accentués : ce qui nous paraît aussi favorable que possible à la doctrine que combat l'auteur.

Si nous entrons dans le détail, nous voyons que les troubles de mouvement ont été le plus souvent des accidents paralytiques ; pour nous cela veux dire : lésion destructive.

Un certain nombre de fois, la contracture est notée, soit seule, soit associée à l'hémiplégie : dans ces cas, la lésion était-elle réellement destructive, ou bien irritative ? Cette dernière hypothèse est permise, puisque nous savons, sans aucun doute possible, que les lésions inflammatoires, non destructives, de la zone motrice provoquent et des accidents épileptiformes et des contractures. Or, Couty qui ne s'arrête pas à cette distinction de la nature des lésions, a cependant soin de nous dire qu'il a souvent produit « de simples inflammations par mise à nu et irritation mécanique légère » (p. 267) : ne serait-ce pas précisément ce groupe d'animaux à écorce et à méninges enflammées qui fournit les cas de contracture associée ou non à l'hémiplégie ? Nous pouvons le supposer, n'étant pas éclairés à cet égard par le texte des expériences dont les résultats sont donnés en bloc.

Plus loin, l'auteur reconnaît que la contracture par lésion corticale, pourrait bien être due à une inflammation des méninges se propageant jusqu'à la base du cerveau (p. 273). Et il enregistre ces faits comme des observations de lésions destructives *corticales*.

Qu'est-ce maintenant que cette série de 20 cas « où il n'y a pas eu de symptômes nets du côté du mouvement volontaire » ? (13 sur le chien, 7 sur le singe.) Couty n'a pu localiser ses lésions ; il en a souvent pratiqué sur la région frontale, et celles-ci, il les réunit, dans son relevé, aux lésions pariétales, parce que, dit-il, la zone

dans certaines expériences de Goltz; par exemple, sur un chien dont la substance corticale avait été dilacérée et dont on croyait les centres moteurs détruits ; l'autopsie de l'animal, présenté au congrès de Londres, montra que les zones motrices étaient intactes. (Voy. Benj. Ball, *L'Encéphale*, 1881, p. 493.)

dite motrice se trouve, sur le chien et sur le singe, dans les limites de la partie frontale et pariétale.

Mais cette absence de *symptômes nets,* qui implique cependant l'existence de certains troubles, mal définis, si l'on veut, n'est-elle pas liée précisément à la lésion surtout frontale réalisant une zone inactive au point de vue moteur ? C'est encore ce qu'il nous est permis de supposer, faute de renseignements précis.

En résumé, cette statistique, si formellement présentée comme la condamnation de la doctrine localisatrice, ne fournit, en réalité, aucun argument contre elle, puisque, dans *tous les cas,* les membres opposés au siège de la lésion corticale ont présenté des troubles de mouvement, ou de la paralysie plus ou moins complète avec ou sans contracture, ou de la contracture sans paralysie, ou des symptômes « peu nets » qui prouvent, en tout cas l'existence de perturbations motrices.

§ 4. — *Les lésions de la région occipitale peuvent produire des troubles des mouvements volontaires, celles de la région fronto-pariétale (zone dite motrice) pouvant n'en pas déterminer.* — C'est encore Couty qui énonce la proposition précédente[1]. Dans la même statistique, que nous venons d'analyser à un autre point de vue, et qui mentionne les troubles produits par les lésions *destructives* ou *irritatives* (ce qui n'est pas précisé) de l'écorce du cerveau, figurent des faits de paralysie et de contracture par lésion du tiers postérieur du cerveau.

Procédons, à cet égard, comme nous l'avons fait, tout à l'heure, pour les cas considérés comme montrant l'absence de troubles du mouvement à la suite des lésions de la zone motrice.

Sur le chien : 9 désorganisations plus ou moins complètes du 1/3 postérieur du cerveau.	1 fois : paralysie du membre antérieur opposé. 3 fois : mélange de paralysie et de contracture des deux membres opposés. 5 fois : effets moteurs *nuls* (lésions silencieuses).
Sur le singe : 8 cas de lésions du 1/3 postérieur.	2 fois : paralysie très marquée du membre antérieur opposé. 2 fois : paralysie des deux membres opposés, avec signes légers et passagers de contracture. 4 fois : effets moteurs nuls.

Ces faits montrent que, sur dix-sept cas de lésions du 1/5 postérieur (lésions occipito-pariétales), on a neuf fois des observations

[1] Couty. — *Arch. Phys.*, n° 7, 1883, p. 270-271.

absolument négatives (*plus de la moitié des cas*), tandis qu'avec les lésions fronto-pariétales, *dans tous les cas*, des troubles de mouvement existaient (quarante-deux fois sur soixante-deux, ces troubles étaient très accusés, vingt fois ils manquaient de netteté, mais n'en existaient pas moins).

Les cas de troubles moteurs du côté opposé du corps dans les lésions occipitales sont au nombre de *huit* sur dix-sept : cette série est plus importante que tout le reste, au point de vue de la critique, et des faits de ce genre, dont on retrouve les analogues dans la clinique humaine, doivent attirer toute l'attention des localisateurs.

S'ils sont bien observés, ce que nous acceptons volontiers, et ne se compliquent pas d'encéphalite diffuse, d'hémorrhagie, etc., tous points qu'il y aurait eu intérêt à voir fixés par l'auteur, ils pourraient rentrer dans la série des faits d'influence à distance, inhibitoires ou dynamogéniques dont Brown-Sequard a fait une étude si attentive.

Les faits de cette catégorie doivent être rapprochés de ceux que nous avons observés nous-mêmes avec Pitres, en provoquant des accès épileptiques, tardifs, à caractères assez spéciaux, par l'excitation des régions corticales extérieures à la zone motrice, notamment des circonvolutions longitudinales (pariéto-occipitales) du chien.

Brown-Sequard avait déjà insisté[1] sur la production de troubles moteurs consécutifs à des lésions frontales ou occipitales, siégeant soit dans l'écorce, soit dans le centre ovale : c'est même sur des observations de cette nature qu'est fondée sa conception des influences réellement destructives.

Cet examen des objections faites à la doctrine localisatrice, au nom des résultats des excitations et des lésions corticales, ne nous paraît pas de nature à modifier l'opinion émise dès le début de ces leçons, à savoir que, quelque concession qu'on puisse faire sur les autres questions théoriques, quelque idée qu'on se fasse dela nature fonctionnelle des régions dites motrices, c'est seulement au niveau de certaines parties du cerveau que les excitations provoquent des mouvements et les lésions circonscrites des paralysies motrices : la doctrine des localisations est là tout entière ; aujourd'hui encore,

[1] Brown-Sequard. -- *Arch. Phys.*, 1877, p. 686.

malgré les attaques dont elle a été l'objet et malgré la répugnance avec laquelle l'ont accueillie les physiologistes, cette doctrine reste intacte. Nous pensons en avoir démontré le grand intérêt théorique et pratique : les discussions auxquelles nous nous sommes arrêtés dans cette série de leçons[1] n'avaient, du moins, pas d'autre but.

[1] Les autres leçons de ce semestre ont été consacrées à l'étude expérimentale de la circulation du sang dans le cerveau. (Janvier-février-mars 1886.)

APPENDICE

RÉSUMÉ

DES

EXPÉRIENCES EXÉCUTÉES DE 1877 A 1885

SUR LES RÉACTIONS MOTRICES (VOLONTAIRES ET ORGANIQUES)

ET SUR LES RÉACTIONS ÉPILEPTIQUES DES EXCITATIONS CORTICALES

Les expériences dont nous donnons ici le résumé, ont été exécutées, de 1877 à 1885, soit avec la collaboration de notre ami le professeur Pitres, soit avec l'assistance de plusieurs élèves et amis, et en particulier de M. Poupinel, alors interne des hôpitaux, qui nous a prêté un concours assidu et dévoué.

Nous avons pensé qu'il était préférable de réunir toutes ces expériences en un seul groupe, plutôt que de les disséminer dans le texte : en outre de la facilité que présente, pour le contrôle des conclusions, le mode de présentation adopté, nous y trouvons cet avantage d'éviter de nombreuses répétitions, chaque expérience, quoique dirigée dans un but spécial, fournissant des documents sur des questions souvent très différentes ; du reste, à propos de chaque point particulier, nous avons signalé dans la rédaction des leçons les expériences correspondantes, soit en renvoyant au numéro d'ordre de ces expériences, soit en en donnant un aperçu très sommaire ; par exception, nous en avons intercalé quelques-unes dans le texte ou dans les notes qui l'accompagnent : ces dernières ne sont pas reproduites dans la partie consacrée à la rédaction des expériences ; nous nous contentons d'en donner le sommaire.

Expérience n° 1 (4 septembre 1876). — Accès épileptiques produits par l'excitation corticale d'un côté et généralisés malgré la section complète du corps calleux.

Chatte adulte. Chloroformée pour les opérations préliminaires. Mise à nu de la partie antérieure des deux hémisphères. L'anesthésie étant dissipée, excitations alternatives avec courants induits, supportables à la langue, des circonvolutions marginales des deux côtés; mouvements croisés des membres; apparition d'une attaque épileptiforme qui débute par de la contracture et des soubresauts dans les membres antérieur *droit* et postérieur *gauche;* puis survient une contracture tétanique des quatre membres, qui persiste pendant environ dix secondes; elle est suivie d'abord d'un mouvement de rotation de tout le corps de droite à gauche, et ensuite de convulsions cloniques des quatre membres et de la face, avec mouvements brusques des mâchoires, projection de la langue hors de la bouche, dilatation excessive des pupilles, salivation. Le cerveau est rouge et turgescent. Les convulsions durent vingt secondes, puis l'animal fait quelques expirations bruyantes, et, après deux minutes, il miaule, regarde autour de lui d'un œil étonné, paraît reprendre connaissance et se dresse spontanément sur ses pattes.

De nouvelles excitations provoquent de nouvelles attaques, les unes partielles, les autres généralisées. On ouvre alors très largement le crâne d'un côté et on pratique une section longitudinale complète du corps calleux. Cela fait, on excite les circonvolutions motrices de l'hémisphère droit. Il se produit aussitôt une attaque convulsive violente, débutant par une raideur tétanique dans les quatre membres et suivie de quelques convulsions cloniques généralisées, mais relativement peu violentes et de peu de durée. L'animal, très épuisé, est tué par la piqûre du bulbe. — L'autopsie montre que le corps calleux a été sectionné en totalité.

Expérience n° 2 (4 décembre 1877). — Hémiplégie par destruction des circonvolutions motrices ou par compression cérébrale (épanchement de sang).

Chien vigoureux opéré pendant l'anesthésie (trépanation et ablation osseuse fronto-pariétale à gauche). — Le réveil étant complet, ablation, avec un bistouri courbe, de l'écorce des deux circonvolutions marginales, après délimitation des points moteurs. Hémorrhagie abondante; application de compresses d'amadou. L'écoulement sanguin étant arrêté, l'animal est laissé libre : chute sur le côté droit; flexion de tous les segments des deux membres du côté opposé à la lésion. — Survie quatre jours, l'hémiplégie persistant jusqu'à la fin. — Autopsie : destruction complète des deux circonvolutions marginales à gauche; bourgeon cérébral fongueux. — Epanchement de sang en nappe à la surface de l'hémisphère.

Expérience n° 3 (13 décembre 1877). — Analyse graphique des mouvements provoqués (réactions simples, croisées, bilatérales et épileptiques). — Paralysie motrice et sensitive localisée. — Accès spontanés. — Absence d'accès épileptiques par excitation de la substance blanche. — Perte d'excitabilité du centre ovale, quatre-vingt-dix-sept heures après destruction de l'écorce.— Accès provoqués par l'excitation mécanique de l'écorce enflammée.

Chienne jeune, vigoureuse. Opération pendant l'anesthésie chloroformique à dix heures du matin : trépanation à droite; mise à nu de la région du sillon crucial et des circonvolutions marginales. A une heure, l'anesthésie étant dissipée, section de la dure-mère : vive douleur, agitation générale; salivation abondante.

Détermination des points excitables pour les membres et la face du côté opposé, avec courants induits faibles. — Inscription des mouvements de la patte antérieure gauche. Série d'excitations induites, uniques, multiples, d'intensité croissante, dans différents essais successifs.

A quatre heures et demie, sous l'influence d'excitations répétées, accès épileptique débutant dans le membre antérieur gauche dont on a excité le centre cortical : petites secousses rapides s'étendant au membre postérieur du même côté; cerveau turgescent, non violacé, faisant hernie; pupilles très dilatées. Au bout de quelques secondes, l'accès se généralise : tétanisation avec vibrations rapides; puis convulsions cloniques, grands mouvements, salivation.

A cinq heures, l'animal étant reposé, ablation, avec une curette, du centre du membre antérieur gauche seul, après cautérisation, tout autour de ce centre, des vaisseaux de la pie-mère, avec le thermo-cautère; hémorrhagie très modérée. Répétition, sur la coupe de substance blanche, des essais pratiqués d'abord sur l'écorce : mouvements simples; pas de convulsions. Examen comparatif du retard des mouvements.

Le lendemain, l'animal paraissant bien portant, fléchit le poignet gauche au repos; pendant la marche, il traîne le membre antérieur gauche; maintenu assis, les membres antérieurs soulevés, il cherche le sol avec la patte droite, non avec la patte gauche. Après examen un peu prolongé, le chien, laissé libre, est pris d'un accès qui débute par de petites secousses dans le membre *postérieur* gauche dont le pied est projeté en arrière (ruade); en quelques secondes, les convulsions s'étendent et gagnent le cou; la chute se produit, avec tétanisation complète du membre postérieur gauche, incomplète du membre postérieur droit; secousses rapides du côté gauche de la face, dilatation pupillaire totale des deux côtés, salivation très abondante, les deux membres antérieurs restant flasques.

L'accès se termine par la décontraction des membres postérieurs avec grands mouvements cloniques, flaccidité persistante des membres antérieurs.

L'animal se relève et se sert facilement des membres postérieurs et de la patte antérieure droite; il fléchit le poignet gauche dont la face dorsale repose sur le sol, tandis que la plante du pied droit porte à terre; quelques minutes après, chute sur le côté gauche sans convulsions. Cet état paralytique du membre antérieur gauche persiste une demi-heure.

Le 15 décembre, accès *spontané* le matin à neuf heures et demie, avec les mêmes caractères que celui de la veille. A cinq heures du soir, le bourgeon cérébral, volumineux et grisâtre, se montre inexcitable au centre, tandis que l'excitation des parties voisines des circonvolutions, détermine des mouvements dans le membre postérieur gauche, dans la moitié gauche de la face et du cou, rien dans le membre antérieur du même côté. Après une série d'excitations, accès épileptique débutant par la face, avec salivation; puis tétanisation des membres suivie de convulsions, sauf dans le membre antérieur gauche dont le petit doigt seul est animé de secousses. Mêmes phénomènes consécutifs que la veille.

Après un repos suffisant, excision du bourgeon cérébral, excitation de la coupe de substance blanche : mouvements simples du membre antérieur gauche, mais *moins énergiques* que l'avant-veille avec même intensité d'excitations appliquées sur le bourgeon cérébral. L'après-midi, l'exploration de la sensibilité, par des pressions et des pincements des pattes, montre une diminution notable dans le membre antérieur gauche, sans que les réflexes et les sensations douloureuses soient supprimées. La sensibilité est, du reste, moindre dans tout le côté gauche que dans le côté droit.

Le 17 décembre, l'animal paraissant plus vigoureux que le 15, on constate la chute sur le poignet gauche pendant la marche; la sensibilité est plus émoussée encore dans ce membre; le retrait des autres pattes se produit quand on approche le pied pour comprimer les orteils; l'animal ne retire pas sa patte gauche, même pour une pression assez forte. La plaie cérébrale présente encore un gros bourgeon gris cendré, au centre duquel de fortes excitations ne provoquent aucun mouvement, tandis que vers la base, en dehors, on détermine des mouvements du membre postérieur gauche. Après excision du bourgeon et mise à nu du centre ovale, les excitations, efficaces tout autour, ne provoquent aucun mouvement quand on les applique, même en les renforçant, sur les parties voisines; le membre antérieur gauche n'est le siège d'aucun mouvement, quand on excite la partie qui auparavant provoquait des secousses. (Perte d'excitabilité de la substance blanche quatre-vingt-dix-sept heures après la décortication localisée.)

Le 19 décembre, troubles de la motricité et de la sensibilité identiques à ceux du 17; même absence de réactions motrices dans le membre inférieur gauche (excitations du centre ovale); au contraire, mouvements du membre postérieur par excitations de la portion d'écorce conservée.

Opération sur le côté *gauche ;* os et téguments très vasculaires; mise à nu de la région sigmoïdienne, le tout sans anesthésie. Excitation simultanée des points corticaux correspondant aux membres du côté gauche; constatation d'un retard plus grand du mouvement sur l'excitation pour le membre postérieur (inscription avec appareils à transmission, contrôle par le chronographe). On obtient des mouvements avec des excitations *en série*, la bobine induite étant au n° 5 de l'appareil Gaiffe ; aucun mouvement avec des décharges induites *uniques* (ruptures), la bobine étant au même chiffre ; c'est seulement à 20 qu'apparaissent les secousses; elles sont très nettes à 25.

A la suite de ces essais, accès épileptique, qui a été précédé d'agitation et de plaintes et s'est limité d'abord aux membres du côté *droit* (secousses cloniques de plus en plus dissociées, puis choréiformes); peu après le début, tétanisation totale, en extension forcée de la patte antérieure *gauche* (dont le centre cortical a été enlevé depuis six jours et qui ne réagit pas depuis deux jours aux excitations des faisceaux blancs); la rigidité est telle qu'on ne peut fléchir le poignet; elle persiste, en s'atténuant, cinq minutes après la fin de l'accès convulsif du côté opposé.

25 minutes après l'excitation corticale à gauche, production dans le membre antérieur *droit*, de mouvements simples mais énergiques, et, avec un léger retard, de mouvements moins forts dans le membre antérieur *gauche*, ainsi que dans le membre postérieur du même côté.

Les mouvements provoqués du même côté que l'excitation corticale, à gauche, sont des mouvements *associés* évidemment par transmission *médullaire* des excitations cérébrales, puisque l'appareil moteur du membre antérieure gauche est détruit ou inexcitable

Le 20 décembre, *en essuyant la plaie cérébrale* faite la veille, grand accès épileptique débutant par les membres *du côté opposé*, s'étendant au membre postérieur gauche (le membre antérieur ne pouvait participer à l'attaque, ses nerfs ayant été coupés la veille).

Le 21, le chien est trouvé mort, en état de rigidité. L'autopsie montre que la lésion corticale est bien circonstrite, comme il a été dit plus haut; les circonvolutions voisines sont fortement hypérémiées; pas de pus ni de sang épanché à la surface du cerveau; pas d'hémorrhagie centrale.

EXPÉRIENCE n° 4 (seconde expérience du 13 décembre 1877). — Analyse graphique des réactions motrices. — Retard plus grand des mouvements provoqués par l'excitation corticale. — Paralysie motrice après destruction du gyrus. — Absence d'attaques par l'excitation de la substance blanche. — Perte d'excitabilité du bout périphérique du sciatique quatre-vingt-dix-sept heures après la section. — Excitabilité du centre ovale décortiqué presque abolie au même moment.

Petit chien non anesthésié; ablation au trépan de la région fronto-pariétale droite ; hémorrhagie ; tamponnement à l'amadou, après obturation des canaux osseux avec cire à modeler. — Le 15, à une heure après midi, ouverture de la dure-mère et ablation avec curette de la portion d'écorce correspondant au membre antérieur gauche ; coupe très nette du centre ovale. Expériences répétées d'excitations induites simples et en série, faibles et d'intensité croissante de cette surface blanche ; mesure des retards ; constatation d'absence d'accès épileptique par excitation du centre ovale. — Comparaison des mouvements produits par l'excitation du cerveau, du sciatique et des muscles de la jambe ; évaluation des retards.

Le 18 décembre, trois jours après l'opération, animal bien portant, plaie en voie de cicatrisation ; patte postérieure gauche demi-fléchie, traîne sur le sol ; sensibilité moindre à gauche qu'à droite. Ouverture de la plaie ; aspect satisfaisant du cerveau, teinte rosée vive, pas de bourgeon grisâtre, surface lisse. Les excitations de cette surface donnent les résultats suivants : mouvements nets du membre postérieur gauche, par excitations très modérées (17 Gaiffe) du bord interne et postérieur de l'écorce conservée au niveau de la plaie cérébrale ; mouvements très faibles de la patte antérieure gauche, avec excitations beaucoup plus fortes appliquées au centre de la coupe des faisceaux blancs (35 Gaiffe) ; ces mouvements sont localisés aux orteils ; pas de mouvements d'ensemble des membres.

Le 19 décembre, à une heure (96 heures après l'ablation corticale localisée, et après la section du nerf sciatique), l'excitation très forte du bout périphérique de ce nerf reste sans action sur les muscles ; celle de la coupe blanche, rafraîchie par une nouvelle section, donne des mouvements faibles (intensité 5 Gaiffe), bien nets à 17 G., dans la patte postérieure gauche ; les mêmes excitations sont sans effet sur le membre *antérieur ;* plus fortes elles donnent de très légers mouvements. A six heures du soir, l'excitabilité des fibres blanches sous-jacentes à la région corticale détruite est encore plus atténuée, mais non complètement abolie, alors que celle du sciatique était perdue à la 97e heure.

Le 20 décembre, à neuf heures du matin, perte complète d'excitabilité des faisceaux blancs avec excitations très fortes, tandis que l'excitation faible de la portion voisine de substance grise produit des mouvements dans la patte postérieure opposée.

Le 26 décembre, animal très bien portant : troubles très légers du mouvement dans la marche ; sensibilité à la pression, sur les orteils et au chatouillement de la plante du pied, à peu près égale des deux côtés ; les réflexes sont cependant plus nets dans le membre antérieur dont le centre cortical est intact ; les mouvements de défense s'exécutent surtout avec ce membre ; il pend beaucoup moins que l'autre quand on soulève l'animal par la peau du dos.

Le 28 décembre, la plaie est de nouveau découverte : on retrouve l'inexcitabilité absolue de la coupe des faisceaux blancs, tandis que l'excitation, appliquée sur un point au niveau duquel la substance grise est restée intacte, provoque des mouvements d'extension du poignet. On enlève cette portion d'écorce et tout ce qui reste de substance grise de la marginale postérieure.

Le 2 janvier 1878, animal très affaibli et mourant : aucune réaction motrice quel que soit le point de la plaie cérébrale qu'on excite.

Autopsie : on constate la destruction des parties précédemment indiquées, sans méningite ni encéphalite au voisinage. Les deux pyramides ont, à l'œil nu, la même apparence de volume et de coloration. Injections interstitielles à l'acide osmique dans la moelle encore chaude pour examen histologique ultérieur.

La moelle examinée plus tard n'a pas présenté d'altération secondaire, l'animal étant mort moins de deux semaines après l'opération.

Expérience n° 5 (15 décembre 1877). — Analyse comparative des réactions motrices corticales avant et pendant l'action de la strychnine.

Petit chien dit havanais ; trépanation à droite ; mise à nu des points corticaux excitables correspondant au membre antérieur gauche. Excitations corticales avec décharges induites simples et en série, d'intensité variable ; inscription des mouvements ; mesure des retards.

A 4 h. 1/2, injection sous-cutanée de 4 milligr. de sulfate de strychnine ; inscription des secousses convulsives pour comparaison avec accès d'épilepsie corticale ; recherche des effets des excitations du cerveau au début de l'action de la strychnine (avant les convulsions), pendant les convulsions, pendant la période d'épuisement, et au moment du retour de l'excitabilité sous l'influence de la respiration artificielle.

La mesure comparative des retards de la secousse musculaire sur l'excitation corticale, dans les premiers instants de l'action de la strychnine, avant l'apparition des convulsions, fournit les chiffres suivants : avant la strychnisation, une excitation induite faible du centre cortical provoquait une secousse de faible amplitude retardant de huit centièmes de seconde ; dès le début de l'effet de la strychnine, le retard s'est réduit à six centièmes de seconde ; un peu plus tard, il est tombé à quatre centièmes ; puis l'état convulsif provoqué par la strychnine est apparu.

Or des mensurations spéciales ont permis de déterminer sur le même sujet, que le temps perdu du muscle était de 1/100 de seconde, que la transmission dans 25 centimètres de nerf était de 5/200 ; par suite, la différence entre le retard total et le temps perdu dans le nerf et dans le muscle, correspond au temps employé par l'excitation pour se transmettre, de la surface du cerveau, à l'origine des nerfs du membre antérieur dans la moelle.

Expérience n° 6 (17 décembre 1877). — Différence d'excitabilité des points homologues des circonvolutions motrices. — Mouvements bilatéraux associés.— Accès épileptiques.

Chien mâle, de taille moyenne, non anesthésié. Mise à nu des deux régions sigmoïdiennes droite et gauche.

L'excitation, avec courants induits faibles (supportables à la langue), des centres des membres antérieur et postérieur gauches, produit des mouvements très nets. L'excitation limitée au centre du membre antérieur, produit, en outre des vifs mouvements dans ce membre, des réactions plus faibles et tardives dans le membre postérieur correspondant et même de légers mouvements des deux membres opposés.

La même excitation appliquée à la région homologue du côté gauche ne provoque aucun mouvement ; elle doit être notablement renforcée pour être efficace. Mais dès l'instant où elle se montre active, même en la limitant à un point circonscrit, elle produit des mouvements associés.

La différence d'excitabilité des deux régions corticales homologues (découvertes au même moment et dans des conditions identiques) a été enregistrée en employant des électrodes dédoublées qu'on a appliquées simultanément aux deux régions, et en inscrivant, par les procédés ordinaires, les réactions motrices droites et gauches : les mouvements du membre antérieur droit, nuls pour des excitations qui ont fait contracter les muscles à gauche, se sont montrés plus faibles et *plus tardifs* quand les excitations sont devenues suffisantes.

Un accès épileptique s'est produit pendant l'excitation du centre cortical droit correspondant au membre antérieur gauche ; il est resté limité à ce membre qui, d'abord tétanisé, a été quelques secondes plus tard agité de secousses convulsives, puis vivement projeté dans tous les sens, les autres membres restant au repos.

Le lendemain, animal très affaissé; la plaie cérébrale forme un bourgeon violacé inexcitable à sa surface.

Mort dans la nuit.

EXPÉRIENCE n° 7 (19 décembre 1877). — Exagération de l'excitabilité corticale par congestion inflammatoire. — Production d'accès épileptiques par excitation mécanique des circonvolutions. — Diminution post-épileptique d'excitabilité.

Chienne de chasse mâtinée, vigoureuse. Mise à nu de la zone motrice gauche. Expériences relatives aux retards des mouvements croisés provoqués par l'excitation des centres corticaux pour le membre antérieur et pour le membre postérieur droits ; nouvelle constatation de la différence déjà observée dans le moment d'apparition des secousses dans ces deux membres : le mouvement du membre postérieur retarde de trois centièmes à quatre centièmes de seconde sur celui du membre antérieur.

Plaie refermée avec deux points du suture. Le lendemain, 20 décembre à midi, la plaie étant ouverte, le cerveau est rouge, très vasculaire, modérément tuméfié ; les sillons sont très apparents. De très faibles excitations induites, inefficaces la veille, produisent de vives réactions dans les membres. Après un repos de 1/4 d'heure, pendant lequel l'animal ne présente aucune agitation, on passe doucement une éponge fine sur les circonvolutions qui sont recouvertes d'une couche de liquide sous-arachnoïdien. Aussitôt éclate une attaque qui débute par le *membre antérieur droit* (correspondant à la marginale postérieure gauche) et qui se généralise très rapidement (forme surtout clonique). Cet accès, provoqué par une excitation mécanique est suivi de deux autres, dans lesquels prédominent aussi les convulsions cloniques ; puis le calme se rétablit. A peine la troisième attaque est-elle terminée, qu'on constate l'inefficacité des excitations qui, avant tout accès, produisaient de vives réactions ; les mouvements n'apparaissent qu'avec des excitations plus fortes (diminution post-épileptique d'excitabilité).

EXPÉRIENCE n° 8 (21 décembre 1877). — Troubles paralytiques croisés après mise à nu et excitation de la région motrice, sans destruction. — Accidents oculaires. — Troubles de la sensibilité. — Hémorrhagie péri-cérébrale et interstitielle.

Chien bull vigoureux, non anesthésié ; opération à droite sans hémorrhagie extérieure. Recherche des points excitables sur les deux marginales : on obtient difficilement quelques mouvements dans le membre postérieur gauche ; rien dans le membre antérieur. En arrière de la marginale postérieure, l'excitation produit des secousses dans les paupières et l'oreille gauches.

Au bout d'une demi-heure, même résultat négatif des excitations pour les mouvements du membre antérieur gauche.

L'animal détaché montre un affaiblissement très manifeste des membres du côté gauche : flexion du poignet, chute, redressement sur la face dorsale du carpe; sensibilité très émoussée du même côté. Deux heures après, même état.

Le 24 décembre, plaie en suppuration; troubles du mouvement accentués à gauche; chute de ce côté; l'animal paraît oublier sa patte antérieure sous sa poitrine quand il se couche; il semble aveugle du côté gauche, se heurtant violemment contre les obstacles de ce côté, les évitant très bien à droite. Le fond de l'œil est congestionné des deux côtés; hémorrhagie péripapillaire à gauche. Hypéresthésie notable de tout le côté droit, en opposition avec une anesthésie marquée à gauche.

Les 25, 26, 27 décembre, même état. Animal tué le 27 avec du cyanure de potassium.

Autopsie : nappe de sang épanchée entre la pie-mère et la dure-mère dans la région temporale avec exsudat fibrino-sanguinolent adhérent à la dure-mère. Rien à la base après ablation du cerveau. Au niveau de la région du cerveau mise à nu, bourgeon de tissu cérébral volumineux, rouge, imbibé de sang. En arrière, le tissu est ramolli, presque diffluent : à la coupe de cette région, on trouve une cavité du volume d'une noix, remplie de tissu ramolli et infiltré de pus; l'abcès occupe tout le centre ovale de la région, les 4/5 postérieurs de la capsule interne et le noyau caudé en presque totalité. La couche optique paraît saine. L'hémorrhagie interstitielle paraît remonter au début de l'expérience, ce qui expliquerait l'absence de réactions motrices sous l'influence des excitations corticales.

Expérience n° 9 (24 décembre 1877). — Excitabilité identique des points homologues de l'écorce. — Mouvements bilatéraux associés.

Chien de taille moyenne, jeune, vigoureux. Double trépanation de chaque côté; mise à nu, sans accident, des deux régions sigmoïdiennes. La comparaison de l'excitabilité des deux zones donne les résultats suivants : elles sont l'une et l'autre très peu excitables, le mouvement n'apparaissant qu'avec des intensités de courants notables (désagréables à la langue, 20 Gaiffe). A ce chiffre qu'il faut atteindre *aussi bien à droite qu'à gauche*, les mouvements se produisent des deux côtés, avec les mêmes caractères; l'excitation, même unilatérale et localisée, provoque des réactions associées dans les quatre membres.

L'application d'un morceau d'amadou imbibé d'alcool fort, répétée à plusieurs reprises, sur la région excitable d'un seul côté, le côté opposé étant conservé comme témoin, paraît plutôt diminuer l'excitabilité corticale que l'augmenter.

Le 26, animal somnolent, avec troubles moteurs très accusés (démarche du coq), sensibilité émoussée, oubli des pattes dans des positions gênantes.

Le 27, mourant d'encéphalite, tué par piqûre du bulbe.

Les tracés établissent, entre autres, ces deux faits importants : 1° que le retard du mouvement sur l'excitation est identique quand on excite simultanément, avec les électrodes induites dédoublées, les deux centres homologues correspondant l'un au membre antérieur gauche, l'autre au membre antérieur droit ; 2° que le retard du mouvement est notablement plus grand dans le membre qui ne réagit que par association, c'est-à-dire qui entre en mouvement quand on excite seul le centre cortical du membre symétrique.

Expérience n° 10 (27 décembre 1877). — Diminution momentanée d'excitabilité corticale par la douleur. — Absence de modifications de l'excitabilité par la cannabine.

(Rédaction de l'expérience reportée au texte, XXXIIe Leçon, page 341.)

Expérience n° 11 (29 décembre 1877).— Topographie corticale.— Troubles pupillaires et rétiniens de l'accès épileptique. — Différence des réactions oculo-pupillaires simples et épileptiques. — Topographie capsulaire. — Inexcitabilité du corps strié.

Chien dit havanais, assez vieux ; mise à nu de la région temporo-pariétale droite, sans hémorrhagie ; pas d'affaiblissement appréciable de l'animal. L'excitation faible (10 Gaiffe) des deux circonvolutions marginales donne les résultats suivants : partie supérieure et postérieure de la marginale postérieure, mouvements des membres ; — partie inférieure et postérieure de la même circonvolution, occlusion des paupières ; — partie antérieure et inférieure de la marginale antérieure, redressement des deux oreilles ; — région du pli courbe, écartement des paupières et contraction de la pupille.

L'excitation de cette dernière région produit un accès épileptique qui se généralise et pendant lequel la pupille se dilate au maximum : un vif éclairage avec l'ophthalmoscope n'en provoque pas le resserrement et permet de constater une congestion intense du fond de l'œil ; cette congestion péripapillaire disparaît après l'accès, mais les gros vaisseaux rétiniens restent dilatés plusieurs minutes.

Accès spontané, peu après l'accès provoqué ; quand le calme s'est rétabli, nouvel accès produit par l'excitation de la marginale postérieure.

On revient à l'excitation de la région du pli courbe qui provoquait l'écartement des paupières et la constriction de la pupille avec des excitations faibles ; on constate que les paupières se rapprochent et que la pupille se dilate, mais on voit presque aussitôt apparaître une quatrième attaque qui s'étend à tout le corps (phénomènes pupillaires prémonitoires).

L'ablation, très soigneusement faite, de cette même région corticale permet d'exciter la coupe des faisceaux blancs qui en dépendent : on constate d'abord leur moindre excitabilité (au lieu de réagir à 5 Gaiffe, ils ne réagissent qu'à 25) ; de plus, comme on ne provoque pas d'accès épileptique, on n'obtient que les réactions oculo-pupillaires simples, écartement des paupières, resserrement de la pupille.

Après ablation de toute la région temporale et mise à nu du plancher du ventricule latéral, on interroge, avec des excitations très localisées, les différents points de la coupe du pied de la couronne rayonnante et on obtient la délimitation nette de cinq régions qui, en allant d'avant en arrière, donnent les résultats suivants :

1° Ouverture des paupières avec dilatation de la pupille, sans aucun autre mouvement ; 2° contraction énergique du muscle peaucier du cou et mêmes mouvements oculo-pupillaires qu'en 1 ; 3° mouvements du membre antérieur seul ; 4° mouvements complexes : extension de la patte antérieure, flexion de la patte postérieure, redressement de la queue ; 5° redressement de l'oreille du côté opposé.

Aucune de ces réactions ne résulte de la mise en jeu du corps strié, car les excitations, appliquées à la surface même du noyau caudé, ne provoquent aucun mouvement, si elles n'atteignent pas en même temps la coupe de la couronne rayonnante.

L'autopsie, faite aussitôt après la mort de l'animal tué par piqûre du bulbe, montre que la région excitée était bien celle du pied de la couronne rayonnante, en dedans du noyau caudé et en avant de la corne d'Ammon.

Parmi les résultats fournis par cette expérience, nous insistons sur le suivant : il semble que l'excitation soit corticale, soit centre-ovalaire, provoque, au niveau des régions indiquées l'occlusion des paupières et la contraction de l'iris, comme conséquences directes de la mise en jeu des éléments excités ; mais que, si l'excitation corticale est capable de déterminer une attaque, les phénomènes oculo-pupillaires deviennent tout différents, prennent le caractère *épileptique* et ne peuvent plus être considérés comme dérivant directement de l'excitation : on reproduit les premiers par l'excitation des faisceaux blancs ; les autres, véritables réactions épileptiques, font défaut.

Expérience n° 12 (2 janvier 1878). — Action comparative des excitations induites à succession lente et rapide. — Troubles paralytiques croisés par ablation corticale. — Perte d'excitabilité du centre ovale décortiqué ; conservation partielle de l'excitabilité capsulaire. — Inexcitabilité propre du corps strié et de la couche optique.

Chatte jeune, robuste. — Mise à nu de la zone motrice droite. Avec des excitations induites très faibles (5 Gaiffe), mais à succession lente

(10 par seconde), pas de mouvement dans les membres ; secousses du membre antérieur avec la même fréquence d'interruptions, mais en renforçant les décharges d'induction (10 G.). Quand on augmente le nombre des interruptions (100 par seconde, avec diapason interrupteur), les excitations (5 G.), primitivement inactives, deviennent efficaces.

Après détermination des excitations minima capables de produire des mouvements, quand on les applique à l'écorce, on enlève la partie correspondante de la circonvolution, sans hémorrhagie notable, et on constate qu'il faut renforcer beaucoup les excitations pour obtenir les mêmes réactions par l'irritation de la coupe des faisceaux blancs.

La totalité de la zone motrice est ensuite enlevée au bistouri et l'animal remis en cage, après pansement antiseptique.

Le 5 janvier, le chat paraît assez bien, sans somnolence, mais peu actif. Démarche hésitante, tendance au mouvement de manège de un mètre de diamètre, le côté droit dirigé vers le centre. Sa patte antérieure gauche glisse quand on retient l'animal par la queue, en l'excitant à marcher. En le soulevant par les pattes de devant, on le voit chercher l'appui du sol avec la patte postérieure droite seule ; soulevé par la peau du dos, il laisse tomber plus flasque la patte antérieure gauche que la droite ; il retire vivement les membres droits quand on les pince, mais laisse presque inerte la patte gauche, cherchant à écarter la main avec la patte antérieure droite seulement ; la patte antérieure droite mise sur le cou est brusquement ramenée, tandis que la gauche glisse presque inerte sur le côté du cou. La sensibilité à la douleur est conservée partout, mais beaucoup plus faible à gauche ; c'est la patte droite seule qui défend l'animal quand on tire les poils des lèvres de l'un ou de l'autre côté.

Le 6 janvier, la plaie est ouverte, et le bourgeon cérébral, dont on a constaté l'inexcitabilité, est excisé au niveau de l'os : en aucun point de la surface de section on n'obtient de réactions motrices, sauf à la partie la plus externe et postérieure qui provoque un léger mouvement de la face et de l'oreille, mais rien dans les membres.

Par une série d'incisions horizontales au bistouri, on arrive à mettre à nu le corps strié : chaque surface de section du centre ovale est successivement interrogée sans qu'on obtienne de réaction motrice ; au niveau de la capsule interne, l'excitation de la surface du corps strié reste sans aucun effet moteur, mais la coupe même de la capsule interne provoque de légers mouvements d'extension dans les pattes du côté opposé.

Sur une nouvelle coupe qui comprend la moitié supérieure du noyau caudé et la partie correspondante de la capsule interne, on constate l'inexcitabilité de la substance du corps strié et des réactions beaucoup plus énergiques que précédemment sur la surface de section capsulaire : les membres opposés sont soulevés, l'antérieur porté dans l'abduction, le postérieur fortement fléchi.

A plusieurs reprises, l'excitation de la couche optique et de la surface de section des faisceaux blancs des circonvolutions sphéno-occipitales s'est montrée inefficace ; il en a été de même pour le corps strié du côté opposé, qu'on a excité en enfonçant les électrodes dans son épaisseur.

Expérience n° 13 (3 janvier 1878). — Fasciculation du centre ovale et de la capsule interne. — Inexcitabilité du corps strié. — Contracture après section du pédoncule cérébral d'un côté.

(Texte de l'expérience inséré dans la IIe Leçon, p. 21.)

Expérience n° 14 (9 janvier 1878). — Diminution passagère de l'excitabilité corticale par la douleur. — Moindre excitabilité du centre ovale que de l'écorce ; grande excitabilité capsulaire. — Inexcitabilité absolue du corps strié.

(Texte inséré dans la XXXIIe Leçon, p. 341.)

Expérience n° 15 (14 janvier 1878). — Analyse graphique des réactions produites par des courants induits de fréquence et d'intensité variables. — Diffusion sur les surfaces humides. — Etat de mal épileptique indépendant de toute excitation actuelle. — Inexcitabilité du corps strié. — Grande excitabilité de la capsule interne.

Jeune chien. Trachéotomie. Mise à nu de la région sigmoïdienne droite ; peu excitable ; avec l'intensité 10 Gaiffe et au-dessous, aucun mouvement dans le membre antérieur gauche ; à 15 G. léger mouvement dans ce membre et occlusion des paupières.

Ablation de couches successives du cerveau jusqu'au niveau de la capsule interne : l'excitation qui est minima pour l'écorce, appliquée à la surface de section capsulaire, provoque de violents mouvements de tout le corps ; en la réduisant progressivement, on arrive à noter la persistance des réactions, même quand la bobine induite est écartée de 2 cent. 1/2 de la bobine inductrice (courant extrêmement faible).

Cette grande excitabilité capsulaire doit être comparée à l'excitabilité très faible des coupes du centre ovale explorées à mesure qu'on les mettait à découvert.

Les tracés successifs recueillis quand on excitait l'écorce, le centre ovale, la capsule, montrent une réduction progressive des retards, mais surtout une différence notable quand l'excitation passa de l'écorce à la substance blanche (1/4 en moins).

L'inexcitabilité absolue du corps strié a été constatée dans cette expérience comme dans les précédentes. Après ablation du noyau ventriculaire du corps strié, l'excitation de la capsule ainsi mise à découvert a provoqué le tétanos habituel.

EXPÉRIENCE n° 16 (20 janvier 1878). — Comparaison des réactions motrices produites par des excitations induites faibles et fréquentes ou à succession lente. — Accès épileptiques spontanés.

Chien loulou, jeune, vif, méchant. — Zone motrice droite à découvert ; inscription des mouvements par transmission (tendons extenseurs du poignet reliés au myographe).

Examen des effets d'excitations d'intensité invariable, mais de fréquence croissante ; inscription des signaux d'excitation et des mouvements des muscles de l'avant-bras. Résultat principal : des courants induits faibles, se succédant en séries et peu fréquents, se montrant inefficaces, deviennent actifs quand leur fréquence augmente et atteint un certain degré (40 au lieu de 10 par seconde).

Les excitations, inactives sur une surface mouillée (diffusant), se montrent efficaces si la surface est presque sèche.

Apparition d'accès épileptiques (état de mal) en dehors de toute excitation actuelle, ayant débuté par les muscles extenseurs du membre antérieur dont le centre cortical avait été préalablement excité, et se généralisant ensuite. Entre deux attaques successives, l'excitation corticale, avec des courants antérieurement efficaces, a été suivie de reprise d'accès, mais l'animal était encore très excitable.

Absence d'attaque par l'excitation de la coupe de faisceaux blancs, bien que les excitations fussent beaucoup plus intenses que celles qui, appliquées à l'écorce, avaient provoqué de grandes attaques.

EXPÉRIENCE n° 17 (23 janvier 1878). — Attaques provoquées par l'excitation de l'écorce (zone motrice) ; absence d'attaques par des excitations beaucoup plus fortes du centre ovale sur le trajet du faisceau descendant ; moindre excitabilité de la substance blanche que de l'écorce.

Chien dit havanais, vieux, de petite taille ; mise à nu, sur une large surface, de la partie antérieure de l'hémisphère droit ; recherche des divers points excitables correspondant aux membres et à la face. Pendant l'excitation des points moteurs pour l'oreille et les paupières, grand accès épileptique débutant par la face et se généralisant très rapidement. Reprise spontanée deux minutes après le premier accès, sans excitation provocatrice. Quelques minutes après, troisième accès survenant au moment où commence l'excitation des points moteurs des membres ; quatrième attaque provoquée un instant après, par l'excitation de la marginale postérieure, dans le point correspondant aux paupières.

Repos de quelques minutes ; cautérisation linéaire, avec le thermocautère, circonscrivant la plus grande étendue de la zone motrice ; l'hémostase étant assurée, on enlève avec la curette toute la partie de l'écorce ainsi délimitée ; quand on a obtenu une surface blanche totalement privée de substance grise, on lui applique la même excitation qui, sur l'écorce, avait provoqué des accès convulsifs : aucune réaction motrice. Les courants induits sont graduellement renforcés jusqu'à devenir désagréables aux doigts humides : alors seulement on obtient des mouvements localisés au côté opposé du corps ; ces réactions sont énergiques, mais ne présentent aucun caractère convulsif : elles se suspendent en même temps que l'excitation. Les mêmes tentatives ont été répétées à plusieurs reprises pendant 1/4 d'heure ; l'animal est ensuite réservé pour d'autres expériences.

Expérience n° 18 (25 janvier 1878). — Analyse des troubles peu apparents de la motricité chez un animal ayant subi six mois auparavant l'ablation de la zone motrice. — Inexcitabilité du centre ovale sous-jacent. — Exagération de l'excitabilité des parties voisines. — Mouvements associés produits par l'excitation corticale du côté opposé. — Conservation partielle de l'excitabilité capsulaire du côté opéré. — Inexcitabilité du corps strié. — Recherche des points où se fait l'association des mouvements bilatéraux. — Absence de suppléance par les parties voisines de la région corticale enlevée. — Dégénération descendante de la moelle.

Chien griffon adulte, de forte taille, ayant subi l'ablation du gyrus sigmoïde droit six mois auparavant (juillet 1877). Avant une nouvelle opération on constate les faits suivants : animal vif, gai, très agile, sans paralysie apparente des membres gauches pendant la marche ; soulevé par le cou, il laisse pendre passivement la patte antérieure gauche, tandis que la droite est à demi fléchie; sous l'influence de la fatigue, pendant la marche, la patte antérieure gauche est projetée en avant et relevée plus haut que la droite ; la fermeture des yeux exagère le phénomène ; cette patte glisse sur le sol, elle n'est retirée que tardivement, quand on met les deux pieds de devant de l'animal sur la bouche assez chaude du calorifère ; c'est avec la patte droite qu'il cherche à déplacer le bandeau qu'on a mis sur ses yeux.

Le 25 janvier, à neuf heures du matin, on met à nu la région du cerveau opérée antérieurement et les régions corticales voisines. La plaie ancienne est irrégulière, d'un gris plus transparent et comme gélatineuse ; la dure-mère adhère au pourtour et ne se détache qu'en entraînant des fragments de substance cérébrale. Cette région est absolument inexcitable ; en arrière, des excitations faibles produisent des mouvements nets dans les paupières et les oreilles ; ces points sont même hypérexcitables : leur excitation, très faible, a provoqué une sorte de tic des paupières et de l'oreille, véritable accès partiel localisé aux muscles correspondant à la portion non détruite de l'écorce. Quel que soit le point excité autour de la région corticale enlevée depuis six mois, aucun mouvement n'apparaît dans les membres opposés : s'il y a eu suppléance, ce n'est donc point par l'apparition de fonctions motrices dans les parties voisines des centres enlevés.

Mise à nu de la région sigmoïdienne du côté sain : des excitations plutôt faibles (15 à 20 Gaiffe), appliquées à la marginale postérieure gauche, produisent des mouvements bilatéraux, dont l'association ne se fait évidemment pas dans l'écorce droite, celle-ci ne déterminant aucun mouvement des membres et étant détruite dans une certaine étendue.

Sections successives de l'hémisphère *droit :* sur les coupes du centre ovale, pas de points déterminant des mouvements des membres, tandis qu'on détermine facilement, comme sur l'écorce, les mouvements des paupières et de l'oreille : il y a donc perte absolue d'excitabilité des faisceaux correspondant aux régions corticales détruites.

Sur la coupe de la couronne rayonnante, pas d'exagération des réactions, comme on l'observe habituellement ; les mouvements de la face et de l'oreille, qui existaient sous l'influence des excitations corticales, ne se produisent qu'avec des courants relativement forts ; ce n'est qu'avec des excitations énergiques qu'on provoque quelques mouvements, à peine appréciables, dans les membres du côté gauche. — Sur une nouvelle coupe mettant à nu la surface du corps strié et la capsule, les excitations du noyau caudé sont, comme d'habitude, sans effet ; celles du tiers moyen de la capsule produisent de légers mouvements dans les membres opposés, et, quand on en augmente l'intensité et la durée, on a une ébauche de tétanos généralisé cessant avec l'excitation, et n'ayant aucun caractère épileptique. Cette faiblesse des réactions ne tient pas à l'épuisement ou à quelque autre cause générale, car l'application de courants faibles à la zone motrice gauche qui a été fraîchement découverte, produit des mouvements bilatéraux très nets, et l'excitation, par transfixion, de la capsule interne gauche, provoque un tétanos général très intense.

L'ablation du noyau caudé droit ne supprime pas les mouvements bilatéraux qui résultent de l'excitation corticale gauche : l'association ne se fait donc pas dans le corps strié, pas plus qu'elle ne se fait dans la zone motrice corticale.

La section antéro-postérieure de la protubérance (faite un peu trop à droite de la ligne médiane) ne supprime pas davantage les mouvements bilatéraux de provenance corticale gauche : donc l'association n'est pas plus protubérantielle que corticale ou striée.

L'*autopsie* montre le siège précis de la section de la protubérance : cette section est bien antéro-postérieure et complète, mais un peu latérale.

La pyramide antérieure droite est plus petite que la gauche, tout en ne présentant pas de teinte grisâtre ; moelle peu altérée en apparence, pas d'atrophie appréciable, pas de bande grisâtre du cordon latéral. — Injections interstitielles d'acide osmique trois heures après la mort pour examen histologique ultérieur.

L'examen, pratiqué plus tard, a montré une dégénération accentuée du fascicule postérieur du faisceau latéral du côté opposé à la lésion cérébrale .

Expérience n° 19 (31 janvier 1878). — Analyse des accès épileptiques provoqués par l'excitation corticale sur un animal libre. — Troubles de la sensibilité du côté où ont débuté les accès.

Chienne dite havanaise, vive, jeune ; mise à nu de la zone motrice droite. — Mouvements provoqués dans les membres gauches. Animal non fixé, libre. Excitations corticales fortes (40 Gaiffe).

2 h. — Attaque provoquée, présentant les deux phases suivantes : 1° Sans perte de connaissance, secousses convulsives générales, prédominant du *côté gauche;* plaintes, gémissements ; l'animal mis à terre, tournoie de gauche à droite ; 2° il tombe sur le côté droit et présente un tétanos général avec perte complète de connaissance, exophthalmie, contracture prédominante encore à gauche. Retour de la connaissance ; l'animal essaie de marcher, mais la contracture persistant à gauche, détermine une rotation à droite, cris de douleur (contracture). Peu à peu restitution des mouvements, fatigue, animal se couche, boit volontiers.

Le tout a duré 3 minutes 1/2.

2 h. 15. — Excitations (20 Gaiffe) sur la partie inférieure de la marginale postérieure : secousses dans les mâchoires, l'œil, l'oreille, la face du côté opposé, le cou, la langue ; on abandonne l'animal à lui-même. Les secousses persistent un instant (1/2 minute) en perdant de plus en plus de leur intensité. Elles s'espacent et disparaissent. Pendant ce temps l'animal répond, malgré les secousses de la tête, à l'appel qu'on lui fait. Aussitôt les convulsions suspendues, il se dirige vers un vase plein d'eau et boit quelques gorgées, puis se couche tranquillement.

2 h. 25. — Excitation faible de la même région : petites secousses localisées, dans la face du côté opposé et très passagères.

Excitations du centre du membre antérieur gauche. Attaque marquée surtout dans ce membre, s'étend au membre postérieur et à la face du même côté, et consécutivement aux membres du côté droit, mais avec prédominance marquée à gauche. Secousses cloniques. Pas de contracture.

Après l'attaque, exploration comparative de la sensibilité à la douleur et de la sensibilité réflexe à droite et à gauche : diminution notable du côté gauche (au niveau des pulpes digitales, de la conjonctive, de la peau de la face).

3 h. 20. — Après plus de 3/4 d'heure de repos, cerveau gonflé, ecchymotique, moins excitable. Excitation avec toute l'intensité de la bobine : pas de grandes attaques, mais convulsions localisées, persistant quelques instants dans un côté du corps ou dans un membre ou dans la face. Anesthésie gauche de plus en plus marquée.

1er février. — Le lendemain le chien n'a pas mangé ; il cherche à fuir, tourne à gauche, tombe du côté gauche.

Le dimanche, 2 février, le chien est trouvé mort, en état de rigidité cadavérique, couché sur le côté gauche. — Tête en rotation forcée à gauche, le museau sur le bord spinal de l'omoplate.

Caillot de sang sous la peau du crâne, à la suite d'une hémorrhagie venant du cerveau ; hémorrhagie cérébrale sous-arachnoïdienne avec inondation ventriculaire et destruction du lobe frontal droit. Viscères sains, sauf le poumon gauche; poumon droit insufflable, poumon gauche affaissé, apoplectique, le lobe moyen s'insuffle facilement, le lobe inférieur et lobe supérieur, difficilement.

Expérience n° 20 (1er février 1878).—Analyse des modifications circulatoires qui accompagnent les attaques; leurs différences suivant les phases tonique ou clonique. — Influence de l'asphyxie commençante sur la marche des accès et sur la nature des troubles circulatoires. — Absence d'accès par l'excitation de la substance blanche. — Absence de modifications circulatoires par les mêmes excitations (subordination des troubles du cœur et des vaisseaux à l'état épileptique).

Chien vigoureux, jeune, trépané sans chloroforme, trachée ouverte. Exploration simultanée de la pression fémorale (manomètre anéroïde à transmission) et des mouvements des muscles extenseurs du poignet. Production facile d'accès épileptiques généralisés par l'excitation corticale; examen des caractères graphiques des accès.

Les courbes manométriques et myographiques simultanées montrent que, pendant toute la durée de la contracture provoquée par l'excitation et consécutive à cette excitation (début d'attaque), la *fréquence du cœur n'augmente pas;* l'absence du ralentissement s'expliquerait par ce fait que le cœur était remarquablement lent (60 par minute). Pendant cette même période, pas d'augmentation de la pression qui oscillait (ondulations de Traube) entre 130 et 200 mm. Hg. A mesure que les secousses se dissocient (période clonique) la fréquence du cœur augmente notablement (de 60 à 110 par minute); après l'accès, le cœur revient graduellement à sa fréquence première.

Pour déterminer l'influence de la suspension respiratoire sur la marche des troubles cardiaques pendant l'accès, on ferme la canule trachéale dès le début d'une nouvelle attaque provoquée : le cœur reste lent, comme précédemment, pendant la contracture, mais, contrairement au résultat précédent, il se ralentit pendant la phase clonique ; c'est la conséquence de l'état asphyxique progressif du sang, dont les effets modérateurs l'emportent sur les effets accélérateurs de la phase clonique. Ce fait montre que dans l'accès normal, la respiration n'est pas troublée au point de produire l'état asphyxique ; mais il pourrait faire supposer que le ralentissement de la phase tonique est dû à l'asphyxie produite par la tétanisation des muscles respiratoires. Cependant la production des mêmes troubles cardiaques chez les animaux curarisés, soumis à l'insufflation, et dont on excite l'écorce avec une intensité plus que suffisante pour produire une attaque interne, paraît établir que le ralentissement initial du cœur dans l'accès est lié à l'état épileptique et non aux troubles respiratoires qui accompagnent la phase tonique : ceux-ci peuvent surajouter seulement leur influence modératrice.

L'influence de l'asphyxie préalable sur la production, la forme, la marche, la durée de l'attaque, a été ensuite recherchée : la canule trachéale ayant été fermée un temps suffisant pour que le sang devînt noir dans les artères et le cœur très ralenti, on excite la zone motrice avec des courants plus forts encore que ceux qui avaient provoqué de grands accès, la respiration étant libre. On voit se produire, pendant l'excitation, le tétanos provoqué avec les mêmes caractères que d'habitude; mais, même avant la fin de l'excitation, les secousses commencent à se dissocier au lieu de se soutenir et de se renforcer comme d'habitude. Dès que l'excitation cesse, au lieu de l'accès convulsif à secousses rapides, on n'observe que quelques grands mouvements, qui se suspendent en 4 ou 5 secondes, pour faire place au repos complet : *l'état asphyxique du sang a donc empêché l'attaque de se produire, sans supprimer la réaction motrice simple, directe, des excitations corticales.*

Après le rétablissement de la respiration et le retour de la coloration rouge du sang dans les artères, les excitations corticales ont provoqué les grandes attaques toniques, puis cloniques, qui avaient été produites avant l'asphyxie.

Plusieurs essais du même genre, répétés à intervalles suffisants, ont établi la réalité de l'influence suspensive de l'état asphyxique du sa sur la production des accès d'épilepsie corticale.

A chaque accès normal (tonique et clonique), on a relevé les rapports précédemment indiqués, du ralentissement du cœur avec la phase tonique, de l'accélération avec la phase clonique : tous les détails de ces rapports sont fournis par les tracés simultanés de la pression artérielle et des convulsions

L'animal, n'ayant aucune disposition à l'état de mal, est conservé, chaudement enveloppé, pour une reprise d'expériences : à 8 heures et demie du soir, il est vivace, se tient debout : température rectale, 38° ; pression artérielle 150-155 mm. Hg. ; fréquence du cœur 160 ; cerveau affaissé de 1/2 cent. au-dessous du rebord de la trépanation ; une assez grande quantité de liquide sous-arachnoïdien s'est écoulée hors du crâne.

Une grande attaque est provoquée par des excitations corticales plus fortes que dans les expériences de l'après-midi (55 G. au lieu de 30 à 35) ; l'excitation, appliquée trois secondes, donne lieu à une tétanisation avec renforcement pendant le passage des courants, puis, quand l'excitation a cessé, la tétanisation se maintient avec un moindre raccourcissement des muscles. La dissociation des secousses commence après 6 secondes de période tonique ; elle s'accentue peu à peu, pour faire place à de grandes secousses espacées qui terminent l'attaque au bout d'une minute. On retrouve pour le cœur les mêmes modifications : ralentissement pendant la phase tonique, accélération pendant la phase clonique ; l'accélération dure environ 20 secondes après la cessation des secousses.

L'occasion se présentant de contrôler à nouveau le fait observé par nous, que l'excitation localisée aux faisceaux blancs ne provoque pas d'accès, et de rechercher si les excitations, malgré l'absence d'attaque, seraient accompagnées des mêmes modifications circulatoires, on enlève complètement le gyrus sigmoïde, sauf une petite portion de l'extrémité supérieure de la marginale postérieure qu'on conserve comme témoin. L'excitation de la coupe des faisceaux blancs, soigneusement étanchée avec un tampon d'amadou, étant faite avec les électrodes très rapprochées, et avec des courants induits beaucoup plus forts que ceux qui produisaient l'accès par l'écorce, on constate les phénomènes suivants qui sont enregistrés : forte contraction tétanique des muscles dans les membres du côté opposé, se produisant pendant la durée de l'excitation et disparaissant quand elle cesse ; après l'excitation, au lieu des secousses épileptiques, décontraction lente des muscles et retour graduel à la normale.

Un second essai, avec le maximum des courants induits (100 Gaiffe au lieu de 85), donne exactement le même résultat.

Ce n'est pas l'influence inhibitoired u traumatisme cérébral qui a supprimé la production des accès par l'excitation du centre ovale : en effet, l'excitation de la portion de substance grise ménagée comme témoin, avec des courants beaucoup plus faibles (35 G. au lieu de 85 ou 100) et moins prolongée (1 seconde au lieu de 3), provoque une violente attaque, avec sa période tonique et sa longue phase clonique ; l'accès se généralise (preuve que les conditions de la généralisation ne sont pas *corticales*).

La participation de l'écorce à la provocation de l'accès paraît donc indispensable.

Quant aux effets circulatoires des excitations des faisceaux blancs, leur recherche attentive sur les courbes manométriques n'a pas permis d'en saisir de notables ; on peut même les considérer comme nuls : ce qui conduit à attribuer les troubles circulatoires, observés pendant les accès de provenance corticale, comme liés à l'état épileptique lui-même et constituant une partie des manifestations organiques de la perturbation nerveuse centrale qui commande aux accidents épileptiques.

L'analyse des courbes respiratoires aux différentes phases de l'accès épileptique fournit les résultats suivants :

1° La respiration *n'est pas suspendue pendant la phase clonique* de l'attaque ; elle continue à s'exercer d'une façon suffisante pour empêcher l'asphyxie de se produire ;

2° La respiration *est arrêtée par l'état tétanique* des parois, pendant la phase *tonique* de l'attaque *généralisée*.

Expérience n° 21 (12 février 1878), avec MM. Boursier, Hirigoyen, Lagrolet. — Préservation des muscles d'un membre de l'action du curare ; conservation de ces muscles comme témoins des attaques épileptiques ; indépendance des troubles circulatoires par rapport aux convulsions ; leur subordination à l'état épileptique (épilepsie interne).

Cette expérience a eu pour but de s'assurer qu'on peut conserver, comme témoins de l'accès épileptique, les muscles d'un membre dont on lie les vaisseaux, en soumettant ces muscles à une circulation artificielle, chez un animal curarisé ; on tenait à s'assurer de l'indépendance des modifications circulatoires, cardiaques et vasculaires, précédemment observées, par rapport aux convulsions générales et aux troubles respiratoires, tout en ayant la certitude que les excitations corticales provoquaient réellement l'épilepsie.

Sur un chien vigoureux, trachéotomisé, l'iliaque externe droite a été liée à son origine, la veine fémorale sectionnée au pli de l'aine entre deux ligatures, le nerf sciatique isolé à son émergence du bassin, et la racine du membre postérieur entourée d'un lien de caoutchouc serré, qui passait entre le sciatique et les muscles. La veine, étant ouverte, a reçu une canule pour l'écoulement du sang défibriné qu'on a fait circuler, à une température convenable et sous pression constante, par le bout inférieur de l'artère iliaque ; le membre a été enveloppé de ouate, le tendon d'Achille mis en rapport avec un myographe à transmission. On s'est assuré que les réflexes persistaient dans ce membre et que de légères excitations du sciatique produisaient de fortes secousses dans le gastrocnémien.

L'animal a été ensuite curarisé par injection veineuse et soumis à l'insufflation : deux minutes après, l'excitation du tronc du sciatique correspondant au membre dont les artères étaient libres, n'a plus produit de secousses dans ce membre, mais des mouvements réflexes dans le membre opposé, isolé de l'action du curare par la ligature de ses vaisseaux et la compression circulaire.

La trépanation fronto-pariétale étant pratiquée à gauche, on a d'abord provoqué des réactions simples dans le membre dont les nerfs moteurs n'avaient pas subi l'atteinte du curare, puis, des réactions convulsives ayant tous les caractères de l'accès complet. L'exploration simultanée de la pression dans la carotide a permis de constater que le cœur subissait un notable ralentissement pendant la période tonique de l'accès épileptique rendu local, et une accélération évidente pendant la période clonique.

L'indépendance des modifications cardiaques, par rapport aux convulsions générales et aux troubles respiratoires, se trouve donc ainsi établie.

Expérience n° 22 (15 février 1878). — Analyse des convulsions épileptiques sur un animal suspendu, les membres libres. — Hallucinations post-épileptiques. — Influence inhibitoire de la trachéotomie sur l'excitabilité corticale.— Compression des vaisseaux d'un membre ainsi préservé de l'action du curare.

Chien épagneul de trois ans environ, vigoureux, de petite taille. — Au lieu de fixer le chien sur l'appareil contentif ordinaire (gouttière de Cl. Bernard), on le suspend dans un cadre semblable au « travail » dont on se sert pour ferrer les bœufs ou les chevaux vicieux ; la tête est maintenue fixe au moyen du mors dont les extrémités sont attachées aux montants de l'appareil ; une double sangle soutient l'abdomen et la poitrine ; les membres sont engagés dans des brassards de cuir (un dispositif analogue est figuré dans l'atlas de Cyon [Methodik] ; il en existe un spécimen dans le laboratoire de Swan, à Liège).

Le but de cette disposition nouvelle était d'étudier les mouvements simples sur des membres libres de toute contrainte ; mais l'expérience a été troublée par l'apparition d'accès épileptiques et d'un état de mal.

Le gyrus sigmoïde droit étant mis à nu, l'action motrice des divers points étant constatée, on note que des excitations successives (15 Gaiffe, 25 par seconde), appliquées chacune une demi-seconde sur le centre du membre antérieur gauche, produisent des soulèvements graduels de ce membre qui ne retombe pas à sa position de repos entre deux excitations; il décrit un arc de cercle autour de l'articulation scapulo-humérale et arrive, après cinq excitations, à l'extension complète en avant; il reste ensuite un instant contracturé, puis retombe peu à peu.

Après quelques instants, on renouvelle les excitations du centre du membre antérieur gauche, en comprenant dans la zone excitée le centre du membre postérieur correspondant : un grand accès se produit; il débute par le membre antérieur gauche, et s'étend rapidement aux autres membres, puis à la face; il s'accompagne d'une salivation sanglante; les pupilles sont dilatées en totalité dès le commencement de l'attaque.

L'animal est alors en état de mal; plusieurs attaques se succèdent dans l'espace de quelques minutes.

Il présente ensuite des hallucinations violentes : quand on lui parle ou qu'on le siffle, il gronde, jappe sourdement, essaie de mordre et tourne la tête du côté du bruit; les pupilles sont dilatées, les conjonctives injectées. Au bout de cinq minutes, le calme se rétablit, en même temps que les pupilles reprennent leur diamètre moyen et que la respiration se ralentit.

La trachéotomie est alors pratiquée pour permettre la curarisation et pour reprendre l'expérience du 12 février sur les troubles circulatoires liés à l'accès épileptique larvé. Mais à peine la canule a-t-elle été introduite que le chien présente une agitation excessive, sa respiration devient extrêmement fréquente (120 par minute): on renouvelle alors les excitations corticales en les renforçant; il est impossible de provoquer un seul accès. L'influence inhibitoire évidente de la trachéotomie tient-elle à l'irritation produite par la présence de la canule, au contact de l'air non réchauffé par son passage dans les fosses nasales, ou se relie-t-elle à la suroxygénation du sang par la respiration accélérée? L'état d'excitation générale de l'animal influe-t-il sur l'excitabilité cérébrale? Toutes questions sans solution actuelle.

La curarisation est alors produite par injection pleurale, la respiration artificielle établie; on a eu soin de soulever l'artère axillaire gauche et de la comprimer au moyen d'une pince avant l'injection. Cet isolement du membre antérieur a été complété par la compression circulaire au moyen d'un anse métallique glissée au-dessous du paquet vasculo-nerveux; on a constaté que les nerfs moteurs n'avaient pas perdu leur excitabilité dans ce membre, alors que le sciatique ne produisait plus de secousses. Les excitations du cerveau n'ont cependant pas provoqué d'accès épileptique dans les muscles conservés comme témoins, et les modifications circulatoires ordinaires ne se sont pas produites. L'expérience, quoique négative, vient à l'appui des précédentes : elle montre que les excitations du cerveau ne produisant pas d'attaque évidente ou larvée, n'influencent que très légèrement l'appareil circulatoire.

Expérience n° 23 (18 février 1878) avec M. Beaunis. — Analyse des troubles circulatoires qui accompagnent les différentes phases des accès épileptiques. — Absence de troubles notables par l'excitation corticale quand il n'y a pas d'attaque. — Inefficacité épileptogène de la substance blanche.— Influence de l'état asphyxique du sang sur les accès et modifications circulatoires qui leur sont associées.

Chien de chasse vigoureux, jeune, opéré pendant une légère chloroformisation.

Mise à nu du gyrus sigmoïde droit : détermination du point cortical correspondant aux muscles extenseurs du poignet gauche. Excitabilité avec faibles courants. Carotide gauche (bout central) en rapport avec un manomètre anéroïde.

On provoque, à longs intervalles, de grands accès épileptiques complets : toniques d'abord, à vibrations rapides dans une seconde période, cloniques à grandes secousses dans une troisième phase.

Les modifications circulatoires et convulsives, très exactement relevées dans trois de ces grandes attaques, sur les tracés myographiques et manométriques simultanés, se sont montrées identiques comme sens général : on a toujours vu un *ralentissement* du cœur, parfois considérable, accompagner la période *tonique* de l'attaque : puis une *accélération*, qui a atteint dans deux cas des chiffres énormes (300), se produire dès que les secousses se dissocient et se maintenir autant qu'elles ; enfin la fréquence du cœur, un instant conservée pendant la période terminale des grandes secousses, diminue graduellement après l'accès, pour reprendre sa valeur première.

La pression, tendant toujours à s'élever, subissait à des degrés divers l'influence du cœur.

Le tableau suivant permet de se rendre compte des rapports entre les mouvements provoqués et les troubles circulatoires, dans les conditions variées qui sont indiquées dans la première colonne : ce relevé ne correspond, du reste, qu'à quelques-unes des feuilles de tracés comparatifs fournis par cette expérience.

CONDITIONS	NATURE DES MOUVEMENTS	TROUBLES CIRCULATOIRES
1. Excitat. moyenne (50 G.), *marginale postérieure*. (Après plusieurs attaques.)	Contracture provoquée. Tétanisation épileptique généralisée. Accès clonique général.	Pas d'accélération du cœur. Pas de ralentissement (cœur déjà très lent). Pas d'élévation de pression. Accélération croissante du cœur, faible élévation de pression.
2. Mêmes excitations, mais arrêt respiratoire par fermeture trachéale. Ouverture de la trachée pendant l'accès.	Grand accès tonico-clonique. Phase clonique.	Ralentissement du cœur (au lieu d'accélération) pendant la phase clonique : prédominance de l'influence asphyxique. Cœur s'accélère (prédominance d'influence clonique).
3. Après arrêt respiratoire préalable.	Accès court, tonique surtout clonique.	Grand ralentissement initial (par influence asphyxique). Accélération, la respiration étant libre.
4. Sans asphyxie préalable.	Accès tonico-clonique.	Ralentissement du cœur (phase tonique). Accélération (phase clonique). (L'accélération se maintient vingt secondes après l'accès.)
5. Excitations très intenses de la substance blanche.	Pas d'accès. (Contracture violente pendant l'excitation.)	Pas de modifications circulatoires.

Cette expérience établit la série des faits importants qui suivent :

1° Le rapport du ralentissement du cœur avec la période tonique de l'attaque ;

2° Le rapport de l'accélération du cœur avec la période clonique de l'attaque;

3° L'absence d'effets circulatoires quand il n'y a pas d'attaque ou d'état épileptique provoqué;

4° L'absence d'effets circulatoires avec excitations de la substance blanche, sans épilepsie ;

5° L'influence adjuvante de l'état asphyxique sur le ralentissement épileptique du cœur (phase tonique);

6° L'insufflation atténuante de l'état asphyxique sur l'accélération épileptique du cœur (phase clonique).

Expérience n° 24 (11 mars 1878) avec M. Lépine. — Absence d'accès par excitations corticales de faible durée ; accès par les mêmes excitations plus prolongées. — Troubles circulatoires exceptionnels pendant les attaques — Effets d'injections successives d'essence d'absinthe.

Jeune chien lévrier mâtiné, de taille moyenne, à jeun.

Trépanation à droite ; mise à nu du gyrus sigmoïde : détermination du centre pour le membre antérieur droit.

Muscles extenseurs de la patte détachés : tendons du poignet en rapport avec myographe à transmission.

A. — Des excitations induites modérées (20 Gaiffe), en séries successives de six, répétées à intervalles de deux secondes et neuf fois consécutives, ont provoqué de brèves contractions, assez inégales en amplitude, sans tétanisation à la suite de l'excitation. On n'a observé d'autre modification circulatoire qu'une légère élévation de la pression moyenne.

B. — Des excitations induites de même intensité, mais prolongées huit secondes, donnent lieu, pendant leur passage, à un tétanos dissocié avec raccourcissement progressif des muscles ; dès que l'excitation est suspendue, la contracture devient plus complète et une tétanisation générale parfaite, caractérisée par une contracture prolongée, se produit.

Cet accès tonique dure plus d'une demi-minute et est suivi d'une phase clonique avec décontraction musculaire rapide qui dure tout autant.

L'attaque a donc été, comme d'habitude, tonique puis clonique, avec cette particularité que la période tonique s'est prolongée beaucoup plus longtemps que de coutume.

Il est remarquable que, contrairement à ce qui s'observe ordinairement, le cœur ait subi *pendant la phase tonique* une *accélération* croissante de 150 à 240 et se soit ensuite considérablement *ralenti* pendant la phase *clonique*, jusqu'à tomber à 60. — La pression s'élevant d'abord rapidement, puis redescendant par oscillations, s'est maintenue plus élevée pendant toute l'attaque.

Après l'attaque le cœur a repris sa fréquence et la pression s'est élevée de nouveau.

Une seconde grande attaque, tout à fait comparable à la première pour la longue durée de la période tonique, a été provoquée au bout d'un quart d'heure par l'excitation beaucoup plus prolongée de la même région. Elle n'a été suivie que d'une très courte période clonique.

La marche générale des modifications circulatoires a été exactement la même : grande accélération du cœur (de 90 à 270) pendant la phase d'augment de la contracture, élévation de la pression dans la même période. On remarque que les oscillations de la moyenne de pression ont assez exactement suivi les variations d'intensité de la contracture.

Avant même que celle-ci ne fût terminée, mais au moment où elle a commencé à devenir moins intense, dès que les muscles, de la contracture parfaite ont passé à la phase de vibrations, on a vu le cœur se ralentir en quelques secondes et tomber du maximum 240 au minimum 90, chiffre initial.

La pression n'a pas subi une chute proportionnée à cette excessive diminution de fréquence du cœur; ce qui concourt, avec beaucoup d'autres preuves, à établir l'existence d'un spasme vasculaire énergique.

Après la suspension de toute convulsion, on voit la fréquence du cœur devenir très grande, et atteindre presque le chiffre observé pendant l'accès tonique.

Dans ce second cas, fourni par le même animal, on a encore noté ce fait *contraire à la loi habituelle* que *le cœur s'accélère considérablement pendant la phase tonique et se ralentit pendant la phase clonique.*

On a fait à l'animal trois injections successives (à un quart d'heure d'intervalle) d'essence d'absinthe dans la veine saphène interne. Pas de mouvements convulsifs. — Respiration plus fréquente, cœur plus rapide, pression plus basse, *sang noir dans les artères. — Grande dyspnée.*

1° On provoque une attaque par l'excitation corticale : la tétanisation est beaucoup moins violente, les secousses plus fusionnées, le raccourcissement musculaire moins considérable; la phase clonique de l'attaque très courte. Il semble que l'animal soit épuisé par l'absorption de l'absinthe comme s'il avait été soumis à un grand nombre d'attaques.

On remarque cette fois que pendant la phase *tonique* de l'attaque les pulsations du cœur ne deviennent pas plus fréquentes, que la pression ne s'élève pas. Pendant la phase clonique et dans la période de repos qui la suit, la fréquence des battements du cœur augmente, la pression s'abaisse légèrement. — Un peu plus tard le cœur reprend son rythme et la pression remonte.

2° On fait une quatrième injection d'un centimètre cube d'essence d'absinthe. On note les effets cardiaques immédiats : cœur accéléré, pression abaissée. On dirait que le contact de l'essence d'absinthe produit une sorte de tétanisation du cœur lequel, quoique accéléré, envoie moins de sang dans les artères.

Un quart d'heure après, l'animal n'a pas eu d'attaque, la pression baisse progressivement, le cœur s'accélère, la respiration se ralentit et devient de plus en plus pénible. — L'animal est tué par la piqûre du bulbe.

Autopsie immédiate : cœur gorgé de sang noir dans toutes les cavités. Poumons absolument rouge brun, marbrés avec infarctus.

EXPÉRIENCE n° 25 (25 mars 1878). — Examen des troubles paralytiques plusieurs mois après la destruction d'une partie de la zone motrice d'un côté. — Epilepsie spontanée, état de mal. — Dégénération descendante de la moelle.

Chienne boule-dogue opérée pour l'étude des accidents consécutifs à la destruction de la zone motrice : ablation au bistouri du gyrus sigmoïde droit ; pansement antiseptique. — Phénomènes de parésie habituels dans les membres du côté opposé. Animal conservé plusieurs mois, sans accidents ; atténuation graduelle des troubles du mouvement sans disparition complète (mêmes faits que dans l'expérience n° 19).

Le 24 janvier 1879, accidents observés pour la première fois : écume sanglante aux lèvres, inquiétude ; démarche en cercle vers la droite ; quand on arrête l'animal, il reste fixe sur ses pattes, regardant à droite ; il a des secousses convulsives dans tout le côté gauche du corps, sauf dans la patte de derrière. Les pupilles sont égales. Pas de délire appréciable, pas de fièvre.

Le lendemain, après une nuit passée dans la pièce chaude du calorifère, on constate un accès d'épilepsie partielle limité au côté gauche du corps, mais plus intense que la série de ceux qu'on avait observés la veille et s'étendant de plus au membre postérieur gauche. — Impossibilité de se tenir debout, chute à droite ; tête toujours tournée à droite, déviation des yeux vers la droite (côté de la lésion). Préhension des aliments impossible, déglutition facile, l'animal avalant avec avidité l'eau qu'on verse dans sa gueule. On introduit une solution de 4 grammes de chloral dans l'estomac : sommeil profond au bout de quatre minutes ; réflexes conservés ; plus de déviation conjuguée de la tête et des yeux.

Le 26 janvier, le sommeil dure toute la journée.

Le 27, l'animal s'est réfugié dans le cendrier du calorifère qui n'avait pas été allumé la veille ; il est couché sur le côté droit, les oreilles redressées, avec quelques secousses convulsives et rapides à forme vibratoire, sauf dans la patte postérieure gauche dont les secousses sont espacées. Nouvelle dose de chloral (3 gr. 50) : sommeil prolongé.

Le 28, trouvé mort le matin, en rigidité complète. Autopsie le soir même. — Cerveau adhérent à la cicatrice fibreuse du crâne ; la calotte est enlevée en même temps que la voûte des hémisphères. — Foyer de ramollissement rouge circonscrit, occupant la région sigmoïdienne droite et s'étendant à 1 centimètre et demi dans l'épaisseur du centre ovale. Pas d'apparence d'atrophie pédonculaire ou pyramidale (cerveau et moelle conservés dans le bichromate pour examen ultérieur). — Système veineux encéphalo-rachidien gorgé de sang. — Viscères sains, anémiés, surtout l'intestin.

A l'examen histologique, dégénération descendante occupant le fascicule postérieur du faisceau latéral de la moelle.

EXPÉRIENCE n° 26 (22 mai 1878). — Analyse des modifications circulatoires des accès épileptiques ; recherche de leurs rapports avec les troubles respiratoires et les convulsions. — Influences cardiaques modératrices centrales. — Influence vasomotrice indépendante.

Chien vigoureux. — Trachéotomie. — Section de deux vago-sympathiques. — Mise à nu des deux zones motrices sans accident.— On a constaté que l'excitation unilatérale de la dure-mère produit la dilatation pupillaire bilatérale, avant la section des vago-sympathiques.

Série d'excitations faibles localisées à un seul centre :

A 10 Gaiffe : mouvements bilatéraux ; à 9 G. : mouvements d'intensité sensiblement égale ; à 8 G. : mouvements localisés unilatéraux ; à 7, 6, 5, 4, G. : mouvements localisés unilatéraux ; à 3 G. : aucune réaction.

Quand la surface corticale est mouillée (sang, liquide sous-arachnoïdien) on n'obtient pas de mouvements, avec des courants qui en provoquent sur la surface sèche. La section du vago-sympathique ne produit pas d'augmentation d'excitabilité du côté correspondant (intensité 3 Gaiffe toujours inefficace). La double section des vago-sympathiques ne s'accompagne pas de modifications de couleur appréciables à la surface de l'hémisphère.

I. — Accès généralisé provoqué par l'excitation maxima du centre du membre antérieur (100 Gaiffe pendant 2 secondes) : 1° pendant la courte période de contracture produite par le passage des courants la pression reste fixe ; 2° pendant la tétanisation secondaire épileptique qui se généralise rapidement, la pression s'élève de 45 mm. Hg. ; 3° pendant la période de dissociation des secousses (d'abord vibrations rapides, puis mouvements cloniques réguliers), la pression retombe peu à peu à sa valeur primitive.

II. — Pour déterminer les rapports que peuvent présenter ces variations de la pression avec les troubles des mouvements respiratoires, on répète l'expérience, après avoir introduit dans l'œsophage une sonde terminée par une ampoule à parois résistantes et qui doit fournir l'inscription simultanée des variations de la pression intrà-thoracique : l'œsophage est rendu passif par la section des deux pneumogastriques.

III. — Une série d'excitations induites aussi fréquentes, mais beaucoup moins intenses (25 Gaiffe au lieu de 100), provoque un accès qui reste partiel (localisé au membre correspondant au centre excité) et beaucoup plus court que les précédents.

Les mouvements respiratoires sont peu influencés pendant l'excitation ; on voit ensuite quelques expirations fortes qui élèvent modérément la pression œsophagienne au-dessus de son niveau moyen. La pression artérielle subit aussi une élévation très modérée, qui ne dépasse pas 7 ou 8 mm. Hg., et atteint son maximum vers la fin de la période tonique.

Dans ce cas, il paraît y avoir encore un rapport assez net entre la localisation de l'accès et la faible modification respiratoire, d'une part, et entre le peu d'intensité des effets respiratoires et le peu d'importance de l'élévation de pression d'autre part.

L'accès ayant été assez peu prolongé pour qu'on ait pu recueillir l'indication des modifications consécutives sur le même tour de cylindre, on voit qu'à la suite de l'élévation passagère de la pression, une chute notable se produit à la fin de l'accès : la moyenne descend fort au-dessous de sa valeur initiale.

Ce phénomène de dépression consécutive aux mouvements convulsifs paraît plutôt lié au fait de l'élévation préalable de la pression qu'à toute autre cause. Cependant il faut tenir compte de la surdilatation vasculaire qui se produit dans les muscles après leur contraction.

IV. — Un peu plus tard, on renouvelle l'excitation corticale, en renforçant les courants et en répétant leur application pendant la première partie de la phase tonique de l'accès.

L'excitation, ayant été à la fois plus forte et plus prolongée, provoque un grand accès généralisé.

L'examen des rapports entre les diverses variations musculaires, respiratoires et circulaires, est ici très instructif.

On constate tout d'abord que pendant la phase tonique de l'accès généralisé, la respiration ne commence à se modifier d'une manière importante qu'au moment du grand renforcement initial, au moment où débute réellement l'accès général : on voit alors une expiration violente et soutenue élever de beaucoup au-dessus de son niveau la pression intrathoracique ; en même temps, la pression artérielle augmente notablement.

En suivant la marche des phénomènes, on constate que, quand la seconde série d'excitations corticales provoque une reprise violente de l'accès tonique, la respiration présente une nouvelle modification de même sens que la première, c'est-à-dire une tendance à l'expiration forte et prolongée par contracture des muscles expirateurs (identique à l'effort, avec contraction prédominante des parois abdominales). A ce moment une grande surélévation de la pression artérielle se produit.

Cette pression reste donc fort élevée au-dessus de la moyenne normale pendant tout le temps que dure l'accès et tant que la respiration, quel que soit son rythme, se fait en position expiratoire.

Elle tombe rapidement au-dessous de sa moyenne, à la fin de l'accès, quand la respiration reprend son type premier et que la pression intra-thoracique redescend à sa valeur négative normale.

V. — De nouveaux essais, pratiqués dans des conditions d'excitation variées conduisent au même résultat général, à savoir que la pression artérielle reste élevée tant que le thorax est le siège d'une pression positive notable.

Malgré la localisation de l'attaque à un membre, il s'est produit de tout aussi importantes modifications de la pression artérielle que dans plusieurs accès généralisés antérieurs.

La raison paraît en être dans la participation énergique de l'appareil respiratoire à l'accès convulsif: on voit, en effet, que chaque renforcement de la pression artérielle coïncide avec un renforcement expiratoire et, d'autre part, la moyenne de la pression artérielle reste élevée, tant que la pression intra-thoracique reste positive.

Il est à noter que, dans toutes ces expériences successives, la trachée est restée largement ouverte, ce qui exclut, sinon complètement, du moins en grande partie, l'influence de l'effort thoracique. Il est probable que c'est surtout par la grande augmentation de la pression abdominale que se produit l'influence des changements respiratoires sur la pression artérielle.

Dans les conditions de cette expérience, on ne peut cependant ni affirmer ni éliminer l'influence vaso-motrice indépendante, qui serait provoquée par l'excitation même du cerveau et en rapport avec l'état d'hypérexcitabilité nerveuse centrale caractérisant la réaction épileptique.

Des expériences sur les animaux curarisés montreront plus tard la part qui revient à ce facteur.

Le tableau suivant résume les principaux faits observés dans cette expérience.

CONDITIONS	MOUVEMENTS	EFFETS CIRCULATOIRES
2 *Pneumogastriques coupés.* Exitation 100 Gaiffe, pendant 2 secondes, appliquées au centre membre antérieur.	1° Contracture provoquée pendant le passage des courants ; 2° Tétanisation soutenue ; 3° Phase clonique.	Pas de modification de pression. Elévation croissante de pression du début à la fin de la tétanisation. Décroissance graduelle de la pression.
Même excitation avec exploration simultanée de la pression thoracique, pour déterminer l'influence mécanique respiratoire.	1° Contracture provoquée, avec forte expiration ; 2° Tétanisation généralisée, avec augmentations saccadées de la pression thoracique. 3° Phase clonique partielle et grands mouvements respiratoires.	Augmentation peu notable de pression (expiration). Augmentation croissante de pression avec renforcement à chaque expiration. Décroissance graduelle de pression avec oscillations respiratoires.
Excitation moins forte (25 G.)	Accès beaucoup moins violent, encore partiel, avec faibles modifications respiratoires.	Même sens des variations, mais atténuées. Dépression notable consécutive.
Excitation 50 G. Avec réapplication pendant l'accès tonique.	Accès tonique général renforcé par l'excitation, avec phase clonique.	Pas de modifications cardiaques, mais élévation de pression qui se renforce au moment des secousses et de la tétanisation. Chute consécutive au-dessous de la moyenne.
Même excitation.	Accès tonico-clonique partiel et position expiratoire du thorax, sans suppression des mouvements respiratoires.	Elévation croissante de pression avec renforcement expiratoire.

Cet ensemble de phénomènes conduit aux conclusions suivantes :

1° En l'absence d'influences motrices centrales (2 Pneumogastriques coupés) le cœur ne subit pas de modifications.

2° L'influence vaso-motrice se dégage par le fait de l'absence de variations cardiaques.

3° La respiration, modifiée par l'état épileptique, agit sur la pression (renforcement expiratoire); les contractions musculaires général agissant dans le même sens (renforcement par le tétanos).

Expérience n° 27 (24 mai 1878). — Analyse des modifications respiratoires et circulatoires des accès épileptiques. — Influence de l'état asphyxique du sang sur les attaques. — Analyse des mouvements œsophagiens pendant l'accès épileptique; passivité de ces mouvements.

Chien griffon vigoureux, très irritable. Trachéotomie sans anesthésie. Trépanation à gauche sans accidents; mise à nu du sillon crucial et détermination des points excitables correspondant au membre antérieur droit.

Exploration des mouvements des muscles extenseurs avec myographe à transmission en rapport avec tendons détachés. Exploration de la pression œsophagienne intra-thoracique avec ampoule résistante. Exploration de la pression artérielle générale avec manomètre élastique.

I. — Excitations peu intenses (10 Gaiffe) appliquées un temps variable sur la frontale ascendante gauche; séries de tétanisations peu prolongées avec accélération du cœur peu marquée et élévation modérée de pression.

II. — Excitations plus intenses, avec tétanisation localisée, sans fusion des secousses: accélération modérée, surtout accentuée après l'accès.

III. — Mêmes excitations plus prolongées, suivies d'une grande attaque tonico-clonique : pendant la phase *tonique*, pas d'accélération; celle-ci se produit et va s'accentuant pendant la phase clonique.

IV. — Mêmes excitations; pas d'accélération pendant la phase tétanique *initiale*, avec élévation de pression; l'accélération commence ensuite avant la fin de la période tonique et s'accentue jusqu'à une valeur qu'elle conserve pendant toute la phase clonique.

V. — Grande attaque clonique avec accélération du cœur peu marquée; élévation notable de pression au début de la tétanisation, se maintenant pendant toute l'attaque

La pression œsophagienne s'élève dès le début et reste élevée pendant la première période de l'attaque, en présentant des variations brusques, évidemment en rapport avec les secousses convulsives de la paroi.

VI. — Excitation prolongée 8″, forte (40 Gaiffe), provoquant une violente *tétanisation* générale, avec contracture de la paroi thoraco-abdominale, qui produit une élévation très notable de la pression œsophagienne.

En même temps que la contraction musculaire générale et que l'augmentation de pression thoracique, très notable augmentation de pression artérielle, avec accélération du cœur, modérée d'abord, mais très nette pendant la période tonique elle-même, s'accentuant beaucoup pendant la phase clonique.

VII. — Mêmes phénomènes.

VIII. — On *ferme la trachée* dès le début de l'attaque provoquée : la pression artérielle qui commencait à s'élever, subit aussitôt une chute inusitée et le cœur s'accélère (phase clonique). La chute de pression artérielle ne peut être attribuée à une exagération d'aspiration thoracique au début de l'accès, car la pression s'élève notablement dans l'œsophage. La trachée restant fermée pendant le reste de l'attaque, on voit se produire les effets cardiaques de l'asphyxie : grands ralentissements du cœur avec élévation de la pression et oscillations accentuées.

Cette influence modératrice de l'asphyxie contrebalance donc les effets accélérateurs de l'accès clonique, puisque, quand on rend l'air au poumon, l'accélération se manifeste après quelques instants.

IX. — Un accès à forme vibratoire rapide, étant provoqué par l'excitation corticale à 50, les convulsions éclatent dans les membres, tandis que la paroi thoracique reste tendue, en état tétanique, dans la position expiratoire, comme en témoigne l'augmentation fixe de la pression œsophagienne : la pression artérielle s'élève d'emblée notablement et reste élevée pendant toute la durée de l'accès ; le cœur s'accélère presque dès le début pour se ralentir ensuite notablement, quand l'accès se suspend.

Expérience n° 28 (25 août 1878). — Recherche de l'état des vaisseaux périphériques pendant les accès épileptiques.

Jeune chien dogue, vigoureux. Anesthésie chloroformique pour l'opération. Trépanation. Détermination précise du point cortical correspondant au membre antérieur opposé (muscles extenseurs).

Bout *périphérique* de la carotide correspondante en rapport avec manomètre élastique, sous faible pression pour éviter la pénétration du carbonate de soude.

L'excitation prolongée (25 Gaiffe) du point indiqué produit des mouvements à caractère d'abord convulsif et clonique, puis rythmés, à forme choréique, *localisés*. A partir du début des convulsions, on voit s'élever graduellement la pression récurrente dans la carotide, phénomène résultant d'un resserrement vasculaire local ou d'une élévation de pression générale. D'autres expériences ont montré que la provocation d'un état épileptique, même localisé, détermine un resserrement général des vaisseaux, lequel entraîne forcément (si aucune cause de dépression n'intervient) l'élévation de la pression.

Ici, dès lors, on doit attribuer l'augmentation de pression récurrente au spasme vasculaire-carotidien, mais on ne doit pas considérer ce phénomène comme limité au réseau exploré.

Expérience n° 29 (28 août 1878). — **Analyse des troubles circulatoires qui accompagnent les accès. — Attaques provoquées par l'excitation du bout central du vaso-sympathique.**

Chien vigoureux, jeune, irritable. — Trépanation fronto-pariétale droite. — Inscription des mouvements des muscles extenseurs du poignet gauche, des mouvements respiratoires, de la pression fémorale.

Difficulté inaccoutumée pour provoquer des mouvements localisés : animal très agité (voir Exp. n° 20). — Un peu plus tard, l'excitation de la marginale postérieure droite (20 G. 3 secondes) provoque un premier accès.

Tétanisation initiale s'accompagnant d'une légère augmentation de pression avec ralentissement du cœur peu marqué. Dès que l'accès devient clonique (secousses brusques généralisées), la pression commence à s'abaisser, le cœur s'accélère. La chute de pression s'accentue rapidement, en même temps qu'augmente la fréquence du cœur quand l'attaque arrive à sa fin et que de grandes secousses espacées se substituent aux vibrations rapides du début de la phase clonique. L'attaque terminée, le cœur reste accéléré et devient irrégulier, la pression se relève peu à peu. Au bout d'une demi-minute tout est revenu à l'état normal.

Une demi-heure après, une nouvelle excitation plus forte de la même région provoque un accès convulsif dans le membre antérieur gauche ; les membres du côté opposé et les muscles de la nuque restent, pendant toute la durée de l'accès clonique localisé, en état de forte tétanisation, sans secousses dissociées.

L'excitation du bout central du vaso-sympathique gauche, avec de forts courants d'intensité croissante (de 45 à 100 G.), est suivie, deux minutes après environ, d'une grande attaque débutant par les muscles du cou du même côté et rapidement généralisée.

Pour s'assurer qu'il ne s'agit pas d'une coïncidence, on répète un quart d'heure après la même expérience : l'attaque se reproduit encore deux à trois minutes après.

Un troisième essai reste sans succès. L'autopsie pratiquée aussitôt après la mort par section du cœur, montre une nappe de sang épanché dans la cavité sous-arachnoïdienne, enveloppant les deux hémisphères et les ganglions de la base. Rien dans les ventricules latéraux.

Expérience n° 30 (31 août 1878). — Analyse détaillée des convulsions par excitation corticale et des réactions respiratoires qui les accompagnent. — Recherche de la participation active de l'œsophage aux convulsions. — Etat de la circulation cérébrale pendant les attaques. — Tentatives de suppression des convulsions par des irritations variées.

Chienne roquet. vieille. vigoureuse, trépanée à gauche, au niveau de la zone motrice. Opération régulière, sans accident. Détermination de la région du gyrus qui est en rapport avec le membre antérieur opposé.

Exploration du mouvement des extenseurs de l'avant-bras. avec myographe à transmission.

Exploration simultanée des changements de la pression œsophagienne avec ampoule manométrique dans l'œsophage et sonde de gomme pour transmettre au dehors les changements de pression.

I. — L'excitation du centre cortical pour le membre antérieur opposé, faite avec des courants induits successifs, 50 G., et maintenue cinq secondes, provoque, pendant son application, de violentes secousses de la patte antérieure opposée, secousses très étendues. Dès que l'excitation cesse, les muscles se raccourcissent dans tout le corps et entrent en vibration avec relâchement graduel. Ceci constitue la première phase de l'accès provoqué.

Dans les instants correspondants, que se passe-t-il du côté de la pression œsophagienne ?

Pendant la période qui correspond aux violentes secousses des membres provoquées par le passage des courants, on constate que la pression intra-œsophagienne augmente notablement, comme si l'œsophage se resserrait activement sur l'ampoule manométrique qu'il contient.

Mais il continue à subir les influences des mouvements respiratoires qui ne se suspendent pas pendant cette période et la suivante ; seulement la respiration s'opère avec une bien moindre amplitude.

On ne peut pas déterminer, d'après cet exemple, si l'œsophage subit simplement l'effet d'une augmentation générale de la pression intra-thoracique et traduit ces effets en exerçant passivement une plus forte pression sur l'ampoule, ou bien, s'il se contracte pour son compte, présentant les mêmes secousses convulsives que les muscles des membres : *à priori*, la dernière hypothèse est logique, l'œsophage étant, chez le chien, formé de fibres musculaires striés.

Mais, en ouvrant le thorax, on voit disparaître toute influence des parois œsophagiennes, ce qui en exclut la participation active aux manifestations d'exagération de la pression précédemment indiquées.

Cette expérience cruciale n'a pas été faite dans le c s présent : on s'est contenté d'opérer la double section des pneumogastriques, nerfs moteurs de l'œsophage. L'expérience, répétée dans ces conditions, montre que, pendant un grand accès convulsif spontané, à forme clonique, l'œsophage, malgré son énervation, a fait subir à l'ampoule manométrique les mêmes influences que précédemment.

Il subit donc passivement les effets des mouvements thoraco-abdominaux.

Au cours de l'expérience, on a fait les remarques suivantes :

1° Phénomènes de congestion encéphalique, très accusés pendant les attaques : hernie du cerveau, violacée, dure, très difficile à réduire ;

2° Hémorrhagies veineuses très abondantes par les canaux osseux du crâne et les veines de la pie-mère ;

3° Inégalité pupillaire remarquable pendant les attaques : la pupille du côté opposé au côté excité se dilatait la première et restait le plus longtemps dilatée ;

4° L'excitation corticale pendant l'accès ne modifiait pas la marche des convulsions ;

5° La compression du cerveau restait également inefficace ;

6° La torsion des orteils demeurait aussi sans effet.

Expérience n° 31 (3 septembre 1878). — Analyse graphique des convulsions d'origine corticale et des accès d'épilepsie absinthique. — Inexcitabilité absolue de l'écorce pendant l'intoxication aiguë par l'essence d'absinthe.

Chat vigoureux. Opération avec anesthésie par l'éther. Trachéotomie.

Première série. — Excitations corticales localisées au centre du membre antérieur gauche. Tendons de l'extenseur commun des doigts en rapport avec un myographe à transmission.

I. — Formes diverses d'accès épileptiques, dans lesquels prédominent les grands mouvements cloniques.

Fait particulier *douteux* : pendant le passage même des excitations tétanisantes, les muscles présentent des périodes de relâchement qui peuvent n'être qu'*apparentes* et tenir à la flexion de la patte, prédominant à un moment donné sur l'extension et produisant l'apparence d'un relâchement des extenseurs.

Les excitations corticales n'étant pas très fréquentes, en aucun cas, on n'obtient de véritable tétanisation fusionnée, mais des secousses rapides s'ajoutant les unes aux autres avec un raccourcissement progressif des muscles.

II. — Types d'attaques cloniques à grands mouvements, consécutives à une tétanisation provoquée incomplète.

Relâchement progressif du muscle en plusieurs temps (contracture décroissante) à la suite d'une attaque.

Deuxième série. — Après les essais d'épilepsie corticale, on examine les effets de l'injection d'essence d'absinthe.

A 5 h. 13, injection de la plèvre de 10 gouttes d'essence. Deux minutes après : dilatation pupillaire modérée avec conservation de la contractilité de l'iris à la lumière.

Inexcitabilité corticale, malgré turgescence considérable.

Quatre minutes après. — Rétrécissement très marqué de la pupille. Sans accès convulsif absinthique.

A 5 h. 18, nouvelle injection de 12 gouttes d'essence d'absinthe.

La pupille devient rapidement punctiforme. Elle se dilate bientôt au maximum, et cette dilatation précède de quelques secondes l'apparition des convulsions : quelques secousses générales se produisent, puis l'animal est pris d'une tétanisation violente. Il meurt en cet état après un arrêt prolongé de la respiration. Tous les muscles se relâchent en même temps. Quelques mouvements respiratoires surviennent à ce moment.

Expérience n° 32 (5 septembre 1878). — Diminution ou perte passagère de l'excitabilité corticale à la suite des accès provoqués ; inefficacité de la double compression carotidienne sur la marche des accès ; modifications de la pupille produites par les excitations corticales avec ou sans accès épileptique. — Mouvements associés et généraux malgré l'ablation de la substance grise d'un côté.

Chien épagneul, jeune, adulte, très vigoureux, trachéotomisé quelques jours auparavant ; température rectale 38°. Mise à nu d'une partie seulement du gyrus sigmoïde du côté *droit* (marginale postérieure).

1re Excitation trop forte (30 Gaiffe, 1 seconde) : attaque légère, mais généralisée et prolongée, *avec dilatation pupillaire double et totale.*

2e Excitation semblable, après isolement préalable des carotides en arrière desquelles est passé un fil d'attente : attaque caractérisée par les phénomènes suivants :

1° Convulsions cloniques des paupières du côté gauche et secousses rapides de l'oreille correspondante ; *strabisme divergent ; pupilles moyennes, sensibles à la lumière ;*

2° Quelques secondes après, secousses convulsives absolument limitées aux segments inférieurs du membre antérieur *gauche.*

Les secousses apparaissent ensuite dans le membre postérieur gauche et, un peu plus tard, dans le membre postérieur droit et dans la queue.

A aucun moment, il n'y a eu de secousses dans le membre antérieur droit. Dilatation pupillaire presque totale à partir du début de l'extension de l'accès ;

3e Excitation identique appliquée à la même région corticale cinq à six minutes après l'attaque : aucun effet.

4e Excitation un quart d'heure après : même résultat négatif.

5e Excitation avec courants induits beaucoup plus forts (50 Gaiffe au lieu de 30) : petit accès localisé aux paupières du côté gauche, sans autres convulsions. *Immobilité pupillaire pendant ce léger accès.*

6e Excitation, après quelques minutes de repos : même effet, mais secousses palpébrales et frontales plus fortes ; quelques mouvements de l'oreille. *Pupilles restent normales.*

Aussitôt après que ce léger accès local est terminé, apparition d'un grand accès spontané, débutant par une reprise des secousses fronto-palpébrales à gauche, passant ensuite au membre postérieur gauche, puis s'étendant aux trois autres membres qui tous entrent en contracture ; *pas de dilatation pupillaire malgré la généralisation de l'attaque.*

7e Excitation, quelques minutes après la grande attaque précédente : léger accès clonique limité aux paupières et à l'oreille gauche, avec quelques mouvements de la patte antérieure gauche.

Presque aussitôt après, reprise spontanée violente s'étendant à tout le côté gauche qui reste d'abord contracturé, puis est agité de secousses convulsives. Dans ces accès comme dans le précédent, *la dilatation pupillaire a fait défaut ;* la double compression carotidienne n'a en rien modifié l'intensité et la durée de l'accès

Après une huitième excitation, qui a provoqué les mêmes réactions convulsives localisées, on constate que la région corticale précédemment excitée, cesse absolument de réagir, sans présenter aucune altération hémorrhagique ou autre, à des courants d'intensité graduellement croissante (de 50 à 100 Gaiffe).

On découvre alors le gyrus sigmoïde sur une plus grande étendue et on retrouve sur toute sa surface la même inexcitabilité. Du côté opposé, la zone motrice est aussitôt mise à nu, et, après s'être de nouveau assuré que le gyrus droit ne réagit pas aux courants maxima, on applique à gauche des excitations relativement faibles (30 G. au lieu de 100) : des mouvements très nets sont provoqués ainsi dans les membres du côté droit ; puis, une grande attaque se produit, d'abord dans les deux membres antérieurs, ensuite dans tout le corps.

Après cinq minutes de repos, l'excitabilité n'a pas reparu à *droite*, elle persiste à gauche ; on provoque ainsi plusieurs attaques plus ou moins violentes, mais généralisées, qui sont suivies de contracture post-épileptique, persistant dans les membres opposés à l'hémisphère inexcitable plus d'une demi-heure après le dernier accès : l'animal détaché, remis à terre ne peut se tenir debout et tombe sur le côté contracturé. L'ablation de toute la zone motrice gauche ne supprime pas la contracture.

L'excitation de la dure-mère provoque une réaction irido-dilatatrice très nette, bilatérale, alors que la dilatation pupillaire faisait défaut, contre l'ordinaire, même dans les grands accès.

Le lendemain le chien est trouvé mort : l'examen du cerveau ne permet de constater aucune altération de la zone motrice droite devenue inexcitable la veille, ni des parties sous-jacentes du centre ovale.

Cette expérience eût été plus instructive, si, après avoir constaté l'inexcitabilité persistante de la zone motrice droite,on eut appliqué l'excitation aux faisceaux blancs mis à nu par l'ablation de cette zone : l'apparition de mouvements dans ces conditions eût établi l'importance propre de l'écorce et le peu de valeur de la diffusion des courants en profondeur.

Expérience n° 33 (6 septembre 1878). — Circonvallation au bistouri d'un centre cortical préalablement délimité par les excitations ; absence de troubles moteurs ; conservation de l'action épileptogène du centre isolé du reste de l'écorce ; accidents paralytiques consécutifs à l'ablation de ce centre ; inefficacité épileptogène de la substance blanche ; généralisation des accès épileptiques malgré l'ablation de la zone motrice d'un côté ; dilatation pupillaire faible malgré des accès épileptiques violents.

Chien griffon, jeune, de petite taille. Mise à nu de la zone motrice droite avec le trépan, plaie osseuse agrandie au coupe-net ; excision de la dure-mère sans accident ; l'animal remis aussitôt à terre, marche d'une façon normale, le membre postérieur gauche seul est un peu modifié, il reste un peu plus écarté du corps que le membre opposé ; la tentative que fait l'animal pour se débarrasser du mors est surtout exécutée avec la patte antérieure gauche.

On délimite facilement les points corticaux qui commandent à la patte antérieure : cette région occupe la partie inférieure de la marginale postérieure ; un trait de bistouri circonscrit cette zone, en coupant transversalement la partie supérieure de la marginale postérieure, passant en arrière de cette circonvolution, contournant le gyrus par en bas et remontant par le sillon crucial, pour rejoindre l'extrémité antérieure de la première incision ; la profondeur des sections dépasse notablement les limites des couches profondes de l'écorce ; on a soin de ménager deux ponts de pie-mère qui contiennent de gros troncs artériels et veineux.

Le chien remis à terre, marche sans hésitation. court, tourne à droite et à gauche sans tomber, se couche indifféremment sur les deux côtés, saute seul, sans y être invité, sur une chaise où il s'accroupit. Il se sert alors de ses deux pattes antérieures pour se débarrasser du mors ; mais, comme il le faisait avant la circonvallation du centre de cette patte, c'est de la patte *gauche* qu'il se sert de préférence. En le suspendant par la peau du cou, on ne remarque pas de différence dans l'attitude des deux membres antérieurs; si on le laisse retomber sur le sol, il ne fléchit pas plus sur une patte que sur une autre; la sensibilité est la même dans les deux membres.

L'excitation faible (5 Gaiffe) du centre isolé par la section circulaire, provoque d'abord des mouvements localisés dans le membre antérieur gauche, puis une attaque qui se généralise aux quatre membres et dure très longtemps, deux minutes environ, à l'état d'accès clonique, sans dilatation pupillaire.

Après de nouvelles excitations faibles (à 10 G., puis à 5 G.), qui montrent la persistance de l'excitabilité de la région circonscrite, on enlève toute la substance grise de cette région assez profondément pour faire disparaître l'écorce de la coupe ainsi obtenue; sur cette surface blanche, bien étanchée, des courants d'intensité croissante (de 5 à 14 G.), ne provoquent aucune réaction; à 15 seulement apparaissent de légers mouvements dans la patte antérieure gauche.

On remet alors l'animal à terre pour la troisième fois : après quelques pas, il tombe sur le côté gauche et ne sait plus se relever ; si on le laisse tomber sur le sol, les pattes pendantes, il fléchit sur les membres gauches, se couche de ce côté et agite les membres sans parvenir à se redresser.

Une nouvelle série d'excitations est appliquée à la surface des circonvolutions respectées dans l'ablation partielle précédente : une grande attaque généralisée se produit.

L'excitation du bout central des deux pneumogastriques est pratiquée successivement, sans être suivie d'attaque comme dans une expérience précédente; on remarque seulement que des excitations corticales plus faibles produisent facilement des accès généralisés et violents après la double excitation des nerfs vagues.

L'animal est tué par la section du bulbe.

Expérience n° 34 (16 septembre 1878). — Circonvallation au thermo-cautère d'un centre cortical préalablement délimité ; accidents paralytiques coïncidant avec la perte d'excitabilité de la portion circonscrite de l'écorce et des faisceaux blancs sous-jacents ; contracture des deux membres antérieurs à la suite d'une hémisection de la moelle dorsale, flaccidité des deux membres postérieurs ; disparition de la contracture des membres antérieurs à la suite d'une hémisection de la moelle cervicale ; recherche du trajet médullaire des excitations corticales.

Chien boule-dogue, vieux, très énergique. — Zone motrice droite mise à découvert sans accident. L'animal détaché marche, mieux encore que le précédent, sans aucune hésitation, n'écartant pas les membres, ne fléchissant jamais le poignet, etc.

Au lieu de pratiquer la circonvallation exclusivement au bistouri, comme dans l'expérience précédente et pour éviter un écoulement de sang qui avait été gênant, on circonscrit *avec le thermo-cautère* le centre préalablement déterminé comme correspondant au membre antérieur gauche, en ménageant deux grosses veines ; la section est complétée au bistouri, en suivant le même trajet que dans l'expérience n° 33.

L'animal, placé à terre, présente des troubles de mouvements très accusés du côté gauche, et particulièrement dans le membre antérieur : le poignet se fléchit facilement, la face dorsale est traînée sur le sol, le chien s'affaisse quelquefois du côté gauche, etc.

Frappés de ces effets, nous excitons aussitôt l'écorce de la région circonscrite, avec des courants croissants (de 30 à 80 Gaiffe) : aucune réaction ne se produit. Après l'ablation du centre cortical qui a évidemment subi l'influence du rayonnement du thermo-cautère, on excite les faisceaux blancs sous-jacents : ce n'est qu'à une certaine profondeur qu'on retrouve une trace d'excitabilité motrice.

La zone motrice gauche, mise alors à découvert, se montre excitable avec de faibles courants.

La moelle est mise à nu sur une petite étendue à la région dorsale et une hémisection transversale est pratiquée à droite. Une demi-heure après, on constate une contracture des *deux* membres antérieurs, contrastant avec la flaccidité des deux membres postérieurs. Dans ces conditions, une forte excitation de la zone motrice gauche, découverte en dernier lieu provoque un accès épileptique qui reste limité à la face et aux deux membres antérieurs ; aucun mouvement n'est produit dans les membres postérieurs, bien que la section médullaire n'intéresse que la moitié droite de la moelle.

Les mêmes effets sont observés à plusieurs reprises pendant les deux heures suivantes ; on continue aussi à observer la contracture des deux membres antérieures et la flaccidité des deux membres postérieurs.

2 heures après l'hémisection dorsale, on pratique, du même côté, l'hémisection de la moelle cervicale : *aussitôt, la contracture disparaît dans les deux membres antérieurs.*

Après cette seconde hémisection, l'excitation de la zone motrice gauche provoque des mouvements dans la face du côté opposé ; aucune réaction ne s'observe dans les membres. Une attaque épileptique se produit sous l'influence de ces excitations corticales ; elle est très violente, mais n'atteint absolument que la face.

On passe à l'examen des réactions capsulaires : *à droite* (du côté où avait été constatée l'inexcitabilité des faisceaux blancs jusqu'à une certaine profondeur à la suite de l'application du thermo-cautère sur l'écorce), on obtient des mouvements très nets dans la face du côté droit *et dans le membre antérieur droit* (l'hémisection médullaire cervicale n'avait donc pas interrompu la transmission ; l'entrecroisement des faisceaux se fait évidemment au-dessus, au niveau du collet bulbaire) ; *à gauche*, l'excitation capsulaire provoque des mouvements dans la face du côté droit, mais aucune réaction dans le membre antérieur droit (les faisceaux entrecroisés au niveau du bulbe étant interrompus dans leur trajet descendant par l'hémisection cervicale droite).

Le lendemain, déviation conjuguée de la tête et des yeux vers la droite, cécité de l'œil gauche.

Expérience n° 35 (17 septembre 1878). — Circonvallation au bistouri d'un centre cortical délimité au préalable ; troubles manifestes du mouvement ; atténuation rapide de ces troubles. — Accès épileptiques localisés au membre correspondant au centre cortical circonscrit.

Chienne bouledogue adulte, en rut. Zone motrice droite découverte par les procédés ordinaires. L'animal, mis à terre, marche normalement. On circonscrit *au bistouri* le gyrus sigmoïde tout entier, en suivant les limites externes des deux marginales, mais on conserve leur communication supérieure avec le reste du cerveau. Aucun trouble des mouvements dans la marche, dans la course et dans le saut. On complète par une section transversale la circonvallation commencée. Le trait de bistouri passe à une certaine distance de la scissure inter-hémisphérique. L'animal, remis à terre, présente des troubles manifestes du mouvement dans les membres du côté gauche, mais beaucoup plus marqués dans le membre postérieur ; celui-ci fléchit pendant la marche, et le chien tombe sur le côté ; la patte de devant est relevée beaucoup plus haut que la patte gauche, le poignet fléchit facilement. Cette observation paraîtrait donc en désaccord avec l'expérience n° 33, et pourrait être invoquée contre la théorie de l'indépendance fonctionnelle des centres corticaux par rapport aux autres parties de l'écorce. Il ne s'agit pas, en effet comme dans l'expérience n° 34, d'une perte d'action due à l'influence du thermo-cautère ; du reste, l'excitation de la région circonscrite provoque des mouvements nets dans le membre antérieur opposé, ce qui prouve et son excitabilité et la persistance des connexions de l'écorce avec les faisceaux blancs sous-jacents que la section aurait pu accidentellement intéresser. Il est à remarquer cependant que, déjà *une heure* après les observations qui précèdent, la démarche était moins hésitante, les troubles du mouvement dans les membres très atténués, comme s'il y avait eu quelque influence inhibitoire du traumatisme se dissipant par le repos.

Le lendemain, des accidents d'hémorrhagie en foyer ou d'encéphalite à son début se sont produits ; déviation conjuguée de la tête et des yeux vers la droite, cécité de l'œil gauche. (La relation de l'autopsie n'a pas été conservée.)

Expérience n° 36 (19 septembre 1878). — Comparaison des effets produits par les excitations corticales sur les muscles des membres et de l'appareil respiratoire. — Conservation partielle de l'action du diaphragme pendant les accès épileptiques. — Recherche du nombre des excitations corticales nécessaire pour obtenir la fusion des secousses.

Chat vigoureux, éthérisé sous une cloche pour les opérations préliminaires.

Trépanation fronto-pariétale. Mise à nu du gyrus sigmoïde. Détermination des points excitables correspondant aux membres.

Inscription simultanée des mouvements des muscles extenseurs de l'avant-bras et des mouvements respiratoires.

Ceux-ci sont explorés avec une ceinture à double tambour ; l'inspiration (dilatation du thorax) s'accuse par l'élévation de la courbe.

On s'assure qu'aucune fuite d'air n'existe dans les appareils, pour être exactement fixé sur le degré de persistance des mouvements et sur le moment exact auquel ils s'atténuent.

On constate, comme le montre la série des tracés, que chaque excitation corticale, capable de déterminer la tétanisation des muscles du membre antérieur, provoque aussi celle des muscles thoraciques : le thorax en effet se gonfle plus ou moins brusquement et reste fixé dans cette position d'inspiration forcée, tant que dure la tétanisation du membre.

Cependant, même dans cet état de dilatation thoracique excessive, la respiration n'est pas suspendue ; on retrouve, en effet, sur la courbe, la trace manifeste des mouvements respiratoires, dont le rythme est sensiblement le même qu'auparavant, mais qui ont moins d'amplitude.

Les muscles thoraciques extérieurs paraissent seuls tétanisés ; le diaphragme, muscle rythmique, conserve ses mouvements.

Avec le mode d'exploration employé ici, une cause d'erreur est possible : la *tension* des parois peut en imposer pour une ampliation de la poitrine. L'examen des variations pleurales ou œsophagiennes, pratiqué dans d'autres expériences est beaucoup plus sûr.

Indépendamment des modifications respiratoires qui accompagnent les *convulsions* des membres, on note que toutes les excitations corticales, suffisantes pour provoquer des contractions soutenues, et localisées dans le membre antérieur et l'épaule opposés, modifient notablement la respiration en la rendant plus *profonde et plus rapide*, et déterminent un certain degré de *gonflement inspiratoire* thoracique (ou une tension plus grande des muscles thoraciques).

Sur le même animal, on a comparé le nombre d'excitations nécessaires par seconde pour produire la fusion des secousses, quand on appliquait ces excitations au muscle lui-même et au cerveau. On est arrivé à ce résultat que le même nombre minimum (45 par seconde) était nécessaire pour fusionner les secousses dans les deux cas.

Expérience n° 37 (20 septembre 1878). — Recherche du nombre des excitations corticales produisant la fusion des secousses ; influence de la fatigue sur le chiffre de fusion ; épuisement cortical absolu, mais temporaire, à la suite des accès.

Chat vigoureux, éthérisé sous une cloche ; trépanation frontale à droite, mise à nu du gyrus sigmoïde et détermination des points excitables correspondant au membre antérieur opposé. Inscription très détaillée des mouvements avec signaux chronographiques des excitations.

On veut préciser le chiffre de fusion des secousses musculaires avec des excitations de fréquence croissante : quatre séries d'excitations sont d'abord appliquées au cerveau ; les secousses restent dissociées jusqu'au nombre de 45 à 50 par seconde, mais on ne peut affirmer que la fusion, observée dans ce dernier cas, soit subordonnée à la fréquence des excitations, le tétanos obtenu ayant certains caractères de l'accès épileptique à forme tonique ; on constate en effet, après l'excitation, plusieurs secousses cloniques suivies d'un relâchement progressif des muscles.

D'autre part, la fatigue soit des muscles, soit de l'écorce, modifie le chiffre de fusion, comme le montrent les faits suivants : une série d'excitations fortes et prolongées provoque des réactions musculaires énergiques ; déjà, avant la fin des excitations, apparaissent des traces de fatigue (élongation des muscles contractés, fusion des secousses sans que le nombre des excitations augmente). Cette fatigue est certainement corticale, car les muscles interrogés directement ou par l'intermédiaire des nerfs moteurs réagissent énergiquement, tandis que de nouvelles excitations appliquées au cerveau restent à peu près inefficaces. Après une minute de repos, elles se montrent déjà un peu plus actives. Après cinq minutes, on retrouve exactement la même série qu'au début.

L'épuisement cortical a donc été ici *incomplet* et *temporaire*. Plus tard, à la suite d'un accès vibratoire provoqué, l'épuisement a été absolu, en ce sens que les plus fortes excitations sont restées sans effet ; mais il n'en a pas moins été temporaire, la fatigue se réparant par quelques minutes de repos.

Quand l'épuisement n'est pas excessif, l'inexcitabilité n'est que relative, en ce sens que les réactions corticales ne font défaut que pour une intensité d'excitations donnée ; en renforçant les excitations, la réaction reparaît, quoique moins accusée qu'avant toute fatigue.

EXPÉRIENCE n° 38 (21 septembre 1878). — Recherche des points de l'écorce dont l'excitation provoque des modifications circulatoires. — Effets vaso-moteurs des excitations corticales. — Mouvements volontaires (?) pendant la période de perte d'excitabilité post-épileptique de la zone motrice.

Chat adulte, éthérisé pour l'opération. Mise à nu du gyrus sigmoïde gauche. Inscription des mouvements des muscles extenseurs des doigts de la patte antérieure droite, des mouvements respiratoires, des variations de la pression fémorale (sphygmoscope).

Nombreux tracés simultanés dont le relevé donne les résultats suivants :

1° L'excitation modérée (15 G.), mais très prolongée (1 minute), de la partie moyenne de la circonvolution marginale antérieure et de la partie supérieure de la marginale postérieure, ne provoque ni mouvements dans les membres, ni modifications respiratoires, ni modifications de la pression moyenne ou de la fréquence du cœur ;

2° Il en est de même pour les circonvolutions externes (pariéto-occipitales);

3° L'excitation prolongée de la partie inférieure de la marginale antérieure provoque, en même temps que la *flexion* permanente des doigts, des modifications circulatoires très nettes, mais peu accusées, consistant en une élévation graduelle de la pression moyenne (de 140 à 165 mm.), sans augmentation de fréquence du cœur et sans autres modifications respiratoires qu'une diminution d'amplitude à peine marquée. A la suite de l'excitation, au bout d'une dizaine de secondes, la pression commence à s'abaisser ; elle descend notablement au-dessous de son niveau premier, pour y revenir graduellement en une demi-minute. Ces variations de la pression, évidemment indépendantes des mouvements généraux et des troubles respiratoires, ne peuvent être que le résultat d'une action vaso-motrice : l'ensemble de la courbe est, du reste, très exactement, celui d'une courbe vaso-constrictive réflexe ;

4° L'excitation de la marginale postérieure, à la partie inférieure, provoque, en même temps que l'*extension* des doigts de la patte antérieure, les mêmes modifications de la pression, sans changements notables du rythme ou de l'amplitude respiratoire : ici encore, on a affaire à une réaction vaso-motrice ayant tous les caractères d'une réaction réflexe ;

5° Des excitations peu intenses, mais fréquentes et prolongées, provoquent , quand on les applique à l'un des points agissant sur le membre antérieur, un grand accès clonique très régulier, qui se suspend brusquement pendant que continue l'excitation, après avoir duré une demi-minute.

Pendant cette suspension d'accès provoqué, on constate l'apparition de mouvements *volontaires*, influencés par les excitations corticales, et se manifestant sur le tracé par les vibrations régulières des muscles. S'il n'y a pas eu à un moment donné, défaut de contact de l'excitateur, le fait de la production de mouvements volontaires, alors que l'excitabilité corticale est suspendue, serait tout à fait nouveau et d'une importance théorique évidente.

6° Une série d'essais ont été faits, à la suite du précédent, pour contrôler la réalité du phénomène : on n'a plus retrouvé la trace de mouvements volontaires quand les excitations corticales prolongées, ayant provoqué un accès convulsif, devenaient inefficaces : dans plusieurs tracés myographiques, on constate qu'au bout de 30 à 45 secondes, l'accès cesse brusquement ou graduellement malgré la continuation des excitations corticales ; à ce moment et dans les instants suivants, l'animal exécute souvent des mouvements avec les autres membres ; mais les muscles mis en état d'attaque par les excitations corticales, restent inertes.

Expérience n° 39 (23 septembre 1878). — Absence d'action épileptogène de la substance blanche sous-jacente à l'écorce dont les moindres excitations provoquaient de grands accès. — Forme de l'accès dans les quatre membres (inscriptions simultanées) ; fin de l'accès, quelquefois simultanée, quelquefois successive dans les différentes parties du corps.

Jeune chien loulou, très vif, non anesthésié. — Zone motrice droite à découvert, mais accident de trépanation : cerveau entamé d'un côté. — On met à nu la zone motrice gauche sans aucun accident.

L'excitabilité est telle que les moindres excitations corticales provoquent de grands accès qui se généralisent et durent chacun de deux à trois minutes.

On enregistre simultanément les mouvements des quatre membres pour étudier la marche des convulsions et leur succession.

Le passage d'un courant continu de 4, 6, 8 éléments Gaiffe ne modifie en rien la marche des attaques (1 pôle sur le cerveau, l'autre dans le rectum.)

Après ablation de l'écorce dont l'excitation donnait si facilement lieu à des accès violents, les excitations les plus énergiques de la coupe des faisceaux blancs, soigneusement dégagée de toute trace de substance grise, ne provoquent que des réactions simples, très fortes, mais cessant aussitôt qu'on suspend l'application des courants : pas d'attaques, par conséquent, par l'excitation limitée à la substance blanche. On s'assure du reste que l'animal n'est pas épuisé, en reproduisant de grands accès par l'excitation de la zone motrice droite jusque-là laissée recouverte et non irritée.

EXPÉRIENCE n° 40 (24 septembre 1878). — Absence habituelle d'attaque par les excitations corticales énergiques et prolongées chez le lapin ; conservation indéfinie de l'excitabilité de l'écorce.

Lapin vigoureux. Sans anesthésie. Trépanation à droite, partie moyenne et supérieure ; mise à nu, sans accident hémorrhagique ou autre de la région excitable du cerveau. Production facile de mouvements localisés dans le membre antérieur gauche.

On essaie, en renforçant les courants et en les maintenant longtemps appliqués, de provoquer des convulsions persistant après l'excitation.

Ces tentatives réitérées n'aboutissent à la production d'aucun mouvement convulsif.

On voit par exemple des excitations fortes (40, 50 G.) maintenues 5, 6, 7 *minutes* provoquer, pendant toute la durée de leur application des mouvements violents, caractérisés par des secousses successives, souvent inégales, aussi fréquentes que les décharges induites, avec raccourcissement permanent des muscles correspondant au centre excité, *sans aucun mouvement dans les muscles qui dépendent des centres voisins. Tout mouvement cesse en même temps que les excitations.*

Il n'y a donc, dès lors, aucune réaction épileptique produite par les excitations corticales.

A côté de ce fait (et sans doute comme sa conséquence), il est à remarquer qu'on ne retrouve pas ici la *perte d'excitabilité* momentanée habituelle quand on a produit des accès épileptiques.

On ne peut pas dire, cependant, que la zone motrice du lapin soit complètement inefficace au point de vue épileptique ; car, dans cette même expérience, on a vu, une seule fois, il est vrai, des excitations corticales assez intenses (50 G.) déterminer, en même temps que des mouvements énergiques du membre correspondant au point excité, des secousses convulsives dans la face et le cou du même côté.

Il est très vraisemblable qu'il s'agit ici d'une ébauche d'accès convulsif et non d'une extension des excitations au centre cortical de la face et du cou, car nous constatons, pour la première fois dans le cours de cette expérience, que le cerveau devient *inexcitable* après la production des convulsions localisées à la face.

Or, comme d'autres expériences nous ont appris la relation étroite qui existe entre cette apparition de l'inexcitabilité corticale et l'existence antérieure de véritables accès convulsifs, nous pouvons trouver, dans la perte momentanée de l'excitabilité corticale, une raison pour admettre le caractère convulsif des mouvements survenus ailleurs que dans le membre correspondant au centre excité.

Expérience n° 41 (26 septembre 1878). — Analyse des troubles du mouvement et de la sensibilité à la suite des lésions corticales. — Absence de troubles paralytiques dans les membres dont les centres corticaux ont été circonscrits par une section verticale.

Jeune chat vigoureux, ne se défendant pas, opéré sans anesthésie. Zone motrice droite à découvert ; délimitation des points correspondant aux membres antérieur et postérieur gauches ; inscription des mouvements; quelques essais comparatifs avec courants de pile interrompus et courants induits; accès convulsifs localisés produits indifféremment par l'une ou l'autre espèce d'excitations ; pas d'altération corticale empêchant l'action des courants induits, à la suite de l'application des courants continus; ceux-ci ont été, il est vrai, de courte durée et intermittents.

A la suite de ces premiers essais, l'animal est remis en liberté ; il ne se montre pas autrement effrayé et va directement vers une armoire dans laquelle il avait l'habitude de se coucher sur des paquets de linge ; trouvant la porte presque fermée, il insinue la patte gauche, puis la patte droite dans l'ouverture, avec la même précision, opérant par dessous avec la patte gauche et le long du montant de la porte avec la patte droite : les mouvements volontaires n'étaient donc nullement modifiés ; aucune perturbation, du reste, dans la marche ; aucun trouble de la sensibilité.

On pratique alors l'isolement de la zone correspondant au membre antérieur gauche (partie inférieure de la marginale postérieure) ; la circonvallation est faite au bistouri, sans hémorrhagie notable ; le chat remis aussitôt à terre, recommence exactement la même manœuvre que précédemment, sans plus de succès, la porte de l'armoire étant maintenue fixée ; il renouvelle plusieurs fois ses tentatives, puis, renonçant à ouvrir la porte, il marche le long du placard sans manifester le moindre trouble de mouvement.

On constate seulement une différence très nette de la sensibilité entre les pattes : quand on trempe dans l'eau le bout de la patte correspondant au centre circonscrit, on ne remarque pas le mouvement habituel qui consiste à secouer la patte maintenue en l'air ; ce mouvement est exécuté avec chacune des autres pattes quand on les mouille. La sensibilité n'est cependant pas perdue, car le chat lèche la patte antérieure gauche qu'on a mouillée.

La portion de substance grise circonscrite est alors enlevée avec une curette : aussitôt, troubles évidents de la marche ; la patte antérieure gauche fléchit, traîne sur le sol, est oubliée dans des positions incommodes, etc...

Les mêmes expériences de circonvallation et d'ablation sont répétées avec le même résultat sur le centre de la patte postérieure gauche (partie moyenne de la marginale postérieure).

EXPÉRIENCE n° 42 (22 octobre 1878). — Différence d'excitabilité des deux zones motrices après la section du sympathique d'un côté : moindre excitabilité du même côté, malgré des phénomènes de congestion évidente. — Inefficacité épileptogène des excitations du centre ovale.

Jeune chien épagneul vigoureux, auquel on a coupé la veille le sympathique cervical droit. au-dessous du ganglion cervical supérieur, le pneumogastrique ayant été respecté. — Opération des deux côtés du crâne : écoulement de sang plus abondant *à droite*, artères de la pie-mère plus volumineuses, arborisations visibles plus nombreuses. coloration générale plus rouge des circonvolutions; température corticale, explorée avec petit thermomètre de surface, plus élevée du même côté (1 degré en plus : 38,5 au moment de la mise à nu du cerveau) ; tous les phénomènes calorifiques. vaso-moteurs, pupillaires, palpébraux consécutifs à la section du sympathique, existent du côté droit.

La comparaison de l'excitabilité de la zone motrice des deux côtés donne le résultat général suivant : les excitations induites faibles (très supportables à la langue) qui provoquent de forts mouvements dans la patte antérieure *droite*. ne déterminent que de légères secousses dans la patte antérieure gauche ; des excitations plus fortes, provoquant l'accès épileptique, quand on les applique sur la zone motrice gauche, ne donnent lieu qu'à de violentes contractures bilatérales, sans convulsions consécutives, quand elles sont lancées dans l'écorce à droite. S'il y a une différence d'excitabilité, elle serait donc à l'avantage du côté gauche. contrairement à l'hypothèse qui conduisait à attribuer une activité plus grande au côté le plus congestionné. Mais il est nécessaire de faire des réserves et de ne pas généraliser ; on sait en effet que l'excitabilité est rarement identique des deux côtés, et des essais nombreux sont nécessaires pour établir un rapport entre la moindre excitabilité corticale et la congestion paralytique due à la section du sympathique.

Sur le même animal, on a constaté de nouveau que les excitations fortes de la coupe du centre ovale. après ablation profonde de la zone motrice, restaient sans action épileptogène. alors qu'au même moment les excitations modérées de l'écorce à droite. du côté où on avait noté une excitabilité moindre, provoquaient de grands accès généralisés.

Pendant les accès. dilatation pupillaire totale *à gauche* (sympathique intact), pas de modifications notables de la pupille *droite* (sympathique coupé).

EXPÉRIENCE n° 43 (10 décembre 1878). — Recherche des troubles du mouvement chez un animal privé depuis sept mois des centres moteurs d'un côté. — Hallucinations provoquées par le chloroforme.

(Rédaction de l'expérience insérée page 261.)

EXPÉRIENCE n° 44 (4 janvier 1879) avec M. Frédéricq, de Liège. — Accès épileptique par excitation corticale. — Contracture persistante localisée au membre correspondant au centre excité. — Etat de mal. — Elévation considérable de la température *post mortem;* apparition immédiate de la rigidité dite cadavérique.

Expérience de technique détaillée (manuel opératoire ; procédés d'exploration et d'inscription des mouvements, etc.). Chien griffon, de deux ans, très méchant, trachéotomisé depuis un mois, et ayant servi à des expériences sur le courant d'air trachéal et la pression pleurale.

Trépanation à droite, sans hémorrhagie ; détermination des points excitables des membres et en particulier de celui des muscles extenseurs du poignet et des doigts ; siège de ce dernier à la partie inférieure de la marginale postérieure, vers son bord postérieur.

Provocation facile d'accès épileptiques généralisés débutant par le membre antérieur et fournissant de nombreux types de contracture croissante, suivie de convulsions vibratoires, puis cloniques. Etat de mal précédé d'une contracture permanente du membre antérieur par lequel ont commencé toutes les attaques, et qui n'est point modifiée par l'ablation de la zone motrice. Mort après une heure d'accès successifs, spontanés, très violents.

Température explorée pendant la vie dans la veine cave antérieure et l'oreillette droite au moyen d'un thermomètre introduit par la jugulaire droite : 41 en moyenne pendant l'état de mal. Après la mort 45 (quarante-cinq) degrés dans le ventricule droit, au bout d'une heure, la rigidité dite cadavérique s'étant très rapidement établie.

EXPÉRIENCE n° 45 (7 janvier 1879) avec M. Senna, de Coïmbre. — Accès d'épilepsie réflexe (excitation de la dure-mère) débutant du côté irrité. — Etat de mal. — Courbes de l'écoulement salivaire dans les attaques. — Nouvelle série d'accès réflexes par incision de la peau. — Modifications circulatoires dans cette forme d'épilepsie.

Jeune chien épagneul de grande taille, irritable, très vigoureux. — Mise à nu de la zone motrice droite, pendant une légère anesthésie, par le chloroforme ; sillon crucial très en avant, ouverture large du sinus frontal pour découvrir la région excitable.

Canal de Wharton du côté gauche, isolé, sectionné, mis en rapport avec l'appareil collecteur de salive disposé pour l'inscription des phases de l'écoulement salivaire aux différentes périodes de l'accès épileptique.

On se propose d'étudier, en même temps que la salivation, les modifications du cœur et de la pression, dans leurs rapports avec les convulsions d'origine corticale ; mais l'animal est pris d'accès d'épilepsie réflexe dans les conditions suivantes : la dure-mère avait été incisée tout autour de la trépanation ; un lambeau restait adhérent à l'angle antéro-inférieur de la plaie et fournissait un petit écoulement sanguin, gênant pour pratiquer les excitations. Au moment où l'on voulut étancher le sang avec un fragment d'amadou, la simple friction du lambeau de dure-mère provoqua une série de violentes attaques convulsives, ayant leur point de départ dans les muscles de la face et du cou *du même côté* (contrairement aux accès épileptiques de provenance corticale qui ont *toujours* leur point de départ dans le côté opposé du corps, et, rigoureusement, dans les muscles correspondant au centre cortical excité).

La première attaque a été exclusivement clonique, très violente et généralisée.

Pendant les neuf premières secondes, malgré l'extension de l'attaque à la tête, l'écoulement salivaire ne s'accuse pas par une élévation de la courbe. Cependant l'appareil était *amorcé*, c'est-à-dire qu'on avait pris soin d'y laisser couler d'avance une quantité de salive suffisante pour que le moindre écoulement supplémentaire s'accusât par une élévation de la courbe.

C'est seulement à partir de la neuvième seconde qu'on voit se produire le premier phénomène *d'expulsion salivaire*, caractérisé, comme d'habitude, par une ascension assez rapide de la courbe, puis par une période d'état.

La véritable phase de *sécrétion* ne paraît commencer que quinze secondes après le début de l'attaque, soit six secondes après l'apparition du premier phénomène d'expulsion mécanique ; la courbe sécrétoire est progressive, pendant toute la durée de l'attaque, tout en présentant plusieurs phases de ralentissement et d'accélération ; elle correspond à un écoulement assez abondant de salive, puisque, par *un seul* canal de Wharton, on a obtenu, en quarante secondes, cinq centimètres cubes de salive sous-maxillaire.

L'écoulement se ralentit quand les secousses convulsives s'espacent ; il s'arrête un peu avant la fin de l'accès.

On retrouve ici l'identité parfaite avec la façon dont se comporte la salivation dans l'accès *clonique* d'origine corticale.

Pendant plusieurs minutes, on voit se succéder les attaques spontanées, séparées les unes des autres par une pause de quelques secondes seulement : à la quatrième attaque on reprend l'inscription simultanée des mouvements convulsifs et de l'écoulement salivaire. On remarque qu'au lieu de se manifester dans les premières périodes de l'accès, la salivation survient plus tardivement : elle n'apparaît, dans cette quatrième attaque, que trente-cinq secondes après le début des mouvements cloniques.

L'animal a eu ainsi neuf grandes attaques successives en vingt-cinq minutes. Puis l'épuisement est survenu et il est resté au repos, la respiration rapide, le cœur fréquent, la pression artérielle très abaissée.

On l'a laissé se réparer pendant une demi-heure, puis, voulant appliquer un manomètre à l'artère fémorale on a fait une incision de la peau de la cuisse. A ce moment une nouvelle explosion convulsive est survenue et on a sans retard mis en marche l'appareil enregistreur qui n'a cependant pas recueilli les premières secousses.

On a vu, dans ces conditions, après une période de réparation suffisante, l'écoulement salivaire suivre la même marche qu'au début de l'expérience : après une première période, correspondant à l'expulsion de la salive accumulée, en est venue une seconde, progressive, continue, résultant d'une abondante sécrétion provoquée.

C'est seulement vers la fin de l'expérience qu'on put enregistrer comparativement les variations de la pression artérielle (manomètre élastique anéroïde) et les mouvements généraux.

Cette étude tardive a seulement permis de constater les points suivants : 1° la fréquence du cœur, très notable pendant les mouvements convulsifs rapides, subissait un ralentissement très marqué, chaque fois que les secousses diminuaient d'amplitude et qu'un repos relatif s'établissait ; 2° pendant une période tonique intercalée au milieu d'une grande attaque clonique, la pression moyenne n'a pas subi de changement ; le cœur n'a pas modifié sa fréquence.

L'animal a été tué par l'injection trop brusque d'une solution concentrée de chloral dans la jugulaire.

Aussitôt après la mort, et pendant une heure et demie, la température du tissu hépatique s'élevait à *quarante-cinq* degrés, et celle du cerveau à 42°. Rigidité cadavérique immédiate.

EXPÉRIENCE n° 46 (1re expérience du 8 janvier 1879) avec M. Senna. — Epilepsie absinthique.— Analyse des troubles circulatoires ; comparaison avec les troubles de l'épilepsie corticale.

Jeune chat de quelques mois, mâle, peu vigoureux. Mise à nu de la zone motrice droite.

I. — Détermination, avec courants induits faibles, des centres corticaux principaux : 1° membre postérieur (partie inférieure de la marginale postérieure) ; 2° tête et cou (partie moyenne de la même circonvolution) ;

3° membre postérieur (partie supérieure); 4° paupières et iris (région du pli courbe).

II. — L'excitation bien localisée sur les circonvolutions pariétales, préalablement étanchées avec un fragment d'amadou, à distance de la dure-mère, *provoque une vive douleur* que l'animal manifeste par des cris et des mouvements de défense généraux, par la dilatation bilatérale de la pupille (phénomènes observés dans d'autres expériences).

III. — Application des appareils. Canule pour injection d'absinthe dans le jugulaire externe. Manomètre en rapport avec la carotide. Explorateur des mouvements fixé aux muscles de l'épaule par deux points de suture cutanée. — Explorateur à double tambour pour les mouvements respiratoires et pour le cœur.

IV. — Injection de trente gouttes d'essence d'absinthe de la jugulaire.

Analyse des effets. 1° Dès que le sang chargé du liquide irritant arrive au contact de l'endocarde du cœur droit, ralentissement notable du cœur, arrêt brusque de la respiration en expiration forcée.

2° En moins de deux secondes, début des accidents convulsifs, qui se caractérisent *tout d'abord* par de violentes secousses *cloniques* rapides du tronc, imprimant à l'appareil placé autour du thorax des mouvements brusques, irréguliers, d'une grande amplitude ; les convulsions éclatent en même temps dans les muscles de la tête et de la nuque, puis s'étendent aux membres.

Au bout de dix secondes, tout le corps entre en *tétanisation*, et pendant une vingtaine de secondes reste ainsi contracturé ; puis le relâchement s'opère peu à peu, interrompu par de légères secousses des membres, et l'immobilité est complète en moins d'une minute.

3° En ce qui concerne les phénomènes circulatoires, on peut dire que les modifications de fréquence du cœur ont été *peu marquées* pendant toute la période *clonique* de l'attaque ; un *léger ralentissement* s'est produit pendant la contracture croissante généralisée, mais le cœur s'est surtout ralenti pendant que le relâchement général s'accomplissait.

Dès que l'attaque a été terminée, le cœur a pris, presque brusquement, une grande fréquence, ses pulsations sont devenues de plus en plus faibles, il est resté gorgé de sang, et deux minutes après l'attaque, il a cessé d'envoyer du sang dans les artères : la mort est survenue sans que la respiration artificielle prolongée ait pu ramener les mouvements du cœur.

4° En rapport avec ces modifications successives de la fonction cardiaque, on doit relever les changements subis par la pression artérielle.

Pendant la période initiale de l'attaque (secousses cloniques violentes, sans changement de fréquence notable du cœur), la pression ne s'est point élevée, sinon au moment du maximum de cet accès clonique.

Pendant la contracture *croissante*, alors que le cœur commençait à se ralentir notablement, la pression s'est élevée de plusieurs centimètres, pour s'abaisser ensuite progressivement, en même temps que le cœur se ralentissait et que la contracture diminuait. Enfin, la pression s'est relevée momentanément, en même temps que le cœur commençait son accélération terminale ; bientôt elle a subi la chute définitive due à la suppression des ondées cardiaques.

Quoique la respiration ait été profondément troublée par les secousses convulsives du début, et qu'on ne puisse, d'après les courbes des mouvements thoraciques, déterminer exactement ce qui est advenu de la respiration à cette période, il est cependant certain que l'air a continué à circuler tout au moins dans la trachée et les grosses bronches, car on entendait de rapides sifflements successifs au niveau de la canule trachéale.

Quand la phase tonique générale s'est produite, la respiration s'est à peu près complètement suspendue : de temps en temps, l'animal exécutait une expiration profonde, puis la poitrine revenait à son état de dilatation forcée (tétanisation des parois). Le diaphragme participait-il à cette tétanisation générale et subissait-il un relâchement de temps à autre ? C'est ce que l'examen direct seul peut déterminer dans ce cas, comme dans l'épilepsie corticale. Peu à peu, les mouvements respiratoires se sont atténués et, après l'attaque, le thorax s'est maintenu dans la position d'équilibre expiratoire. La mort est survenue et la respiration artificielle a été impuissante à ramener les mouvements de la respiration comme ceux du cœur.

Expérience n° 47 (2e expérience du 8 janvier 1879) avec MM. Senna et Schwartz. — Analyse des convulsions dans l'épilepsie absinthique ; troubles respiratoires et circulatoires accompagnant les accès.

Chienne de race dite havanaise. — Jeune, un an à peine ; à jeun, poids : 3 kil. 500.

Mise à nu de l'artère et de la veine fémorales ; manomètre anéroïde en rapport avec le bout central de l'artère ; canule pour injection d'essence d'absinthe dans le bout central de la veine.

On constate tout d'abord, après la section d'un seul pneumogastrique, que des excitations induites faibles (10 Gaiffe) produisent un notable ralentissement du cœur avec chute importante de la pression.

L'injection de 30 gouttes d'essence d'absinthe, faite lentement dans le bout central de la veine fémorale (solution dans 15 cent. cubes de véhicule), provoque en moins de 20 secondes une grande attaque de *contrac-*

ture croissante, enregistrée au moyen d'un explorateur à air appliqué sur les muscles d'une cuisse.

Pendant la période d'*augment* de cette attaque, la *pression artérielle reste invariable, le cœur ne modifie pas sa fréquence.* C'est seulement quand l'accès tonique a atteint son maximum qu'on voit des modifications se produire : le cœur se ralentit très légèrement et la pression subit une chute importante qui est hors de proportion avec le degré du ralentissement cardiaque.

Ces phénomènes vont s'accentuant pendant la période terminale de cette première attaque, quand des secousses remplacent la contracture.

L'attaque cessant, les muscles redeviennent mous et reprennent peu à peu leur longueur première.

Au moment même où se suspendent les convulsions, le cœur présente un ralentissement exagéré, double de celui qu'on observait jusque-là : la pression tombe un instant sous cette influence, mais, malgré la persistance du grand ralentissement du cœur, elle remonte peu à peu à son niveau normal.

Au bout de deux minutes de repos, le cœur a repris son rythme, la circulation a complètement repris son état normal, celui qu'elle présentait après la section d'un pneumogastrique.

A ce moment, on interroge de nouveau le bout périphérique du pneumogastrique qui, avant l'injection d'absinthe, ralentissait le cœur avec de faibles excitations. Aucun effet cardiaque n'est obtenu, même avec des excitations induites beaucoup plus fortes : élévation de pression.

Cette suspension d'activité des nerfs modérateurs du cœur (comparable à première vue à celle de l'atropine) ne peut manquer d'exercer une influence notable sur la marche des accidents circulatoires de l'accès d'épilepsie absinthique : l'action propre, toxique, de l'absinthe sur les appareils nerveux cardiaques est sans doute la cause du défaut de ralentissement initial du cœur pendant la contracture croissante.

Sous l'influence de l'empoisonnement par l'essence d'absinthe, plusieurs accès se sont produits, la respiration spontanée s'est suspendue. L'animal a été alors soumis à l'insufflation trachéale : plus d'attaques.

Au bout d'une demi-heure, l'absinthe éliminée par le poumon a permis la restitution de l'influence modératrice du pneumogastrique sur le cœur : des excitations, un peu plus fortes seulement que celles du début, ont produit le même ralentissement.

On a tué l'animal par de nouvelles injections d'essence d'absinthe : mais les attaques ont été de moins en moins fortes et généralisées. Nuque et membre antérieur. Paralysie des membres postérieurs.

EXPÉRIENCE n° 48 (9 janvier 1879) avec M. Mendelssohn. — Epilepsie provoquée par les excitations corticales ; forme clonique ; marche des modifications circulatoires.

Chat angora de forte taille, vigoureux, maigre, excitable, en digestion. Mise à nu de la région du sillon crucial droit, sans hémorrhagie, après ouverture du sinus frontal. Dure-mère peu douloureuse; grande quantité de liquide sous-arachnoïdien. Point cortical correspondant au membre antérieur gauche situé un peu au-dessous du $^1/_3$ moyen de la pariétale ascendante, au voisinage du sillon crucial, — excitable (mouvements simples) avec courants faibles (n° 5 Bobine de Gaiffe — 2 El. Daniell. résistance du signal Deprez). Avec l'intensité 15 G. accès épileptiques.

Grandes attaques très prolongées, sans tétanos parfait, avec longue période clonique. Dilatation totale des deux pupilles dès le début. Salivation tardive.

Marche générale des modifications circulatoires pendant et après l'accès :

La carotide de l'animal n'ayant pas été mise en rapport avec un manomètre à mercure, mais avec un manomètre élastique (anéroïde), on ne peut avoir que le sens général des variations de la pression au lieu de leur valeur absolue.

Cette indication est cependant suffisante pour permettre de constater certains détails intéressants :

1° Au début de l'attaque, *pendant la courte période de contracture*, sans secousses convulsives, on voit la pression s'élever notablement, sans accélération du cœur ;

2° Quand l'attaque devient franchement *clonique*, le cœur s'accélère et la pression subit une surélévation ;

3° Quand les secousses s'espacent, la pression retombe pour se relever momentanément en même temps que le cœur subit un ralentissement important ;

4° A mesure que les secousses deviennent plus rares, la pression s'abaisse rapidement pour arriver à une valeur très inférieure à son point de départ ;

5° Ce n'est que quand l'attaque est terminée que la pression se relève à son niveau premier.

On retrouve exactement la même succession de phénomènes dans une seconde attaque provoquée.

L'animal est mort d'encéphalite au cinquième jour (abcès du cerveau), après avoir présenté pendant les jours qui ont suivi l'expérience, des mouvements convulsifs dans le côté du corps opposé à la lésion.

EXPÉRIENCE n° 49 (11 janvier 1879) avec M. Mendelssohn. — Analyse des troubles circulatoires qui accompagnent les convulsions produites par les excitations corticales. — Effets vaso-moteurs des excitations corticales pendant la curarisation.

Chien boule-dogue vigoureux, jeune, de 14 kilos. Mise à nu de la zone motrice droite sans hémorrhagie; détermination du centre pour les mouvements de la patte antérieure gauche à la partie moyenne de la marginale postérieure.

Sonde œsophagienne terminée par une ampoule élastique peu tendue pour l'exploration des mouvements respiratoires (pression intra-thoracique) ; manomètre anéroïde en rapport avec le bout central de la carotide; tendons des extenseurs du poignet en rapport avec le myographe à transmission; excitations induites de la région motrice, assez fortes pour provoquer, à coup sûr, une attaque épileptique.

Résumé des résultats. — Les excitations corticales provoquent la tétanisation des muscles explorés avec renforcement du raccourcissement pendant le passage des courants. Quand l'excitation a cessé, le tétanos se maintient, mais les muscles sont moins raccourcis.

Bientôt se produit le début de la phase clonique, avec secousses de plus en plus amples, mais très fréquentes; l'attaque suit après cela sa marche habituelle, sauf à un moment où un raccourcissement secondaire se produit, toujours avec secousses cloniques.

En même temps que la *tétanisation* du membre antérieur, la courbe œsophagienne indique que les parois thoraciques sont agitées de grandes secousses cloniques qui déterminent d'amples variations de pression œsophagienne. On ne doit pas attribuer ces secousses à l'œsophage lui-même, d'autres expériences ayant montré que ce conduit musculaire reste passif: il exécute les mêmes mouvements ou plutôt subit les mêmes effets quand ses nerfs moteurs sont coupés. Plus tard, pendant la période clonique, à vibrations très rapides des muscles des membres, on retrouve dans la pression œsophagienne des vibrations aussi fréquentes, marquant la participation des parois thoraciques aux convulsions généralisées.

Le cœur, contrairement à ce qui s'observe d'habitude, subit une accélération notable ($^1/_3$) pendant la contracture des muscles du membre antérieur; mais c'est peut-être là une exception apparente (Voy. Exp. n° 50) et les autres muscles peuvent être en état de convulsions cloniques au même moment; les secousses thoraciques semblent montrer qu'il en est ainsi et, du reste, quand, plus tard, les muscles du tronc entrent en tétanisation, on voit le cœur se ralentir très notablement, pour s'accélérer de nouveau à mesure que se dissocient les secousses.

D'un bout à l'autre de la période tonique, la pression s'est élevée graduellement de 14 à 17 c. Hg. ; cette élévation a été un instant interrompue par de grandes intermittences du cœur qui ont fait redescendre la pression à 10 c.; puis la reprise s'est effectuée jusqu'à 21 c. maximum. Peu à peu, pendant la phase clonique, la moyenne s'est abaissée, sans redescendre cependant au niveau normal, qu'elle n'a rejoint que quelques instants après la disparition complète des secousses.

Après un quart d'heure de repos, l'expérience a été renouvelée : elle a fourni exactement les mêmes résultats en ce qui concerne l'attaque dans les membres; mais les grandes secousses œsophagiennes ont été remplacées, pendant la phase tonique, par des vibrations rapides, peu étendues, pendant que l'attaque continuait à évoluer dans les membres; des mouvements respiratoires assez amples ont reparu, modifiés cependant par l'addition de vibrations thoraciques rapides.

Cette fois-ci le phénomène de l'accélération initiale du cœur,. en rapport avec la phase tonique de l'attaque, phénomène qui tout à l'heure nous avait paru paradoxal, ne s'est pas reproduit: le cœur, très accéléré, a conservé sa fréquence; s'il ne s'est pas ralenti, du moins ne s'est-il pas accéléré; il est resté au même chiffre pendant toute la durée de l'attaque.

La pression a suivi une marche beaucoup plus régulière que dans l'essai précédent; elle s'est élevée graduellement de 120 à 160 mm. pendant toute la première partie de l'attaque; elle a conservé cette valeur quelques instants pendant la phase clonique; puis, peu à peu, à mesure que les secousses s'espaçaient, elle est redescendue à son niveau premier.

Après deux heures de repos, on reprend l'excitation corticale exactement dans les mêmes conditions : les réactions motrices et respiratoires sont de tous points semblables à celles qu'on avait observées précédemment; le cœur ne s'accélère pas plus que dans le dernier essai; la pression suit la même marche ascendante de 130 à 160-170 Hg. ; quand, tout d'un coup, sans modification dans la marche de l'attaque, dans les variations thoraciques, le cœur se met à se ralentir : ses battements s'espacent au point de faire tomber la pression jusqu'à 110, puis, la fréquence reparaît, la pression remonte : il s'est produit en somme un accident, un trouble d'innervation cardiaque, qui permet de supposer que le cas de ce chien est en réalité exceptionnel.

Les phénomènes circulatoires et respiratoires consécutifs à l'attaque se montrent ici fort intéressants; on les a suivis pendant un certain temps après que l'attaque a été terminée.

En ce qui concerne le cœur et la pression, on voit qu'à la fin de l'attaque, avant même que les petites secousses terminales aient disparu, le cœur se ralentit et la pression tombe en quelques secondes de 170 à 110 mm. Hg.; puis le cœur reprend une certaine fréquence sans que la pression remonte au-dessus de son niveau normal, qui était de 135 mm. Hg.

La respiration se ralentit, se régularise et devient beaucoup plus profonde qu'avant l'attaque.

Pour faire la comparaison entre les effets circulatoires des excitations corticales qui sont suivies de convulsions et ceux que déterminent ces mêmes excitations, en l'absence de toute réaction motrice, on soumet l'animal à une curarisation modérée par injection intra-veineuse.

Sans rappeler ici les effets respiratoires et circulatoires de ce mode de pénétration du curare, nous dirons seulement qu'une minute après l'injection de 1 centigr. de curare, dans la veine saphène, les mêmes excitations corticales, qui provoquaient auparavant une violente attaque généralisée, n'ont plus produit qu'une petite attaque partielle dans le membre correspondant au territoire cortical excité. On complète la curarisation par l'injection de 0,005 du même curare et, les mouvements provoqués étant cette fois complètement supprimés, on peut observer les effets circulatoires d'une forte excitation corticale (100 Gaiffe au lieu de 60 G.), très prolongée par rapport aux excitations précédentes (8 secondes au lieu de 2). Ces effets sont exclusivement vaso-moteurs constricteurs : la pression s'élève très régulièrement de 110 à 170 mm. Hg. par grandes ondulations rythmiques, sans que la fréquence du cœur ait été un instant influencée.

Les mêmes modifications se retrouvent, beaucoup plus apparentes encore, dans un autre essai répété vingt minutes après le précédent ; on remarque cette fois que l'excitation corticale exagère notablement et rend plus courtes les périodes d'ondulations rythmiques : cet effet prouverait à lui seul, comme nous l'ont montré souvent des expériences d'un autre ordre, que l'élévation de la pression est d'origine vaso-motrice.

Expérience n° 50 (13 janvier 1879) avec M. Mendelssohn. — Analyse des troubles respiratoires et circulatoires dans les accès épileptiques de provenance corticale; recherche des variations de la pression œsophagienne. — Modifications consécutives aux accès.

Chien dogue, de taille moyenne, vigoureux, 5 à 6 ans.

Trépanation fronto-pariétale gauche, sans hémorrhagie. Mise à nu du gyrus sygmoïde; détermination du centre des extenseurs de la patte antérieure sur la partie moyenne de la marginale postérieure. Muscles extenseurs de l'avant-bras, tendons coupés, réunis en faisceau, fixés à myographe à transmission. — Manomètre élastique en rapport avec bout central de la fémorale ; un second manomètre chargé de sulfate de soude (pour éviter les dangers de la pénétration du carbonate de soude), mis en rapport avec le *bout périphérique* de la carotide correspondant à l'hémisphère excité.

Excitations induites (50 G. 2 Daniell. Résistance du signal dans le circuit inducteur).

1er ESSAI. — *a. Mouvements :* L'excitation de la zone motrice provoque une tétanisation d'abord localisée aux muscles du membre antérieur gauche, puis, avant même que l'excitation ne soit terminée, une explosion convulsive générale ayant le caractère de la tétanisation parfaite (forme opisthotonos).

La phase tonique de cette attaque dure 20 secondes; elle est suivie d'un très court accès clonique violent qui aboutit lui-même à des secousses espacées, irrégulières, durant environ une demi-minute.

b. Cœur : Dès le début de l'excitation et des contractions *localisées*, la fréquence du cœur augmente de 135 à 150. Puis, quand la véritable attaque se produit, pendant la phase tonique, la fréquence tombe à 90; elle se maintient à ce chiffre jusque vers la fin de la phase de tétanisation générale ; avec les convulsions cloniques, on voit le cœur s'accélérer d'une façon inusitée : en quelques secondes sa fréquence s'élève successivement à 170, 210, 315. Quand l'attaque se calme, les battements deviennent moins fréquents; ils sont enfin très ralentis, à peine à 50, après l'attaque.

c. Pression générale : Au commencement de l'accès la pression générale s'est élevée assez rapidement de 40 mm. Hg., puis s'est maintenue à peu près à ce chiffre, pendant que le cœur se ralentissait et malgré ce ralentissement.

Elle n'a commencé à s'abaisser qu'à la fin de la période tonique, quand le cœur a commencé sa grande accélération. Elle est enfin restée un peu au-dessus de sa moyenne après l'attaque, malgré le grand ralentissement prolongé du cœur.

d. Pression récurrente carotidienne : Les modifications subies par la pression dans le bout périphérique de la carotide sont plus importantes à examiner, en raison de la netteté avec laquelle se sont produits de ce côté les phénomènes vaso-moteurs. Le fait essentiel consiste en une énorme élévation de pression dans le segment périphérique de la carotide, phénomène qui implique un énergique resserrement des branches terminales du vaisseau ; la variation observée ici est, de tous points, comparable à celle que j'ai souvent obtenue par l'excitation du bout périphérique du sympathique cervical ; il n'y a aucun doute sur sa provenance et son mécanisme : elle résulte de l'obstacle apporté par le bouquet contractile carotidien à l'écoulement du sang que déversent en aval du manomètre les branches des trois autres artères, de telle façon que la pression dans ce segment périphérique, dont le déversement est presque supprimé, se rapproche de la pression dans le bout *central* d'une artère quelconque : on voit ainsi le manomètre s'élever dans le bout périphérique de la carotide de 135 à 215 mm. Hg., alors que la pression générale ne s'élève dans le même temps que de 175 à 225 mm. Hg. : d'un côté, augmentation de 80 m. Hg.; de l'autre, élévation de 50 m. seulement.

Il s'est donc produit un acte vaso-constricteur général, surtout apparent dans le bouquet carotidien, en raison du mode d'exploration appliqué à ce vaisseau, mais ce résultat n'entraîne nullement la conclusion théorique qu'on pourrait être tenté d'en tirer, à savoir que l'excitation corticale a produit un spasme vasculaire, sinon localisé, du moins prédominant, dans le réseau de la carotide correspondante : la vaso-contriction est générale.

Le phénomène de resserrement vasculaire carotidien a rapidement fait place au phénomène inverse du relâchement, vers la fin de la période tonique, alors que la pression générale s'est aussi abaissée et que la fréquence du cœur a commencé à augmenter. C'est pendant la phase clonique que ce relâchement carotidien a acquis son maximum : il a permis à l'écoulement du sang versé dans cette carotide, d'être assez rapide et abondant pour que la pression y tombât à 110 m., alors qu'elle se maintenait à 185 dans le bout central de la fémorale.

Pendant les instants suivants, à la suite de la véritable attaque, le relâchement des vaisseaux carotidiens a persisté, mais le premier effet de ce relâchement ayant disparu, l'emmagasinage du sang artériel dans ces réseaux, tout lâches qu'ils fussent, y a relevé la pression en la rapprochant de la moyenne de la pression générale.

e. Phénomènes pupillaires. — La *pupille*, après une dilatation rapidement croissante dès le début de la contracture, est restée à son maximum de dilatation pendant l'attaque tout entière; c'est seulement au milieu de la phase clonique, c'est-à-dire vers la fin de l'attaque, qu'elle a commencé à revenir sur elle-même. Les variations ont, du reste, été inverses de celles des vaisseaux : elle se dilatait quand les vaisseaux se resserraient et réciproquement.

2e *Accès.* — Après un quart d'heure de repos, on renouvelle les excitations de l'écorce à 50 G. Instantanément, le membre antérieur correspondant au centre excité entre en convulsions; le cœur s'accélère de $^1/_6$; la pression générale s'élève de 20 mm., et la pression récurrente de la même quantité.

Ces modifications circulatoires sont donc peu marquées, l'accès restant local.

Mais, au bout de quelques secondes, l'attaque se généralise en prenant d'emblée la forme *clonique :* on assiste alors à ce phénomène remarquable d'une élévation, modérée, il est vrai, mais très appréciable, de la pression artérielle générale, qui, de 200 maximum s'élève à 230, et reste fixe à ce chiffre, sauf quelques oscillations, pendant toute la durée de la phase clonique, tandis que la pression carotidienne récurrente s'abaisse rapidement de 155 m. à 100 : il y a donc là un phénomène de relâchement vasculaire local, qui coïncide avec la production de la période *clonique* de l'attaque. Ce fait n'est, du reste, que la reproduction de celui qui a été constaté dans l'essai précédent.

En même temps que se produit, avec la période clonique, la chute de la pression carotidienne récurrente, on voit le cœur s'accélérer très notablement, phénomène encore en rapport avec la phase clonique de l'attaque.

En résumé, en l'absence d'une période *tonique* générale, on ne voit pas de ralentissement du cœur, et on constate une très faible élévation des pressions artérielles générale et récurrente.

Avec la phase clonique, qui constitue toute l'attaque, coïncident l'accélération du cœur, une légère élévation de la pression générale et une chute notable de la pression carotidienne récurrente.

3e *Accès*. — Dans un 3e essai, tout à fait comparable au précédent, on provoque, par l'excitation corticale, une attaque d'abord localisée, puis se généralisant presque d'emblée, mais affectant la forme clonique : la pression générale s'élève de 230 à 260, *au début*, pendant que la pression récurrente augmente de 155 à 175.

Puis, les secousses cloniques continuant, on voit rapidement s'abaisser la pression récurrente, qui de 175 tombe à 110, 105, 100 m., phénomène évident de relâchement local, car la pression générale, pendant cette période de chute profonde et rapide de la pression périphérique, revient seulement à la moyenne normale : il est clair que, si le relâchement observé du côté de la carotide était *général*, on en retrouverait la conséquence dans la pression générale, qui s'abaisserait dans la même mesure que la pression récurrente.

Le cœur, à partir du début de l'attaque clonique, a commencé à s'accélérer ; il a continué dans le même sens tant qu'a duré l'accès clonique et même bien au delà : son maximum d'accélération a été atteint au moment où la pression récurrente était descendue le plus bas, vers la fin de l'attaque ; on a noté quelques intermittences, comme il s'en produit souvent au milieu de ces grands accès d'accélération.

Ici encore, par conséquent, faible élévation simultanée de la pression artérielle générale et locale (resserrement vasculaire), au début de l'attaque ; puis relâchement profond, paraissant plus marqué dans le réseau carotidien ; accélération très notable du cœur, le tout coïncidant avec un accès presque exclusivement clonique.

Les phénomènes circulatoires consécutifs à l'attaque sont tout aussi intéressants à relever : le cœur, comme lancé par vitesse acquise, conserve son accélération un certain temps ; il ne revient que par degrés à sa fréquence initiale ; c'est seulement à ce moment que la pression carotidienne récurrente commence à remonter, comme si un retour à l'état de demi-resserrement normal se produisait alors.

EXPÉRIENCE n° 51 (17 janvier 1879). — Comparaison des effets circulatoires produits par l'action d'une solution saturée de carbonate de soude, introduite sous pression dans les artères encéphaliques, et des effets produits par les excitations corticales épileptogènes, les convulsions existant dans les deux cas. — Inexcitabilité corticale absolue à la suite de la pénétration du carbonate de soude dans la carotide.

Grande chienne terre-neuve, préparée en vue d'expériences sur les modifications comparatives de la circulation générale et carotidienne dans l'état épileptique.

Trépanation fronto-pariétale gauche et droite ; trachéotomie ; bout central et bout périphérique de la carotide gauche en rapport chacun avec un manomètre élastique enregistreur. Exploration simultanée des mouvements de l'air dans la trachée au moyen d'un tube latéral, branché sur la canule.

Au début même de l'expérience, malgré les précautions d'usage qui consistent à observer une différence de plusieurs centimètres entre le manomètre central et le manomètre périphérique dans la mise sous pression préalable, de graves accidents, dus à la pénétration du carbonate de soude dans le bout périphérique de la carotide, se sont produits.

Les deux manomètres étaient en fonction, et la pression oscillait entre les deux limites extrêmes 170-200 pour le bout central, 110-120 pour le bout périphérique, quand est survenue une grande intermittence du cœur, qui, entraînant une chute de pression dans les deux bouts de la carotide, a permis la pénétration d'une certaine quantité de la solution alcaline.

Aussitôt une violente *contracture* s'est produite, la respiration s'est suspendue, les parois thoraciques complètement tétanisées : le cœur, un instant arrêté, s'est repris à battre, d'abord lentement puis *tout d'un coup* avec une fréquence excessive (de 90 à 360) ; la pression a subi une élévation énorme dans les deux bouts du vaisseau.

Le fait le plus frappant au premier abord consiste en un *spasme vasculaire général*, dont la grande élévation de pression est la conséquence, et qui s'accuse surtout localement par le passage de la pression carotidienne du minimum 70, où l'avait fait tomber la grande intermittence du cœur, au maximum 210, c'est-à-dire par une élévation de 140 mm.

A ces accidents spasmodiques vasculaires, font pendant les *accidents cardiaques successifs :* le ralentissement d'abord, puis l'extrême fréquence ; le premier phénomène paraît dû à une excitation modératrice centrale, le second à une excitation myocardique due à l'irrigation du cœur par un sang surchargé de carbonate de soude.

On voit, en même temps, des *accidents convulsifs généraux*, respiratoires et musculaires, caractérisés par l'arrêt respiratoire forcé et par le spasme des muscles de tout le corps, accompagner les grands troubles circulatoires.

Il est impossible de ne pas mettre les uns et les autres sur le compte de l'irritation centrale produite par le carbonate de soude.

Au bout d'une minute, le spasme vasculaire s'atténue, en même temps que l'excessive fréquence du cœur fait place à un rythme de plus en plus voisin du rythme normal.

Dans le cours de la deuxième minute, la contracture du segment périphérique de la carotide diminuant, les pulsations du cœur devenant moins fréquentes, on voit reparaître dans la courbe manométrique récurrente des pulsations qui avaient été complètement supprimées pendant toute la période précédente.

La respiration se rétablit par degrés, et, en cinq minutes, tous les accidents ayant disparu, l'animal paraît complètement revenu à son état normal.

Cependant, soit au moment de la phase la plus grave, soit après le retour des variations circulatoires normales, *les excitations les plus fortes appliquées à la zone motrice n'ont provoqué aucun phénomène de mouvement*, alors qu'avant les accidents du carbonate de soude, des excitations faibles produisaient de beaux mouvements localisés, et des excitations modérées, mais plus prolongées, déterminaient des accès épileptiques.

Après cette première expérience accidentelle, on a cherché à se rendre compte, d'une façon méthodique, des rapports entre les nombreux phénomènes simultanés qui suivent la pénétration du carbonate de soude dans les vaisseaux encéphaliques. On a voulu notamment voir si les accidents de contracture générale entrent pour quelque chose dans la production des troubles circulatoires, ou si ceux-ci surviennent indépendamment, d'une façon parallèle, produits aussi par la même irritation centrale.

La même recherche étant poursuivie à propos des accès convulsifs, il était intéressant d'examiner cette question dans ce cas particulier.

On a donc exploré simultanément, avec le plus grand soin : 1° la pression artérielle générale ; 2° la pression carotidienne récurrente ; 3° les mouvements de l'air dans la trachée ; 4° les mouvements généraux (muscles de la cuisse).

Il a été facile de constater, tout d'abord, qu'il n'y a aucun rapport entre la contracture générale et le ralentissement ou l'accélération du cœur : la pénétration du carbonate de soude a produit d'emblée un énorme ralentissement du cœur, assez grand pour masquer la conséquence du spasme vasculaire, alors que la respiration continuait, très violente et plus fréquente, et que les muscles des membres restaient encore souples.

Ce n'est qu'un peu plus tard, qu'on a vu survenir une forte contracture, durant une demi-minute, et vers la fin de laquelle le cœur s'est notablement accéléré, permettant ainsi au spasme vasculaire de s'accuser par une grande élévation de pression, parallèle dans le bout central et dans le bout périphérique de la carotide.

En même temps que survenait la contracture des membres, le thorax s'arrêtait immobilisé par le spasme de tous ses muscles.

L'indépendance réciproque de ces divers accidents spasmodiques apparaît donc avec une parfaite évidence : il faut les attribuer les uns et les autres à la violente irritation centrale produite par le carbonate de soude.

Expérience n° 52 (24 janvier 1879) avec MM. Mendelssohn et Senna. — Etude comparative détaillée des troubles respiratoires et circulatoires provoqués par les excitations des surfaces sensibles et de ceux qui sont associés aux accès d'épilepsie corticale.

Jeune chienne levrette, vigoureuse, en digestion. — Trachéotomie. Trépanation au niveau de la zone motrice droite.

1re *série d'expériences.* — Excitations mécaniques et électriques de la dure-mère dans le fond de la trépanation.

2e *série d'expériences.* — Mise à nu de la zone motrice ; excitations électriques de la marginale postérieure. Exploration simultanée des mouvements des muscles extenseurs de l'avant-bras gauche (tendons détachés ; myographe) ; — des mouvements respiratoires avec tambour extérieur ; — de la circulation avec manomètre anéroïde en rapport avec le bout central de la fémorale.

Résultats de la première série : excitations de la dure-mère.

	RESPIRATION	CŒUR	PRESSION
1re Excitation électrique. 35 G.	S'accélère et prend amplitude plus grande.	S'accélère.	S'élève.
2e Excitation électrique. 70 G.	Se ralentit, tend à l'arrêt avec effort.	Id.	Id.
1re Excitation mécanique.	S'accélère, augmente d'amplitude.	Id.	Id.
2e Excitation mécanique.	S'accélère, augmente d'amplitude.	Id.	Id.

Donc : toutes les excitations fortes ou modérées, électriques ou mécaniques de la *dure-mère*, produisent les mêmes modifications circulatoires (accélération du cœur; élévation de la pression) et l'accélération respiratoire; les excitations très fortes, le ralentissement avec tendance à l'arrêt.

2° *Série : Accès provoqués.*

I. — Après une première série d'excitations corticales (marginale postérieure, 25 Gaiffe), qui n'avaient provoqué que des réactions motrices non convulsives, localisées, une seconde série d'excitations semblables provoque un accès convulsif d'abord tout local, n'atteignant que le membre antérieur correspondant au centre excité.

Cet accès se caractérise, dans les muscles du membre, par une période *tétanique*, à secousses presque fusionnées, coïncidant avec un *resserrement* considérable du thorax sans arrêt respiratoire, mais *avec mouvements respiratoires précipités*. En même temps, *le cœur s'accélère* et *la pression s'élève*.

Survient graduellement la période *clonique*, toujours locale, pendant laquelle les muscles de l'avant-bras sont agités de secousses régulières, espacées, la respiration se rétablit avec son amplitude première, le thorax se relâche, le cœur se ralentit et la pression reprend sa moyenne.

II. — L'accès local paraissait terminé, quand tout d'un coup éclate spontanément une attaque générale, différant par ses phases dans le membre primitivement atteint et dans le reste du corps.

Le membre antérieur gauche est repris de secousses rapides qui, en quelques secondes, font place à une tétanisation complète, laquelle se résout à son tour en une série de secousses très rapides, disparaissant brusquement.

Pendant cette attaque, qui se généralise très vite, on voit le corps tout entier arriver à une contracture parfaite, qui se maintient *alors que le membre antérieur gauche est en état de convulsions cloniques*.

Or les modifications respiratoires et circulatoires sont toutes différentes selon le degré d'extension que présente l'accès.

La respiration se précipite et le thorax se resserre, comme précédemment pendant la période tonique locale ; en même temps, le cœur s'accélère et la pression s'élève notablement.

Au moment où l'attaque devient générale et prend partout, sauf dans le membre antérieur gauche, la forme tonique, la respiration subit un renforcement d'accélération avec diminution considérable de l'amplitude des mouvements : le thorax paraît alors gonflé, comme si tous les muscles inspirateurs entraient en tétanos.

On voit pendant la même période tonique générale le cœur se ralentir dans le rapport de 3/1 et la pression tomber tout d'abord de 200 à 150, mais, la contracture générale persistant, elle se relève très vite et, malgré le ralentissement du cœur, monte au chiffre de 230 mm. Hg. Elle s'y maintient et le dépasse même, au plus fort de la période tonique, le cœur devenant alors très fréquent.

Il y a donc un rapport *entre l'intensité de l'accès et le degré du ralentissement du cœur*, puisqu'on voit ce dernier se produire quand la tétanisation est portée à son maximum.

On ne peut l'attribuer à l'asphyxie, car il se produit bien avant que cette catégorie d'accidents n'ait pu survenir, et surtout parce qu'il fait place plus tard à une notable accélération, alors que la respiration est à peu près complètement suspendue et que les phénomènes asphyxiques devraient être à leur maximum.

Ces troubles cardiaques paraissent plutôt liés à une excitation centrale puissante, agissant sur les pneumogastriques, comme elle agit sur les autres nerfs centrifuges : le ralentissement du cœur ne se produit pas, du reste, après section des pneumogastriques.

Les variations de la pression sont plutôt subordonnées à l'influence des contractions générales et des efforts thoraco-abdominaux, car on voit la pression s'élever, malgré le ralentissement du cœur, quand la contracture atteint son maximum.

A la suite de cette grande attaque généralisée, très violente, mais peu prolongée (40 secondes environ), l'excitation corticale de la même région reste à peu près inefficace : elle provoque, malgré son intensité relative et sa durée (35 Gaiffe, pendant 5 secondes), une simple secousse musculaire et une brusque inspiration ; le cœur ne subit pas de modifications appréciables ; la pression s'abaisse cependant un peu.

Il faut attendre deux minutes pour retrouver des réactions épileptiformes ; encore sont-elles toutes locales et peu accentuées. La respiration se modifie notablement : très brève et accélérée pendant l'excitation, elle reste fréquente un instant, puis reprend son rythme initial ; le cœur s'accélère, en même temps que la respiration devient plus fréquente, et la pression s'élève de 170 à 210.

Au bout d'un quart d'heure, on voit se reproduire la même série de phénomènes qui avaient succédé à une attaque locale provoquée. Quand cette attaque paraît devoir se terminer, tout d'un coup apparaît une reprise violente, qui se généralise très vite sous la forme clonique, prend ensuite la forme tonique et se termine par des secousses dissociées.

Or, cette fois encore, c'est pendant la période *tonique* générale que le cœur se ralentit, la respiration continuant à s'exécuter, très fréquente.

Les attaques suivantes, provoquées à un quart d'heure d'intervalle ont présenté des phénomènes respiratoires et circulatoires différents des précédents, au moins en partie.

On produit une attaque, généralisée d'emblée et violente, par l'excitation plus forte de la zone motrice.

La respiration, dès le début de l'excitation, se suspend : une expiration commencée est interrompue, et le thorax, mis en état d'inspiration, exécute quelques mouvements brefs et irréguliers autour de la position inspiratoire. La véritable attaque survient au moment où cesse l'excitation corticale. On voit la poitrine se tendre et *les parois se tétaniser tout aussi complètement que les membres et le reste du tronc ;* la respiration est complètement suspendue en inspiration forcée.

Pendant cette première partie de l'accès tonique, la pression s'élève (ce qui n'a rien de surprenant), mais le cœur subit une très notable accélération.

La seconde partie de l'attaque se caractérise par l'apparition d'une expiration, ou tout au moins d'une brusque diminution de tension inspiratoire du thorax, et par l'apparition de vibrations rapides dans les muscles jusque-là tétanisés.

A ce moment, bien que la respiration reste toujours arrêtée, se produit un grand ralentissement du cœur, qui va croissant jusqu'à la période clonique et n'empêche pas la pression de s'élever.

Les mêmes phénomènes se reproduisent plus tard, dans une nouvelle attaque généralisée, à ce point qu'on pourrait presque exactement superposer les deux attaques avec tous leurs accidents.

Il y a dans cette dernière série d'accès deux faits, sinon nouveaux, du moins mal observés dans nos expériences antérieures : 1° le véritable arrêt respiratoire par tétanisation des parois (ce qui ne préjuge rien de l'état du diaphragme); 2° l'accélération du cœur, coïncidant avec le début de la tétanisation générale et remplacée, à un moment donné, par un grand ralentissement.

La coexistence de la grande accélération du début avec l'arrêt complet de la respiration, engage à admettre autre chose qu'un rapport de simple coïncidence. Il y a là un phénomène analogue à celui de l'effort, d'autant mieux que, comme après l'effort, on voit le cœur se ralentir ensuite.

EXPÉRIENCE n° 53 (27 janvier 1879) avec MM. Mendelssohn et Senna. — Epilepsie corticale. — Etat de mal. — Analyse des troubles circulatoires. — Chute progressive de la pression artérielle par hémorrhagie intestinale.

Chien jeune, vigoureux, de forte taille, impassible. — Trépanation sans hémorrhagie. — Excitations de la dure-mère sans mouvements généraux. — Excitations corticales produisant facilement des accès convulsifs.

Une patte galvanoscopique, appliquée à la surface du cerveau (en contact par la surface de section et par la surface longitudinale du nerf), se tétanise pendant la première période de l'attaque, indépendamment de toute excitation électrique de l'écorce. Ce phénomène tient-il à des contacts et à des abandons successifs du nerf appliqué sur le cerveau sous l'influence des vibrations générales ?

Le nerf étant toujours en place, des excitations profondes (immédiatement sous-corticales), avec des aiguilles métalliques très fines, isolées soigneusement jusqu'à leur pointe, se font sentir à la patte galvanoscopique appliquée sur la région interpolaire de l'écorce, et à une petite distance du point de pénétration des aiguilles.

Pendant les attaques généralisées, et à partir de la première, on voit, contrairement à tout ce qui a été observé antérieurement, la pression artérielle subir une chute graduelle : elle s'était élevée pendant le premier accès jusqu'à 250 mm. Hg. ; en moins d'une heure elle est tombée à 40 mm.

A ce moment, l'animal n'est pas refroidi ; on ne peut cependant provoquer aucune attaque par les excitations corticales les plus violentes ; les réactions motrices simples elles-mêmes s'affaiblissent. Le chien meurt sans mouvements généraux, au bout d'une heure un quart d'expérience.

L'autopsie faite aussitôt donne la raison de la chute rapide de pression : une énorme hémorrhagie par infiltration s'est produite dans les tuniques de l'estomac et de l'intestin (accident épileptique). La rate et le rein sont semés de foyers apoplectiques ; le foie gorgé de sang veineux. Dans le cerveau rien autre chose qu'une grande congestion veineuse.

EXPÉRIENCE n° 54 (2e expérience du 27 janvier 1879) avec MM. Mendelssohn et Senna. — Epilepsie corticale. — Blessure du cerveau. — Phénomènes de paralysie du sympathique dans le côté correspondant de la tête. — Perte d'excitabilité du centre ovale sous-jacent à un bourgeon cérébral désorganisé. — Conservation d'action des parties voisines. — Abcès du cerveau et troubles de la motricité et de la sensibilité.

Chat éthérisé. — Mise à nu rapide de la zone motrice droite. — Tendons extenseurs de la patte antérieure gauche en rapport avec le myographe. Provocation de quelques accès, localisés d'abord au membre dont le centre est excitable, et se généralisant ensuite.

L'animal étant détaché pour permettre l'examen des convulsions à l'état de liberté, on renouvelle les excitations corticales ; dans un brusque mouvement de la tête, le cerveau est blessé par l'excitateur ; il fait aussitôt hernie et semble éclater à l'orifice de la trépanation ; abondante hémorrhagie ; tamponnement avec amadou ; pansement ; animal conservé.

Le lendemain et le surlendemain il est sans fièvre et de bon appétit. On constate les phénomènes de paralysie du sympathique, signalés par Bron-Sequard, du côté où a été pratiquée l'opération : la pupille est resserrée, plus sensible à la lumière, l'œil injecté, les réflexes cutanés exagérés de ce côté. — Le membre postérieur gauche traîne un peu et est abandonné par l'animal dans la position où on le place.

Le 31 janvier (quatre-vingt-dix heures après l'opération), l'animal, toujours vigoureux, boit volontiers, mais refuse de manger. La plaie cérébrale mise à découvert montre un bourgeon grisâtre et consistant de substance cérébrale herniée : l'excitation de la surface ne provoque aucun mouvement ; celle des parties plus profondes, découvertes par l'ablation du bourgeon, reste aussi sans effet ; en ouvrant un peu plus largement la plaie osseuse, on obtient des mouvements localisés dans la lèvre, les paupières et l'oreille gauches, par l'excitation de l'écorce en arrière de la marginale postérieure ; on produit même une petite attaque qui reste localisée dans la moitié gauche de la face.

Les jours suivants l'animal devient plus malade ; les phénomènes paralytiques s'accentuent dans les membres du côté gauche ; analgésie complète et anesthésie du même côté. — Le 2 février un abcès volumineux soulève la peau et son incision fournit 10 grammes de pus fétide ; mort le lendemain avec des lésions de méningo-encéphalite localisée à la surface de l'hémisphère droit.

EXPÉRIENCE n° 55 (28 janvier 1879). — Analyse des modifications circulatoires aux différentes phases des accès épileptiques. — Inscriptions simultanées des mouvements généraux et des variations de la pression carotidienne centrale et périphérique. — Examen des effets vaso-moteurs et cardiaques liés à l'état épileptique.

Grande chienne de berger, jeune, à jeun, non anesthésiée. — Trachéotomie. — Zone motrice droite mise à nu sans accidents.

Exploration des mouvements des muscles de l'avant-bras du côté opposé au côté excité avec explorateur extérieur (double tambour).

Exploration de la pression fémorale (bout central), le membre correspondant ne réagissant pas aux excitations corticales et ne participant pas à l'accès épileptique, soit à cause de la ligature de l'artère, soit et plutôt à cause de la pénétration du carbonate de soude dans les vaisseaux musculaires par la fémorale profonde. (Voyez expérience du 29 janvier 1879.)

Exploration de la pression récurrente carotidienne du côté opposé aux excitations corticales et du même côté.

Ces deux derniers examens manométriques sont pratiqués avec deux manomètres élastiques anéroïdes.

I. — On provoque une grande attaque, *exclusivement clonique*, par l'excitation, assez forte (40 Gaiffe) et prolongée deux secondes, de la zone motrice droite, en localisant les courants sur le centre du membre antérieur gauche. Celui-ci réagit seul tout d'abord, mais, en quelques secondes, l'attaque se généralise, respectant le membre postérieur gauche dont l'artère est en rapport avec un manomètre. Les parois thoraciques participent aux convulsions et réagissent comme les muscles des membres par des secousses dissociées.

La fréquence du cœur reste la même pendant *les premières secondes* de la *généralisation* de l'attaque ; elle augmente ensuite du double et reste à ce chiffre pendant la première moitié de l'accès ; à un moment donné, sans que la respiration se soit modifiée, les secousses convulsives conservant leur fréquence, et en l'absence d'élévation préalable de pression, on voit le cœur se ralentir progressivement et tomber à un chiffre inférieur de moitié à sa moyenne normale ; cette diminution rapide de fréquence dure quelques secondes et fait place à une augmentation passagère très notable : c'est exactement ce qu'on eût observé avec une excitation modérée du bout périphérique du Pneumogastrique. Puis le cœur reprend son augmentation de fréquence pendant toute la durée de l'accès.

La pression artérielle *générale* a commencé à s'élever *dès le début* des mouvements convulsifs localisés, avant, par conséquent, que la fréquence du cœur eut augmenté ; quand le cœur s'est accéléré, elle est tombée un peu plus bas, tout en restant notablement plus élevée que normalement ; elle a conservé cette élévation relative pendant toute la durée de l'attaque, tombant seulement au-dessous de sa moyenne pendant la courte période de ralentissement du cœur. A la fin de l'accès, la respiration reprenant une notable amplitude, la pression est revenue à sa moyenne normale, en même temps que le cœur se ralentissait.

Toutes ces variations de la pression générale se retrouvent, *beaucoup plus accentuées*, dans la pression carotidienne récurrente du côté opposé à l'excitation corticale.

II. — Après un repos assez prolongé, on renouvelle la même expérience, qui fournit exactement les mêmes résultats, sauf quelques détails secondaires.

Ici encore l'accès est complètement *clonique* et tout *ralentissement* du cœur *fait défaut*.

Les variations de la pression *récurrente* sont de même sens que celles de la pression générale, mais elles présentent, au début, un phénomène important à noter, c'est que l'*élévation initiale est beaucoup plus notable dans le bout périphérique de la carotide que dans le bout central de la fémorale*.

Ce fait (sauf réserve relative à l'influence mécanique des contractions musculaires) montre bien l'influence vaso-motrice.

Quant aux variations de fréquence du cœur, elles n'affectent aucun rapport direct ou inverse avec les changements de pression : le cœur ne s'accélère que quand les convulsions durent depuis quelques instants et se généralisent.

III. — La 3e expérience, faite à 25 minutes de distance, sur le même animal, montre des phénomènes moteurs respiratoires et circulatoires tout différents.

Les excitations corticales ayant été plus fortes (60 G. au lieu de 40), et plus prolongées (5 secondes au lieu de 2), on a vu survenir après une période *clonique* initiale, une assez longue phase *tonique* généralisée avec *arrêt respiratoire.*

Or, jusqu'au moment où s'est produite la contracture générale, le cœur ne s'était point ralenti ; il avait même présenté une courte période d'accélération : *dès l'instant où la contracture s'est établie, un grand ralentissement est survenu, lequel a duré tant que s'est prolongée la phase tonique.*

Il est impossible de subordonner ce grand ralentissement du cœur à des troubles asphyxiques, car il s'est produit au moment même où la tétanisation des parois thoraciques suspendait la respiration. Ses rapports avec la contracture générale paraissent être indirects, et il semble résulter, comme celle-ci, d'une influence centrale ; c'est ce que tendent à établir les faits observés à la suite de la double section des pneumogastriques et de l'intoxication par l'atropine.

La pression artérielle générale n'a subi de modification notable que quand le cœur s'est ralenti : elle est tombée alors de 140 m. Hg., mais, malgré le ralentissement persistant du cœur, s'est rapidement relevée au-dessus même de son chiffre premier.

La provenance vaso-motrice de ces variations s'établit par la nature des modifications survenues simultanément dans la pression carotidienne récurrente.

IV. — A la suite de cette attaque, les muscles étant restés dans un état de demi-contracture (ou d'exagération du *tonus* par persistance d'irritation médullaire), on provoque un nouvel accès qui, *clonique* d'abord, devient ensuite *tétanique.*

Les mêmes modifications de fréquence du cœur s'observent dans ce cas : accélération peu marquée pendant la phase clonique ; grand ralentissement débutant avec la phase *tonique* et durant autant qu'elle.

La pression générale a subi de faibles variations ; au contraire, la pression récurrente s'est considérablement modifiée : elle a présenté l'élévation initiale habituelle, mais pendant la phase clonique, elle a subi une chute profonde de 130 à 60 mm. Hg., pour remonter très rapidement quand la contracture s'est établie, malgré le ralentissement du cœur et quoique la pression générale subît à ce moment une chute assez notable du fait de ce ralentissement.

Toutes ces variations indépendantes montrent bien la participation *active* de l'appareil vaso-moteur aux modifications circulatoires qui accompagnent l'accès épileptique.

V. — Dans un 5e et dernier essai, on a comparé le sens des variations de la pression dans le bout périphérique des deux carotides, celle qui correspondait au côté excité, et la carotide opposée, la pression générale étant enregistrée simultanément.

Avec un accès clonique, on a retrouvé les phénomènes circulatoires précédemment indiqués, et on a pu constater le parallélisme complet des variations de pression dans le bout périphérique des deux carotides.

Il a semblé toutefois que le début de l'élévation de pression se faisait plus tôt dans la carotide correspondant au côté excité (?).

Chien tué par piqûre du bulbe : hémorrhagie considérable, par larges plaques, sous la muqueuse de l'estomac et celle de l'intestin grêle. (Mêmes lésions que dans l'expérience n° 53.)

Expérience n° 56 (31 janvier 1879). — Epilepsie corticale provoquée; analyse des troubles circulatoires et des modifications respiratoires chez un animal atteint de fièvre traumatique. — Influence d'une strychnisation modérée.

Chien boule-dogue, jeune, vigoureux, maigre. — Opéré le 30 janvier, pour l'étude des phénomènes de la salivation aux différentes phases de l'épilepsie provoquée.

Une canule avait été placée dans chaque canal de Wharton ; une trépanation pratiquée à droite permettait de provoquer des accès épileptiques.

Après quelques essais, des attaques assez violentes ayant été produites, les tubes en verre des appareils collecteurs de salive ont été rompus, replacés ; un canal de Wharton s'est déchiré : l'expérience a été abandonnée et l'animal, remis en liberté, a été réservé pour le lendemain.

On a constaté que le membre antérieur gauche, correspondant au centre cortical mis à nu et excité, mais nullement blessé, présentait une anesthésie très notable.

Les accès ayant été localisés à ce membre, il est possible qu'il s'agisse ici d'une anesthésie post-épileptique, comme on en observe chez l'homme ; ou bien cette anesthésie est la conséquence de la mise à nu de la zone corticale.

Le chien, repris le lendemain, a de la fièvre. Température rectale 40-$^5/_{10}$. La pression fémorale n'est plus que de 135-140 mm. au lieu de 165 comme la veille. (Accidents de fièvre traumatique légère.)

Dans ces conditions on fait une nouvelle trépanation à gauche et on étudie les réactions motrices et circulatoires simultanées.

L'ouverture d'un manomètre sous pression de 16 Ct. Hg. est suivie d'une rentrée de carbonate de soude ; la pénétration du liquide provoque de violentes réactions musculaires et des modifications circulatoires simultanées qu'il est intéressant de comparer aux phénomènes moteurs et circulatoires des accès épileptiques.

Au moment de la pénétration du liquide irritant, dont la pression dépasse de 25 mm. celle du sang artériel, une violente contracture, avec manifestations douloureuses, se produit dans le *membre correspondant* : il est évident que le carbonate de soude a été injecté par la fémorale profonde située au-dessus du point d'application du manomètre, dans les réseaux du membre postérieur ; il y a déterminé, en grande partie par voie réflexe, une contraction énergique, laquelle tient aussi au contact du sang altéré avec les muscles.

Pendant cette période toute locale, le manomètre s'étant vidé en partie dans les vaisseaux, on ne peut savoir quelles modifications cardiaques sont survenues.

Mais dans l'instant suivant, une *tétanisation générale* se produit, laquelle s'accompagne d'une grande et rapide *élévation de pression avec ralentissement du cœur* : nous avons donc ici les mêmes phénomènes circulatoires que quand une attaque épileptique à forme *tonique* se produit sous l'influence des excitations corticales. Reste à savoir si ces phénomènes sont subordonnés à la contracture, ou résultent d'une irritation centrale vaso-motrice et cardiaque parallèle à l'irritation centrale motrice générale.

C'est à cette interprétation que nous nous rattachons, sachant déjà, par d'autres expériences, que chaque fois que le sang, altéré par le carbonate de soude, arrive au contact des éléments nerveux, il provoque, avec ou sans contracture musculaire simultanée, des réactions cardiaques et vaso-motrices semblables à celles-ci.

L'excitation de la marginale postérieure (35 G.), faite après que tous les accidents du carbonate de soude ont été calmés, produit une tétanisation peu étendue des muscles du membre antérieur, avec faible élévation de la pression générale, sans modifications cardiaques.

Aussitôt après, surviennent des secousses cloniques générales, de plus en plus espacées, constituant une petite attaque : on voit alors la pression générale s'abaisser rapidement de 160 à 120 mm. Hg., sans modifications de la fréquence du cœur.

Dès que l'accès est terminé, la pression commence à remonter pour reprendre, au bout d'une minute, son niveau premier.

L'expérience suivante fournit un résultat tout à fait concordant avec ceux que nous sommes habitués à observer, et qui est ici particulièrement intéressant en ce qu'il présente des variétés suivant que les accès sont *généraux* ou *localisés*.

L'irritation à 60 G. de la marginale postérieure provoque presque d'emblée une *tétanisation épileptiforme générale*, laquelle s'accompagne d'élévation de pression avec ralentissement du cœur (phénomènes tout à fait comparables à ceux qu'avait produits le carbonate de soude).

Dès que l'attaque devient *clonique*, le cœur s'accélère et la pression s'abaisse ; elle continue à descendre, même quand l'attaque clonique est terminée, pour remonter ensuite à sa valeur première, en même temps que le cœur devient moins rapide et reprend sa fréquence initiale.

A peine l'accès terminé et les muscles revenus à leur longueur première, on lance de nouveau dans l'écorce, au même point, des courants induits de la même intensité : on n'obtient qu'une tétanisation *locale* (membre correspondant) pendant l'excitation, suivie de petites secousses faibles et rapides dans le membre postérieur du même côté et dans la face. Or c'est seulement à ce moment, pendant cette *ébauche* d'attaque *clonique*, qu'on voit la pression s'élever de 15 mm., sans modifications du cœur.

Quelques secondes après, on renouvelle l'expérience avec le même résultat : la tétanisation du membre correspondant est moins parfaite, les petites secousses consécutives plus dissociées ; les modifications circulatoires sont identiques.

Après un certain temps de repos (un quart d'heure) on cherche si des excitations faibles (10 G.), incapables de provoquer un accès épileptique et même des mouvements, détermineraient quelque modification circulatoire indépendante de l'état épileptique. On constate bien, en *coïncidence* avec l'excitation prolongée 15 secondes, une légère élévation de pression au début, laquelle pourrait faire croire à un effet vaso-moteur. Mais il suffit de remarquer qu'ensuite, pendant l'excitation elle-même, la pression revient à son niveau premier et que, d'autre part, elle subit des *ondulations périodiques*, pour être autorisé à rejeter, comme conséquence de l'excitation sans mouvements, les changements observés du côté de la pression. La fréquence du cœur n'a pas varié, du reste, pendant toute la durée de ce nouvel essai.

L'animal étant ensuite complètement reposé de ses attaques antérieures, on recommence l'application des mêmes excitations fortes qui avaient provoqué l'attaque généralisée du début.

On constate la production d'un accès violent, tonique d'abord, clonique ensuite avec secousses rapides et générales : or, comme la première fois, la pression s'élève et le cœur se ralentit pendant la période tonique; quand les secousses cloniques commencent à se dissocier, le cœur augmente de fréquence et la pression s'abaisse notablement au-dessous de son chiffre initial. Le retour aux conditions circulatoires normales se fait ensuite progressivement, pendant que les muscles reviennent graduellement à leurs dimensions normales.

Plusieurs nouveaux essais, semblables aux précédents, mais avec des excitations corticales moins intenses, ont donné lieu à des phénomènes moteurs et circulatoires comparables à ceux des expériences antérieures : toujours une élévation de pression pendant la tétanisation musculaire, mais sans modification importante du cœur quand les accès étaient peu violents; toujours la grande chute de pression commençant avec la période clonique et s'atténuant rapidement pour faire place à une reprise graduelle, à mesure que les muscles revenaient à leur position normale.

Dans une grande attaque exclusivement *clonique*, dont les effets respiratoires ont été seuls étudiés dans ce cas, en employant l'exploration extérieure des mouvements du thorax, on constate tout d'abord ce premier fait que les mouvements respiratoires *persistent* pendant l'accès clonique; 2° qu'ils sont *accélérés* et *irréguliers;* 3° que le thorax reste en permanence à l'état de *dilatation* inspiratoire, les mouvements respiratoires s'effectuant autour de cette position d'équilibre. A mesure que les secousses s'espacent, le thorax revient à son diamètre normal et la respiration se calme.

Le premier essai montre une tétanisation presque complète avec raccourcissement musculaire progressif pendant l'excitation (35 G.) appliquée à l'écorce ; on voit alors la pression s'élever presque parallèlement de 25 mm. Hg. Puis, dès que cesse l'excitation, apparaissent des secousses convulsives, tout d'abord très serrées, puis rapidement dissociées et rythmées. A partir du début de cette période clonique, la pression s'est abaissée rapidement et est tombée, en quelques secondes, beaucoup plus bas que normalement; la fréquence du cœur ne s'est pas modifiée depuis le début.

Une seconde série d'excitations, faite presque aussitôt que les muscles eurent repris leur longueur première, et *beaucoup plus prolongée*, amena tout d'abord une tétanisation moins complète suivie d'un renforcement dans le raccourcissement, mais avec secousses dissociées, lesquelles se suspendirent bien que le courant continuât à passer : l'attaque ne fut donc là encore qu'ébauchée, malgré la persistance de l'excitation.

Or, il est remarquable que les modifications de la pression (élévation) n'ont duré que pendant l'attaque elle-même ; elles ont pris fin en même temps que les secousses cloniques, et on a vu une chute relative se produire au moment où les muscles se sont relâchés : il paraît donc y avoir ici un rapport de dépendance entre les changements de pression et les mouvements eux-mêmes.

On doit noter de plus que, pendant toute la durée de cette petite attaque provoquée, les mouvements respiratoires se sont accélérés, comme le montrent les variations respiratoires plus fréquentes de la pression.

On veut examiner les modifications qu'une *strychnisation modérée* pourrait introduire dans les réactions motrices et circulatoires d'origine corticale : un centigramme de sulfate de strychnine est, à cet effet, injecté sous la peau.

a. Trois minutes après, la pression n'a pas subi de modifications, le cœur est un plus lent : pression 140 mm. — On applique alors aux mêmes points du cerveau des excitations *beaucoup plus faibles* (15) et plus courtes que celles qui, auparavant, produisaient une attaque modérée. On détermine ainsi une *tétanisation générale* violente, durant quatre fois plus que l'excitation, et suivie d'un accès clonique à brusques secousses dissociées, durant trois fois autant que la période tonique.

Il ne paraît donc pas douteux que la strychnisation ait exagéré les phénomènes convulsifs provoqués. Mais c'est tout ce qu'on peut dire : le fait observé ne renseigne pas sur la question d'augmentation de l'excitabilité corticale; il montre simplement que les régions centrales excito-motrices ont subi une exagération d'excitabilité.

Les phénomènes circulatoires ont été, du reste, identiques à ceux que nous connaissons, dans cette attaque de provenance corticale renforcée par l'action de la strychnine : on a vu s'élever la pression pendant l'attaque (25 mm.); elle est restée élevée au même niveau jusqu'à la fin; le cœur, légèrement ralenti au début de la phase tonique, a commencé à s'accélérer notablement pendant la phase clonique; dès que les secousses convulsives ont cessé, la pression est tombée rapidement au-dessous de sa valeur normale (125) et le cœur a exagéré son accélération. Puis, en quelques secondes les phénomènes circulatoires ont commencé à regagner peu à peu leur moyenne normale.

b. Dans le courant de la cinquième minute après l'injection de strychnine, quelques chocs brusques sur la table ont produit, *avec ou sans* mouvement réflexe, une légère élévation de pression suivie d'une augmentation modérée de la fréquence du cœur.

c. Dans le courant de la sixième minute, la pression moyenne n'ayant pas varié, le cœur conservait son rythme.

On provoque par l'excitation corticale de la même région, avec la même intensité 15 qu'en *a*, une violente attaque générale, débutant brusquement, mais à période *tonique* à peine appréciable; les secousses, très brèves, se succèdent rapidement et se dissocient de plus en plus à partir de la sixième seconde ; de grandes secousses espacées succèdent alors aux petites secousses fréquentes ; le tout se calme brusquement au bout de vingt secondes et les muscles reviennent rapidement à leur longueur, qu'ils dépassent même, pendant quelques secondes, pour reprendre ensuite leur dimension normale.

Pendant toute cette attaque, la circulation a subi de grandes modifications, beaucoup plus accusées que dans l'attaque *a* : celle-ci a été du reste moins violente.

Dès le début, pendant la courte période tonique, le cœur ne s'est point accéléré, la pression a commencé à peine à s'élever. Mais au moment du grand renforcement d'attaque qui *a suivi* l'excitation, on a vu la pression monter très vite et très haut, et le cœur subir une accélération qui n'a fait que croître à mesure que l'accès, se prolongeant, devenait de plus en plus clonique.

La pression a atteint son maximum pendant la phase de vibrations, puis, malgré l'accélération progressive du cœur (peut-être même à cause de cette accélération même) elle a subi, comme d'habitude sur cet animal, une chute rapide qui l'a fait tomber du maximun 200 au chiffre 110 au moment même où les secousses espacées prenaient fin.

A partir du moment du relâchement musculaire général, le cœur encore fréquent, à peu à peu repris son rythme initial, et la pression a commencé à remonter, pour regagner, en moins de vingt-cinq secondes, sa valeur première.

Deux autres essais, faits à courts intervalles, ont montré les mêmes phénomènes moteurs et cardio-vasculaires.

Pendant ce temps, la strychnine s'est absorbée à dose suffisante pour manifester son action convulsive propre.

On a vu alors se modifier les réactions motrices et cardio-vasculaires sous l'influence surajoutée de la strychnine.

Une excitation corticale, identique aux précédentes, a provoqué tout d'abord, pendant son application et une seconde après, des réactions motrices dissociées; des *secousses* brèves et violentes. Puis, tout d'un coup, a éclaté un grand accès tonique dont a pu suivre facilement le mode de formation par la fusion rapidement complète des petites secousses ; les muscles se sont raccourcis progressivement dans cette phase de tétanos strychnique et leur raccourcissement tonique a duré environ trente secondes; on a eu, pendant ces trente secondes, une période d'augmentation qui en a duré six, et une période de relâchement graduel, sans secousses, qui en a duré vingt-quatre environ. Puis les muscles complètement relâchés ont pris une longueur plus grande que la normale et ne sont revenus que lentement à leurs dimensions premières.

Les phénomènes circulatoires accompagnant l'accès strychnique et lui faisant suite, ont été tout différents de ceux qu'on a observés chez le même animal pendant et après les accès épileptiques purs.

Tout d'abord, pendant la période initiale de ces accès, qui peut être considérée comme de provenance corticale, le cœur s'est accéléré et la pression s'est modérément élevée : ce sont là des phénomènes que nous voyons coïncider habituellement avec le début des périodes *cloniques* de l'épilepsie corticale.

Mais, quand se sont manifestés les accidents de contracture progressive dus à l'action propre de la strychnine, la circulation a présenté des modifications tout autres: la pression a subi un énorme renforcement qui de 150 l'a portée à 250 mm. Hg., et le cœur est resté accéléré malgré la forme *tonique* de cette attaque strychnique. Au moment où a commencé le relâchement musculaire, la pression s'est rapidement abaissée et le cœur a subi un ralentissement progressif tel qu'on a vu se produire de grandes pauses diastoliques. — Après l'attaque, il s'est ralenti davantage encore, tout comme si le pneumogastrique était fortement excité.

A la suite de cette première manifestation violente de la strychnisation, l'animal a été pris d'une série d'accès tétaniques successifs et est mort pendant l'un d'eux.

La respiration artificielle a été absolument inefficace.

Au moment de la mort, la température rectale n'était tombée que de 40° 5 à 39,6, malgré une fixation à l'air libre prolongée pendant trois heures.

Aucune lésion grossière du cerveau : l'écorce a son aspect normal, aucun foyer hémorrhagique. Le cœur présente encore de faibles mouvements.

Expérience n° 57 (5 février 1879) avec MM. Mendelssohn et Senna. — Etude spéciale de la salivation aux différentes phases de l'accès épileptique.

Chien non anesthésié. Canule dans le canal de Wharton gauche, en rapport avec l'appareil collecteur de salive disposé pour l'inscription des phases de l'écoulement salivaire. Myographe à transmission en rapport avec les muscles de la cuisse gauche. Trépanation à droite; mise à nu du gyrus sigmoïde; détermination des points excitables pour les membres du côté opposé.

Provocation facile d'accès généralisés, à forme surtout clonique, débutant dans le membre correspondant au centre cortical excité.

Résultats généraux des relevés graphiques relatifs aux rapports de la salivation avec les différentes phases de l'attaque :

On voit 1° la courbe commencer à s'élever quelques instants *après le début* de l'accès; 2° puis une période d'état s'établit ; 3° vers le milieu de l'accès une nouvelle expulsion salivaire a lieu, laquelle va croissant plus longtemps que la première et est beaucoup plus importante ; 4° la salivation n'augmente pas pendant une période de contracture violente qui fait suite à la phase clonique; 5° au moment où s'établit le repos, nouvelle expulsion surajoutée ; 6° enfin, au bout d'un certain temps, en coïncidence avec quelques mouvements généraux spontanés, reprise de salivation.

La salivation coïncide donc surtout avec les secousses cloniques, et s'opère par poussées successives.

EXPÉRIENCE n° 58 (8 février 1879). — Accès épileptique par traumatisme cortical. — Provocation facile d'attaques malgré le sommeil morphinique.

Chien bull-terrier, très excitable. Mise à nu des deux zones motrices; l'excitation de chaque zone, avec des courants induits désagréables à la langue, provoque facilement des accès épileptoïdes qui se généralisent.

A 11 h. du matin, injection sous-cutanée de 0 gr., 02 chlorhydrate de morphine. Un quart d'heure après, l'animal n'étant pas engourdi, présentant au contraire une assez vive agitation, on enlève avec une curette, sans toucher la dure-mère, une portion de l'écorce de la zone motrice *gauche; pendant cette opération*, grande attaque qui se généralise rapidement après avoir débuté par le membre antérieur *droit*, persiste plusieurs minutes et est suivie de secousses limitées au peaucier du cou et aux muscles élévateurs de l'oreille droite.

A 11 h. 20, seconde injection sous-cutanée de 0 gr., 02 de chlorhydrate de morphine. Quelques minutes après, sans nouvelles excitations provocatrices, les secousses de l'oreille et du cou qui n'avaient pas cessé s'étendent à l'épaule et à la partie antérieure droite, puis se généralisent en constituant une grande attaque clonique.

A 11 h. et demie, le repos s'est rétabli, l'animal paraît dormir profondément; une excitation, de même intensité qu'au début, appliquée à la zone motrice droite (la gauche ayant été enlevée), provoque une attaque généralisée, suivie, après une pause de quelques instants, d'une nouvelle attaque spontanée.

Après une suspension d'expérience ayant duré 4 heures pendant lesquelles l'animal enveloppé est resté endormi, on le retrouve respirant régulièrement, sans chute de température, avec conservation des réflexes cornéens : à ce moment une excitation modérée de la zone motrice droite provoque, malgré le sommeil morphinique, une attaque très violente avec prédominance des convulsions dans les membres du côté gauche. Nouvelle attaque provoquée quelques minutes après, avec reprises spontanées très violentes et prolongées.

Expérience n° 59 (18 juillet 1879). — Epilepsie réflexe par excitation du bout central du pneumogastrique ; modifications circulatoires et respiratoires.

Chien sensible, destiné à des expériences sur les effets cardio-vasculaires de l'excitation du pneumogastrique et du sympathique. Les deux cordons nerveux avaient été préparés avant leur jonction à la base du cou; chacun d'eux, coupé, était saisi par un fil. Un trocart à œillets latéraux introduit obliquement entre le poumon et la paroi thoracique fournissait l'inscription des variations de l'aspiration pleurale; le bout central de l'artère fémorale était en rapport avec un manomètre anéroïde enregistreur. A la suite de quelques expériences sans rapport avec l'étude actuelle, on voit se produire, dix secondes après l'excitation du bout central du pneumogastrique (isolé du sympathique), un accès d'épilepsie durant vingt secondes et présentant les phénomènes suivants : 1° *phase clonique* avec respiration précipitée, très profonde, dans laquelle prédominent les grandes inspirations; 2° phase tonique parfaite, générale avec contracture croissante des parois en expiration ; 3° décontraction graduelle avec secousses dissociées. Le cœur subit pendant la première période (clonique) une notable accélération et la pression s'élève de 30 mm. Hg. ; dès que débute la période *tonique* le cœur se ralentit et, de ce chef, la pression s'abaisse.

Les rapports des variations de fréquence du cœur avec les phases de l'accès sont donc ici les mêmes que dans les accès d'origine corticale, ce qui montre, une fois de plus, que la forme, et non la provenance, de l'attaque domine la question.

Plusieurs autres accès sont ensuite provoqués par voie réflexe et s'accompagnent des mêmes modifications cardiaques.

Expérience n° 60 (10 décembre 1879). — Suspension des réactions motrices spéciales de l'excitation corticale, sous l'influence du chloral en injections veineuses ; conservation des réactions du centre ovale.

Chien loulou, adulte, très turbulent. — Mise à nu des régions antérieures des deux hémisphères. Les circonvolutions du côté gauche sont laissées intactes. Du côté droit, on enlève le gyrus sygmoïde et les parties voisines par un trait de scapel horizontal qui découvre une large surface du centre ovale.

On constate ensuite que l'excitation de la zone motrice du côté gauche provoque des mouvements très nets dans les membres du côté droit, avec un courant supportable sur la pointe de la langue.

L'excitation des faisceaux découverts du centre ovale de l'hémisphère droit provoque des mouvements semblables dans les membres du côté opposé, avec un courant un peu plus fort.

A 3 h. 40, injection graduelle dans la veine fémorale de 4 grammes de chloral en solution au 1/6. L'animal cesse presque aussitôt de s'agiter et de crier : il tombe en résolution.

A 4 h., le cerveau est turgescent, les grosses veines méningées sont saillantes, gorgées de sang : les circonvolutions sont rouges. Les réflexes cornéens persistent, et, quand on pince l'animal, il pousse des cris et s'agite. En excitant les circonvolutions découvertes de l'hémisphère gauche, on remarque que *les centres pour les membres ont complètement perdu leur excitabilité*. Même en poussant la bobine à fond, on ne provoque aucun mouvement dans les membres. Cependant, en arrière de la circonvolution marginale postérieure, on atteint un petit îlot de substance grise dont l'excitation provoque un mouvement d'occlusion de la paupière du côté opposé. A ce moment, *l'excitation du centre ovale* de l'hémisphère droit provoque, avec un courant faible, des mouvements très nets dans les membres du côté gauche.

Injection de deux autres grammes de chloral dans la veine fémorale. A 4 h. 20, *toute la surface dénudée de l'écorce de l'hémisphère gauche est inexcitable*, même avec des courants assez intenses pour provoquer sur les doigts mouillés une sensation véritablement douloureuse. *Les faisceaux blancs du centre ovale* de l'hémisphère droit ont conservé leur excitabilité. Avec des courants moyens, à peine sensibles aux doigts, on provoque de beaux mouvements dans les muscles du côté gauche.

Expérience n° 61 (12 décembre 1879). — Suppression, par le chloral, de l'excitabilité des circonvolutions motrices ; conservation de l'excitabilité du centre ovale et de la capsule interne.

Chien boule-dogue très vigoureux — Mise à nu des deux zones motrices par le trépan ; ablation de la substance grise de la région motrice du côté droit, assez profondément pour fournir une section nette du centre ovale, ne renfermant pas d'îlots de substance grise.

A 10 h. 30, injection dans la veine fémorale, de 2 grammes de chloral en solution dans 8 centimètres cubes d'eau. Quelques instants après, l'animal est plongé dans le sommeil. Excitation avec un courant modéré (petit chariot de Gaiffe, bobine induite à 10) de la *zone motrice* du côté gauche : aucun mouvement. La même excitation portée sur le *centre ovale* de l'hémisphère droit, provoque des mouvements nets et énergiques dans les muscles des membres et de la nuque. Après avoir vérifié plusieurs fois ces faits, qui se montrent avec une grande évidence, on augmente l'intensité des courants excitateurs. La bobine étant poussée à 18, on obtient par l'excitation de la zone motrice gauche de petites contractions légères dans quelques groupes musculaires des membres, et des mouvements extrêmement violents par l'excitation du centre ovale de l'hémisphère droit.

A 11 h., injection de deux autres grammes de chloral dans la veine fémorale. A la suite de cette injection, l'animal tombe dans un état de résolution complète. On excite *la substance grise corticale* de l'hémisphère gauche sans produire aucun mouvement, même en poussant la bobine à 25, ce qui donne un courant désagréable au doigt. Au contraire, l'excitation de *la substance blanche* de l'hémisphère droit avec un courant relativement faible (bobine à 10) donne des mouvements très nets, et, avec des courants plus forts, des mouvements tétaniques très violents.

Pour résoudre certaines objections, on excite plus profondément la substance cérébrale de l'hémisphère droit, et, après être arrivé sur la paroi ventriculaire, on enlève la couche optique et le noyau caudé. *Après cette mutilation, l'excitation de la capsule interne* produit des réactions musculaires violentes.

Revenant alors à l'hémisphère gauche, on s'assure, par de nouvelles explorations, qu'il est resté inexcitable. Puis, on enlève par un trait de scalpel toute la substance grise des circonvolutions de la région sigmoïde, et, portant aussitôt les électrodes sur le centre ovale, on obtient de beaux mouvements dans les deux membres du côté opposé avec un courant modéré (bobine à 10). Quand l'hémorrhagie est arrêtée et que la plaie cérébrale est bien étanchée, on recommence les explorations et on obtient les mêmes résultats.

Expérience n° 62 (20 février 1881). — Conservation de l'excitation corticale et de l'aptitude épileptogène, malgré l'intoxication aiguë par l'alcool en injections veineuses.

Chien épagneul, de petite taille. — Mise à nu du gyrus sigmoïde gauche.

Au début de l'expérience, la température rectale est de 36,6. A 11 h. 1/2 on injecte très lentement, dans la veine fémorale, 30 centimètres cubes d'alcool à 60° mélangé à parties égales d'eau distillée, après s'être assuré que l'excitation faradique de la région découverte produisait facilement des convulsions épileptiformes généralisées. A midi, l'animal est endormi, il respire régulièrement : les réflexes cornéens sont conservés. Pendant le sommeil, le cerveau est aussi excitable qu'avant : son excitation, avec un courant de moyenne intensité, provoque une attaque convulsive, mais limitée au côté droit du corps.

A 2 h. de l'après-midi on reprend l'expérience et on injecte, très lentement, dans la veine fémorale 30 centimètres cubes d'alcool pur. Le chien, après cette injection, tombe dans un sommeil stertoreux profond. Température rectale 37,8. L'excitation de la zone motrice gauche avec un courant très faible (supportable à la langue) donne de beaux mouvements simples, et, après quelques instants, de petites attaques convulsives assez intenses, mais à type partiel ou hémiplégique, du côté droit. Mort à 3 h. 1/2.

Expérience n° 63 (5 février 1881). — Disparition momentanée de l'aptitude épileptogène de l'écorce soumise à la réfrigération par l'éther; conservation des mouvements simples.

(Expérience rédigée page 111.)

Expérience n° 64 (25 février 1881). — Perte momentanée de l'aptitude épileptogène de la zone motrice refroidie par l'éther ; conservation des réactions simples ; retour des effets épileptiques avec le réchauffement.

(Expérience rédigée page 111.)

Expérience n° 65 (22 mars 1883). — Rapports des variations de la fréquence du cœur et de la pression artérielle avec les phases successives de l'accès épileptique.

Chien sans anesthésie. Excitations corticales sur la zone motrice. Provocation d'accès épileptiques.

La fréquence du cœur augmente très rapidement à partir du moment où l'attaque est devenue clonique, à secousses assez amples et fréquentes ; jusqu'à ce moment l'accélération n'était pas très marquée.

Le maximum de fréquence coïncide avec la période de grandes secousses, avec déplacements d'ensemble des membres.

Quand l'attaque se suspend et qu'il ne survient plus que quelques petits soubresauts musculaires, on voit diminuer rapidement la fréquence du cœur, mais il conserve longtemps encore une accélération relative.

La pression a suivi à peu près exactement, dans ses variations, celles de la fréquence du cœur ; à aucun moment, du reste, elle ne s'est élevée très haut : partie de 100 mm. Hg., son maximum a été de 150, alors que la fréquence du cœur avait triplé déjà et continuait à augmenter.

On voit donc ici une attaque à forme *clonique* s'accompagnant d'augmentation simultanée de la fréquence du cœur et de la pression artérielle, et, à aucun moment, de ralentissement.

EXPÉRIENCE n° 66 (25 mars 1883). — Influence des arrêts du cœur produits par l'excitation du bout périphérique du pneumogastrique sur la marche des accès d'épilepsie corticale.

Chien vigoureux, braque mâtiné de dogue. Explorateur à double tambour sur les muscles du bras. Pression explorée, avec sphymoscope et amortisseur à air intermédiaire, dans le bout central de l'artère fémorale.

Faits essentiels : 1° L'excitation du bout périphérique du pneumogastrique, capable d'arrêter le cœur plusieurs secondes pendant l'état de repos, se montre beaucoup moins efficace pendant l'accès provoqué (phase clonique à secousses rapides) ; 2° quand les grands ralentissements sont obtenus, en général l'accès se suspend après un arrêt plus ou moins complet des pulsations.

ANALYSE DES ACCÈS. *Accès n° 1.* — Attaque *clonique* consécutive à l'excitation du centre cortical pour le membre antérieur droit : *avant l'accès*, tout aussi bien avant l'excitation que pendant la phase de mouvements simples, localisés : fréquence du cœur 108 par minute ; *pendant l'accès* clonique, 156 ; *après l'accès :* 196.

Ceci montre la coexistence d'une accélération notable du cœur et des *secousses* convulsives ; mais, par le fait, la *subordination* de l'accélération aux mouvements cloniques n'est pas établie : on ne peut qu'affirmer la simultanéité des phénomènes. D'autres expériences paraissent établir que l'état nerveux central qui préside à la production des convulsions, préside aussi à l'augmentation de fréquence du cœur. Quant à la pression artérielle, bien que cette expérience n'ait pas été disposée pour en déterminer les valeurs numériques (examen avec sphygmoscope), on peut dire cependant qu'elle s'élève dans les premiers instants de l'accès, pour s'abaisser ensuite rapidement.

Accès n°s 3 et 4. — L'influence cardiaque accélératrice, qui se manifeste d'une façon si évidente pendant l'accès clonique, paraît assez importante pour empêcher les effets modérateurs du pneumogastrique de s'accuser nettement, car les excitations qui étaient capables d'arrêter le cœur plusieurs secondes, à l'état de repos des muscles, se montrent à peine capables de le ralentir au cours d'un accès convulsif.

Accès n° 5. — Quand on a réussi à surmonter les « résistances accélératrices », et à obtenir tout au moins des ralentissements très notables pendant un accès clonique, on observe ce phénomène que ne pouvaient faire prévoir les théories courantes de l'accès épileptique : *on voit se suspendre l'attaque quand le cœur s'est fortement ralenti.*

Expérience n° 67 (28 mars 1883). — Suppression de l'aptitude épileptogène de l'écorce par la réfrigération locale ; conservation des réactions motrices simples.

(Expérience rédigée page 112.)

Expérience n° 68 (31 mars 1883). — Accès épileptiques *tardifs* par l'excitation énergique des circonvolutions occipitales ; influence de la provocation préalable d'accès par excitation de la zone motrice.

(Expérience rédigée page 96.)

Expérience n° 69 (26 mai 1883). — Variations circulatoires différentes suivant la phase des accès épileptiques.

Chien dogue, jeune, trépané à droite ; zone motrice, à nu dans une partie seulement (marginale postérieure). — Myographe à transmission pour les muscles de l'avant-bras gauche ; sphygmoscope en rapport avec le bout central de la carotide droite.

Excitations faibles (5, 10, 15 G.) provoquant des mouvements simples, localisés. Excitations beaucoup plus fortes (60 G.), appliquées 4 et 5 secondes, produisant des accès toniques et cloniques. L'examen des variations circulatoires montre les rapports suivants entre les changements de fréquence du cœur et les différentes phases des accès :

1er *Essai :* légère augmentation de fréquence du cœur au début d'un accès vibratoire ; ralentissement notable pendant la phase de contracture ; grande accélération pendant la période clonique prolongée qui termine l'attaque. La pression moyenne s'est élevée notablement dès le début, malgré le ralentissement du cœur et est restée élevée jusqu'à la période de dissociation terminale des secousses.

2e *Essai :* mêmes phénomènes musculaires et circulatoires.

3e *Essai :* l'attaque est exclusivement clonique : le cœur s'accélère dès le début et devient de plus en plus fréquent à mesure que s'accentuent les convulsions.

4e *Essai :* excitations beaucoup plus faibles, très prolongées, ne provoquant pas de véritables accès, mais des secousses irrégulières : le cœur s'est ralenti deux secondes après le début des excitations et la pression moyenne s'est élevée ; il semble qu'ici les modifications cardiaques sont indépendantes de l'état épileptique et liées à l'excitation corticale elle-même.

Expérience n° 70 (3 novembre 1884) avec M. Poupinel. — Epilepsie localisée à la tête chez un animal dont la moelle est coupée ; troubles cardiaques qui accompagnent les accès.

Chien dogue, jeune, vigoureux, chloroformé pour les opérations préliminaires. Trachéotomie. 2 canules dans la carotide droite, l'une dans le bout central, l'autre dans le bout périphérique, pour double inscription manométrique directe et récurrente. — Mise à nu de la zone motrice droite ; détermination des points excitables pour les membres, la face et le cou.

Section sous-bulbaire de la moelle pour limiter les effets moteurs des excitations à la tête et pour supprimer les réactions vaso-motrices générales, en conservant les réactions cardiaques modératrices.

1er *Essai :* excitation corticale sur les points correspondant à la tête et au cou, avec les courants maxima : dès le début, ralentissement notable du cœur, de courte durée, remplacé par une accélération marquée pendant toute la durée des mouvements provoqués ; ceux-ci venant à cesser avec l'excitation, le ralentissement du cœur reparaît et dure environ 40 secondes ; le cœur reprend ensuite sa fréquence première. Il semblerait que la production des mouvements ait empêché de se manifester la réaction cardiaque modératrice.

2e *Essai :* mênes phénomènes cardiaques, mais beaucoup moins accusés, quand on renouvelle les excitations cinq minutes environ après le premier essai, comme si le trop court intervalle observé entre les deux excitations était une condition d'atténuation dans les réactions.

3e *Essai :* un quart d'heure après le second : excitations beaucoup moins énergiques, mais avec effets cardiaques presque aussi accusés que dans le premier cas et de tous points semblables.

4e *Essai :* 1 heure après ; l'animal étant très refroidi par la section de la moelle et la respiration artificielle, les réactions soit motrices volontaires, soit cardiaques, ont complètement disparu, malgré l'application d'excitations très intenses.

Expérience n° 71 (7 novembre 1884) avec M. Poupinel. — Etude des réactions épileptiques motrices et circulatoires sur un animal à moelle coupée, avant le refroidissement, sous l'influence d'un grand abaissement de température et à la suite du réchauffement artificiel. — Recherche de la transmission des excitations centripètes dans la moelle incomplètement sectionnée. — Réactions circulatoires réflexes.

Jeune chien griffon, de petite taille, très nerveux. Chloroformé pour les opérations préliminaires. 1° Trachéotomie ; canule à clapet.

Mise à nu de l'espace occipito-atloïdien : membrane ouverte ; liquide évacué en grande abondance ; troubles respiratoires. Insufflation.

Section sous-bulbaire de la moelle avec lame mousse d'une aiguille courbe. La section ne laisse intacts que les cordons antérieurs.

2° Trépanation pariétale. Mise à nu des circonvolutions marginales.

L'excitation de la marginale postérieure (à son union avec la marginale antérieure), donne lieu à des secousses dans l'oreille et les paupières du côté opposé.

Ces opérations ont duré 3/4 d'heure, pendant lesquels l'animal, de petite taille et déposé sur une gouttière, sans couvertures, s'est rapidement refroidi. (Température rectale : 35° 5.)

On a pratiqué successivement deux séries d'expériences, l'une sur le chien dont la température s'abaissait graduellement, l'autre pendant le réchauffement progressif, dans une étuve humide, à 44° C.

1re *série d'expériences.*— (Animal à température rectale descendant de 35° 5 à 34°.) 1° Pression carotidienne au manomètre Hg. enregistreur : moyenne : 90 mm., cœur lent, 50 par minute, grandes oscillations cardiaques de pression (25 mm. Hg.).

2° Quelques minutes après, excitations beaucoup plus fortes (maximum de la bobine), durant 8 secondes ; pendant le passage du courant, aucune modification du cœur ni de la pression ; les minima s'abaissent légèrement quelques instants après la fin de l'excitation.

3° 5 minutes plus tard, même essai ; pas de réaction pendant l'excitation, mais chute progressive et très sensible de la moyenne, avec ralentissement du cœur après l'excitation et pendant une minute ; la chute est de 25 mm. Hg. La pression remonte ensuite à son niveau premier. — La température rectale est à ce moment à 34°.

2e *série d'expériences.* — (Animal graduellement réchauffé.)

Le chien étant déposé sur une gouttière, enveloppé de laine, dans l'étuve humide à 45°, soumis à l'insufflation, présente au bout de 20 minutes une accélération du cœur (de 45 à 90), une élévation notable de la pression (de 85 mill. à 130) ; la température rectale est remontée à 36° 5.

1° Excitations corticales (100 G.) *accompagnées* de mouvements énergiques dans l'oreille, les paupières et quelques muscles des mâchoires et du cou, et *suivie* même d'un accès épileptique à forme clonique (restitution de l'excitabilité corticale et bulbaire par le réchauffement général).

Réactions circulatoires : pendant le passage des courants, léger ralentissement du cœur sans modifications de la pression moyenne ; — à la suite de l'excitation et pendant l'accès clonique local : accélération notable du cœur et élévation de pression graduelle de 30 mm. Hg. — Après l'accès, retour progressif à la normale. Pendant la période d'attaque, dilatation pupillaire double.

2° 3/4 d'heure après l'introduction de l'animal dans l'étuve, malgré une respiration artificielle active, la température rectale est remontée à 37° 5 ; une nouvelle série d'excitations provoque les mêmes réactions motrices simples, plus convulsives que précédemment et des modifications circulatoires semblables, mais plus accusées.

3° 1 h. 3/4 après l'introduction de l'animal dans l'étuve, la température rectale s'est élevée à 38° 5, le cœur a une fréquence de 120, la pression moyenne est de 160 mm. Hg. — Les mêmes excitations corticales que précédemment donnent les résultats suivants : pendant les deux premières secondes, mouvements simples du côté opposé de la tête, sans aucune modification circulatoire ; puis, ces mouvements persistant avec les mêmes caractères, on voit survenir un *ralentissement croissant* des battements (1/2) avec chute progressive de la pression. Tout d'un coup éclatent les convulsions qui s'étendent de la face au cou. A ce moment, le cœur cesse son ralentissement et reprend sa fréquence initiale ; il la dépasse et la pression s'élève un peu plus haut qu'avant l'excitation.

Ici, la production d'effets cardiaques modérateurs, en même temps que de mouvements simples, sous l'influence d'excitations corticales, semble bien établie ; de même, l'apparition d'une accélération notable du cœur, dès que les convulsions se substituent aux mouvements simples, est tout aussi évidente.

3e *série d'expériences (sur l'animal réchauffé) : comparaison des réactions circulatoires réflexes et des réactions d'origine corticale.*

1° Excitation en masse du bouquet sous-orbitaire : accélération presque immédiate du cœur (au lieu du ralentissement observé pendant les excitations corticales) ; élévation simultanée et rapide de la pression (50 mm. Hg.), au lieu du léger abaissement ou de la conservation de la moyenne.

2° Ligature du nerf crural : accélération du cœur 1/3 ; élévation de pression de 20 mm. [1].

Excitation du bout central du nerf crural : accélération du cœur = 1/3 ; élévation de la pression moyenne = 27 mm. Hg.

[1] Ce double résultat aurait une très grande importance théorique s'il était *certain* que la transmission centripète de la moelle aux centres bulbaires ait été interrompue par la section incomplète de la moelle ; on aurait là une démonstration de la *réflectivité* cardio-accélératrice de la moelle, en même temps qu'une preuve nouvelle de la réflectivité vaso-motrice constrictice. Malheureusement on ne peut affirmer qu'il ne soit pas resté une lame de substance grise suffisante pour servir de conducteur centripète aux irritations périphériques.

4° *Excitations corticales.*

Pour fixer positivement les différences entre les effets des excitations corticales et ceux des excitations des nerfs sensibles, on a repris, après avoir constaté les réactions précédentes, l'expérience première, en transportant à la zone dite motrice, les excitations précédemment appliquées au nerf sous-orbitaire et au nerf crural. De même qu'auparavant, on a vu un *léger ralentissement* du cœur avec *faible chute de pression* survenir dans la première période de l'excitation, pendant que se produisaient des mouvements simples ; puis, dès que sont survenues les secousses épileptiformes, le cœur a repris sa fréquence et a même augmenté le nombre de ses battements, et la pression a suivi une marche rapidement ascendante.

Ces expériences comparatives amènent donc à conclure que les réactions cardio-vasculaires de provenance corticale et de provenance périphérique sont loin d'être identiques, comme on l'a avancé à tort : on les trouvera également de sens inverse dans l'expérience suivante ; mais il ne s'ensuit nullement que leur mécanisme ne soit pas le même et que les uns et les autres ne doivent se ramener au mécanisme général des réflexes.

Cette expérience conduit, en outre, à ne point établir de subordination entre les actes convulsifs et l'accélération cardiaque qui en accompagne la forme *clonique*, pas plus du reste qu'entre les accès *tétaniques* complets et le ralentissement du cœur. Il y a là des phénomènes simultanés et, jusqu'à plus ample informé, nous tendons à admettre que c'est la même incitation centrale qui provoque, en même temps et d'une façon indépendante, l'accès tonique et le ralentissement du cœur ou bien l'accès clonique et l'accélération. La plus intense des manifestations épileptiques, la contracture parfaite, sans secousses musculaires dissociées, marche de pair avec la plus violente manifestation cardiaque, le ralentissement et la tendance à l'arrêt diastolique ; la forme convulsive plus atténuée, clonique, s'accompagne d'une forme d'excitation nerveuse cardiaque, plus atténuée en quelque sorte, l'accélération. Il semble qu'il y ait un rapprochement à faire entre ces deux formes de réactions cardiaques et l'intensité des excitations qui leur donnent naissance, qu'il s'agisse d'irritations corticales, d'irritations bulbaires directes ou réflexes et d'irritation des surfaces sensibles ou des nerfs centripètes. Mais c'est là un point de vue que ne comporte pas la série d'expériences dont nous avons résumé plus haut les principaux points.

Relevé des résultats de l'expérience 71 (*modifications circulatoires*).

CONDITIONS DES ESSAIS	RÉACTIONS MOTRICES	EFFETS CIRCULATOIRES
Section incomplète de la moelle au-dessous du bulbe (faisceaux antérieurs respectés).— Excitations corticales.	Côté opposé de la tête (mouvements simples).	Cœur ralenti. Pression varie suivant le degré du ralentissement.
Excitation minima des deux marginales.	Mouvements convulsifs (accès local).	Cœur s'accélère. Pression s'élève.
Excitation du nerf sous-orbitaire.	Sans mouvements. généraux.	Cœur s'accélère. Pression s'élève.
Ligature du nerf crural.	Sans mouvements généraux.	Cœur s'accélère. Pression s'élève.
Excitation centripète du nerf crural.	Sans mouvements généraux.	Cœur s'accélère. Pression s'élève.
Reprise des excitations des circonvolutions marginales.	Côté opposé de la tête (mouvements simples).	Léger ralentissement cœur. Légère chute pression.
	Accès convulsif.	Accélération cœur. Elévat. mod. pression.

Donc : 1° Le cœur se ralentit, et la pression s'abaisse, si le ralentissement est suffisant, sous l'influence d'excitations corticales avec mouvements simples localisés ;

2° Le cœur s'accélère et la pression s'élève, si l'excitation corticale provoque des mouvements convulsifs (cloniques), même localisés.

3° Les excitations des nerfs et des surfaces sensibles accélèrent le cœur et élèvent la pression (même après section incomplète de la moelle).

Ces résultats comportent donc des différences entre les effets des *excitations corticales* et ceux des excitations des *nerfs sensibles*.

EXPÉRIENCE n° 72 (12 novembre 1884) avec M. Poupinel. — Epilepsie masquée par le curare, réduite aux troubles organiques. — Etude spéciale des réactions circulatoires et pupillaires. — Inversion des réactions circulatoires réflexes et corticales suivant que l'animal est refroidi ou réchauffé. — Différences des réactions cardiaques épileptiques suivant que les nerfs modérateurs sont intacts ou coupés.

Chien dogue mâtiné, 3 ans environ, d'assez grande taille, 15 kilos, curarisé par injection sous-cutanée de 5 centigr. curare Dom Pédro (donné par M. Dastre). — Curarisation très modérée. — Insufflation. — Trépanation pariétale double; pont osseux enlevé. — Plaies saignent facilement; sang se coagule peu. — Mise à nu de la zone motrice et des circonvolutions pariétales supérieures. — Surface rose vif avec grosses veines tendues. (Hémisphère gauche.)

A la suite de ces opérations, qui ont été assez rapidement faites, l'animal, enveloppé de couvertures, est déposé dans l'étuve humide qui a été portée à environ 45°. Mais il reçoit l'air extérieur par le tube d'insufflation.

Au moment du premier essai d'excitation corticale, la température rectale est de 38° 6.

On dispose le double manomètre à mercure pour l'inscription des variations de la pression directe et récurrente, dans la carotide correspondant au côté du cerveau sur lequel doivent être appliquées les excitations; un myographe à transmission est en rapport avec les muscles extenseurs du poignet gauche.

Les points essentiels qui se dégagent de cette expérience sont les suivants :

1° Les excitations corticales, limitées à la zone motrice, produisent des modifications circulatoires, sinon identiques, du moins *rigoureusement de même sens*, qu'elles soient ou non suivies d'attaque convulsive clonique.

La fréquence du cœur *augmente* toujours, quelquefois de plus de $^1/_3$; la pression artérielle *générale s'élève* plus ou moins notablement dans les premiers instants; la pression artérielle récurrente (bout périphérique de la carotide) suit une marche *sensiblement parallèle* à celle de la pression générale.

On peut donc dire que, si les mouvements généraux *influencent* les modifications circulatoires dans l'accès provoqué, ils n'en *modifient* pas le sens, et ils n'en sont pas la *cause*, ces modifications se retrouvant les mêmes en l'absence des convulsions.

2° Les excitations corticales produisent, à titre indépendant, les manifestations *motrices volontaires* et les manifestations *circulatoires* (cardiaques et vasculaires) de l'état épileptique; les unes et les autres résultent d'une même perturbation fonctionnelle des centres nerveux créée par l'excitation provocatrice.

3° Les excitations violentes des nerfs sensibles, chez l'animal curarisé à une température normale, ayant les pneumogastriques intacts, provoquent les mêmes modifications vasculaires (resserrement spasmodique des vaisseaux) que les excitations corticales, mais déterminent un ralentissement réflexe du cœur très notable, proportionné dans son intensité à celle des excitations.

Quand on a soumis l'animal à une élèvation de température qui a fait monter le thermomètre rectal de 38 à 39,8, les mêmes excitations des nerfs sensibles, au lieu du ralentissement réflexe du cœur, en provoquent l'accélération : cette inversion, qui a son pendant dans les effets intervertis de l'excitation centrifuge du pneumogastrique, paraît, comme celle-ci, résulter de l'action perturbatrice de l'hyperthermie.

En présence des effets cardiaques différents des excitations des nerfs sensibles, on n'est point autorisé à identifier les excitations corticales à celles-ci.

4° Le fait important que les irritations corticales peuvent produire les mêmes troubles circulatoires, qu'il y ait ou non mouvements convulsifs, a son analogue dans les effets pupillaires de ces mêmes irritations : on a observé, dans cette expérience, que la pupille se dilate tout aussi bien, qu'il se produise ou non une attaque d'épilepsie.

5° Cette modification pupillaire a cessé de survenir du côté correspondant à la section du sympathique, de même, du reste, que les autres modifications oculaires, saillie du globe de l'œil, etc.

6° Il est à remarquer qu'il y a complète ressemblance entre les effets cardio-vasculaires des irritations violentes des nerfs sensibles et ceux que détermine la pénétration d'une petite quantité de carbonate de soude dans le bout périphérique de la carotide : le cœur se ralentit et la pression s'élève ; en d'autres termes, les appareils cardiaques modérateurs centraux et les centres vaso-moteurs sont excités dans le même sens par les deux procédés, l'un purement réflexe, l'autre directement irritatif. Par suite, il y a la même opposition entre les effets cardiaques modérateurs du liquide irritant introduit dans les vaisseaux encéphaliques et les effets cardiaques accélérateurs des irritations corticales, qu'entre ces derniers et les effets modérateurs des irritations des nerfs sensibles.

7° On doit noter que, dans cette expérience, faite sur un chien *curarisé* et maintenu à une température progressivement croissante (de 38 à 39,8), les phénomènes cardiaques initiaux des excitations corticales et des excitations des nerfs sensibles, sont inverses de ceux que nous avons obtenus, dans les précédentes expériences de contrôle, en agissant sur des animaux non curarisés, mais à moelle coupée au-dessous du bulbe : chez ces derniers c'était un *ralentissement initial* constant qui se produisait, à un degré plus ou moins marqué ; chez le chien curarisé de la présente expérience, on a noté au contraire une *notable accélération du cœur* dès le début des excitations.

La différence des conditions expérimentales permet peut-être d'interpréter cette différence des résultats : quand la moelle est coupée, les effets accélérateurs ne pourraient pas se produire à cause de la suppression de la transmission jusqu'aux points d'émergence des principaux nerfs cardiaques accélérateurs ; le phénomène manquerait par suite d'obstacle à la propagation des excitations.

Chez l'animal curarisé, au contraire, dont la moelle est intacte, la réaction accélératrice pourrait se produire, masquant par son intensité la réaction modératrice simultanément provoquée.

Expérience n° 73 (14 novembre 1884) avec M. Poupinel. — Réactions vaso-motrices des irritations corticales épileptogènes, mises en évidence par la diminution de volume d'un organe pendant que la pression générale s'élève. — Disparition des réactions circulatoires par le curare à dose trop forte ; restitution à la suite de l'élimination du curare en excès.

Jeune chien griffon mâtiné, très énergique, poids 10 kilos. Injection sous-cutanée de 3 centigr. curare Pedro (donné par Dastre); un quart d'heure après, début des accidents paralytiques, trachéotomie ; insufflation modérée ; température rectale 38°. — Animal déposé dans étuve humide à 40°.

Zone motrice mise à nu avec la gouge et le coupe net ; carotide gauche en rapport avec le manomètre enregistreur à mercure : pression moyenne : 160 mm. ; rein gauche préparé pour l'étude des changements de volume et introduit dans l'appareil à déplacement de Ch. Roy.

Excitations corticales de la partie inférieure et moyenne de la marginale postérieure, avec intensités graduellement croissantes des courants induits ; réactions motrices nulles (curare) ; réactions cardiaques et vasculaires toujours de même sens, mais de valeur variable suivant l'intensité des excitations : toujours légère accélération du cœur au début, avec élévation rapidement croissante de la pression ; puis, ralentissement notable du cœur, avec conservation de la valeur moyenne de la pression. Ce dernier résultat montre déjà que les vaisseaux se resserrent et empêchent de s'abaisser la pression qui tend à tomber par suite du ralentissement du cœur ; mais les modifications du volume du rein établissent mieux encore le fait du resserrement vasculaire par influence vaso-motrice : on voit, en effet, *le rein diminuer de volume pendant que la pression s'élève dans les artères* : l'opposition des courbes est absolument démonstrative.

Bientôt les manifestations cardiaques et vasculaires disparaissent malgré le re. forcement des excitations corticales : le curare à trop haute dose a paralysé les appareils nerveux du cœur et des vaisseaux.

Leur excitabilité ne reparaît qu'après une heure d'insufflation prolongée, l'excès de curare ayant été éliminé ; on retrouve alors les mêmes réactions cardiaques et vaso-motrices qu'au début.

Relevé des résultats de l'expérience 74 (modifications circulatoires).

CONDITIONS	MOUVEMENTS	EFFETS CIRCULATOIRES
Curare dose modérée. 1° *Excitation marginale postér.* (Nerfs modérateurs intacts.)	Nuls (paralysie curarique.)	Cœur : accélération initiale; Pression : élévation très notable.
5° Mêmes excitations. Un nerf modérateur coupé.	id.	Cœur : accélération. Pression : élévation.
2° *Excitation des nerfs sensibles.* Nerfs modérateurs intacts.	id.	Cœur : ralentissement très notable. Pression s'élève.
3° Mêmes excitations. Un nerf modérateur coupé.	id.	Cœur s'accélère. Pression s'élève.
3° *Excitation marginale postér.* Après élimination du curare.	Accès clonique.	Cœur s'accélère. Pression s'élève.
2° Mêmes excitations. Après nouvelle curarisation.	Nuls (paralysie curarique).	Cœur s'accélère. Pression s'élève. (Mêmes modifications qu'avec accès.)

Expérience n° 74 (17 novembre 1884) avec M. Poupinel. — Réactions vaso-motrices des irritations corticales épileptogènes (diminution de volume das organes); réactions cardiaques arythmiques. — Troubles pupillaires manifestant l'état épileptique masqué par la curarisation. — Recherche de la subordination directe des réactions organiques aux excitations du cerveau ; leur dépendance par rapport à l'état épileptique.

Jeune chienne épagneule, vigoureuse. 15 kilos. — Curarisation par injection sous-cutanée de 4 centigr. curare Pedro. Trachéotomie. Insufflation. Introduction du rein droit dans l'appareil volumétrique de Ch. Roy. Mise à nu d'une grande partie de l'hémisphère gauche; on prend le croquis des circonvolutions découvertes pour préciser les points sur lesquels auront porté les excitations. — Le chien est déposé dans l'étuve humide chauffée à 40°; sa température rectale est de 38°. — La carotide gauche est en rapport avec le manomètre à mercure enregistreur.

Excitations moyennes (50 G.) de la marginale antérieure, durant sept secondes : presque aussitôt on voit *le rein diminuer* très rapidement de *volume et la pression* artérielle subir une rapide élévation qui, en moins de dix secondes, en porte la moyenne de 120 à 290 mm. Hg.; pendant cette période. la fréquence du cœur augmente de plus de $^1/_3$.

Le premier effet de cette excitation est donc de provoquer deux phénomènes circulatoires simultanés : un énergique resserrement des vaisseaux (diminuation du volume du rein et élévation considérable de pression) et une grande accélération du cœur.

Après cette première période, on assiste au curieux phénomène d'une série de grandes irrégularités du cœur, dans lesquelles dominent les intermittences accompagnées d'une chute profonde de la pression dans les hautes valeurs acquises dès les premiers instants, et suivies de reprises brusques dont l'amplitude est extraordinaire : on peut en effet constater, sur le tracé du manomètre à mercure, que la pression, partant, après une légère chute, du chiffre 250 mm., s'élève d'un seul bond au chiffre 360 ; mais elle retombe dans l'instant suivant au chiffre 220 pour remonter en deux ou trois saccades au chiffre tout à fait inusité de 400 mm. : c'est le maximum que puisse indiquer le manomètre. Ces phénomènes se répètent quatre fois consécutives, après quoi les intermittences disparaissent et le cœur reprend une certaine fréquence, moindre cependant qu'au début.

On pourrait attribuer ces grands troubles circulatoires à l'excitation corticale elle-même, si l'on n'avait à tenir compte d'autres phénomènes observés au même moment, et qui, dans les expériences analogues des auteurs précédents, sont restés complètement négligés ; je veux parler de l'état épileptique évident provoqué par l'excitation corticale. En effet, au moment même où éclatent les accidents circulatoires, on voit la pupille se dilater rapidement, l'iris s'effacer presque complètement, le globe de l'œil faire saillie, les paupières s'écarter : bref, tous les troubles oculaires de l'excitation du sympathique cervical qui accompagnent toujours l'accès épileptique, surviennent au moment même où se manifeste l'état d'excitation des appareils cardiaques accélérateurs et vasculaires constricteurs. Il ne semble, dès lors, pas permis d'affirmer la subordination *directe* des modifications circulatoires aux excitations corticales ; il est, au contraire, beaucoup plus logique de considérer ces excitations comme ayant provoqué un *état épileptique* dont les manifestations convulsives sont supprimées par le curare, mais dont les accidents organiques moteurs (pupillaires, cardiaques, vasculaires) persistent, la paralysie curarique n'en ayant point atteint les organes nerveux centraux et périphériques.

Du reste, ce qui vient absolument confirmer cette vue, c'est que l'animal, n'étant pas tellement paralysé que quelques mouvements ne puissent se produire sous l'influence d'excitations intenses, on voit survenir des secousses des membres, très brèves, irrégulières, évidemment modifiées et atténuées par le curare, mais qui sont comme l'écho lointain d'une attaque convulsive, avortant faute de conduction nerveuse motrice suffisante.

De plus, les modifications circulatoires, consécutives à cette première période, sont bien celles de l'attaque épileptique en décroissance : la pression s'abaisse graduellement, en même temps que le cœur perd sa fréquence initiale : à ce moment, la pupille revient peu à peu sur elle-même, et, quand son retour au diamètre normal marque la fin de l'attaque épileptique larvée, la circulation a repris son régime normal. On doit remarquer, en outre, l'énorme dilatation des vaisseaux du rein qui coïncide avec les grandes oscillations de la pression artérielle redescendue à sa valeur première : il s'agit évidemment ici d'un relâchement vasculaire consécutif à un resserrement énergique et prolongé.

2° Mêmes excitations appliquées à l'union des deux marginales, avec mêmes résultats généraux : ici encore, un très court instant après le début des excitations corticales, le cœur s'accélère, et la pression s'élève, en même temps que le volume du rein diminue rapidement et que ses pulsations disparaissent presque complètement.

L'élévation de pression, encore très notable, de 135 à 260 maximum, n'atteint pas cependant les chiffres énormes du premier essai : on ne voit pas non plus ces grandes troubles de la fonction cardiaque qui étaient si frappants dans le premier cas : ce n'est qu'un léger ralentissement en haute pression qui se produit.

C'est évidemment d'une grande attaque *larvee* qu'il s'agit : on en a la preuve en examinant la dilatation pupillaire qui survient dès le début et qui dure tant que continuent les troubles circulatoires : on peut s'en assurer plus directement encore, en constatant la production de secousses dans les muscles de l'épaule.

Quand la dilatation pupillaire s'atténue et quand les secousses disparaissent, on voit survenir les phénomènes circulatoires post-épileptiques signalés déjà, c'est-à-dire la chute de la pression avec ralentissement du cœur et la surdilatation des vaisseaux du rein.

On pourrait répéter exactement les mêmes remarques à propos des effets de l'excitation de la circonvolution marginale postérieure : la seule différence consiste dans une nouvelle atténuation des effets circulatoires.

Comme ce fait se retrouve en s'accentuant dans les essais suivants, et que, surtout, on ne peut plus reproduire, par l'irritation de la zone excitée en premier lieu, les grandes perturbations si frappantes du début, il faut admettre ou bien que, par leur rapprochement même, les accès épileptiques larvés sont devenus de moins en moins violents, — ou bien que l'excitabilité des appareils nerveux a diminué, malgré le soin avec lequel a été entretenue la température générale de l'animal.

Les effets circulatoires, relatés plus haut comme subordonnés aux excitations du gyrus sigmoïde, ont été également obtenus par l'excitation de plusieurs points des circonvolutions pariéto-occipitales, qui, dans les conditions ordinaires, ne donnent jamais lieu à des mouvements simples, pourvu que les excitations qu'on leur applique ne dépassent pas une certaine intensité et ne puissent diffuser au loin. Ces points siègent dans toute la longueur des circonvolutions antéro-postérieures et pariéto-occipitales; les deux circonvolutions que nous avons ainsi interrogées sont la première et la seconde; l'ouverture du crâne, quoique très large, ne nous a pas permis d'examinerce lles qui sont situées plus bas. Déjà, du reste, nous avions constaté, sur des animaux non curarisés, la production d'attaques, plus tardives il est vrai et moins violentes, sous l'influence des excitations des circonvolutions occipito-pariétales; le fait en lui-même n'avait donc rien d'imprévu; mais il a, au point de vue actuel, cette importance de nous montrer que les réactions circulatoires dites corticales sont, en réalité, des réactions de provenance épileptique.

L'influence épileptogène de ces régions de l'écorce a fait, l'objet d'un examen plus détaillé dans l'expérience de contrôle suivante :

Expérience n° 75 (19 novembre 1884) avec MM. Poupinel, Bouland et Démosthènes (de Cracovie). — Epilepsie convulsive masquée par le curare et s'accusant seulement par les troubles organiques (pupillaires, cardiaques, vaso-moteurs) ; effets comparatifs des excitations de la zone motrice, des circonvolutions pariéto-occipitales et de la substance blanche ; inefficacité épileptogène du centre ovale.

Jeune chienne dogue mâtinée, 12 kilos. Curarisation modérée avec 25 milligrammes curare Pedro. Trachéotomie. Insufflation. — Carotide droite préparée pour le manomètre. Mise à nu d'une grande partie de l'hémisphère droit ; hémorrhagie par une veine d'union entre la piemère et la dure-mère ; température rectale, 36,5. Animal dans l 'étuve humide à 42°.

Le but de l'expérience est de comparer les réactions circulatoires des excitations appliquées à la zone motrice, aux circonvolutions occipitales et à la substance blanche sous-corticale ; dans l'hypothèse que ces réactions sont le plus souvent d'ordre épileptique, on s'attend à les voir se produire *presque immédiatement* sous l'influence des excitations de la zone motrice, *très tardivement* sous l'influence des excitations pariéto occipales, ainsi qu'il arrive des convulsions, et *faire défaut*, comme font défaut les convulsions, quand on excitera la coupe des faisceaux blancs.

I. *Résultats des excitations de la zone motrice.* — Excitations assez fortes, (50 Gaiffe) du pied de la marginale antérieure : presque aussitôt (à 2 secondes du début), deux principaux effets successifs se produisent dans la fréquence du cœur et la pression moyenne : 1° notable ralentissement du cœur coïncidant avec élévation considérable de pression ; 2° très grande accélération du cœur coïncidant avec l'élévation continue de la pression. En d'autres termes, effet vaso-constricteur constant, effet cardiaque variable, d'abord modérateur, ensuite accélérateur.

Ces réactions sont exactement celles qu'on observe sur l'animal non curarisé, réagissant par un accès *tonique d'abord, clonique ensuite*, aux excitations corticales ; d'où l'hypothèse que les effets cardio-vasculaires sont subordonnés, non à l'excitation de centres cardiaques et vasculaires corticaux, mais à l'état épileptique.

Les modifications pupillaires confirment cette vue : la pupille se dilate au maximum pendant toute la première période (qui correspondrait à la phase tonique) et pendant la plus grande partie de la seconde période (phase clonique).

II. ***Résultats des excitations de la portion occipitale de la première circonvolution longitudinale.***—L'excitation, prolongée *huit secondes*, de cette circonvolution, avec les courants induits maxima, ne détermine, *pendant son application et dans les instants suivants*, aucune modification de la fréquence du cœur ou de la pression artérielle ; la pupille ne subit pas de dilatation. Au bout de plus de *quarante-cinq secondes*, on constate que la pupille se dilate tout à coup au maximum; en même temps, quelques mouvements brusques se produisent dans l'épaule et dans l'oreille, l'animal n'étant plus aussi complètement curarisé ; sur le tracé manométrique, on voit la courbe s'élever rapidement, en même temps que la fréquence des variations cardiaques augmente notablement : le tout dure environ une minute. On a eu évidemment affaire à l'une de ces attaques épileptiques *tardives*, que nos expériences antérieures nous ont montré succéder souvent aux fortes excitations pariéto-occipales ; les modifications pupillaires cardiaques et vasculaires ont presque seules manifesté l'existence de cette attaque ; l'augmentation de fréquence du cœur montre de plus que c'est la forme clonique qui s'est produite, ainsi qu'en témoignent, du reste, les secousses rapides qui sont survenues dans une région circonscrite, l'accès convulsif général ayant avorté à cause de la curarisation.

Les troubles circulatoires observés dans ce cas sont donc bien certainement la conséquence très indirecte des excitations corticales et résultent de l'état épileptique provoqué ; on ne saurait accepter l'hypothèse qu'il existe, dans la région pariéto-occipitale, des centres cardio-vasculaires, plus lents à réagir que ceux qu'on a supposé exister au niveau de la zone dite motrice.

Dans le but de comparer les réactions d'origine corticale aux réactions des irritations des surfaces sensibles, on applique à un lambeau de dure-mère situé au niveau de la marginale antérieure des excitations induites très intenses ; mais cette membrane étant appliquée sur la substance nerveuse et mouillée de sang, l'excitation porte en même temps sur l'écorce et on obtient un accès clonique avec l'accélération du cœur et l'élévation de la pression déjà souvent observées.

III. *Absence de réactions convulsives et de réactions circulatoires par l'excitation de la substance blanche.* — Comme contre-épreuve des expériences multipliées qu'on avait exécutées sur divers points de l'écorce du cerveau, on a voulu rechercher comparativement les effets de l'excitation des faisceaux blancs sous-jacents. On partait de cette notion, antérieurement établie, que l'excitation de la substance *blanche* ne produit pas d'accès épileptique ; or, si l'hypothèse soutenue par nous que les réactions circulatoires, dites corticales, ne sont que la conséquence de l'état épileptique provoqué, était juste, on ne devait plus observer d'effet circulatoire, l'effet convulsif faisant défaut. — D'autre part, cette expérience devait fournir un résultat positif, si, contrairement à notre idée, l'écorce influence directement la circulation ; en effet, cette influence ne pouvant manquer de se transmettre par les faisceaux du centre ovale, en excitant ces faisceaux, on devait reproduire, atténués peut-être, mais toujours évidents, les effets cardio-vasculaires de l'écorce.

On fit donc l'ablation de la zone motrice par le procédé que nous employons habituellement, et qui consiste à faire une section profonde de la masse nerveuse, après oblitération des vaisseaux de la pie-mère par l'attouchement au thermo-cautère. Dans cette opération, on respecta une portion de la marginale postérieure et les faisceaux blancs sous-jacents.

Contrairement à ce qu'on attendait, l'irritation détermina, avec des secousses convulsives, une grande élévation de pression accompagnée de ralentissement du cœur.

Soupçonnant une cause d'erreur dans cette expérience, et pensant que la présence de la portion corticale motrice conservée devait être la cause à la fois de l'accès convulsif et des modifications circulatoires, on compléta l'ablation, et, quand on fut en face d'une coupe de centre ovale bien débarrassée de substance grise et étanche, on renouvela l'excitation. Cette fois, les effets circulatoires furent nuls : la pression qui subissait une légère oscillation ascendante continua un instant à monter, puis s'abaissa notablement pour reprendre un peu plus tard sa marche ascensionnelle. Le cœur conserva sa fréquence. Or, ici aucun accès convulsif ne se produisit, comme il était à prévoir d'après nos recherches antérieures : l'absence de réactions circulatoires n'avait donc, à nos yeux, rien d'étonnant. Elle serait incompréhensible dans l'hypothèse de centres corticaux cardio-vasculaires.

Nous avons voulu profiter du fait de l'ablation de la zone motrice, pour reprendre, au point de vue spécial où nous étions placés dans cette recherche, l'excitation de la portion occipito-pariétale qui nous avait donné précédemment, avec un accès tardif, des réactions cardio-vasculaires manifestes; il était intéressant de savoir si la suppression de la zone motrice entraînerait la disparition de l'attaque; il n'en a rien été : l'accès est survenu, tardif encore cette fois, mais moins violent, encore clonique; l'accélération du cœur l'a accompagné avec une élévation considérable de la pression.

Relevé des effets circulatoires et pupillaires (épileptiques).

CONDITIONS	MOUVEMENTS	MODIFICATIONS CIRCULATOIRES ET PUPILLAIRES
1° Excitation corticale. 1° Zone motrice. Curarisation modérée.	Accès épileptiques larvé. *immédiat.*	Dilatation maxima de la pupille pendant la période correspondant à la période tonique d'attaque (ralentissement du cœur). La dilatation persiste et s'atténue à mesure que se calment les modifications circulatoires (accélération correspondant à phase clonique).
2° Excitation des circonvolutions longitudinales.	Accès *tardif.*	Mêmes effets circulatoires et pupillaires, affectant les mêmes rapports, mais très tardifs, comme est tardive l'attaque elle-même provoquée par cette excitation.
3° Excitation de la zone motrice.	Pas d'accès.	Effets circulatoires et pupillaires à peine marqués. Epuisement momentané.
4° Excitation de la zone motrice une heure après. (*Exc. maxima.*)	Accès.	Effets très accusés; les mêmes qu'en 1 et 2.

IV. *Réactions circulatoires réflexes.* — On a voulu comparer les réactions véritablement réflexes de l'irritation d'un nerf sensible à celles de l'irritation corticale; le nerf crural, mis à nu et excité avec de forts courants induits, a provoqué une réaction cardiaque accélératrice passagère avec élévation de la pression, c'est-à-dire des effets cardiaques complètement opposés à ceux qu'on venait de constater par l'excitation corticale. Cette différence, du reste, ne prouverait en rien que le mécanisme des réactions n'est pas le même dans les deux cas, puisque nous voyons souvent les irritations corticales suivies d'accélération du cœur; mais ce qui établit la différence essentielle, c'est qu'on n'observe de réactions circulatoires notables de provenance corticale que quand il y a mouvements convulsifs, le ralentissement si l'accès est tonique, l'accélération si l'accès est clonique.

On reprend, dans une nouvelle série, l'excitation de la partie postérieure de la circonvolution pariéto-occipitale qui avait déjà fourni ce résultat intéressant de ne déterminer aucune réaction circulatoire pendant et après son application, en l'absence de mouvements convulsifs, et d'être suivie d'accélération du cœur et de grande élévation de la pression plus tardivement, au moment où s'est produite une grande attaque clonique.

On retrouve ici exactement les mêmes résultats avec une accélération cardiaque prédominante.

Ces deux faits ont une grande importance théorique, en ce qu'ils paraissent bien montrer que les grands troubles circulatoires dits de provenance corticale sont en réalité, quel que soit le point excité, de nature épileptique.

A la suite de ces expériences, quand on veut reprendre les excitations des circonvolutions motrices, on n'observe plus que des effets tellement atténués qu'on est obligé de reconnaître la nécessité d'un repos prolongé. Dans ce but, on suspend l'expérience pendant près d'une heure, l'animal étant conservé à l'abri de toute irritation dans la baignoire-étuve.

Quand on recommence la série des excitations corticales, la température rectale est à 38,6, la pression carotidienne à 135, la fréquence du cœur à 115. L'intensité des courants induits appliqués à la zone motrice a été doublée (100 au lieu de 50). Aussi, l'effet est-il très marqué et instantané : le cœur se ralentit jusqu'à 90 au lieu de 115, mais la pression, sollicitée plus énergiquement par le resserrement des vaisseaux, s'élève à 225, comme moyenne, avec de grandes oscillations dont les maxima montent à 260 et les minima descendent à 180.

Après cette première période, le cœur revient par degrés à sa fréquence initiale et la pression redescend graduellement à son chiffre.

A ne considérer que ces modifications circulatoires, on pourrait être tenté de les attribuer à l'action immédiate du cerveau qui, fortement irrité, donnerait naissance au ralentissement du cœur et au resserrement des vaisseaux.

Mais il est évident qu'en considérant, d'une part, l'état de dilatation maxima de la pupille, d'autre part, l'apparition de secousses dans certaines parties du corps, on ne peut échapper à cette conclusion, que l'irritation violente de la marginale antérieure a provoqué un état épileptique, s'accusant exclusivement par les modifications restées possibles avec le curare.

L'examen des modifications pupillaires observées dans cette expérience conduit aux résultats suivants : 1° pendant la curarisation modérée, permettant encore de faibles réactions motrices convulsives, l'excitation *de la zone motrice*, provoquant *rapidement* l'accès épileptique, s'accompagne d'une dilatation pupillaire maxima pendant la période qui correspond à la phase tonique de l'attaque (ralentissement du cœur). La dilatation pupillaire persiste en s'atténuant à mesure que se calment les troubles cardiaques (accélération) correspondant à la phase clonique; 2° l'excitation des *circonvolutions externes* détermine *très tardivement* l'apparition d'un accès et tout aussi tardivement les modifications pupillaires qui l'accompagnent; 3° l'excitation de la zone motrice, faite à un instant trop rapproché d'un accès antérieurement provoqué, reste inefficace (épuisement temporaire); les effets pupillaires épileptiques font défaut comme les autres manifestations organiques de l'attaque; 4° après un temps de repos suffisant, on retrouve tous les effets circulatoires, pupillaires, etc., par l'excitation de la zone motrice redevenue excitable.

EXPÉRIENCE n° 76 (21 novembre 1884) avec MM. Adamkiewicz (de Cracovie), Gilles de la Tourette et Poupinel. — Recherche des effets circulatoires simples, non associés à l'état épileptique et produits par des excitations faibles de la zone motrice. — Etude des réactions circulatoires d'ordre épileptique. — Réactions vaso-motrices isolées des réactions cardiaques par l'atropine. — Inexcitabilité du corps strié. — Effets vaso-moteurs des excitations pédonculaires.

Jeune chien dogue, mâtiné de griffon, vigoureux, vif, 12 kilos; curarisé avec 4 centigrammes de curare Pedro en injections sous-cutanées. Trachéotomie. Insufflation modérée; carotide gauche préparée pour le manomètre; trépanation pariétale; ablation de la plus grande partie de la voûte crânienne à gauche, avec la pince coupante. L'excision de la dure-mère produit quelques phénomènes de clignement dans les paupières du même côté ; cerveau rose vif, avec veines très tendues. Après ces opérations préliminaires, qui ont duré environ 25 minutes, l'animal, enveloppé d'une couverture de laine, est déposé dans l'étuve humide, sa température rectale est de 37°; repos de une demi-heure.

On se propose de rechercher si, en dehors des phénomènes d'épilepsie convulsive masquée par le curare, l'excitation *modérée* des circonvolutions ne déterminerait pas quelque *phénomène cardiaque* ou *vasculaire très atténué*, mais suffisant pour permettre d'attribuer à ces régions corticales une influence directe sur les actes organiques, indépendamment de toute provocation épileptique.

I. On s'adresse d'abord à la zone motrice, au niveau de laquelle on a surtout localisé les « centres corticaux » cardiaques et vasculaires. Des excitations induites qui, chez un animal non curarisé, sont assez fortes pour provoquer souvent une attaque circonscrite, toujours des mouvements localisés énergiques, sont lancées dans l'écorce, au niveau de la marginale antérieure. D'abord, avec l'intensité 10 Gaiffe, aucune modification de la fréquence du cœur, de l'amplitude des oscillations du manomètre, de la moyenne de la pression carotidienne, etc., n'*accompagne* et ne *suit* l'irritation prolongée 5 secondes. On renouvelle l'excitation en renforçant les courants : à 20 G., pendant 7 secondes, les modifications circulatoires font encore défaut d'une façon absolue ; la fréquence du cœur qui était à 90, avec les irrégularités normales du chien, s'est maintenue à ce chiffre depuis le début de l'expérience. *Donc aucun effet cardiaque ou vasculaire n'est résulté d'irritations moyennes appliquées à l'écorce* (*zone motrice, en l'absence de manifestations épileptiques*), la pupille servant de témoin.

Au bout d'un quart d'heure, on applique à la même région des excitations plus fortes (30 G.) ; un accès épileptique se produit (contracture incomplète des membres antérieurs, dilatation pupillaire totale) ; on voit alors *le cœur se ralentir et la pression s'élever*. Donc les modifications circulatoires ne sont survenues qu'avec l'état épileptique.

II. — L'expérience renouvelée sur la même circonvolution après un repos d'un quart d'heure, et l'injection d'une petite dose supplémentaire de curare, mais avec une intensité d'excitation, beaucoup plus grande (maxima) a donné lieu, comme il était à prévoir, à des effets circulatoires très accusés ; *pendant* l'excitation corticale elle-même et à sa suite, le cœur s'accélère et la pression s'élève (cœur de 70 à 132 ; pression de 175 à 300). En même temps, la pupille présente une dilatation maxima, qui dure tant que durent les modifications du cœur et de la pression ; elle se resserre quand la pression redescend peu à peu à son niveau normal et quand le cœur reprend sa fréquence.

Nous avons donc eu, dans ce cas encore, affaire à une attaque épileptique sous l'influence d'excitations corticales intenses ; mais les convulsions ont fait défaut à cause du curare ; seules les modifications pupillaires cardiaques, vasculaires, ont manifesté l'état épileptique.

III. — Ces faits étant constatés sur la circonvolution considérée comme le siège principal des centres cardio-vasculaires, on se propose de renouveler la même série sur le point le plus reculé de la circonvolution pariéto-occipitale. On sait que les irritations, même assez énergiques, de cette région ne déterminent pas de phénomènes moteurs, mais que, quand on renforce notablement les excitations, on voit souvent survenir des *attaques* plus ou moins tardives. On s'attend, d'après tout ce qui a été vu déjà, à n'observer aucune modification circulatoire tant que les excitations ne seront pas capables de provoquer l'état épileptique, et, au contraire, à voir survenir les modifications circulatoires ordinaires sous l'influence des excitations de la marginale antérieure, quand l'excitation des circonvolutions occipitales sera suffisante pour déterminer des attaques.

On constate, en effet, que les excitations occipitales, à une intensité qui, déjà, déterminait une attaque quand on les appliquait à la zone motrice, ne produisent aucun effet appréciable (20 à 30 Gaiffe). On les renforce alors, en les portant d'emblée au maximum; aussitôt se manifestent tous les phénomènes cardiaques, vasculaires, pupillaires, qui caractérisent un accès épileptique; même, d'après la marche des modifications de fréquence du cœur, on serait autorisé à considérer cet accès comme un accès complet, à phase tonique d'abord, à phase clonique ensuite (ralentissement initial du cœur, accélération consécutive).

En tout cas, tous les phénomènes observés ont fait défaut tant qu'il n'y a pas eu manifestation épileptique.

Donc on peut répéter, pour cette région, ce qui a été dit pour la partie antérieure, à savoir que les excitations corticales, par elles-mêmes, n'ont pas d'influence directe évidente sur l'appareil circulatoire, et n'en modifient sérieusement la fonction que quand elles provoquent l'état épileptique.

IV. — On veut observer les réactions *vaso-motrices* de l'attaque, dégagées des effets cardiaques : on donne à l'animal 2 milligrammes et demi de sulfate d'atropine en injection dans le poumon. En moins d'une minute, les effets paralytiques de l'atropine sont visibles sur les courbes manométriques ; la pression s'élève de plusieurs centim. Hg.; le cœur triple de fréquence.

Quand un maximum fixe s'est établi, on répète l'excitation de la marginale antérieure qui avait donné lieu à de grands troubles cardiaques : on obtient une élévation de pression de 80 mm. Hg. sans aucune modification du cœur.

C'est dire que les effets vaso-moteurs seuls des excitations se sont manifestés.

V. — Après un quart d'heure de repos, on renouvelle l'excitation, sur la marginale *postérieure*, avec l'intensité 100 G. : on obtient, comme avec la marginale antérieure, une brusque et grande augmentation de pression sans accélération du cœur, mais sans dilatation pupillaire plus accentuée (atropine). L'élévation de pression se maintient 2 minutes ; la décroissance n'apparaît qu'au bout d'une minute ; il faut plusieurs minutes avant que le niveau normal n'ait été regagné.

On met à nu la cavité du ventricule latéral gauche ; une forte excitation (100 G. 5") du noyau ventriculaire du corps strié ne produit aucun effet sur la pression ; elle ne modifie pas les courbes ondulatoires à longue période, qui ont commencé à se produire à la suite de l'ouverture du ventricule latéral, après une hémorrhagie assez abondante par les artères lenticulo-striées.

On remarquera que cette absence d'effets circulatoires coïncide avec l'absence de mouvements, que nous avons déjà constatée, par l'excitation de la surface du noyau ventriculaire du corps strié.

Une forte excitation de la coupe du pédoncule cérébral produit des modifications de la pression toutes différentes de celles qui suivent l'excitation de l'écorce : on voit une brusque et grande augmentation se produire, mais en quelques secondes la pression est retombée à son niveau premier : c'est un phénomène vaso-moteur simple, au lieu de la réaction complexe et soutenue d'origine corticale et vraisemblablement épileptique.

L'animal est utilisé pour une expérience sur les effets circulatoires de l'asphyxie après atropine.

Relevé des résultats de l'expérience 76

CONDITIONS	MOUVEMENTS	EFFETS CIRCULATOIRES ET PUPILLAIRES
1. Curarisation modérée. Excitations faibles. *Zone motrice.*	Pas de réactions	Cœur : pression; pupilles non modifiées.
2. Curarisation décroissante. Excitations fortes. *Zone motrice.*	Quelques secousses. Contracture des membres antérieurs.	Ralentissement croissant du cœur avec dilatation pupillaire croissante. Élévation modérée de pression.
3. Curarisation décroissante. Excitations très fortes. *Zone motrice.*	Mouvements *cloniques* plus intenses, mais localisés par le curare.	Accélération du cœur; grande augmentation de pression. Dilatation pupillaire maxima d'emblée, durant autant que les troubles circulatoires; resserrement pupillaire en même temps que la chute de pression; retour à la normale quand les troubles circulatoires se réparent.
4. Excitations des circonvolutions *occipitales*. Intensité maxima.	Accès tardif.	Cœur ralenti, puis accéléré ; pression élevée ; pupille dilatée.
5. Excitations de la zone motrice après atropine. (Marginale antérieure.)	Accès léger.	Pas de troubles cardiaques. Grande élévation de pression.
6. Excitations marginales postérieures. Après atropine.	Accès léger.	Mêmes modifications.

Expérience n° 77 (24 novembre 1884). — Troubles cardiaques différents pendant la phase tonique et pendant la phase clonique des accès épileptiques. — Effets vaso-moteurs mis en évidence par la suppression des effets cardiaques au moyen de l'atropine.

Jeune chien dogue, très impressionnable, vidant sa vessie chaque fois qu'on l'approche. Chloroformé pour opérations préliminaires, curarisé ensuite. Trachéotomie. Insufflation. Trépanation] et ablation d'une partie de la calotte crânienne à gauche. Mise à nu du gyrus sigmoïde. Carotide droite en rapport avec manomètre. Trachéotomie.

I. Excitations corticales (marginale postérieure) à 20 Gaiffe, pendant deux secondes, l'anesthésie étant dissipée et l'animal fort tranquille. Cœur avant l'excitation : 108 par minute ; pression : 140 mill. Hg. Grandes oscillations irrégulières.

L'excitation provoque quelques *secousses* générales; pendant cette petite attaque clonique, le cœur est évidemment influencé : sa fréquence s'élève successivement de 108 à 114, 120, 126; l'amplitude des oscillations de la pression diminue de moitié, mais c'est autour de la même moyenne que s'exécutent ces variations. Dès que l'accès se termine, le cœur se ralentit pour un temps très court et tombe au-dessous de sa fréquence normale (à 102); la pression moyenne subit, de ce chef, une chute notable (de 140 elle tombe à 115). Puis l'état normal se restitue rapidement.

Donc, augmentation notable de la fréquence du cœur, sans modifications appréciables de la pression moyenne, à la suite d'excitations corticales qui ont elles-mêmes provoqué un *accès clonique*, et rapport direct de ces changements de la fonction cardiaque avec l'attaque.

II. On pourrait répéter exactement les mêmes remarques à propos des expériences successives inscrites sur les feuilles suivantes ; les différences sont relatives aux valeurs absolues, non au sens général des modifications circulatoires.

Le seul fait à noter, qui est commun à toutes es expériences, c'est que les excitations corticales suivies d'accès *cloniques* ont toujours déterminé une notable accélération du cœur.

III. Quand, en renforçant et en prolongeant les excitations, on détermine, après l'application des courants, une *tétanisation* qui persiste quelques instants (*phase tonique*), on voit toujours se produire, pendant cette période, un plus ou moins notable *ralentissement* du cœur ; mais, dès que la phase *clonique* succède à la phase tonique, le cœur *s'accélère* très rapidement.

IV. Mêmes résultats exactement, avec netteté plus grande encore, dans plusieurs essais successifs.

De cette série résulte la nouvelle confirmation de ce fait, maintes fois constaté déjà, que, dans un accès épileptique complet, *pendant la phase tonique le cœur se ralentit, pendant la phase clonique il s'accélère.*

Les changements qui surviennent en même temps dans la pression sont la résultante d'un *resserrement des vaisseaux* combiné à un degré variable de fréquence du cœur.

V. — La production d'un resserrement vasculaire, d'un bout à l'autre de l'attaque, peut être évidemment masquée par un ralentissement notable du cœur, au début, lors de la phase tonique de l'accès; mais il est facile de montrer la production du spasme vasculaire, en supprimant par l'atropine le ralentissement initial du cœur.

C'est ce que montre un essai spécial dans lequel une excitation corticale prolongée 15 secondes, donne lieu à une grande attaque, tonique d'abord, clonique ensuite (curarisation incomplète); on voit le cœur conserver sa fréquence qui avait été portée au voisinage du maximum par l'atropine; il ne se ralentit pas pendant la phase tonique faute d'excitabilité des nerfs modérateurs ; il ne s'accélère pas pendant la phase clonique ayant déjà sa fréquence maxima. Mais la pression s'élève de 45 mm. et reste élevée bien au delà de la durée de l'attaque.

Il est à remarquer que les ondulations *rythmiques* de la pression, dues à l'action du curare, se maintiennent avec leur rythme et leur amplitude.

Expérience n° 78 (26 novembre 1884) avec M. Poupinel. — Etude des accès épileptiques sur un animal libre. — Parésie motrice localisée consécutive à l'accès. — Inexcitabilité passagère de la zone motrice pendant le chloroforme. — Essai infructueux d'anesthésie locale des circonvolutions par la cocaïne. — Troubles circulatoires aux différentes phases des accès.

Chien dogue, mâtiné de griffon, jeune, de forte taille, vif, vigoureux, 16 kilos. Anesthésie par chloroformisation trachéale; anesthésie difficile à maintenir à cause des accidents circulatoires et respiratoires. Double trépanation fronto-pariétale. Le sillon crucial est reporté fort en avant; on a sous les yeux la marginale postérieure seulement. On s'assure d'abord de l'excitabilité comparée des deux circonvolutions symétriques; chacune commande aux mouvements d'extension du membre antérieur opposé ; l'excitation induite faible (5, 10 G.) suffit à provoquer des mouvements simples unilatéraux.

I. *Accès épileptiques observés sur l'animal libre.* — L'animal est détaché; il marche sans difficulté, ne fléchit pas les membres et se sauve au fond du laboratoire.

On le maintient assis en le tenant par la peau du cou, et, pendant qu'il est immobile, on lance dans l'écorce, aux points précédemment excités, des décharges d'induction, de force moyenne et qu'on prolonge environ 5 secondes. On prend toutes les précautions pour ne pas blesser le cerveau, et, dès qu'on voit se produire la tétanisation du membre opposé au point excité, on abandonne l'animal à lui-même.

Il tombe alors sur le côté primitivement tétanisé et tout son corps participe à l'attaque convulsive : c'est un grand accès tonique d'abord, clonique ensuite, durant en tout moins d'une minute.

A la fin de la période clonique, le chien relève la tête, regarde autour de lui, ayant encore quelques secousses dans la face, puis se lève en trébuchant et cherche à s'enfuir. On remarque alors ce fait important, que, pendant quelques instants, il fléchit sur ses pattes et plie le poignet du membre antérieur. Or, ce membre ainsi atteint de parésie consécutive est toujours celui dans lequel l'attaque a commencé. Cet accident dure peu; on voit l'animal reprendre en deux minutes, au plus, la liberté de ses mouvements.

Si l'on rapproche cette observation de celle que nous avons faite maintes fois, à savoir que la région de l'écorce, soumise à une excitation capable de produire un accès épileptiforme, devient pour quelques minutes incapable de déterminer un nouvel accès, quelque intense que soit l'excitation portée sur elle, on ne peut manquer de trouver un grand intérêt à cette comparaison; l'absence de direction motrice dans le membre correspondant au centre excité paraît faire pendant à la perte momentanée d'excitabilité électrique.

Après deux essais comparatifs faits sur les marginales droite et gauche, on remet l'animal en place ; on lui administre une nouvelle dose de chloroforme par la trachée; mais à chaque tentative de ce genre, avant même que les réflexes palpébraux aient disparu, on voit la respiration s'atténuer, devenir de plus en plus superficielle et finalement se suspendre. Quelques pressions sur le thorax ou une insufflation trachéale de moins d'une minute suffisent pour rappeler les mouvements respiratoires.

On constate à plusieurs reprises que pendant l'arrêt respiratoire, avant l'apparition d'accidents réellement asphyxiques, la zone motrice devient à peu près inexcitable; elle l'est complètement à une période plus avancée, quand l'asphyxie s'ajoute aux effets toxiques propres du chloroforme.

II. *Tentatives d'anesthésie locale de l'écorce avec la cocaïne.* — On a profité des intervalles, assez courts, où le chien, incomplètement anesthésié auparavant, demeurait tranquille et ne présentait plus d'accidents respiratoires et circulatoires, pour renouveler une expérience faite sans succès la veille sur un lapin : il s'agissait de rechercher si la cocaïne, qui détermine en quelques minutes l'anesthésie de la conjonctive et de la cornée, produirait quelque effet analogue à la surface du cerveau, et si, dès lors, on pourrait trouver, dans le résultat de cette expérience, un argument favorable ou contraire à la théorie de la sensibilité corticale.

On a donc procédé ainsi : une solution de chlorhydrate de cocaïne au $^1/_{50}$ (donnée par M. Laborde qui s'est assuré de la pureté et de l'activité du produit) a été employée simultanément en instillations dans un œil et à la surface de l'une des deux zones motrices mises à nu ; l'orifice de la trépanation avait été circonscrit par une bordure de cire à modeler, formant, avec la surface cérébrale, une sorte de godet qui empêchait à peu près le liquide de fuser au delà et d'abandonner les points sur lesquels il avait été déposé. On a suivi les effets anesthésiants produits sur la conjonctive et la cornée, et constaté qu'au bout de 5 minutes environ, tout réflexe palpébral avait disparu (notons en passant que cette disparition n'a été que *momentanée*, comme l'a fait, du reste, très bien remarquer M. Vacher (d'Orléans), d'après ses expériences sur l'homme).

La cornée et la conjonctive étant insensibles, on a voulu s'assurer de l'effet produit sur la zone excitable de l'écorce : en enlevant avec précaution, au moyen d'un petit fragment d'amadou, le liquide déposé à la surface du cerveau, on a noté une assez vive vascularisation de la circonvolution mise en contact avec la cocaïne ; le même effet, du reste, avait été remarqué du côté de la conjonctive. Des excitations, identiques à celles qu'on avait appliquées au début pour produire des mouvements simples, déterminèrent avec une égale facilité ces mêmes mouvements ; on en obtint encore de très nets en diminuant l'activité des excitations ; de telle sorte que si la cocaïne avait produit, dans les conditions où elle a été employée, un effet appréciable, c'eût été plutôt de rendre la zone motrice plus excitable, et il n'y aurait pas lieu de s'en étonner, en raison de l'état congestif local que son application avait déterminé.

En tout cas, ce résultat devait faire supposer tout au moins que la substance nerveuse corticale n'est pas susceptible d'être impressionnée à la façon d'une surface sensible par la substance.

Pour prévenir l'objection qu'on pourrait faire que l'écorce a pu être insensibilisée sans que les réactions motrices des excitations disparussent, ces excitations se transmettant directement, au travers de la couche corticale, jusqu'aux fibres blanches du centre ovale, j'ai utilisé un résultat antérieur de nos recherches et qui est le suivant : nous avons montré que les excitations les plus intenses de la coupe des faisceaux blancs sous-jacents à la substance grise corticale étaient incapables de provoquer un accès épileptique, et que tout ce qu'on pouvait obtenir consistait en une tétanisation cessant avec l'excitation au lieu de se prolonger ensuite sous la forme convulsive.

Si donc l'irritation, appliquée à l'écorce supposée insensible par l'action de la cocaïne, ne déterminait de mouvements qu'en agissant sur les fibres blanches sous-jacentes et en traversant l'écorce rendue inexcitable, nous ne devions plus observer de réactions épileptiformes consécutives à cette irritation. Or, en ramenant l'intensité des courants induits à un chiffre inférieur, mais très voisin de celui qui avait antérieurement provoqué des attaques, on a obtenu de nouveau plusieurs grands accès convulsifs successifs; ceci prouve que l'écorce avait conservé toute son activité. On s'est assuré, en outre, que, dans les mêmes moments où on provoquait si aisément des mouvements simples avec des excitations très faibles et des mouvements convulsifs avec des excitations fortes de l'écorce, la cornée et la conjonctive étaient encore complètement insensibles.

A la rigueur, rien ne forçait à admettre, *a priori*, que l'écorce, fût-elle douée de propriétés sensitives, la même substance qui supprime cette sensibilité dans une surface sensible, dut la faire disparaître dans l'écorce dont la structure est toute différente ; le mode de sensibilité des cellules nerveuses centrales n'étant pas nécessairement le même que celui des appareils nerveux sensibles de la périphérie, l'assimilation ne s'imposait pas, au point de vue de l'action anesthésiante de la substance en question. Mais l'expérience n'en était pas moins à tenter.

Cet essai a, du reste, été renouvelé sur le même animal, de la même façon, en conservant comme témoin la zone motrice gauche, alors qu'on déposait la solution de cocaïne sur la zone motrice droite; la seule différence entre les deux essais a consisté en ce que, dans le second, on a employé une dose beaucoup plus forte. Le résultat n'en a pas moins été encore complètement négatif : aucune diminution d'excitabilité n'a été observée.

Avec la même idée théorique que la cocaïne pouvait supprimer la sensibilité corticale, en en respectant l'aptitude motrice, nous avons cherché si elle produirait un effet positif en l'appliquant sur des régions de l'écorce réputées sensibles, et notamment sur les circonvolutions postérieures (pariéto-occipitales) au niveau desquelles quelques expérimentateurs ont localisé des centres sensitifs, le centre visuel par exemple. Là encore, aucun effet n'a été observé : la dilatation pupillaire que produit l'irritation électrique du gyrus angulaire a été obtenue tout aussi complète qu'auparavant; l'application de fortes doses de cocaïne sur les circonvolutions dites visuelles d'un côté n'a pas empêché l'animal de suivre de l'œil les mouvements de la main, de fermer les paupières quand on faisait le geste de le frapper, etc.; ces résultats ont été observés en fermant avec une serre-fine les paupières de l'œil opposé.

Par conséquent, pas plus sur les circonvolutions dites motrices que sur les circonvolutions dites sensitives, l'agent si efficace pour supprimer la sensibilité des surfaces muqueuses n'a manifesté la moindre action.

Il est intéressant de noter ici que chaque fois qu'un lambeau de dure-mère, dont la sensibilité avait été constatée au préalable, s'est trouvé quelques instants en contact avec la cocaïne, il est devenu, comme la conjonctive, insensible aux excitations, pendant un temps variable, 10 minutes au maximum.

Ce fait aurait eu son importance, s'il pouvait être encore question de discuter l'objection faite autrefois aux expériences d'excitation corticale, à savoir que les mouvements résultent d'une diffusion des excitations électriques à la dure-mère du voisinage ; on sait très bien que les réactions motrices de l'irritation de la dure-mère sont des actes réflexes se produisant *du même côté* que l'irritation, ainsi qu'on peut le constater tous les jours, au moment où l'on pince, pour l'inciser, la dure-mère au niveau de la trépanation ; chaque traction ou coup de ciseaux provoque le clignement des paupières, le soulèvement brusque de l'oreille, mais toujours du même côté. C'est même un excellent moyen de s'assurer si les excitations électriques corticales ne diffusent pas, que d'examiner s'il y a ou non mouvement du côté correspondant de la face.

Ajoutons que, quand la solution de cocaïne venait à fuser entre le cerveau et la dure-mère ou entre le crâne et cette membrane, l'animal manifestait une douleur assez vive, tout comme il contractait spasmodiquement les paupières après l'instillation de quelques gouttes de la solution. Je ne sais encore si cette irritation douloureuse est due à la cocaïne elle-même ou au liquide qui lui sert de véhicule ; mais cela importe peu au point de vue actuel. Cette remarque peut avoir cependant son intérêt pour interpréter les phénomènes congestifs observés à la fois du côté du cerveau et du côté de la conjonctive.

III. *Rapports des troubles circulatoires et des différentes phases des accès épileptiques.* — A la suite de ces divers essais, auxquels on n'attachait pas, du reste, d'autre importance, on est revenu au but principal de l'expérience qui consistait à étudier, une fois de plus, les rapports entre les mouvements convulsifs provoqués et les phénomènes circulatoires qui se produisent simultanément.

Il est inutile d'exposer, dans le cours de ce compte rendu d'expériences, tous les détails des essais successifs faits dans ce sens ; j'ai relevé avec le plus grand soin sur les courbes les rapports entre la fréquence du cœur, la valeur de la pression et les différentes phases des attaques provoquées. Les résultats évidents, concordant avec les faits déduits des expériences antérieures, sont les suivants :

1° Quand un accès convulsif est *exclusivement clonique*, la fréquence du cœur et la moyenne de la pression augmentent parallèlement ;

la valeur de cette augmentation est dans un rapport évident avec le degré d'intensité, la fréquence, la durée et l'énergie des secousses convulsives.

(Il s'agit toujours ici,soit d'accès généralisés à tout le corps, soit d'accès affectant la plus grande partie des muscles.)

2° Quand un accès est successivement *tonique* et *clonique*, le cœur présente deux modifications successives, inverses l'une de l'autre : tant que dure la phase *tonique*, il se ralentit ou ne subit pas d'accélération ; dès que survient la période *clonique*, il présente la même accélération que si cette période avait constitué toute l'attaque. Il est évident dès lors que la pression artérielle,qui est en partie subordonnée au rythme cardiaque, ne pourra s'élever, pendant la période tonique, qu'à la condition que le cœur ne sera pas trop ralenti et permettra l'augmentation de la pression que tend à produire l'énergique resserrement des vaisseaux.

Ce phénomène constant du resserrement vasculaire doit être mis en opposition avec les phénomènes variables présentés par le cœur ; il est, du reste, facile à mettre en évidence, comme nous l'avons fait souvent, en supprimant la possibilité du ralentissement du cœur au moyen de l'atropine, en examinant la pression récurrente, les changements de volume des organes, etc.

Expérience n° 79 (28 novembre 1884) avec M. Poupinel. — Troubles pupillaires et circulatoires des accès épileptiques.

Chat vigoureux à jeun. Ethérisé sous une cloche pour permettre sa fixation. Trachéotomie. Mise à nu du gyrus sygmoïde gauche.

Constatation immédiate des mouvements du membre antérieur droit par l'excitation de la marginale postérieure gauche.

Exploration des mouvements extérieurs de la respiration.

Exploration de la pression dans le bout central de la carotide.

Les mouvements spontanés violents, l'état d'agitation de l'animal, empêchent qu'on n'ait grande confiance dans les résultats observés du côté de l'appareil circulatoire, à la suite des irritations corticales, suivies ou non d'accès convulsifs. Avant toute expérience, la fréquence du cœur est très grande (190 à 200 par minute), chiffre excessif pour le chat ; la pression est très élevée (170 mm. en moyenne) ; la respiration haletante, 108 par minute ; à tout instant l'animal s'agite.

Cependant un examen attentif des tracés, le comptage exact des battements du cœur, avant, pendant et après les accès convulsifs, conduisent à cette conclusion générale que, comme chez le chien, les accès cloniques s'accompagnent d'accélération du cœur et d'élévation de la pression; de même aussi, pendant la phase tonique, avec petites vibrations fréquentes, le cœur se ralentit modérément.

Plusieurs feuilles où sont faits ces pointages comparatifs, permettent de tirer parti de cette expérience ; cependant il est nécessaire de reprendre cette étude ou de se reporter à des essais antérieurs faits dans des cas plus favorables (1878-1879) sur le même animal, pour émettre une opinion motivée.

Les seuls phénomènes vraiment frappants ont consisté en une dilatation considérable et presque instantanée de la pupille sous l'influence d'excitations corticales suffisantes pour produire des attaques ; cette dilatation ne survenait pas pour des irritations produisant des mouvements simples

Il s'agit donc d'un phénomène probablement lié, lui aussi, à l'état épileptique.

Expérience n° 80 (1er décembre 1884). — Accès d'épilepsie corticale provoqués malgré l'injection veineuse de cocaïne; modifications circulatoires qui les accompagnent; effets cardiaques et vasculaires des impressions auditives ; influence modératrice de l'asphyxie préalable sur les réactions convulsives des excitations corticales ; inefficacité épileptogène de la substance blanche.

Chien dogue, jeune ; poids 15 kilos, ayant reçu à 10 heures du matin 4 centigrammes de chlorhydrate de cocaïne en injection sous-cutanée et 3 centigrammes à 2 heures de l'après-midi. Les pupilles sont très dilatées d'une façon permanente. Trépanation et mise à nu de la zone motrice. Détermination des points excitables pour le membre antérieur droit.

1. Excitations très faibles (10 G.), prolongées, produisant un accès épileptique assez fort, malgré la cocaïne.

Accès d'abord vibratoire, puis tonique : la phase vibratoire s'accompagne d'accélération du cœur et d'élévation de la pression; la phase tonique d'un ralentissement relatif du cœur.

2. Excitations corticales beaucoup plus intenses (50 G.) provoquant de courts accès *cloniques*, *vibratoires*, pendant chacun desquels la pression moyenne s'élève et le cœur s'accélère notablement.

3. Quand l'accès est d'abord *tonique* et que cette période initiale dure un temps suffisant, on voit le cœur subir en même temps un certain ralentissement; il ne s'accélère que quand les vibrations apparaissent.

4. On provoque, avec des excitations corticales très fortes, quoique moins prolongées, un grand accès clonique très long, pendant lequel le cœur présente une accélération considérable et la pression une élévation assez modérée ; la fréquence du cœur revient peu à peu à sa valeur première à la suite de l'accès.

5. Au bout d'une minute, l'animal est pris d'une attaque spontanée presque complètement tonique, sauf de petites vibrations dans les membres, et généralisée. Pendant toute la durée de cette attaque, la pression s'élève beaucoup plus que dans l'accès provoqué précédent, mais le cœur subit d'emblée et conserve un ralentissement notable. La respiration a été presque complètement suspendue.

6. L'animal exécute ensuite quelques mouvements généraux, volontaires, avec efforts ; le cœur subit un léger ralentissement et la pression s'élève.

7. On recherche les effets produits par différentes excitations sensorielles, notamment *auditives* : à chaque appel par sifflement un peu fort, l'animal fait un petit mouvement, le cœur s'accélère et la pression s'élève. Il réagit d'une façon moins nette à un bruit de choc, sans signification pour lui.

8. L'arrêt respiratoire préalable, par clôture de l'orifice trachéal n'empêche pas l'attaque provoquée de se produire, s'il n'a pas été prolongé trop longtemps, mais il atténue les convulsions, et les troubles circulatoires qu'il détermine sont tout autres, pendant l'attaque, que ceux qui s'observent au cours de l'attaque sans asphyixe. D'où impossibilité d'attribuer à l'asphyxie les modifications circulatoires de l'accès épileptique.

9. Accès convulsif, tonique d'abord, clonique ensuite, provoqué par l'excitation forte de la zone motrice (100 G.). Pendant l'excitation, tétanisation des muscles avec *léger ralentissement du cœur*. A la suite de l'excitation. long accès clonique à forme vibratoire, avec *grande accélération du cœur et élévation de pression.*

10. Accès entièrement clonique et vibratoire, sans ralentissement initial du cœur, et avec augmentation de fréquence très peu marquée, la fréquence étant déjà très grande.

11. La cautérisation de la zone motrice et son ablation ne produisent aucune modification appréciable du cœur et de la pression.

12. Le pincement léger de la *dure-mère* détermine une vive réaction motrice douloureuse, avec quelques intermittences du cœur et chute notable de la pression, c'est-à-dire des effets circulatoires tout différents de ceux de l'excitation corticale chez le même animal.

13. L'excitation simultanée de la coupe de substance blanche souscorticale et d'une portion voisine de substance grise provoque un accès convulsif à forme vibratoire, s'accompagnant des modifications circulatoires habituelles.

14. Quand on a complètement enlevé la substance grise, l'excitation du centre ovale cesse de produire des convulsions et ne détermine plus que des modifications circulatoires peu importantes.

Ce qui paraît manquer ici comme principale cause des modifications circulatoires, c'est donc l'accès convulsif; d'où l'on pourrait tirer cette conclusion que, dans les effets des excitations corticales sur la circulation, ce ne sont pas ces excitations elles-mêmes, mais les actes convulsifs qui causent les modifications circulatoires.

Toutefois, bien que de toute évidence les réactions convulsives interviennent (et de façons variées suivant leur intensité, leur forme, etc.) dans les effets circulatoires consécutifs aux excitations du cerveau, il est certain qu'indépendamment de toute convulsion, la circulation est modifiée par les excitations corticales, ainsi que le montrent les faits observés pendant la curarisation.

15. Séries d'excitations *corticales*, appliquées, soit sur la *coupe* des circonvolutions motrices, soit en dehors de la zone motrice, au niveau du gyrus angulaire par exemple, produisant de légères convulsions avec suspension momentanée des mouvements respiratoires et accélération du cœur.

Animal tué par piqûre sous-bulbaire. Effets cardiaques ordinaires de la lésion bulbaire.

Expérience n° 81 (5 décembre 1884) avec M. Poupinel. — Influence atténuante de la chloralisation et de l'éthérisation sur l'action épileptogène de l'écorce; modifications respiratoires et circulatoires des excitations corticales. — Inexcitabilité passagère de la zone motrice sous l'influence du chloroforme; exagération de l'excitabilité réflexe avec diminution de l'excitabilité corticale par l'hémorrhagie.

Chien dogue vigoureux, adulte, très irritable. Poids 16 kilos. Injection très lente de 10 centim. cubes d'une solution d'hydrate de chloral à $^{10}/_{100}$ dans la jugulaire.

Pas d'accidents cardiaques à cause de la lenteur de l'injection.

Au bout de dix minutes, nouvelle injection de 20 centim. cubes, soit 2 gr. On s'assure que l'injection poussée *un peu brusquement* produit les phénomènes cardiaques habituels (arrêt brusque du cœur; arrêt respiratoire).

Après cette introduction de 3 gr. de chloral, le chien a conservé ses réflexes, mais dort paisiblement. Déposé à terre, il est en résolution complète.

Quand on le replace sur la gouttière, une traction sur le mors, le réveille; il se plaint. On le laisse immobile, il se rendort; mais à la moindre irritation douloureuse, il se réveille.

Pour pratiquer l'opération de la mise à nu du cerveau, on donne un peu d'*éther*, sans accidents; l'anesthésie arrive très vite, et se dissipe de même. — Fortes hémorrhagies veineuses par les veines crâniennes, surtout au voisinage du sinus; on tamponne avec amadou et on bouche les canaux osseux avec cire à modeler. Le sang veineux coule en jets synchrones avec la pulsation carotidienne (changements de volume du cerveau; haute pression veineuse; jugulaire liée d'un côté). La trachéotomie diminue les hémorrhagies.

Le cerveau mis à nu, on constate l'excitabilité de la marginale postérieure et de la marginale antérieure (membre antérieur et face). Mais cette excitabilité est très atténuée par le chloral.

Impossible de provoquer une attaque sérieuse (quelques mouvements, surtout légère contracture) après les excitations les plus fortes.

Aucune réaction oculaire ou irienne par l'irritation de la deuxième circonvolution externe.

On enregistre la pression carotidienne et les effets des irritations corticales.

Effets des excitations corticales pendant une chloralisation modérée, avec réveil facile :

A. Excitations du centre cortical correspondant au membre opposé, (50 G.) : tétanisation du membre antérieur, avec quelques secousses convulsives, passagères, consécutives à l'excitation; respiration très *accélérée*, avec *légère chute de pression, sans accélération du cœur.*

B. Même expérience, en renforçant l'intensité des excitations (100 G.). *Même résultat en ce qui concerne le cœur et la pression; respiration plus accélérée et plus profonde.* Les effets respiratoires sont de toute netteté.

C. En transportant les excitations à la deuxième circonvolution externe, on n'obtient aucun mouvement dans les membres ou la face; les modifications respiratoires sont sensiblement nulles.

D. Plus tard, à deux reprises, on a constaté, *à la suite* d'excitations fortes (100 G.) et prolongées (huit secondes) de la même circonvolution externe un grand arrêt respiratoire, à caractère *apnéique*, c'est-à-dire sans accidents cardiaques, ni élévation de pression notable, différant par suite des arrêts asphyxiques. On a pu croire que cette modification respiratoire était la conséquence des excitations corticales. Mais elle s'est reproduite spontanément, dans des conditions qui expliquent son apparition tout à fait indépendante des excitations corticales : l'animal, avant la série des excitations appliquées à la deuxième circonvolution externe, s'étant en partie réveillé de la chloralisation, avait été soumis à l'inhalation de quelques vapeurs d'éther et avait présenté à la suite une respiration haletante, extrêmement rapide. Or, ces périodes de grande accélération respiratoire étaient suivies de pauses apnéiques spontanées, sans aucun rapport avec les excitations corticales; il s'est trouvé que deux fois ces excitations ont précédé le moment d'apparition de la pause apnéique, mais, à plusieurs reprises, cette pause est survenue ensuite indépendamment de toute excitation corticale.

E. Des excitations très intenses et prolongées de la région en rapport avec le membre antérieur, ont produit, pendant une *éthérisation modérée*, en même temps que des secousses assez violentes dans la tête et dans le membre antérieur, une notable accélération du cœur avec légère chute de pression.

F. Pendant la période dépressive initiale des *inhalations chloroformiques*, il est impossible de provoquer le moindre mouvement par les excitations corticales les plus intenses; c'est seulement à une période *assez tardive* de la réparation des accidents que l'excitabilité corticale reparaît, mais il reste impossible d'obtenir des accès épileptiques.

On veut tuer l'animal par hémorrhagie : carotide ouverte. Après l'écoulement de $^1/_2$ litre de sang en quelques minutes, l'*excitabilité réflexe* de la dure-mère est énorme, beaucoup plus grande du côté opéré dès le début, que de l'autre qu'on vient de mettre à découvert. L'*excitabilité corticale* est absolument abolie.

On rappelle les mouvements respiratoires par des irritations induites faibles, rythmiques de la face postérieure du bulbe.

On note la dilatation pupillaire et la déviation en dehors du globe oculaire par l'irritation du tubercule quadrijumeau antérieur du même côté.

L'animal est tué par piqûre du bulbe.

Expérience n° 82 (12 décembre 1884). — Influence dépressive du chloroforme sur l'excitabilité corticale. — Faibles effets circulatoires des excitations de la zone motrice pendant la curarisation.

Chien de chasse mâtiné de dogue, jeune, vigoureux, à jeun. Trachéotomie. Chloroforme à l'orifice trachéal.

I. — Pendant l'anesthésie, trépanation. Mise à nu de la zone motrice droite.

Provocation de quelques mouvements légers par excitations corticales très intenses; impossible de produire la moindre apparence de mouvements convulsifs (*influence dépressive du chloroforme*).

II. — Curare (injection veineuse). Dose juste suffisante pour suspendre la respiration.

Pendant la curarisation modérée ainsi obtenue, les excitations fortes de la zone motrice produisent de très faibles effets circulatoires, au moins d'une façon immédiate. La pression présentait les grandes ondulations habituelles dans la curarisation ; l'excitation corticale n'en a modifié ni le rythme ni l'amplitude ; elle a légèrement élevé la moyenne de la pression et produit une accélération cardiaque très modérée, $^1/_{10}$. Plus tard, une demi-minute après l'excitation, le cœur s'est ralenti et la pression a subi une chute notable.

Expérience n° 83 (16 décembre 1884). Analyse simultanée des effets respiratoires, circulatoires et vésicaux des excitations épileptogènes de l'écorce. — Conservation des mouvements croisés après hémisection de la moelle au-dessous du bulbe; disparition, après hémisection de la moelle du côté opposé.

Jeune chien dogue, de petite taille, anesthésié par l'éther sous une cloche. Trachéotomie.

Opération simple. Trépanation. Mise à nu de la zone motrice. Détermination des points excitables correspondant au membre postérieur opposé.

Exploration et inscription simultanée : 1° des mouvements d'ensemble de la patte postérieure; 2° des variations de la pression abdominale avec ampoule à air, montée sur carcasse métallique et assez résistante, introduite dans l'abdomen par la plaie qui a servi à mettre à découvert la vessie et qui a été ensuite refermée avec soin; 3° des variations de la pression *vésicale* avec un tube intra-vésical en rapport, d'une part avec un sphygmoscope, d'autre part avec un manomètre à mercure. (L'exploration vésicale a été faite en introduisant le tube fenêtré par le sommet de la vessie.)

La combinaison de ces diverses explorations avait pour objet de renseigner sur le degré d'indépendance des augmentations de la pression vésicale par rapport aux mouvements de l'abdomen; on pourrait, en effet, attribuer à la vessie elle-même l'origine des variations de pression qui résultent des contractions des muscles abdominaux, si on se contentait de l'exploration vésicale toute seule.

D'autre part, si une contraction de la vessie survient en même temps que celle des muscles de l'abdomen, il n'y aura aucune difficulté à reconnaître l'existence de cette contraction : tout d'abord, elle se manifestera avec une indépendance facile à constater, ne commençant et ne finissant pas nécessairement en même temps que celle des muscles abdominaux; en second lieu, la valeur manométrique de cette augmentation active de la pression vésicale, sera beaucoup plus considérable que celle de la poussée communiquée par la contraction des parois.

C'est ce que montre à l'évidence l'examen des courbes d'une contraction vésicale spontanée, la vessie développe dans ce cas un effort manométrique de 40 mm. Hg., tandis que la contraction des parois abdominales ne fait monter la pression vésicale qu'à 7 ou 9 mm. Hg. en moyenne.

I. — On fait d'abord l'excitation de la zone motrice avec des courants assez forts (40 G), sans prendre aucune précaution pour éviter la diffusion à la surface de la plaie crânienne humide : l'excitation se transmet aisément aux parties voisines, et notamment à la dure-mère, comme le prouvent les manifestations douloureuses.

On voit, dans cette condition, une contraction vésicale énergique

(30 mm. Hg.) débuter deux secondes après le commencement de l'excitation et durer quinze secondes environ.

La courbe manométrique vésicale est dentelée par l'influence surajoutée des contractions saccadées des muscles abdominaux; cette influence se fait sentir dans les parties inférieures de la courbe, alors que la vessie n'est pas encore fortement resserrée, ou quand elle s'est relâchée : les muscles abdominaux sont, en effet, sous l'influence de l'excitation diffuse, agités de secousses qui manifestent les sensations douloureuses de l'animal (mouvements de défense et plaintes).

L'excitation corticale s'est traduite, du côté des muscles volontaires, par des mouvements qui n'ont pas dépassé la durée de l'excitation.

Dans cette expérience, par conséquent, on a eu, à la fois, une excitation corticale à action musculaire croisée et une excitation d'autres parties, douées de sensibilité, provoquant des réactions réflexes, au nombre desquelles on peut, jusqu'à plus ample informé, classer la contraction vésicale.

II. — Dans le second essai, on a fait, simultanément et à dessein, l'excitation de la circonvolution marginale postérieure et celle du lambeau de dure-mère voisin ; à l'intensité près de la contraction vésicale, la réaction a été identique : manifestations douloureuses avec secousses abdominales retentissant sur la pression intra-vésicale, contractions propres de la vessie se surajoutant aux effets des mouvements abdominaux ; en un mot, l'ensemble des réactions est le même, et il n'est pas douteux que le point de départ en soit surtout sensitif.

III. — Ce qui le démontre nettement, c'est que l'excitation localisée à la dure-mère, en soulevant un lambeau à la partie antérieure de la trépanation, a provoqué exactement les mêmes effets respiratoires et vésicaux.

Il reste cependant un doute sur la réalité de la contraction propre de la vessie : les secousses *rapides* de la paroi abdominale peuvent très bien refouler au dehors de la vessie le liquide qui s'en échappe *par des voies étroites* et *n'a pas le temps* d'y rentrer entre deux secousses successives, tandis que l'air contenu dans l'ampoule abdominale peut exécuter facilement des va-et-vient.

Il est vraisemblable qu'on ne doit tenir pour contractions propres de la vessie que celles qui s'accusent par une élévation notable et soutenue de la courbe.

IV. — Mêmes remarques pour les effets vésicaux des pincements de la dure-mère qui paraissent surtout la conséquence de réflexes respiratoires.

V. — On ne peut être aussi affirmatif pour les résultats de l'excitation *corticale* qui, dans l'essai suivant, a provoqué, avec une courte attaque épileptique, une assez haute élévation de la pression vésicale, sans grands mouvements abdominaux, et avec un retard notable sur l'excitation.

Dans les deux cas, il semble y avoir eu vraiment contraction vésicale modérée.

VI. — Le cas de l'augmentation de pression vésicale, observé au début d'une chloroformisation, semble rentrer dans la catégorie des contractions *apparentes* et résulter de la brusquerie et de la fréquence des mouvements abdominaux.

VII. — Les mouvements *croisés* des membres se sont conservés après une hémisection de la moelle, au-dessous du collet du bulbe, du même que l'excitation. Ils ont disparu dans le membre postérieur opposé après côté une hémisection de la moelle cervico-dorsale du côté opposé à l'excitation.

Expérience n° 84 (23 décembre 1884). — Analyse des réactions circulatoires et vésicales des excitations du cerveau chez l'animal curarisé. Effets des arrêts de l'insufflation.

Chat vigoureux, de forte taille, curarisé avec 2 centigrammes 1/2 de curare don Pedro, en injection sous la peau de la queue. Accidents paralytiques beaucoup plus rapides que chez le chien (5 à 6 minutes).

Trachéotomie, insufflation régulière, animal maintenu chaudement.

Trépanation à gauche, au niveau de la marginale postérieure.

Disposition de l'expérience. — 1° Exploration de la pression vésicale avec sphygmoscope ample, *très souple* et sans résistance élastique, sous pression nulle, pouvant donner approximativement la courbe volumétrique.

2° Exploration de la pression pleurale avec sphygmoscope sous pression négative, communiquant avec la cavité de la plèvre par une sonde mousse, à œillet terminal et œillets latéraux, introduite obliquement entre deux côtes sans rentrée d'air. Au début de l'expérience, la plume du tambour à levier mis en rapport avec le sphygmoscope pleural, inscrivait à la fois les courbes des variations *cardiaques* et respiratoires de l'aspiration thoracique. Plus tard, elle n'a plus donné que les courbes respiratoires.

3° Exploration des mouvements externes du thorax avec double tambour cardiographique, qui a fourni l'indication des mouvements d'expansion et d'affaissement thoracique avec celle des battements du cœur.

4° Exploration de la pression carotidienne (bout central) avec manomètre Hg. enregistreur.

3° Signaux électriques indiquant les instants et la durée des excitations appliquées soit au cerveau, soit à la dure-mère.

Résultats. — 1° Contractions *rythmiques faibles* de la vessie, paraissant coïncider avec les ondulations rythmiques de la pression.

2° Sous une influence ignorée (*psychique?*), grande contraction spontanée se surajoutant à une contraction rythmique, ébauchée, sans correspondre à un resserrement de vaisseaux appréciable par la courbe manométrique carotidienne.

3° Les contractions rythmiques continuant, on arrête quelques instants l'insufflation : la pression artérielle et la fréquence du cœur subissent les modifications habituelles dues à l'*asphyxie* à son début, mais il est à noter que la contraction énergique de la vessie, sous l'influence du sang asphyxique, *précède* très notablement le resserrement des vaisseaux.

Celui-ci coïncide d'une part, avec les troubles cardiaques (irrégularités, redoublements), d'autre part, avec les secousses musculaires asphyxiques, l'animal étant très légèrement curarisé.

4° Sous l'influence d'un léger frottement de la plaie cranienne avec un morceau d'amadou, on voit se produire une énergique contraction de la vessie, sans que la pression carotidienne subisse de modifications, ce qui semble impliquer une irritabilité réflexe plus grande de l'appareil vésical que de l'appareil vaso-moteur.

5° Réciproquement on voit souvent (avec des secousses très vives dans un membre, l'animal se décurarisant), sous l'influence d'excitations corticales modérées (30 G.), *une grande élévation de pression artérielle et une très faible contraction vésicale.*

Il en est de même, par l'attouchement d'une patte, sans réactions motrices générales.

6° L'excitation de la marginale postérieure avec des courants plus énergiques (60 G.) provoque, en même temps, un resserrement des vaisseaux et une contraction de la vessie qui vient se surajouter à une contraction ébauchée, faisant partie de la série des contractions rythmiques.

7° Un arrêt assez prolongé de l'insufflation produit, au bout de trente-cinq secondes, la contraction énergique de la vessie, et, un peu plus tardivement, les troubles cardio-vasculaires habituels (élévation de pression, ralentissement du cœur).

La tendance au rétablissement de la respiration spontanée s'accuse au même moment par la production de saccades rythmées dans les muscles respiratoires.

8° Pendant que la vessie est le siège de fréquentes contractions rythmiques assez fortes, le frottement de la plaie avec un fragment d'amadou produit une très énergique contraction vésicale, sans modifications vasculaires.

L'effort développé par la vessie est assez énergique pour érailler le sphygmoscope qui forme ampoule anévrysmale et laisse passer une petite quantité de liquide.

Aussi, à partir de ce moment, ne peut-on plus considérer les indications sphygmoscopiques que comme des *signaux* de contractions vésicales et non plus comme des indications exactes de pression.

9° Arrêt de l'insufflation avec tendance incomplète au retour de la respiration spontanée. Accidents asphyxiques, entre autres énergique contraction vésicale produite par l'addition d'une série de petites contractions successives.

EXPÉRIENCE n° 85 (14 janvier 1885). — Analyse des réactions circulatoires et vésicales de l'asphyxie et des excitations corticales. — Dilacération hémorrhagique de l'écorce herniée sous l'influence de l'excès de pression artérielle; perte d'excitabilité de la portion hémorrhagique. — Réaction vaso-motrice mise en évidence par la section des pneumogastriques.

Jeune chien de chasse épagneul mâtiné ; poids, 15 kilos; curarisé avec 5 centigrammes de curare don Pedro.

Exploration et inscription : 1° de la pression pleurale (variations respiratoires) au moyen d'un trocart introduit entre le poumon et la paroi thoracique ; 2° de la pression artérielle (manomètre à mercure en rapport avec le bout central de la carotide); 3° de la pression vésicale au moyen d'un sphygmoscope résistant, fixé par un tube très court au sommet de la vessie et rentrant dans l'abdomen.

1er *Essai :* effets cardio-vasculaires et vésicaux de l'asphyxie, établissant l'intégrité des appareils nerveux, malgré la curarisation.

On voit, dans les premières secondes de l'arrêt de l'insufflation, le cœur se ralentir et les variations de pression devenir beaucoup plus amples, sans que leur moyenne s'élève.

Au bout d'une vingtaine de secondes, le ralentissement du cœur s'accentuant, la moyenne de la pression s'élève très notablement, d'environ 70 mm. Hg. et les oscillations cardiaques deviennent beaucoup plus amples : les effets du sang asphyxique se manifestent à la fois sur l'appareil vaso-constricteur et sur l'appareil cardio-modérateur.

En même temps que débute l'élévation de la pression, c'est-à-dire l'effet de l'excitation vaso-motrice, on voit survenir une forte contraction vésicale, moins soutenue cependant que l'effet vaso-moteur.

2e *Essai :* l'excitation forte (50 G.) de la circonvolution marginale postérieure (dans la région qui correspond au centre du membre antérieur) provoque, à partir de la 5e et 6e secondes, une élévation croissante de pression avec accélération modérée du cœur. Ces effets se soutiennent bien au delà de la durée de l'excitation ; puis, tout d'un coup, le cœur prend une fréquence presque double qui entraîne la suppression des grandes oscillations de pression. Celle-ci, encore très haute à ce moment, descend peu à peu malgré la grande accélération cardiaque, laquelle diminue à son tour, et, au bout de deux minutes, la circulation a repris son régime normal.

La vessie n'a fourni qu'une série de faibles contractions pendant toute cette période d'activité vaso-motrice et cardiaque ; une seule contraction un peu forte s'est produite, au moment du maximum de l'élévation de pression.

3e *Essai :* pendant la haute pression provoquée par l'excitation, la portion des circonvolutions mise à nu a subi une dilacération hémorrhagique, qui n'a épargné que la partie supérieure de la marginale postérieure.

Aussi, en appliquant, sur les parties hémorrhagiées, de très fortes excitations, n'a-t-on vu se produire que des effets circulatoires presque nuls, une légère accélération avec très faible élévation de pression ; tandis qu'en transportant les excitations à la partie supérieure intacte de la circonvolution marginale postérieure, on a provoqué une très belle réaction cardio-accélératrice et vaso-motrice.

Ceci paraîtrait impliquer une participation active de l'écorce aux réactions circulatoires, mais, avec cette réserve, que la plupart des troubles observés sont vraisemblablement liés à l'état épileptique larvé que provoquent les irritations corticales.

Il est à remarquer que la vessie a paru réagir, alors que les excitations de la partie hémorrhagiée ne fournissaient aucune réaction, lors de la première excitation, et qu'elle est restée sans mouvement alors que les excitations portées sur la région intacte produisaient des contractions vasculaires et l'accélération cardiaque.

4e *Essai :* mêmes effets cardiaques et vasculaires d'une excitation corticale sur la partie intacte de la marginale postérieure.

Ces réactions ont tout à fait les caractères des réactions cardio-vasculaires réflexes.

Elles ne s'accompagnent, dans ce cas, d'aucune contraction vésicale.

5e *Essai :* on voit, par contre, apparaître *spontanément*, une énergique contraction de la vessie, en même temps qu'une brusque augmentation de pression avec accélération du cœur, plusieurs minutes après l'excitation corticale précédente, sans qu'aucun rapport puisse être admis entre ces phénomènes et l'excitation du cerveau (probablement attaque larvée, spontanée).

6e *Essai :* l'arrêt brusque de la respiration artificielle est beaucoup plus actif et constant comme cause de contraction vésicale, que les excitations du cerveau.

7e *Essai :* section du pneumogastrique gauche, accélération d'abord très notable du cœur avec élévation de pression; ensuite, tendance au rétablissement de l'état primitif; on fait alors la section du pneumogastrique droit et d'emblée le cœur prend une fréquence considérable, en même temps que la pression s'élève beaucoup plus haut que dans le premier cas. Puis, tout en restant très élevée comme moyenne, la pression subit de brusques chutes dues à des intermittences du cœur ; en un mot, une arythmie très remarquable s'établit.

Quelques instants après la double section des deux pneumogastriques, la pression ayant pris une valeur moyenne constante, on renouvelle les excitations corticales qui produisaient, avant la section des pneumogastriques, une notable accélération du cœur avec élévation de pression; on constate que le cœur ne modifie plus son rythme, bien que la pression s'élève très notablement en formant une courbe ascendante progressive, suivie d'une chute, exactement comme s'il s'agissait d'une courbe vaso-motrice régulière produite par voie réflexe, après l'atropine ou la double section des pneumogastriques.

L'effet vaso-moteur a été, dans ce cas, des plus nets; il s'est montré dégagé de toute influence cardiaque accélératrice, sans que rien puisse faire supposer que le cœur ait élevé la pression par une augmentation d'énergie de ses systoles.

8e *Essai :* quelques instants après ces réactions vaso-motrices, on a vu survenir, en apparence spontanément, sans qu'aucune excitation périphérique ou corticale connue soit intervenue, la respiration artificielle restant la même, etc., de singulières modifications de la pression et de la fréquence du cœur; la pression s'est rapidement, mais régulièrement, élevée d'environ 50 m. Hg.; le cœur s'est beaucoup accéléré, arrivant à son maximum d'accélération en même temps que la pression atteignait son plus haut point, et restant ainsi fréquent tant que la pression était haute ; de loin en loin, quelques brusques intermittences du cœur ont provoqué de grandes chutes, mais ce furent là des phénomènes accidentels dus eux-mêmes à la haute pression endo-cardiaque. Puis la courbe de pression est graduellement redescendue vers sa moyenne normale en même temps que diminuait l'extrême fréquence du cœur.

Ces phénomènes ont présenté exactement la physionomie d'une réaction vaso-motrice énergique et d'une réaction cardiaque accélératrice excessive, toutes deux produites sous une influence réflexe ou centrale commune.

Il est à remarquer, qu'en même temps que la pression atteignait son maximum et que le cœur arrivait à son plus haut degré d'accélération, la vessie se contractait assez énergiquement ; mais cette contraction, survenue plus tardivement que le début des modifications cardio-vasculaires, a aussi duré bien moins longtemps.

L'association de ces différentes réactions vésicale, vasculaire et cardiaque paraît impliquer l'existence d'une excitation *centrale* énergique qui, dans le cas particulier, parait être émotive.

Expérience n° 86 (21 janvier 1885) avec M. Poupinel. — Analyse graphique des réactions propres des muscles du larynx pendant les accès épileptiques ; comparaison des mouvements des cordes vocales et de ceux des muscles respiratoires et généraux. — Examen du courant d'air trachéal aux différentes phases de l'accès.

Chien dogue très vieux, engourdi légèrement avec petite dose de chlorhydrate de morphine (2 centigrammes) en injection sous-cutanée.

Mise à nu de l'orifice supérieur du larynx par la partie antérieure du cou. — Dissection de la région sus et sous-hyoïdienne. — Section des replis glosso-épiglottiques après ouverture large de la membrane thyro-hyoïdienne. — Résection des nerfs laryngés supérieurs pour éviter le spasme réflexe de la glotte sous l'influence des irritations locales (air, appareil, etc.).

On attire en avant l'orifice supérieur du larynx par traction sur l'épiglotte et on a sous les yeux la glotte inter-cartilagineuse et la glotte inter-ligamenteuse. On voit s'ouvrir largement la totalité de l'orifice glottique à chaque inspiration ; il se referme plus ou moins complètement à chaque expiration : la clôture est presque complète pendant les expirations plaintives ; l'orifice n'est plus alors représenté que par une fente dont les bords vibrent avec une rapidité variable suivant l'acuité du son émis.

Pendant les pauses respiratoires assez prolongées qui se produisent chez cet animal (sans doute sous l'influence de la morphine), les lèvres de la glotte restent rapprochées, sans tension, pour s'écarter largement, ainsi que les cartilages arythénoïdes, dès que se produit l'inspiration.

Ces faits étant constatés, on applique à la trachée l'appareil à tubes de Pitot et on constate les effets du courant d'air alternativement centripète et centrifuge, mais un accident survenu dans l'appareil oblige à supprimer l'indication des vitesses de l'air et à la remplacer par celle des variations de pression.

Une ampoule à air étant introduite entre les lèvres de la glotte et mise en rapport avec un tambour à levier enregistreur, on recueille simultanément l'inscription des mouvements extérieurs de la respiration, de la pression de l'air dans la trachée et des mouvements propres des cordes vocales, ainsi que celle des secousses musculaires des membres.

A la suite d'une nouvelle administration de chloroforme par la trachée, il devient impossible de provoquer une attaque en employant les excitations corticales les plus intenses.

Après l'élimination de l'excès de chloroforme, l'animal ayant recouvré ses réflexes et sa sensibilité consciente, des excitations moyennes du gyrus sygmoïde provoquent un grand accès tonique, puis clonique, avec les troubles respiratoires signalés plus haut.

Une nouvelle chloroformisation supprime momentanément les réactions convulsives d'origine corticale ; c'est à peine si de violentes excitations provoquent de faibles mouvements avec accès avorté.

(Résultats de l'expérience consignés dans la rédaction des effets laryngés des excitations corticales épileptogènes, p. 160.)

Expérience n° 87 (25 janvier 1885). — Inscription des mouvements des cordes vocales, en même temps que des variations de la pression pleurale et des mouvements d'un membre pendant les accès épileptiques.

Chien dogue, vigoureux, assez vieux; 12 kilogrammes; 4 centigrammes d'acétate de morphine sous la peau; engourdissement modéré ; trachéotomie. — Canule fermée par en haut pour éviter le courant d'air laryngé et son action sur l'appareil explorateur des mouvements de la glotte.

Opération de la mise à nu et de l'isolement du larynx. Section des laryngés supérieurs. Fixation d'une ampoule modérément tendue par de petits paquets de crin introduits dans sa cavité : la partie moyenne de l'ampoule est saisie entre les cordes vocales.

Trocart dans un espace intercostal, libre dans la plèvre, communiquant avec un tambour à levier.

Pneumographe sur la partie inférieure du thorax.

Muscles extenseurs de la patte antérieure détachés au niveau du paquet tendineux commun, et en rapport avec myographe à transmission.

Opération de la mise à nu de la zone motrice gauche.

Détermination de la région excitable pour le membre antérieur opposé (marginale postérieure.)

Plusieurs séries d'expériences sur les effets respiratoires et laryngés en particulier dans les accès épileptiques d'origine corticale ; mêmes résultats généraux que dans l'expérience précédente. (Voy. p. 159-160.)

Expérience n° 88 (29 janvier 1885) avec MM. R. Dubois et Gley. — Analyse spéciale des effets respiratoires des excitations corticales avec réactions motrices simples et épileptiques. — Examen des effets circulatoires seuls après curarisation.

Grande chienne de montagne, jeune, vigoureuse, 18 kilos environ.

4 centigr. d'acétate de morphine sous la peau ; effets assez marqués pour un chien de cette taille. Trachéotomie, canule à pavillon.

Trépanation à droite, sans accidents ; sensibilité très vive de la dure-mère, comme toujours à la partie antérieure de la trépanation au niveau du sillon crucial. Détermination du point cortical correspondant au membre antérieur opposé (marginale antérieure gauche).

Section des tendons extenseurs du poignet, mis en rapport avec myographe à transmission.

Fémorale en rapport avec manomètre à mercure.

I. — Excitations (30 G., six secondes) de la circonvolution marginale postérieure. Secousses rapides, sans tétanisation, durant juste autant que l'excitation. Brusque inspiration suivie d'arrêt expiratoire prolongé beaucoup plus longtemps que les mouvements des membres (dix secondes). Fréquence du cœur et moyenne de la pression non modifiées.

Après une quinzaine de secondes de repos, on voit apparaître des secousses rapides dans la moitié gauche de la face.

Ces secousses, d'abord localisées à la face, gagnent l'épaule et la patte correspondante ; elles deviennent de plus en plus rapides et étendues, se propagent à tout le côté gauche, et, à un moment donné, se généralisent au corps tout entier. On voit alors se produire une courte période de tétanisation, suivie de secousses beaucoup moins amples qu'auparavant, mais bien plus fréquentes. Enfin l'attaque se termine brusquement, après une durée totale de deux minutes.

A partir du début de l'attaque, la paroi thoracique a été soumise aux mêmes secousses que le membre antérieur, mais ces secousses ont conservé le caractère vibratoire, ne déterminant que de faibles variations de la pression pleurale, sans suppression complète de la respiration, la trachée étant ouverte et le spasme laryngé ne pouvant pas se produire ; de temps à autre, une brusque inspiration, à caractère convulsif, détermine une chute de la pression pleurale.

Dès que l'accès s'est généralisé, les variations produites dans la respiration ont été beaucoup plus accusées. Au moment même de la courte période de tétanisation, une grande dépression pleurale est survenue ; elle ne peut être attribuée qu'à une contraction énergique et soutenue du diaphragme, car les parois thoraco-abdominales étaient à ce moment en état de contracture.

A la suite de cette courte période, les parois thoraciques ont subi les mêmes secousses étendues et rapides qui se produisaient dans le reste du corps ; ces mouvements ont retenti énergiquement sur la pression pleurale qui a présenté de grandes et rapides variations.

Au moment même où l'accès s'est brusquement terminé, les secousses thoraciques ont disparu et ont été suivies de grandes variations relativement lentes, durant une vingtaine de secondes, et remplacées à leur tour par des mouvements plus rapides et moins profonds.

Le cœur s'est accéléré dès le début de l'accès, très modérément d'abord, en produisant encore d'amples variations de la pression dont la moyenne a conservé son niveau premier. Puis, vers le milieu de l'accès, quand toute la moitié gauche du corps a été le siège de secousses convulsives, l'accélération du cœur a subi un renforcement presque subit ; la pression moyenne s'est graduellement élevée et les variations cardiaques ont diminué de plus de moitié.

Au moment même du début de la généralisation de l'attaque, une grande accélération s'est produite presque brusquement, avec une très notable augmentation de la pression moyenne, et diminution nouvelle de l'amplitude des variations. Cette accélération avec élévation de pression s'est maintenue pendant toute la dernière période de l'accès convulsif.

A partir de la fin de l'accès, la pression est graduellement retombée et le cœur a repris *lentement* sa fréquence première.

II. — Courte attaque locale provoquée par fortes excitations corticales, quelques minutes après la grande attaque précédente, s'accompagnant de simple accélération respiratoire et d'accélération cardiaque très modérée.

III. — Après curarisation par injection dans la plèvre de 7 centigr. de curare Bernard (chien de 18 kilos.), on s'assure de la persistance des effets des réactions cardio-vasculaires d'origine centrale par la suppression assez prolongée de l'insufflation.

IV. — La dose de curare a été assez élevée pour produire d'assez notables variations circulatoires : la pression moyenne est restée la même, mais le cœur s'est accéléré et n'a plus produit que de faibles variations de pression ; le peu d'amplitude de ces variations est évidemment dû à l'accélération elle-même.

V. — Dans ces conditions, on renouvelle l'excitation corticale localisée à la même circonvolution marginale postérieure qui avait été précédemment le point de départ d'une grande attaque ; deux secondes environ après le début de l'excitation, le cœur commence à s'accélérer et la pression à s'élever. Il se produit ainsi une variation très manifeste qui va croissant pendant toute la durée de l'excitation. Puis, l'accélération du cœur se maintenant, la pression retombe un peu, tout en restant notablement plus élevée qu'auparavant.

A la suite de cette première série d'effets, des modifications nouvelles se produisent, caractérisées par une augmentation beaucoup plus importante de la pression, avec ralentissement relatif du cœur et variations cardiaques beaucoup plus étendues.

Il semble que le cœur, après sa période d'accélération maxima, commandée par l'excitation corticale, retombe sous l'influence modératrice provoquée à la fois par l'élévation même de la pression et par le fait de l'accélération antérieure.

(Des phénomènes analogues ont été observés dans d'autres expériences sur les effets immédiats et consécutifs de l'excitation des nerfs accélérateurs du cœur.)

La grande élévation de pression consécutive se maintient plus de 2 minutes, mais bientôt le ralentissement du cœur qui en avait accompagné la première période, disparaît et est remplacé par un certain degré d'accélération ; celle-ci n'empêche pas les variations de la pression de conserver une certaine amplitude, jusqu'à un moment assez tardif où l'on voit les variations cardiaques se précipiter encore et devenir beaucoup moins étendues.

Peu à peu, l'état primitif se rétablit, mais on peut dire que les modifications circulatoires causées par l'excitation corticale ont duré plusieurs minutes, avec des aspects successifs très variés, comme si la même excitation avait simultanément mis en jeu une série d'appareils nerveux à influences différentes, manifestant chacun à leur tour leur effet sur le cœur et sur les vaisseaux.

VI. — Effets cardio-vasculaires d'un arrêt respiratoire prolongé : essai fait dans le but de s'assurer que les réactions circulatoires persistent.

VII. — Excitation corticale prolongée, pratiquée pendant une période de *grande accélération du cœur :* on suppose que cette accélération ne pourra être augmentée par l'excitation et qu'on obtiendra seuls les effets vasculaires. En effet, on voit survenir une augmentation notable de pression, durant peu et suivie d'une chute relativement profonde ; bref, une courbe vaso-motrice type. La dépression consécutive est à son tour suivie d'une reprise.

L'animal est tué par destruction du bulbe avec une tige introduite par l'orifice de la trépanation.

Le tableau ci-dessous résume les principaux résultats de l'expérience n° 88:

CONDITIONS	MOUVEMENTS	EFFETS CIRCULATOIRES
Légère morphinisation. Excitation marginale antérieure 30 G. 6".	Mouvements simples, tétanisation cessant avec l'excitation.	Pas de modifications circulatoires.
Même excitation.	Accès clonique violent localisé.	Accélération notable. Elévat. modérée de pression.
	Renforcement avec caractère vibratoire général.	Renforcement d'accélération. Exagération d'élévation de pression.
Excitation 50 G. marginale postérieure après grande attaque.	Petit accès clonique local.	Légère accélération du cœur. Faible élévation de pression.
Curarisation. Excitation 50 G. marginale antérieure pendant la période d'accélération moyenne du cœur.	Pas de réactions.	Accélération cardiaque croissante. Elévation passagère de pression, puis chute, malgré persistance d'accélération. Variations consécutives prolongées.
Excitation 50 G. marginale antérieure, pendant phase de grande accélération cardiaque.	Pas de réactions.	Pas de renforcement de l'accélération préalable. Effets vaso-moteurs types.

EXPÉRIENCE n° 89 (4 février 1885). — Comparaison des réactions circulatoires produites par les excitations du cerveau et par celles de la coupe du segment postérieur de la moelle sectionnée au-dessous du bulbe.

Jeune chien griffon mâtiné, vigoureux, 12 kilos. Curare 4 centigr. en injection sous-cutanée. Phénomènes paralytiques au bout de 10 minutes. Trachéotomie. Insufflation modérée. Manomètre Hg. carotide gauche. Trépanation à gauche; mise à nu du gyrus sigmoïde. Marginale postérieure entièrement à découvert.

Animal maintenu chaudement dans une couverture de laine.

I. — Essai d'arrêt assez prolongé de l'insufflation : léger ralentissement du cœur au début, suivi d'accélération avec chute de pression.

II. — Excitations faibles, prolongées 25 secondes, de la marginale postérieure.

Effets immédiats : chute de pression sans modifications de la fréquence du cœur, suivie presque aussitôt de grande élévation de pression avec ralentissement notable du cœur et augmentation d'amplitude des variations. La pression continue ensuite à augmenter et le cœur subit une accélération momentanée, avec diminution d'amplitude des variations de la pression.

Dans une troisième période, la pression restant toujours haute, le cœur reprend sa fréquence première.

III. — Mêmes excitations sans aucun effet, appliquées à un instant *trop rapproché* du précédent.

(Comparer à la perte momentanée d'excitabilité corticale après une attaque.)

IV. — Après 10 minutes de repos, de fortes excitations corticales (marginale postérieure) produisent un énergique resserrement des vaisseaux, s'accusant par une courbe vaso-motrice type. Le cœur ne subit pas tout d'abord de variations de fréquence ; ce n'est qu'au maximum de la courbe qu'il présente un léger ralentissement. Peu à peu, cœur et pression reviennent au type normal.

V. — Après section des 2 pneumogastriques et section sous-bulbaire de la moelle, excitation de la coupe médullaire : effets vaso-moteurs types, sans accélération du cœur.

VI. — Effets vaso-moteurs des excitations du bout périphérique du pneumogastrique (légère élévation de pression).

VII. — Effets vaso-moteurs de l'irritation traumatique de la moelle lombaire par l'implantation d'une tige métallique excitatrice.

VIII. — Effets vaso-constricteurs remarquables de l'excitation totale de la moelle par courants induits parcourant la moelle, de la section sous-bulbaire à la région dorso-lombaire.

A noter que les variations respiratoires (insufflations) sont d'autant plus manifestes que la pression s'élève davantage, — ce qui est contraire aux prévisions si l'on considère seulement le système aortique, — mais la même excitation modifie vraisemblablement les vaisseaux pulmonaires et influence de cette façon le débit du poumon.

IX. — A la suite d'un long arrêt respiratoire, l'insufflation étant reprise, les mêmes excitations qui provoquaient un énergique resserrement des vaisseaux déterminent maintenant une chute de pression, peut-être par vaso-dilatation substituée à la vaso-constriction.

TABLEAU RÉSUMANT LES PRINCIPAUX EFFETS CIRCULATOIRES DES EXCITATIONS CORTICALES DE L'EXPÉRIENCE N° 89

CONDITIONS	RÉACTIONS MOTRICES	RÉACTIONS CIRCULATOIRES
Curarisation. Excitations faibles, prolongées de la marginale postérieure.	Nulles.	Trois séries d'effets circulatoires successifs : 1° Chute de pression modérée sans modifications du cœur; 2° Elévation très notable de pression avec ralentissement du cœur; 3° Elévation continue de pression avec retour du cœur à sa fréquence initiale.
Mêmes excitations. A un moment trop rapproché de la première série d'excitations.	Id.	Aucun effet cardio-vasculaire.
Mêmes excitations. Après dix minutes de repos.	Id.	Très remarquable effet vaso-constricteur (courbe type). Cœur sans variations d'abord; légèrement ralenti en haute pression.

Expérience n° 90 (4 mars 1885). — Topographie de la zone corticale excitable. — Effets oculo-pupillaires simples et épileptiques des excitations du cerveau.

Chat mâle vigoureux. Anesthésie modérée par l'éther sous une cloche, pour la fixation de l'animal. Trachéotomie. Mise à nu, avec le ciseau et la pince coupante. de la presque totalité de l'hémisphère gauche, sans accident.

L'animal est enveloppé de couvertures de laine : la surface du cerveau est recouverte. dans l'intervalle des excitations, du muscle temporal qu'on a rabattu et de la peau ; elle est ainsi maintenue à l'abri de la dessiccation et du refroidissement.

L'examen de l'œil est pratiqué de la façon suivante : la tête étant en face d'une fenêtre à vitres dépolies, chaque membrane clignotante est fixée par un fil dans l'angle interne de l'œil ; chaque paupière supérieure soulevée par une épingle à crochet, chaque paupière inférieure rabattue de la même manière. De cette façon, le globe de l'œil est complètement découvert et ses changements de position ainsi que les variations du diamètre pupillaire sont faciles à constater.

Pour la détermination des points de l'écorce dont l'excitation produit des manifestations motrices, soit oculaires, soit autres, on a eu recours à la comparaison du cerveau de l'animal en expérience, d'une part, avec les figures chiffrées de Ferrier, d'autre part, avec le cerveau durci d'un autre chat, sur lequel on a implanté des épingles munies chacune d'un petit drapeau portant un chiffre correspondant à ceux de Ferrier, et fixées au centre des zones indiquées par cet auteur.

Les résultats de cette expérience relative à la topographie corticale ne seront pas détaillés ici, notre but n'étant pas de poursuivre cette étude spéciale ; nous renverrons pour l'indication des points qui ont provoqué des effets oculo-pupillaires à la seconde leçon où cette question est abordée, et dirons seulement que la projection du globe de l'œil, avec dilatation pupillaire bilatérale, a été obtenue (en l'absence d'accès convulsifs) par l'excitation du gyrus supra-sylvien (pli courbe) et de la troisième circonvolution externe.

On a voulu constater les modifications pupillaires accompagnant les attaques et les comparer aux modifications simples.

L'attaque a été provoquée par l'excitation forte (50 Gaiffe) du gyrus sigmoïde en plusieurs de ses points. Elle a été vibratoire et clonique, généralisée, peu prolongée ; la pupille s'est dilatée dès le début de l'attaque et est restée dilatée pendant toute la durée des convulsions.

Ce qui montre bien que la dilatation pupillaire observée dans ce cas est d'ordre épileptique et sans rapports directs avec l'excitation du gyrus sigmoïde, c'est qu'on ne produisait aucun phénomène oculo-pupillaire par l'excitation de cette même région du gyrus alors qu'elle n'était pas suivie d'attaque.

Dès lors, il serait inexact de subordonner les modifications oculo-pupillaires à l'excitation du gyrus ; elles sont en rapport avec l'état épileptique provoqué.

En appliquant les mêmes excitations sur les points qui avaient à la fois provoqué des mouvements oculo-pupillaires et des mouvements de l'oreille, on a obtenu une attaque localisée au côté opposé de la tête, et pendant toute la durée de laquelle la pupille a été fortement dilatée des deux côtés.

Il est bien entendu que ces attaques ont persisté après l'application des excitations corticales ; nous ne parlons en effet de phénomènes épileptiques que quand il s'agit d'accidents survivant aux excitations. Or, là est précisément l'intérêt des faits observé du côté de la pupille : *avec les excitations simples, non épileptogènes, la dilatation pupillaire cesse avec l'excitation ; elle persiste, au contraire, tant que dure l'état épileptique si celui-ci a été provoqué par l'excitation.*

On enlève au bistouri la plus grande partie de l'écorce au niveau des régions qui donnaient lieu à la dilatation pupillaire et aux autres phénomènes oculaires : la coupe de substance blanche, soigneusement privée de substance grise, et soumise à des excitations assez fortes, a donné naissance à une magnifique dilatation pupillaire double, sans aucun autre mouvement que la rotation des deux globes oculaires vers le côté opposé.

Il faut donc admettre que les modifications oculo-pupillaires obtenues par l'excitation des points désignés de l'écorce, résultaient de la transmission même de cette excitation jusqu'aux centres oculo-pupillaires, au moyen de fibres conductrices descendantes.

Après la mise à nu de la capsule interne, l'excitation directe de la capsule a permis de constater la reproduction de la même dilatation pupillaire double, mais sans qu'on pût, comme précédemment, éviter la production de mouvements des membres.

L'excitation du bout supérieur du sympathique cervical a produit, comme d'habitude, la dilatation pupillaire avec les autres modifications oculaires. On a remarqué très nettement que la pupille restait beaucoup plus longtemps dilatée et revenait bien plus lentement à son degré initial, à la suite de cette excitation du sympathique qu'à la suite de l'excitation corticale.

Peut-être faudrait-il attribuer cette différence à ce que l'excitation du pli courbe, par exemple, tend à produire simultanément les deux effets pupillaires opposés de dilatation et de constriction ; ce dernier, masqué par la prédominance du premier, manifesterait son existence : 1° par la moindre étendue de la dilatation que quand on s'adresse exclusivement à l'appareil irido-dilatateur seul, comme dans le cas d'excitation du sympathique ; 2° par le retour plus rapide de la pupille à ses dimensions premières.

Il est à noter que, dans cette expérience, l'excitation corticale a produit des mouvements associés des yeux, consistant dans l'action simultanée des nerfs moteur oculaire externe opposé et moteur oculaire commun du même côté (rotation des deux yeux vers le côté opposé au côté excité). Par conséquent, l'effet pupillaire n'est pas le résultat d'une association centrale entre les mouvements du globe de l'œil et ceux de la pupille, puisqu'il est identique dans les deux yeux qui se meuvent en sens opposé.

Expérience n° 91 (21 octobre 1885). — Epilepsie corticale provoquée ; suppression temporaire de l'excitabilité du cerveau après les accès ; inefficacité épileptogène des excitations du centre ovale.

Jeune chien basset griffon, très musclé et excitable.

Chloroformé pour les opérations ; trachéotomie ; trépanation fronto-pariétale droite agrandie au coupe-net ; mise à nu du gyrus sigmoïde.

I. — Détermination préalable d'une série de points excitables, et notamment d'une région circonscrite, située à la partie moyenne de la marginale antérieure dont l'excitation, avec de très faibles courants, produit des mouvements localisés du côté opposé du corps, dans les membres et la face avec une dilatation pupillaire passagère, mais évidente, sans aucun caractère épileptique.

II. — Après une série d'essais pratiqués sur les deux circonvolutions marginales, on suspend les excitations, et, tout d'un coup, quelques secondes après, débute une série de grands accès épileptiques complets, au nombre de huit, en un quart d'heure. L'animal ayant été détaché et déposé à terre, on peut suivre les différentes phases des attaques qui ne présentent aucune particularité qu'on n'ait déjà étudiée.

III. — A la suite de ces grandes attaques, on constate l'inexcitabilité de la région corticale qui a été le point de départ des accès, tandis que des excitations modérées du point qui correspond à la face provoque une grande attaque. — Après un repos d'un quart d'heure, l'animal, remis à terre, marche avec hésitation en traînant la patte antérieure gauche.

IV. — Une demi-heure après, le point cortical correspondant à ce membre est redevenu excitable : on produit facilement des mouvements simples, puis une attaque localisée.

V. — Effet des excitations de la substance blanche (*détails intercalés dans la rédaction des Leçons correspondantes*).

EXPÉRIENCE n° 92 (6 décembre 1885) avec M. Verstraeten (professeur à l'Université de Gand). — Epilepsie corticale provoquée ; absence de réactions épileptiques par l'excitation du centre ovale.

Jeune chien lévrier mâtiné, très excitable.

Trachéotomie. Légère anesthésie chloroformique pour l'opération. Mise à nu des deux zones motrices sans accident, avec large ouverture du crâne.

1° A gauche, sans excitation préalable de la substance grise, mais en tenant compte de la topographie motrice, ablation de la circonvolution du gyrus (3 mm. substance grise. Ecoulement de sang modéré).

Après une demi heure de repos, on excite la substance blanche mise à nu, en faisant remarquer aux assistants (MM. Mendelssohn, Ch. Richet et Verstraeten) qu'il reste une zone de substance grise formant le fond du sillon.

L'excitation faible (sensible, un peu désagréable à la langue), localisée sur la bande de substance blanche, ne produit pas d'attaque. En la renforçant, on détermine une grande attaque débutant par le membre antérieur opposé et se généralisant;

2° On fait une plus large ablation de substance cérébrale, et quand on a sous les yeux une surface nette de substance blanche, les mêmes excitations, bien localisées, avec 2 mm. d'écartement des électrodes, prolongées deux à six secondes, puis quinze secondes, ne déterminent que des mouvements simples;

3° A droite, les excitations faibles, appliquées au début de l'expérience, produisent une grande attaque, quand on les applique deux à quatre secondes sur la circonvolution postérieure du gyrus;

4° On enlève de ce côté très largement la circonvolution du gyrus et les voisines; les mêmes excitations, et de beaucoup plus fortes appliquées à la substance blanche, ne produisent pas d'attaque.

Réflexes du muscle triceps brachial provoqués par l'excitation centripète du nerf brachial cutané interne du même côté (comparaison des retards avec ceux des réactions d'origine corticale).

EXPÉRIENCE n° 93 (20 février 1878) avec MM. Arnozan et Boursier. — Réflexes du muscle triceps brachial provoqués par l'excitation centripète du nerf brachial cutané interne du même côté (comparaison des retards avec ceux des réactions d'origine corticale).

(Rédaction de l'expérience et tracés intercalés dans la VIIe leçon, p. 44.)

EXPÉRIENCE n° 94 (28 février 1878). Absence de modifications périphériques dans le temps perdu sous l'influence du chloroforme.

Cochon d'Inde. Excitations induites directes du gastro-cnémien et du bout périphérique du nerf sciatique. Inscription simultanée des mouvements, des signaux d'excitation et des vibrations du diapason de 250 vibrations doubles. L'animal est soumis à l'empoisonnement graduel avec le chloroforme, après qu'on a recueilli la courbe de la secousse musculaire normale produite par l'excitation directe du muscle, puis par celle du bout périphérique du nerf sciatique. Les courbes montrent que la réaction musculaire directe reste la même et présente un retard identique au début de la chloroformisation, pendant l'anesthésie absolue, dix minutes après la mort confirmée par le chloroforme; la courbe fournie par l'excitation du sciatique dix minutes après la mort montre que l'excitabilité nerveuse n'est pas supprimée, mais que la transmission est un peu plus lente dans le nerf empoisonné par le chloroforme.

EXPÉRIENCE n° 95 (13 mars 1878) avec MM. Arnozan et Boursier. — Influence retardatrice centrale du chloroforme sur les réactions réflexes.

Rat d'égout. Moelle sectionnée à la région dorsale supérieure.

Excitations du bout central de l'une des racines postérieures lombaires droites. Inscription des réactions motrices du gastro-cnémien gauche.

1° *Avant la chloroformisation.* La réaction motrice se produisait avec un retard de $^5/_{500}$ de seconde ; 2° *pendant une chloroformisation régulière,* complète, le retard s'est élevé à 7 et même à $^9/_{500}$ de seconde.

Cette action retardatrice du chloroforme sur les réflexes pouvait être attribuée à une influence à la fois musculaire, nerveuse, motrice et médullaire ; l'expérience précédente, pratiquée quelques jours avant celle-ci, montre que, malgré la chloroformisation et même plusieurs minutes après la mort par le chloroforme, les réactions musculaires directes et nerveuses motrices se produisent avec le même retard qu'à l'état normal.

EXPÉRIENCE n° 96 (3 mars 1878). — Etude des retards des réactions réflexes croisées, de la durée de la transmission à travers la moelle et dans les nerfs périphériques. — Influence de l'asphyxie sur ces retards.

(Rédaction de l'expérience avec tracés, VIIe Leçon, p. 47. Note.)

EXPÉRIENCE n° 97 (1er septembre 1878). — Recherche spéciale des réactions vasculaires qui accompagnent et suivent les excitations corticales provoquant des mouvements simples ou convulsifs.

Chien épagneul, jeune, tranquille. Mise à nu sans accidents de la zone motrice droite. Exploration simultanée des mouvements du membre antérieur gauche, de la pression dans le bout central et dans le bout périphérique de la carotide droite avec deux manomètres anéroïdes. Inscription de ces divers mouvements et des signaux des excitations corticales. Production facile d'accès épileptiques localisés, hémiplégiques et généralisés, par l'excitation d'intensité variable de la zone motrice.

Résultats principaux :

1° A la suite des convulsions, la pression tombe rapidement, comme par surdilatation des vaisseaux ; la chute est, en effet, plus profonde dans le bout périphérique que dans le bout central de la carotide ;

2° Les excitations faibles, prolongées, ne produisant aucune réaction convulsive, s'accompagnent d'élévation de pression ayant l'apparence de réactions vaso-motrices réflexes.

3° S'il y a mouvement, les réactions circulatoires sont semblables, plus accentuées cependant,et la chute consécutive est beaucoup plus profonde, notable surtout dans le bout périphérique des artères.

4° Dans le cas d'accès épileptiques peu intenses, peu prolongés et *localisés* au membre correspondant au centre cortical excité, la pression s'élève notablement pendant l'attaque, mais subit après l'accès une chute très profonde. La réparation se fait ensuite avec une grande énergie, comme en témoigne l'élévation beaucoup plus rapide et importante de la courbe dans le bout périphérique des artères.

Ce qui a été particulièrement notable dans cette expérience, c'est la dépression circulatoire consécutive aux mouvements simples ou convulsifs.

Expérience n° 98 (16 décembre 1878). — Accès provoqués par l'excitation corticale; état de la respiration; modifications de la pression artérielle; épuisement cortical post-épileptique.

Chien jeune. Trépanation fronto-pariétale droite au niveau du gyrus sygmoïde. Inscription simultanée des réactions des muscles de l'avant-bras du côté gauche, des variations de la pression pleurale et de la pression carotidienne.

Résultats principaux :

1° Les excitations modérées, mais soutenues quelques secondes, de la circonvolution marginale postérieure droite, provoquent des accès toniques et cloniques (vibratoires) localisés au membre antérieur gauche et s'étendant à la paroi thoracique.

2° Pendant ces accès, les muscles thoraciques sont influencés de la façon suivante : ils ne présentent pas de contracture parfaite comme ceux du membre antérieur pendant la phase tonique; ils sont à ce moment agités de secousses vibratoires très fréquentes, malgré lesquelles la respiration continue à s'effectuer, le diaphragme conservant ses mouvements rythmiques, mais l'augmentation de la pression pleurale accuse une tendance à l'arrêt en expiration.

3° La circulation n'est pas notablement modifiée pendant les accès partiels; on observe une légère élévation de la pression sans changement de la fréquence du cœur.

4° L'excitabilité corticale s'atténue très rapidement à la suite d'accès provoqués : cette diminution s'accuse d'abord par le changement de forme de l'attaque qui de tonique devient clonique à grands mouvements, puis se supprime; on n'a plus qu'un tétanos pendant l'excitation, sans convulsions consécutives.

EXPÉRIENCE n° 99 (10 janvier 1879) avec M. Mendelssohn. — Recherche des rapports entre les excitations corticales et les modifications respiratoires.

Jeune chienne barbet, calme, à jeun depuis la veille. Mise à nu des centres moteurs de l'hémisphère droit. Détermination du centre pour le membre antérieur gauche. (Extenseurs du poignet.) Excitable aussitôt après l'opération, à 5 Gaiffe, 2 Daniell.

Tendons extenseurs en rapport avec le myographe.

Manomètre à cadran en rapport avec le bout central de la fémorale droite.

Attaques provoquées à 20 G., excitations appliquées 10 secondes. (Les attaques sont courtes et cloniques, localisées.)

Variations simultanées de la circulation : pendant l'attaque clonique, accélération du cœur et élévation de la pression.

Pour savoir si les modifications cardio-vasculaires dépendent des excitations corticales ou sont subordonnées aux mouvements convulsifs, on injecte une petite quantité de curare dans la veine fémorale, juste en quantité suffisante pour supprimer la respiration volontaire, mais permettant de provoquer encore de faibles secousses dans les muscles de la patte antérieure, avec les excitations qui auparavant déterminaient des attaques convulsives.

On constate que la pression s'élève sans accélération notable du cœur. L'élévation est plus grande que pendant les courtes attaques ; l'accélération du cœur est beaucoup moins marquée.

On s'assure que les phénomènes sont semblables, que l'on maintienne ou que l'on suspende un court instant la respiration artificielle.

On note qu'ils sont de même sens quand l'animal a éliminé une quantité suffisante de curare pour respirer spontanément, sans cependant présenter d'attaque.

La double section des pneumogastriques ne modifie pas ces phénomènes.

EXPÉRIENCE n° 100 (20 janvier 1879) avec MM. Mendelssohn et Senna. — Effets vasculaires des excitations corticales. — Effets respiratoires abdominaux (rectum) et moteurs généraux (convulsifs).

Chien lévrier mâtiné, de 3 à 4 ans, vigoureux, à jeun depuis la veille. Poids 10 kilos.

Sillon crucial du côté droit découvert ; hémorrhagie par une veine du lambeau de dure-mère ; compression avec pinces et amadou. Centre pour l'extension des doigts sur la marginale postérieure, à sa partie inférieure. Excitabilité faible aussitôt après la section de la dure-mère ; beaucoup plus grande après 10 minutes de repos.

Ampoule dans le rectum, en rapport avec un tambour à levier. Pneumographe sur l'abdomen. Myographe correspondant aux muscles extenseurs de l'avant-bras. Sphygmoscope sur le trajet de la fémorale gauche.

Résumé des principaux résultats d'une série d'excitations successives du cerveau avant la curarisation.

1° Pendant un court accès clonique, la pression artérielle s'élève, en même temps que le cœur s'accélère ; la paroi abdominale se tend (attitude de l'expiration forcée) et la pression rectale suit la courbe extérieure (conséquence mécanique de la contracture des parois, sans participation démontrée du rectum à l'augmentation de pression observée dans sa cavité). Dilatation pupillaire totale pendant l'attaque.

2° Après la curarisation, les mêmes excitations corticales produisent les mêmes modifications circulatoires et pupillaires, sans troubles respiratoires et moteurs (attaque larvée) ; la pression dans le rectum ne subit pas de changement (rectum passif, comme l'œsophage).

3° Les excitations de la dure-mère provoquent une vive réaction vasomotrice, avec légère accélération du cœur, mais plus tardivement que les excitations corticales suivies d'attaques.

EXPÉRIENCE n° 101 (22 janvier 1879) avec MM. Mendelssohn et Senna. — Réactions cardio-vasculaires des excitations des nerfs sensibles, de la dure-mère et du cerveau. — Phénomènes circulatoires des attaques épileptiques.

Jeune chien braque, 15 kilos, à jeun depuis la veille, très irritable. Trachéotomie. Manomètre élastique en rapport avec la fémorale. Grande agitation à la suite de la pénétration d'une petite quantité de carbonate de soude dans l'artère.

Excitations mécaniques et électriques du nerf crural : grande accélération du cœur et de la respiration, élévation modérée de la pression.

Excitations mécaniques (pincement) de la dure-mère : mêmes phénomènes que par l'excitation du nerf crural, mais moins accentués.

Mise à nu du gyrus sygmoïde. Premières excitations sans effet moteur sur les membres ; tension des parois thoraciques.

Après un quart d'heure de repos, les mêmes excitations provoquent des réactions convulsives violentes, hémiplégiques, puis généralisées ; les modifications circulatoires sont les mêmes que d'habitude ; ralentissement du cœur pendant la phase tonique, accélération pendant la phase clonique ; élévation de pression malgré le ralentissement du cœur quand celui-ci n'est pas exagéré ; chute, si le ralentissement est très notable.

Dans une grande attaque d'abord vibratoire, le cœur s'accélère au début ; puis, l'accès devenant tétanique dans tout le corps, arrêt complet de la respiration, ralentissement très marqué du cœur ; l'accélération reparaît quand l'accès redevient clonique (tétanos convulsif intercalé entre deux périodes cloniques).

Anesthésie par le chloroforme avec troubles circulatoires habituels (extinction graduelle du cœur avec chute rapide de la pression pendant la chloroformisation non ménagée par la trachée) ; les accidents étant dissipés, inexcitabilité absolue de la zone motrice et disparition des réflexes vaso-moteurs du nerf crural et de la dure-mère.

Après l'anesthésie, restitution graduelle de l'excitabilité corticale, d'abord pour les mouvements simples, ensuite pour les réactions convulsives.

TABLE DES MATIÈRES

QUATRIÈME ET CINQUIÈME LEÇONS (19 et 22 décembre 1884)

Analyse, par la méthode graphique, des mouvements d'origine cérébrale.

SIXIÈME LEÇON (5 janvier 1885)

Analyse graphique des mouvements d'origine cérébrale (suite). *Etude spéciale des retards.*

SEPTIÈME LEÇON (9 janvier 1885)

Comparaison des réactions réflexes types (directes et croisées) et des réactions motrices d'origine cérébrale.

HUITIÈME LEÇON (12 janvier 1885)

Analyse graphique des réactions motrices complexes produites par les excitations multiples du cerveau.

NEUVIÈME LEÇON (16 janvier 1885)

Analyse des réactions non convulsives, bilatérales et généralisées produites par certaines excitations unilatérales et localisées du cerveau. — Introduction à l'étude des réactions épileptiformes.

DIXIÈME LEÇON (19 janvier 1885)

De l'épilepsie corticale oujacksonienne.

ONZIÈME LEÇON (23 janvier 1885)

De l'épilepsie corticale (suite).

DOUZIÈME LEÇON (26 janvier 1885)

De l'épilepsie corticale (suite).

TREIZIÈME LEÇON (30 janvier 1885)

De l'épilepsie corticale (suite).

QUATORZIÈME LEÇON (2 février 1885)

De l'épilepsie corticale (fin).

QUINZIÈME LEÇON (6 février 1885)

Comparaison de l'épilepsie corticale et des épilepsies réflexes et toxiques.

SEIZIÈME LEÇON (9 février 1885)

Réactions organiques des réactions corticales.

DIX-SEPTIÈME LEÇON (13 février 1885)

Analyse des réactions respiratoires simples, non convulsives des excitations du cerveau.

DIX-HUITIÈME LEÇON (20 février 1885)

Analyse des modifications de la respiration dans les accès épileptiques.

DIX-NEUVIÈME LEÇON (23 février 1885)

Effet des excitations corticales sur la circulations.

VINGTIÈME LEÇON (26 février 1885)

Part des troubles respiratoires dans les modifications que subit la respiration pendant les accès épileptiques.

VINGT ET UNIÈME LEÇON (2 mars 1885)

Troubles circulatoires des accès épileptiques masqués par la curarisation; accès organiques, épilepsie interne.

VINGT-DEUXIÈME LEÇON (6 mars 1885)

Recherche des effets circulatoires d'origine corticale, indépendants de l'état épileptique.

VINGT-TROISIÈME LEÇON (9 mars 1885)

Effets oculo-pupillaires des excitations corticales. Irido-dilatation et convulsions.

VINGT-QUATRIÈME LEÇON (13 mars 1885)

Effets oculo-pupillaires des excitations corticales. — Réactions d'ordre épileptique et réactions simples.

VINGT-CINQUIÈME LEÇON (16 mars 1885)

Influence des excitations du cerveau sur les sécrétions.

VINGT-SIXIÈME LEÇON (20 mars 1885)

Influence des excitations du cerveau sur les sécrétions (suite).

VINGT-SEPTIÈME LEÇON (23 mars 1885)

Lésions destructives du cerveau; troubles du mouvement qui en sont la conséquence.

VINGT-HUITIÈME LEÇON (23 mars 1885[1])

Lésions destructives localisées du cerveau; troubles trophiques qui en résultent; perte d'excitabilité du centre ovale et dégénération descendante. Déductions relatives à la constitution du faisceau pyramidal.

TRENTIÈME LEÇON (7 décembre 1885)

Etudes théoriques. — Question de l'excitabilité propre de l'écorce du cerveau.

[1] La XXIXe Leçon a été réunie par erreur à la XXVIIIe (voy. la note de la page 291).

TRENTE ET UNIÈME LEÇON (11 décembre 1885)

Excitabilité corticale (suite).

TRENTE-DEUXIÈME LEÇON (14 décembre 1885)

Influences qui modifient l'excitabilité corticale.

TRENTE-TROISIÈME LEÇON (13 décembre 1885)

Etude du mode d'action des régions excitables de l'écorce et du mécanisme de la réparation des paralysies.

ÉVREUX, IMPRIMERIE DE CHARLES HÉRISSEY

A LA MÊME LIBRAIRIE

VULPIAN (A.), ancien doyen de la Faculté de médecine, membre de l'Institut et de l'Académie de médecine, médecin de l'hôpital de la Charité, etc. — **Maladies du système nerveux**. Leçons professées à la Faculté de médecine de Paris. Recueillies par le Dr BOURCERET, ancien interne des hôpitaux. Revues par le professeur, *Maladies de la Moelle*, 1 grand in-8. . . . . 16 fr.

VULPIAN (A.). — **Maladies du système nerveux**. Leçons professées à la Faculté de médecine de Paris. Deuxième volume : *Maladies de la Moelle* (fin). 1 vol. grand in-8 de 800 pages . . . . 16 fr.

VULPIAN. — **Leçons sur l'action physiologique des substances toxiques et médicamenteuses.** 1 vol. in-8 de 700 pages . . . . 13 fr.

VULPIAN (A.). — **Clinique médicale de l'hôpital de la Charité**. Considérations cliniques et observations, par le Dr F. RAYMOND, médecin des hôpitaux. Revues par le professeur. — RHUMATISME, MALADIES CUTANÉES, SCROFULES, MALADIES DU CŒUR, DE L'AORTE ET DES ARTÈRES, DE L'APPAREIL DIGESTIF, DU FOIE, DE L'APPAREIL GÉNITO-URINAIRE, DE L'APPAREIL RESPIRATOIRE, MALADIES GÉNÉRALES, EMPOISONNEMENTS CHRONIQUES, SYPHILIS, MALADIES DU SYSTÈME NERVEUX. 1 fort vol. in-8 de 958 pages . . . . 14 fr.

REGIS (E.), ancien chef de clinique des maladies mentales à la Faculte de médecine de Paris. — **Manuel pratique de médecine mentale**, avec une préface de M. BALL, professeur de clinique des maladies mentales de la Faculté de médecine de Paris. 1 vol. in-18 jésus, cartonné diamant, de 640 pages . . . . 7 fr. 50

RITTI (Ant.), médecin de la maison nationale de Charenton. — **Traité clinique de la Folie à double forme (Folie circulaire, délire à formes alternes)**. Ouvrage couronné par l'Académie de médecine. 1 vol. in-8 de 400 pages . . . . 8 fr.

DUJARDIN-BEAUMETZ, membre de l'Académie de médecine, médecin de l'hôpital Cochin, membre du Conseil d'hygiène et de salubrité de la Seine. — **Leçons de clinique thérapeutique** contenant le traitement des maladies du cœur et de l'aorte, de l'estomac et de l'intestin, du foie et des reins, du poumon et de la plèvre, du larynx et du pharynx, des maladies du système nerveux, le traitement des fièvres et des maladies générales. 3 vol. grand in-8 de 800 pages chacun, avec figures dans le texte et planches chromolithographiques hors texte, 4e *édition* entièrement remaniée . . . . 48 fr.

DUJARDIN-BEAUMETZ. — *Conférences thérapeutiques de l'hôpital Cochin*, 1884-1885. **Les nouvelles médications.** 1 vol. in-8 de 216 pages avec figures, 2e édition, broché 6 fr. Cartonné. . . . . 7 fr.

DUJARDIN-BEAUMETZ. — *Conférences thérapeutiques de l'hôpital Cochin*, 1885-1886. **L'Hygiène alimentaire.** 1 vol. de 240 pages avec figures, et une planche en chromo hors texte, br. 6 fr., cart. . . . . 7 fr.

CADET DE GASSICOURT, médecin de l'hôpital Sainte-Eugénie. — **Traité clinique des maladies de l'Enfance :** Leçons professées à l'hôpital Sainte-Eugénie. 2e *édition*, revue et corrigée, 3 vol. grand in-8 formant 1,800 pages, avec 220 figures . . . . 36 fr.

SINETY (L. de). — **Traité pratique de gynécologie et des maladies des femmes,** 2e *édition*, revue corrigée et augmentée de près de 200 pages. 1 beau vol. in-8 de 1,000 pages, avec 181 figures dans le texte . . . . 15 fr.

LAVERAN (A.), médecin principal, professeur à l'Ecole de médecine militaire du Val-de-Grâce. — **Traité des fièvres palustres**, avec la description des microbes du paludisme. 1 beau vol. in-8 de 558 pages avec figures dans le texte . . . . . 10 fr.

LEWIS (Richard). — **Les microphytes du sang** et leurs relations avec les maladies. 1 vol. in-18, avec 39 figures dans le texte . . . . 1 fr. 50

PAULIER (A.-B.), ancien interne des hôpitaux de Paris. — **Manuel de thérapeutique et de matière médicale.** 3e *édition*, revue, très corrigée et augmentée. 1 beau vol. in-18 de 1,300 pages, avec 150 figures intercalées dans le texte . . . . . . 12 fr.

PAULIER (A.-B.). — **Manuel d'hygiène publique privée et ses applications thérapeutiques.** 1 fort vol. in-18 de 800 pages . . . . 8 fr.

PAULIER (A.-B.) et F. HÉTET, professeur de chimie légale à l'Ecole navale de Brest, pharmacien en chef de la marine. — **Traité élémentaire de médecine légale, de toxicologie et de chimie légale.** 2 vol. in-18, formant 1,350 pages, avec 150 figures dans le texte et 24 planches en couleur hors texte . . . . 18 fr.

ÉVREUX, IMPRIMERIE DE CHARLES HÉRISSEY

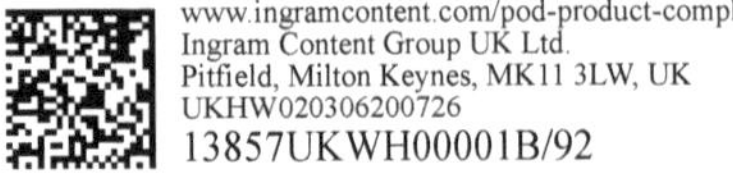

www.ingramcontent.com/pod-product-compliance
Ingram Content Group UK Ltd.
Pitfield, Milton Keynes, MK11 3LW, UK
UKHW020306200726
13857UKWH00001B/92